妇产科疾病诊治纲要

主编 李彦俐 徐燕敏 王娟 张翠兰

叶青 刘俊华 朱秀艳

上海科学普及出版社

图书在版编目（CIP）数据

妇产科疾病诊治纲要／李彦俐等主编. —上海：上海科学普及出版社，2022.12
ISBN 978-7-5427-8347-9

Ⅰ.①妇… Ⅱ.①李… Ⅲ.①妇产科病–诊疗 Ⅳ.①R71

中国版本图书馆CIP数据核字（2022）第245246号

统　　筹　张善涛
责任编辑　陈星星　黄　鑫
整体设计　宗　宁

妇产科疾病诊治纲要

主编　李彦俐　徐燕敏　王　娟　张翠兰

叶　青　刘俊华　朱秀艳

上海科学普及出版社出版发行

（上海中山北路832号　邮政编码200070）

http://www.pspsh.com

各地新华书店经销　山东麦德森文化传媒有限公司印刷

开本　787×1092 1/16　印张 29.25　插页 2　字数 755 200

2022年12月第1版　　2022年12月第1次印刷

ISBN 978-7-5427-8347-9　定价：128.00元

本书如有缺页、错装或坏损等严重质量问题

请向工厂联系调换

联系电话：0531-82601513

编 委 会

◎ 主 编

李彦俐　徐燕敏　王　娟　张翠兰
叶　青　刘俊华　朱秀艳

◎ 副主编

邹路遥　张海花　张利荣　杨红玉
王书君　田晓晖

◎ 编 委

（按姓氏笔画排序）

王　娟（齐河县人民医院）

王书君（山东济宁金乡宏大医院）

叶　青（泰安市妇幼保健院）

田晓晖（济南市章丘区妇幼保健院）

朱秀艳（济南市钢城区颜庄街道办事处社区卫生服务中心）

刘俊华（山东省庆云县妇幼保健院）

李彦俐（青岛市黄岛区中医医院）

杨红玉（中国人民解放军联勤保障部队第九八〇医院）

邹路遥（泰安市妇幼保健院）

张利荣（内蒙古自治区妇幼保健院）

张海花（广州市白云区妇幼保健院）

张翠兰（广东省江门市中心医院江海分院/江海区人民医院）

徐燕敏（利津县中心医院）

前 言

Foreword

近年来，妇女健康与妇产科疾病的防治问题引起社会广泛关注，保护妇女健康、防治妇女疾病已成为医学上重大的攻坚任务。随着我国社会主义市场经济和社会事业的协调发展，人民生活水平不断提高，人们对医疗服务的质量和水平也提出了越来越高的要求。医务人员必须具备全面的医学理论知识、熟练的医疗技术操作能力、丰富的临床实践经验和良好的医德；要不断更新知识和技术，提高临床诊断治疗水平，才能胜任临床医疗工作；要在医疗过程中对每一个患者进行连续、严密的观察，及时准确地做出分析、判断和处理，提供规范化服务。为此，我们组织了具有丰富临床经验的一线专家编写了这本《妇产科疾病诊治纲要》。

本书是编者多年临床工作经验的总结，详细阐述了妇产科常见疾病的诊断方法与治疗措施。从医师接触患者的角度，对每一种疾病的诊疗过程进行了清晰阐述，从询问病史到进行体格检查、辅助检查，从诊断、鉴别诊断到提出治疗方案，为医师提供了方便、简捷的指导。本书不仅将医师的诊疗决策行为及操作技术纳入标准化、规范化的管理轨道，更重要的是注重诊疗流程的管理。本书既介绍了基本诊疗措施，又适当反映该学科领域新进展，并借鉴国际上的临床治疗指南，阐述简明，图文并茂，指导性、实用性强，以期提高妇产科疾病的诊治效果，减少技术差错事故。可供妇产科临床医师、实习医生及在校医学生参考阅读。同时，本书也给各专科的住院医师、进修医师、实习医师提供了学习的素材。

本书力求简明、实用、规范，旨在提高临床医师的临床诊疗水平，是住院医师、基层医务工作者常备的参考书。由于编者学识水平有限，书中不足之处在所难免，望广大读者赐教。

《妇产科疾病诊治纲要》编委会

2022 年 9 月

目 录

Contents

第一章

女性生殖系统解剖与生理

第一节　女性生殖系统解剖

一、骨盆

在分娩过程中,主要是胎儿如何能通过母体产道,尤其是骨产道(还有软产道)而娩出的问题。因此,首先应清楚了解母体骨盆的形态和大小,以及在临产之前,结合估计胎儿的体重和了解胎儿的位置,都是产科工作者在做产前检查时应当清楚熟悉的问题。

(一)骨盆的组成

成年妇女的骨盆是由 4 块骨,即骶骨,尾骨和左、右两块髋骨所组成。每块髋骨又由髂骨、坐骨和耻骨融合而成。两块髋骨借骶髂软骨与骶骨连接,并在耻骨联合处互相接合。(图 1-1)

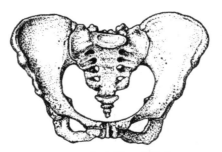

图 1-1　妇女的正常骨盆

(二)骨盆的发育

1.新生儿的骨盆

胎儿骨盆发展为成年人骨盆的机制历来为学者所关注,尤其是某些畸形骨盆的发生。

新生婴儿的骨盆是由部分骨质及部分软骨所组成。新生婴儿的髋骨并不是像成年人那样,而是分为髂骨、坐骨和耻骨。这 3 块骨头由一块大的"Y"形软骨连接起来在髋臼处聚集。髂嵴和髋臼及坐耻支的大部分完全是软骨。(图 1-2)

骨盆的软骨部分逐渐变为骨质,但是髋臼处完全接合是在青春期甚至更晚些时间才能完成。事实上,髋骨要在 20～25 岁才能完全骨化。

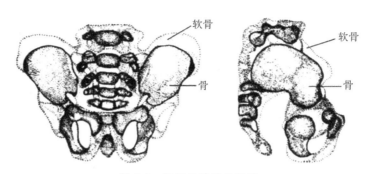

图 1-2 近足月的胎儿骨盆

正面和侧面显示骨化的程度

2.胎儿骨盆转变为成年人骨盆

一般认为骨盆形状的演变牵涉到两种因素：①生长和内在的倾向；②机械性影响。这个转变过程不完全是机械性力量，表现在成年人的骨盆中存在着性别的和人种的差异。出生后机械性影响对男女两性是一样的，然而性别的差异则在青春将要到来时才被确立。

生长和遗传影响所起的作用，已由 Litzmann（1861 年）清楚地阐明。他指出女性的骶骨比男性的要宽得多。出生时两性的第 1 节骶骨都比翼部宽 1 倍（100∶50），但至成年，此比率在女性为 100∶76，而在男性则为 100∶56。这就表明女性骶骨翼部的生长要比男性快得多。早期的研究工作者认为，生产中骨盆的一切变化都是由于性别的差异，而机械性因素的影响仅仅是从属的。

（三）骨盆的关节及韧带

在上面，骨盆的骨是由耻骨联合接合在一起的。耻骨联合是由纤维软骨和上耻骨韧带及下耻骨韧带（往往称为耻骨弓状韧带）所组成（图 1-3）。耻骨联合有一定程度的可动性；此可动性在妊娠时增加，特别在经产妇中增加更多。这一事实是由 Budin（1867 年）证明的。他陈述如果把一指伸入一名妊娠妇女的阴道中，当她起来行走时就可扪及她的耻骨两端随着每一步上下活动。骶骨与髋骨之间的关节（骶髂关节）也有一定程度的可动性。

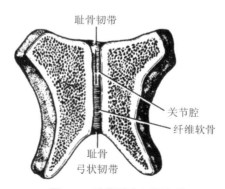

图 1-3 耻骨联合正面切片

在妊娠过程中，骨盆的关节松弛可能是由于激素的改变所致。妇女的耻骨联合在妊娠的上半期开始松弛，并在妊娠最后 3 个月更为松弛，但分娩后立即开始消退，一般产后 3～5 个月可完全消退。耻骨联合在妊娠过程中宽度增加，在经产妇比初产妇增宽得更多，而且在分娩后很快转为正常。经 X 线研究发现骨盆在妊娠足月时由于骶髂关节向上滑动引起较明显的活动性。最大的移位是在膀胱截石卧位时,此移位可以使骨盆出口的直径增加 1.5～2.0 cm。

(四)骨盆的分界

骨盆的分界线是指髂耻线把骨盆分为两部分,即假骨盆和真骨盆。假骨盆处于界线之上,真骨盆则在界线之下。

假骨盆后边界是腰椎,其两侧为髂窝;前面的边界是前腹壁下部(图 1-4)。假骨盆的大小随髂骨的张开程度不等,在妇女中有很大的差异,这些差异并无特别妇产科意义。

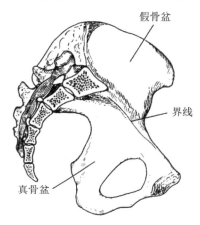

图 1-4　骨盆矢状切面显示真、假骨盆

真骨盆处于分界线之下,与分娩密切相关。上分界是骶岬上缘和骶骨的翼部、髂耻缘,以及耻骨联合的上缘,下分界是骨盆出口。盆腔好比是一段切断的、弯的圆筒;它的后面最高,因为它的前壁在耻骨联合处的长度大约为 5 cm,而后壁的长度约为 10 cm。因此,当妇女处于立位时,骨产道上部的轴心是向下、向后,而它的下部是弯曲的,指向下前。

真骨盆的壁部分是骨质,部分是韧带。它的后边界是骶骨和尾骨的前面;两侧的界限由坐骨内面和骶骨一坐骨切迹及骶骨韧带组成;在前面,它的边界是闭孔、耻骨和坐骨的升支。

正常成年妇女真骨盆的两侧壁稍呈前集。因此,如果一名正常成年妇女的两侧坐骨平面向下伸展,它们将在近膝处相遇。从每块坐骨的后缘中间伸出的是坐骨棘,后者是骨盆的重要标志,如在两棘之间画一条线,就可代表盆腔的最短直径。此外,在做阴道或肛门检查时坐骨棘很容易被摸到,因此,要查明胎儿先露部是否已下达中骨盆的水平时,它们可作为有价值的标志。

骶骨构成盆腔的后壁。骶骨的前缘相当于第 1 节骶椎体,即骶岬,可能在做阴道检查时被摸到,因而可为骨盆内测量法提供一个界标。正常骶骨呈现为一个明显垂直的和不十分明显与地平线平行的凹,它在不正常的骨盆内可以出现重要的变异。从骶岬到骶骨尖端的一条直线通常为 10 cm,而沿上述凹的距离则为 12 cm。

女性耻骨弓的外形是独特的。两侧耻骨的降支在 90°～100° 的角度联合起来形成一个圆形的耻骨弓,胎儿的头部可容易地从下面通过。

(五)骨盆的平面、径线和倾斜度

由于骨盆的特殊形状,很难将它里面描述清楚。为方便起见把骨盆分为 4 个平面:①骨盆入口平面;②骨盆出口平面;③骨盆的最宽平面;④骨盆中段平面。

1.骨盆入口平面

骨盆入口(上峡)的后面以骶岬和骶骨翼部为界,两侧以髂耻缘为界,在前面的分界是耻骨横支和耻骨联合上缘。典型的女性骨盆入口几乎是圆的,不是卵形的。

骨盆入口的4条径线,一般描述为前后径、横径和两条斜径。前后径自骶岬的中间伸至耻骨联合上缘,称为真直径或内直径。正常时其长度为11 cm,或长些,但在异常骨盆,它可能明显地缩短。横径与真直径成直角,它代表两侧分界线之间最长的距离。横径一般在骶岬前面的5 cm处与真直径交叉。在卵形骨盆中,它的长度约为13.5 cm;在圆形骨盆中则稍短些。任一斜径自一侧骶髂软骨结合伸至对侧的髂耻隆起,根据它们的起点位置,被称为左或右斜径,其长度约为12.75 cm。

骨盆入口的前后径(即认为是真直径的)并不代表骶岬与耻骨联合之间的最短距离。最短距离是从骶岬到耻骨联合上缘稍下之处,常称为产科直径。在大多数骨盆中,这是胎头下降时必须通过骨盆入口的最短直径。

产科直径不能用手指直接测量到。虽然人们设计了各种器械,但是除X线外,都未能获得满意的结果。临床上如果没有X线设备,只能测量出对角径的距离,然后根据耻骨联合的高度和倾斜度减去1.5～2.0 cm,间接地估计产科直径的长度。对角径是从耻骨下缘到骶岬的一条径线。

2.骨盆出口平面

骨盆的出口由两个近似三角区组成。这两个三角区不在同一平面上,但有一条共同的基线,即在两侧坐骨结节之间的一条线。后三角的顶点是骶骨的尖端,两侧的界限是骶结节韧带和坐骨结节;前三角的顶点是耻骨联合下缘,两侧是耻骨降支。

骨盆出口一般描述有3条径线:前后径、横径和后矢状径。前后径自耻骨联合下缘至骶骨尖端,其长度约为11.5 cm。横径系两侧坐骨结节之间的距离约11 cm。后矢状径自骶骨的尖端伸至出口横径之中点,其长度约为7.5 cm(图1-5)。

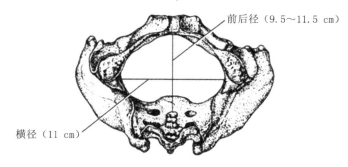

前后径(9.5～11.5 cm)

横径(11 cm)

图1-5　骨盆出口

3.骨盆的最宽平面

骨盆的最宽平面没有什么产科学意义。从定义来看,骨盆的最宽平面表示盆腔最宽敞的部分。骨盆的最宽平面的前后径从耻骨联合的后面中间伸到第二、第三节骶椎的结合处,横径处于两侧髋臼中心之间。前后径和横径的长度均为12.5 cm左右。骨盆的最宽平面的两条斜径在闭孔和骶坐骨切迹之间,长度是不确定的。

4.骨盆中段平面

骨盆中段平面位于两侧坐骨棘的同一水平,是骨盆的最窄平面。骨盆中段平面对胎头入盆后分娩产道阻塞有特别重要的意义。前后径长约 12.0 cm;横径处于两侧坐骨棘之间,长约10.5 cm;后矢状径最短,约 5 cm。

5.骨盆倾斜度

处于直立位的妇女,其骨盆入口平面与地平面所形成的角度称为骨盆倾斜度。一般妇女的骨盆倾斜度为60°(图 1-6)。骨盆倾斜度过大往往影响胎头的衔接。

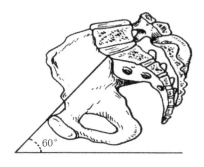

图 1-6　骨盆倾斜度

6.骨盆轴

骨盆轴为连接骨盆腔各平面中点的假想曲线。此轴上段向下向后,中段向下,下段向下向前(图 1-7)。分娩时胎儿即沿此轴娩出。

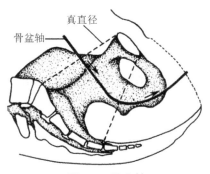

图 1-7　骨盆轴

(六)骨盆的类型

根据骨盆的形状可分为 4 种类型:①女性型骨盆;②男性型骨盆;③类人猿型骨盆;④扁平骨盆。该分类至今仍被广泛使用,该分类能协助医师领会分娩机制,当遇到骨盆狭窄时,帮助医师做出明智的处理。

该分类以骨盆入口的前、后两部的形态作为基础。在入口最长横径处画一条线,把它分为前、后两部分(图 1-8)。后面的部分决定骨盆的形状,前面的部分表示它的变异。很多骨盆不是纯粹型的,而是混合型的。如某一个女性型骨盆可以伴有男性样型的倾向,即骨盆后部是女性型的而前部是男性样型的。

1.女性型骨盆

女性型骨盆入口的后矢状径比前矢状径仅稍短些。后半部分的边缘是圆形的,前半部分也是圆而宽的。因为入口的横径或是比前后径稍长些或是一样长,所以从入口的总体来看稍似横位卵圆形或圆形。骨盆的侧壁是直的,坐骨棘亦不突出,耻骨弓是宽的,两侧坐骨之间的横径长度为 10 cm 或长些。形成骨盆的骶骨既不前倾也不后倾。女性型骨盆骶坐骨切迹是圆形的而非狭窄的。女性型骨盆是最普通的,约占半数。根据现有资料,这类骨盆在我国妇女占 52%～58.9%。

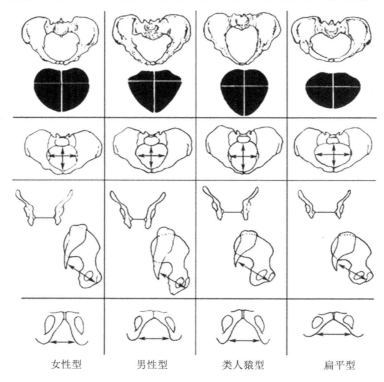

图 1-8　四种基本骨盆

在入口最长横径的一条线把它们分为前部分和后部分

2.男性型骨盆

男性型骨盆入口的后矢状径比前矢状径短得多,被胎头所占用的后面地位除外。后面半部分的边缘不是圆形,而是倾向与前半部分相应边缘的结合点构成楔形。前骨盆是窄三角形的,两侧壁往往内聚,坐骨棘突出耻骨弓狭窄。骨盆的诸棘均显得粗重。骶坐骨切迹呈狭窄和高弓形。骨盆的骶骨部分往往较直并向前倾,它的前倾使后矢状径缩短。骨盆的末端有相当程度地向前倾斜。这类骨盆在我国妇女仅占 1%～3.7%。

非常狭窄的男性样型骨盆预示经阴道分娩困难。当遇到较小的男性样型骨盆时,困难的产钳手术和死胎的发生率大大增高。

3.类人猿型骨盆

类人猿型骨盆的特点是入口前后径比横径长,往往形成一个卵型骨盆。类人猿型骨盆的前半部稍狭窄和有尖角,骶坐骨切迹较大,两侧壁往往稍呈内集状,而且骶骨向后倾斜,因此后半部较大。骶骨往往有 6 节而且是直的,使类人猿型骨盆比其他类型的骨盆要深些。类人猿型骨盆的坐骨棘很可能较为突出。耻骨弓一般稍狭窄,但形状是好的。这类骨盆在我国妇女占 14.2%～18%。

4.扁平骨盆

扁平骨盆可以说是扁平的女性型骨盆。前后径短而横径长,横径的位置与典型的女性型骨盆的横径相似。骨盆前半部的角度很大,两侧髂耻线的前耻髂部和后髂部都相当弯曲,骶骨往往是弯曲而向后旋转。因此,骶骨短、骨盆浅,构成一个宽的骶坐骨切迹。这种类型的骨盆在我国妇女中占 23.2%～29%。

5.中间类型骨盆

中间类型骨盆或称混合类型,比上述纯粹类型(或称基本类型)要多得多。骨盆后半部的特征决定它的类型,前半部的特征表示它的倾向。

二、外生殖器官解剖

女性生殖器可分为外生殖器和内生殖器两部分。外生殖器一般是指位于耻骨联合下缘与会阴之间所能见到的部分(图 1-9)。

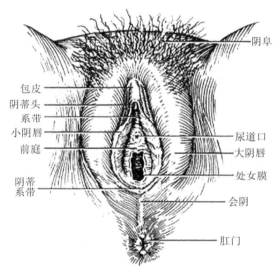

图 1-9　女性外生殖器

(一)阴阜

阴阜是耻骨联合前方以脂肪组织为主组成的垫子样结构。在青春期后这里的皮肤上长着有卷曲状的毛发,呈盾式分布。男女两性阴毛分布的范围有所不同。在女性,阴毛分布在一个三角形区域,三角的基线相当于耻骨联合的上缘,从这里少量阴毛往后下方扩展直达大阴唇外面。在男性,阴毛的分布不局限。阴毛可以向上分布,朝向脐部或朝下扩伸而达左、右大腿的内侧。

(二)大阴唇

大阴唇是由阴阜开始,向下、向后扩展的左、右两堆盖有皮肤的脂肪组织。这里的皮肤在多数妇女有色素沉着。大阴唇的外形根据所含脂肪量的多少而不同。

妇女的大阴唇在解剖上相当于男性的阴囊。子宫的圆韧带终止于大阴唇的上缘。经产妇的大阴唇往往变得不甚触目,尤其老年妇女的大阴唇更为萎缩。

一般妇女的大阴唇长 7～8 cm,宽 2～3 cm,厚 1.0～1.5 cm。女孩或未婚女子的两侧大阴唇往往互相靠拢而完全盖没它们后面的组织,经产妇左、右大阴唇多数是分开的。大阴唇在前上方和阴阜相连,后方则逐渐并入会阴部。左、右大阴唇在后方的正中形成后联合。

大阴唇外面的皮肤与邻近的皮肤相似,在青春期后长有毛发。未产妇的大阴唇内侧面湿润

7

似黏膜,经产妇则变为与外面的皮肤一样,有许多皮脂腺但没有阴毛。在大阴唇的皮肤下面有一层厚的结缔组织,其中有丰富的弹力纤维和脂肪组织,这里形成外阴部形状的主体。在脂肪层中有较多的静脉,因此,如果大阴唇受到外伤容易发生血肿。

(三)小阴唇

分开大阴唇后,可见到小阴唇。左、右小阴唇在外阴的前上方互相靠拢。左、右小阴唇的大小和形状因人而异,有很大差别。未产妇的小阴唇往往被大阴唇所遮盖,经产妇的小阴唇可伸展到大阴唇之外。

左、右小阴唇分别由两片薄薄的组织所组成。一般情况下小阴唇呈湿润状,颜色微红犹如黏膜一样。盖在小阴唇上面的是复层鳞状上皮,这里没有阴毛而有许多皮脂腺,偶有少数汗腺。小阴唇的内部含有勃起功能的组织、许多血管和少数平滑肌纤维。小阴唇富有多种神经末梢,非常敏感。

左、右两侧小阴唇在前方互相靠拢,各自的上端分为两层。左、右两侧的下层相结合,成为阴蒂的系带;左、右两侧的上层则与阴蒂包皮合在一起。两侧小阴唇在后方,或者分别与大阴唇结合或者在中线形成小阴唇后联合,又称阴唇系带。

(四)阴蒂

阴蒂是小而长且有勃起功能的小体,其头位于阴蒂的包皮和系带之间。

阴蒂由一个阴蒂头、一个阴蒂体和两只阴蒂脚组成,相当于男性的阴茎,具有勃起性。阴蒂头由梭形细胞组成。阴蒂体包括两个海绵体,在它们的壁中有平滑肌纤维。长而狭的阴蒂脚分别起源于左、右两侧坐耻支的下面。即使在勃起的情况下,阴蒂的长度也很少超过 2 cm。由于小阴唇的牵拉,阴蒂呈一定程度的弯曲,其游离端指向下内方,朝着阴道口。

阴蒂头的直径很少超过 0.5 cm。阴蒂头被富有神经末梢的复层上皮盖没,因而非常敏感,是使女性动欲的主要器官。

大阴唇、小阴唇和阴蒂都含有纤细的神经末梢网和触觉盘。生殖神经小体(一种感觉小体)则多见于小阴唇,特别多见于阴蒂的包皮和阴蒂头,而很少分布于大阴唇。

(五)前庭

前庭是指左、右小阴唇所包围的长圆形区域,为胚胎期尿生殖窦的残余部分。前庭的前方有阴蒂,后方则以小阴唇后联合为界。

在前庭的范围内有尿道口,阴道口和左、右前庭大腺(即巴氏腺)的出口(图 1-10)。前庭的后半部,即小阴唇后联合与阴道之间是所谓的舟状窝。除未产妇外此窝很少能被观察到,经产妇在分娩时多数妇女的舟状窝由于受到损伤而消失。

(六)前庭大腺

与前庭密切相关的是前庭大腺。前庭大腺是一对小小的复泡管状腺,其直径各为 0.5～1.0 cm 位于前庭下方阴道口的左、右两侧。复泡管状腺的出口管长 1.5～2.0 cm,开口于前庭的两侧,正好在阴道口两侧边缘之外。前庭大腺的管径很小,一般仅能插入细小的探针。在性交的刺激下,腺体分泌出黏液样分泌物以资润滑。

(七)尿道口

尿道口位于前庭的中央、耻骨弓下方 1.0～1.5 cm 处,稍高于阴道口的水平。尿道口往往呈轻度折叠状,排尿时尿道口的直径可以放松到 4～5 mm。在尿道的左、右两侧,尿道旁管(即Skene 氏管)开口于前庭,也偶有个别妇女的尿道旁管开口于尿道口内的后壁处。尿道旁管的口径很小,约为 0.5 mm,其长度可因人而异。

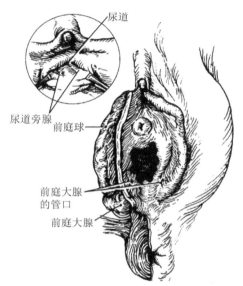

图 1-10 尿道、尿道旁腺、前庭大腺

尿道下 2/3 经过阴道的前壁,与它相应处紧密相连。阴道下 1/3 的环状肌肉围绕尿道的上端和下端。

(八)前庭球

前庭球是位于前庭两侧黏膜下的一对静脉聚集体,长 3.0~4.0 cm,宽 1.0~2.0 cm,厚 0.5~1.0 cm。它们与坐耻支并列,部分被坐骨海绵体肌和阴道缩肌覆盖。前庭球的下端一般处于阴道口的中部,前端向上朝着阴蒂伸展。

从胚胎学的角度看,前庭球相当于男性阴茎的海绵体。在分娩时前庭球往往被推到耻骨弓的下面,但因其尾部部分环绕着阴道,在分娩时容易受到损伤而造成外阴血肿甚至大量出血。

(九)阴道口和处女膜

阴道口位于前庭的后半部,其形状和大小可因人而异。处女的阴道口往往被小阴唇所盖没;推开小阴唇则可见到阴道口几乎完全被处女膜所封闭。处女膜是否破裂有时可以引起法律纠纷,因此,检查时应详细检查、慎重结论。

处女膜的形状和坚固度均有明显的差异。处女膜大部分由弹性和胶原性的结缔组织组成。处女膜的两面均被未角化的复层鳞状上皮覆盖。阴道的表面和游离的边缘有较多的结缔组织乳头。处女膜没有腺性或肌性成分,也没有很多神经纤维。新生女孩的处女膜有很多血管;妊娠妇女的处女膜上皮较厚并富有糖原;绝经后妇女的处女膜上皮变薄,并可以出现轻微的角化;成年处女的处女膜仅是或多或少围绕阴道口的一片不同厚度的膜,并有一个小到如针尖、大到能容纳一个或两个指尖的孔。此开口往往呈新月形或圆形,偶可呈筛状、有中隔或伞状。伞状的可能被误认为是处女膜破裂。因此,由于法律的原因,在做出肯定的处女膜是否破裂的供述时必须慎重。

一般来说,处女膜多数是在第一次性交时被撕裂,裂口可以分散在数处,多数撕裂位于处女膜的后半部。撕裂的边缘往往很快结成瘢痕,此后,处女膜即成为若干分段的组织。首次性交时,处女膜被撕裂的深度因人而异。一般认为,处女膜被撕裂时往往伴有少量出血但很少引起大出血。在个别处女中,处女膜组织比较坚韧,需外科手术切开,但极为罕见。由分娩引起的处女

9

膜解剖上的改变往往比较明显、清楚,因而易被识别而做出诊断。

处女膜无孔是一种先天性异常,此时阴道完全被闭锁。主要表现为经血滞留、性交受阻,一般需手术切开。

(十)阴道

关于阴道的起源问题尚无统一的意见。针对阴道上皮的来源有 3 种不同的看法:①苗勒系统;②午非管;③尿生殖窦。总的来说,被多数人接受的看法是阴道部分起源于苗勒氏管和部分来自尿生殖窦。

阴道是一个由肌肉、黏膜组成的管道。从上下而论,阴道位于外阴部之上、子宫颈之下;从前后而论,阴道处于膀胱之后、直肠之前。

阴道可被称为子宫的排泄管道,子宫经过阴道排出经血。阴道也是女性的性交器官,同时又是分娩时产道的一部分。

阴道在前方与膀胱及尿道相邻近,它们之间被一层结缔组织,即"膀胱-阴道隔"分开。在后方,于阴道下段和直肠之间也有由类似组织形成的直肠-子宫间隔。大约有 1/4 的阴道被子宫直肠陷凹(即 Douglas 陷凹)分开。在正常情况下,阴道前壁与后壁的中间部分互相靠得较近,而在阴道的左、右两旁的侧壁之间则有一定距离。这样便使阴道的横切面看来犹似空心的 H 字形状(图 1-11)。

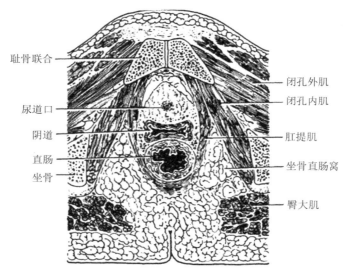

图 1-11 女性生殖器的横断面显示阴道内腔的 H 形状

阴道的伸缩性很大,在足月妊娠时它可以被扩张到足以使正常足月胎儿顺利娩出,而在产褥期间它又能逐渐恢复到产前状态。

阴道的顶端是个盲穹隆,子宫颈的下半部伸入此处。阴道穹隆可以分为四部分,即左、右、前、后穹隆。阴道和子宫颈的连接处在子宫颈的后方要比子宫颈的前方高些,因此,阴道后穹隆比前穹隆深一些,在进行手术时经后穹隆易进入盆腔后下方。阴道前壁比后壁稍短,前壁与后壁分别为 6～8 cm 和 7～10 cm。

阴道的前、后壁上有纵行的阴道皱褶柱。在未经产妇女中还可以在此处见到与纵行柱成直角的横嵴。当这些皱褶到达侧壁时渐渐消失,在高年经产妇中阴道壁往往变为平滑。

阴道的黏膜由典型的不角化复层鳞状上皮细胞组成。在上皮层下有一层结缔组织,其中的血管丰富,偶尔有淋巴小结。阴道黏膜仅松松地与下面的组织相连,因此,在做手术时可以方便地把阴道黏膜与位于下面的结缔组织分开。

阴道在正常情况下没有典型的腺。有时在经产妇的阴道中可见有些包涵囊肿,但它们不是腺,而是在修补阴道撕裂时的黏膜碎片被埋没在缝合伤口下。另外,有些衬有柱状的或骰状的上皮的囊肿也不是腺,而是午非管或苗勒氏管的残余物。

阴道的肌层可分为两层平滑肌,外层纵行,内层环行,但整个肌层并不明显。在阴道的下端可见有一横纹肌带。它是阴道缩肌或括约肌,然而主要关闭阴道的是肛提肌。在肌层的外面有结缔组织把阴道与周围的组织连接起来。这些结缔组织内含有不少弹性纤维和很多静脉。

阴道有丰富的血管供应。阴道的上 1/3 是由子宫动脉的子宫颈-阴道支供应,中 1/3 由膀胱下动脉供应,下 1/3 由直肠中动脉和阴部内动脉供应。直接围绕阴道的是一个广泛的静脉丛,静脉与动脉伴行最后流入髂内静脉。阴道下 1/3 的淋巴与外阴的淋巴一起大部分地流入腹股沟淋巴结,中 1/3 的淋巴流入髂内淋巴结,上 1/3 的淋巴流入髂总淋巴结。

根据 Krantz(1958 年)的论述,人的阴道没有特殊的神经末梢(生殖小体),但在它的乳头中偶可见到游离的神经末梢。

(十一)会阴

广义的会阴是指盆膈以下封闭骨盆出口的全部软组织结构,有承载盆腔及腹腔脏器的作用,主要由尿生殖膈和盆膈组成。尿生殖膈由上、下两层筋膜,会阴深横肌和尿道阴道括约肌构成。盆膈由上、下两层筋膜,肛提肌和尾骨肌构成。肛提肌由髂尾肌、耻骨直肠肌、耻尾肌组成。肛提肌有加强盆底托力的作用,又因部分肌纤维在阴道和直肠周围密切交织,还有加强肛门和阴道括约肌的作用。处于阴道和肛门之间的中缝(即会阴缝)被会阴的中心腱加固,球海绵体肌、会阴浅横肌和肛门外括约肌在它的上面会聚。以上这些结构共同成为会阴体的主要支撑。在分娩时它们往往被撕伤。

狭义的会阴是指阴道口与肛门之间的软组织结构。

三、内生殖器官解剖

内生殖器包括子宫、输卵管和卵巢。

(一)子宫

子宫是一个以肌肉为主组成的器官,它的外面被腹膜覆盖。子宫腔内面由子宫内膜覆盖。在妊娠期,子宫接纳和保护受孕产物并供以营养;妊娠足月时,子宫收缩,娩出胎儿。

在非妊娠期,子宫位于盆腔内,处于膀胱与直肠之间,下端伸入阴道。子宫后壁几乎全部被腹膜覆盖,它的下段形成直肠子宫陷凹的前界。子宫前壁仅上段盖有腹膜,它的下段直接与膀胱后壁相连,在它们中间有一层清楚的结缔组织。

子宫的形状上宽下窄(图 1-12),可分为大小不同的上下两部:上部呈三角形,即宫体;下部呈圆筒形或梭形,即宫颈。宫体的前壁几乎是平的,其后壁则呈清楚的凸形。双侧输卵管起源于子宫角部,即子宫上缘和侧缘交界之处。双侧输卵管内端之间的上面凸出的子宫称为子宫底。自子宫的左、右侧角至盆腔底部之间是子宫的侧缘,不被腹膜所直接覆盖但有阔韧带附着于此。

子宫的大小和形状随女性的年龄和产次而有较大差别。女性新生儿的子宫长度为 2.5～3.0 cm,成年而未产者的子宫长度为 5.5～8.0 cm,经产妇的子宫长度为 9.0～9.5 cm。未产妇和

11

经产妇的子宫重量亦有很大差异,前者为45～70 g,后者为80 g或更重一些。在不同年龄的对象中,宫体与宫颈长度的比率亦有很大差异。在婴儿中,宫体长度仅为宫颈长度的一半;在年轻而未产者中,宫体长度与宫颈长度约相等;在经产妇中,宫颈长度仅为子宫总长度的1/3。

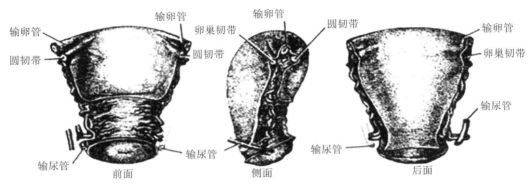

图 1-12　子宫的前面、侧面、后面观

子宫的主要组成成分是肌肉,子宫体的前壁与后壁几乎互相接触,中间的子宫腔仅为一裂缝。子宫颈呈梭形,在其上、下两端各有一小孔,即宫颈内口和外口。在额切面,子宫体呈三角形,子宫颈管则仍保留其梭形。经产妇子宫腔的三角形状变得较不明显,因为原来凸出的侧缘往往变为凹进。绝经期妇女由于子宫肌层和内膜层萎缩子宫的体积变小。

1.子宫颈

子宫颈是指子宫颈解剖学内口以下的部分子宫。在子宫的前方,子宫颈的上界几乎相当于腹膜开始反折到膀胱上。子宫颈被阴道的附着处分为阴道上和阴道两部分,称为子宫颈阴道上部和子宫颈阴道部。子宫颈阴道上部的后面被腹膜覆盖,前面和左、右侧面与膀胱及阔韧带的结缔组织相接触。宫颈阴道部伸入阴道,它的下端是子宫颈外口。

子宫颈外口的形状可因人而异。在未产妇中,它是个小而齐整的卵圆形孔;在经产妇中,因子宫颈在生产时受到一定的损伤(损伤最容易发生于外口的两旁),子宫颈外口往往变为一条横行的缝道。这样就把子宫颈外口分为所谓的前唇和后唇。有时在初产妇子宫颈遭到较严重的多处撕裂时,它的外口变得很不规则(图1-13、图1-14)。

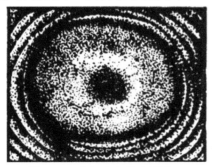

图 1-13　未经产妇的宫颈外口

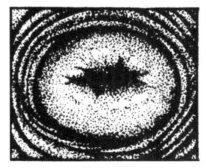

图 1-14　经产妇的宫颈外口

子宫颈主要由结缔组织组成,偶有平滑肌纤维,但这里有许多血管和弹性组织。子宫颈的胶原性组织与子宫体的肌肉组织一般界线明显,但也可以是逐渐转变的,延伸范围为10 mm左右。子宫颈的物理性能根据它的结缔组织状态决定,在妊娠期和分娩期,子宫颈之所以能扩张与子宫颈中的胶原组织的离解有关。

子宫颈管的黏膜由一层高柱形上皮组成,它处在一层薄的基底膜之上。这里没有黏膜下层,因此,子宫颈的腺体直接从黏膜的表层伸入到下面的结缔组织。这里的黏液细胞为宫颈管分泌厚而粘的分泌物,形成黏液栓,将宫颈管与外界隔开。

宫颈阴道部的黏膜直接与阴道的黏膜相连,二者都由复层鳞状上皮组成,有时子宫颈管的腺体可以伸展到黏膜面。假如这些腺体的出口被阻塞则会形成所谓的潴留囊肿。

在正常情况下,阴道部的鳞状上皮与子宫颈管的柱状上皮之间,在宫颈外口处,有清楚的分界线,称为原始鳞-柱交接部或鳞柱交界。如遇有体内雌激素变化、感染或损伤,复层鳞状上皮可扩展到子宫颈管的下 1/3 甚至更高一些。而子宫颈管的柱状上皮也可移至子宫颈阴道部,这种变化在有子宫颈前、后唇外翻的经产妇中更为显著。这种随体内环境变化而移位所形成的鳞-柱交接部称生理性鳞-柱交接部。在原始鳞-柱交接部和生理性鳞-柱交接部间形成的区域称移行带区,此区域是宫颈癌的好发部位。

子宫峡部为子宫颈阴道上部与子宫体相移行的部分,实际上属于子宫颈的一部分,即子宫颈解剖学内口和子宫颈组织学内口之间的部分,在产科方面有特别重要的意义。正常时,此部仅长 0.6～1.0 cm,到妊娠晚期,则可增长达 6～10 cm,临床上称其为子宫下段,是剖腹取胎切开子宫之处。

2.子宫体

子宫体的壁由 3 层组织组成,即浆膜层、肌肉层和黏膜层。浆膜层由覆盖在子宫外面的腹膜组织组成,它和宫体紧密粘连。

子宫体的黏膜层位于宫腔面,即为子宫内膜。它是一层薄的、淡红色的绒样的膜。仔细观察可以见到有许多微小的孔,即子宫腺体的开口。在生殖年龄的妇女,其子宫内膜有周期性变化,即为月经周期。总的来说,正常子宫内膜在月经期后是相当薄的,它的管形腺体互相分开。但在下次月经之前,内膜又复迅速增厚。正常情况下,子宫内膜的厚度可以变动在 0.5 mm 至 3～5 mm。

子宫内膜的表面上皮由一层高柱形、具有纤毛且互相紧密排列的细胞组成。在子宫内膜周期中这些细胞的卵圆形细胞核多数位于细胞的下半部分。

管形的子宫腺体由表层上皮内陷构成。它们伸入子宫内膜层的全层,直达肌层。从组织学的观点看,这些腺体与子宫内膜的表层上皮相似,由一层柱状、部分有纤毛的上皮组成。这些腺体位于一层薄的基底膜上,可分泌稀薄的碱性液体以保持子宫腔潮湿。

处于表面上皮与子宫肌层之间的子宫内膜结缔组织是一种间质细胞液,紧接行经后。它由结缔组织细胞组成,此种细胞的细胞质少,细胞核致密,呈卵形和纺锤形。当由于水肿分离时,这些细胞呈现星状并伴有正在分支的细胞质,在腺体和血管周围更为密集。行经前几天,它们往往增大,有更多的水泡,形似蜕膜细胞。同时,有白细胞浸润。

子宫内膜的血管结构对解释月经和妊娠的某些现象极为重要。动脉血是由子宫和卵巢动脉供给子宫的。当动脉支穿透子宫壁进入肌层,称为弓形小动脉。在内膜的基底层分出基底小动脉供应基底层,它本身呈螺旋小动脉供应近宫腔面 2/3 的内膜,螺旋小动脉壁有平滑肌及外膜,进入近腔面 1/3 内膜时平滑肌消失而形成微血管(图 1-15)。子宫内膜的动脉是呈圈状的或螺旋形的动脉,这些血管壁对激素的影响很敏感,特别是血管收缩。子宫内膜的直基底动脉比螺旋小动脉短而口径小,它们仅能伸入子宫内膜的基底层或者最多稍伸入中层,它们不受激素的影响。

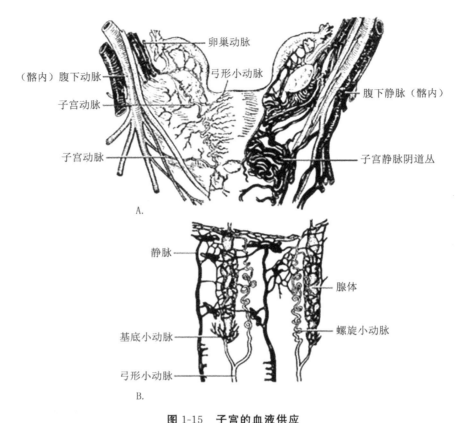

图 1-15　子宫的血液供应
A.子宫的动静脉；B.子宫内膜的血供

子宫的大部分由含有很多弹性纤维的结缔组织联合起来的肌肉束组成。子宫的肌肉纤维从上到下逐渐减少，到了子宫颈仅含有 10% 的肌肉。在子宫体中，子宫内壁较外壁含有相对多的肌肉。在妊娠期，子宫上部的肌肉大大增加而子宫颈的肌肉含量没有明显的变化。根据这些研究的结果，认为在分娩时子宫颈是被动地扩张。

3.子宫的韧带

从子宫两侧伸展者为阔韧带、圆韧带和子宫骶韧带。

阔韧带是自子宫两侧缘伸展至骨盆壁的两个翼状结构，它们把盆腔分为前、后两个间隔。每个阔韧带是一个包围各种结构的腹膜褶，它有上缘、侧缘、下缘和中缘。上缘的内侧 2/3 形成输卵管系膜，附着于输卵管；上缘的外侧 1/3 从输卵管的散状端伸至骨盆壁，形成卵巢悬韧带，卵巢动脉经此穿过。输卵管下的阔韧带部分即为输卵管系膜，由两层腹膜组成，其间是一些松弛的结缔组织，有时可见卵巢冠。

卵巢冠由许多含有纤毛上皮的狭窄垂直小管组成。这些小管的上端与一条纵向管相接，后者在输卵管下伸展到子宫的侧缘，在子宫颈内口近处成为盲管。这个管是午非管的残余，在女性称为加特内管（卵巢冠纵管）。卵巢冠在男性相当于附睾的头。

在阔韧带的两侧缘，腹膜回向骨盆的边上。阔韧带的底部很厚，与骨盆底的结缔组织相连，子宫血管在此处穿过。阔韧带的最厚部分叫作主韧带；宫颈横韧带或子宫骶韧带由结缔组织组成，与阴道上部的子宫颈和子宫侧缘牢固联合。此部分包含着子宫血管和输尿管下段。子宫下端阔韧带的直切面呈三角形,子宫血管处于它宽阔的基线上。它与子宫颈附近的结缔组织广泛连接,即子宫旁组织。阔韧带上部的直切面显示分为 3 部分,分别围绕输卵管、子宫、卵巢韧带和圆韧带(图 1-16)。

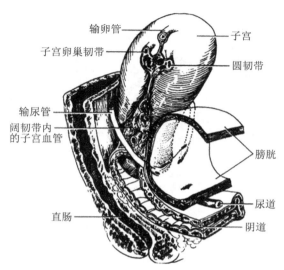

图 1-16 阔韧带的子宫端断面示意图

圆韧带从子宫的前部和侧部的两旁伸至输卵管附着处之下。每一条圆韧带处于腹膜的一褶之中与阔韧带相连,并向上、向外延伸过腹股沟管,终止于大阴唇的上部之中。在非妊娠时,圆韧带的直径为 3～5 mm,由直接与子宫相连的平滑肌和一些结缔组织组成,相当于男性的睾丸引带。在妊娠时,圆韧带相应肥大。

子宫骶韧带从子宫颈的后部和上部伸展并环绕直肠,然后附着在第二和第三节骶椎筋膜之上,其由结缔组织和肌肉组成,并被腹膜覆盖。它们构成直肠子宫陷凹的侧界,并对宫颈施加牵引力,以协助子宫保持在正常位置。

4.子宫的位置

子宫的一般位置是轻度前倾、前屈。当妇女直立时,子宫几乎处于水平线和稍向前屈,子宫底处在膀胱上,而宫颈则向后朝着骶骨的下端,其外口大约处于坐骨棘的水平。当然,上述器官的位置可依据膀胱和直肠的膨胀程度而变动。

正常子宫是一个部分可动的器官。宫颈是固定的,但是宫体可以在前后平面上自由活动。所以,姿势和地心引力可以决定子宫的位置。直立时骨盆的前倾斜可能造成子宫的前屈。

5.子宫的血管

子宫血管的供应主要来自子宫动脉和卵巢动脉。子宫动脉是髂内动脉的主支(图 1-17)在往下短距离后进入阔韧带的底部,跨过输尿管到达子宫旁,然后在到达阴道上部的子宫颈之前分为两支。较小的子宫颈阴道动脉供应子宫颈的下部和阴道的上部。子宫动脉的主支上行,作为一条高度卷曲的血管沿着子宫的侧缘分为一支相当大的血管(供应子宫颈的上部)和很多穿入子宫体的小支。将到输卵管之前,子宫动脉的主支分为 3 条末端支,即子宫底支、输卵管支和卵巢支。卵巢支与卵巢动脉的末端支吻合;输卵管支通过输卵管系膜,供应输卵管;子宫底支分布在子宫的上部。

15

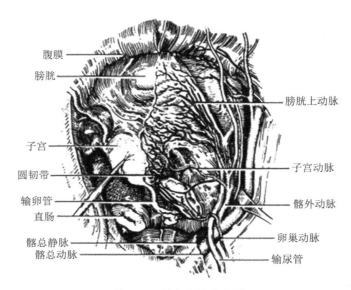

左侧标注（从上到下）：腹膜、膀胱、子宫、圆韧带、输卵管、直肠、髂总静脉、髂总动脉

右侧标注（从上到下）：膀胱上动脉、子宫动脉、髂外动脉、卵巢动脉、输尿管

图 1-17　子宫和骨盆血管

子宫动脉在横越阔韧带之后，约在宫颈内口的水平到达子宫。大约在离子宫侧缘 2 cm 处子宫动脉经过输尿管。子宫动脉与输尿管接近点对手术来说极为重要，因为在做子宫切除术时输尿管可能损伤，或者被夹住，或在结扎子宫血管的过程中被误扎。

卵巢动脉是主动脉的一条直接分支（左卵巢动脉可来自左肾动脉），经过卵巢悬韧带，进入阔韧带。当到达卵巢门时分为许多较小的支进入卵巢，而它的主干越过阔韧带的全长，在到达子宫缘的上部时与子宫动脉的卵巢支吻合。除此以外，在子宫两侧血管之间还有很多的血管交流。

两侧弓形静脉联合成为子宫静脉，然后流入髂内静脉，最后汇入髂总静脉。卵巢和阔韧带上部的血由几条静脉所收集，在阔韧带内形成大的蔓状丛。蔓状丛的静脉在卵巢静脉内终止。右卵巢静脉流入腔静脉，左卵巢静脉则流入左肾静脉。

6.淋巴

子宫内膜有丰富的淋巴供应，但真正的淋巴管大部分限于基底部。子宫肌层的淋巴管向浆膜层增加并在浆膜下面形成丰富的淋巴管丛，特别是在子宫的后壁，而前壁则少些。

子宫各部的淋巴流入几组淋巴结。来自宫颈的淋巴主要在髂内淋巴结终止；来自宫体的淋巴分布于两组淋巴结：一组淋巴管流入髂内淋巴结，另一组在网络来自卵巢区的淋巴管后终止于腰淋巴结。后者处于主动脉之前，约在两侧肾下端的水平（图 1-18）。

7.神经支配

子宫有丰富的神经支配，但看起来它们不像是原生的，而是由于调整而发生的，因为有些脊髓被横切断的妊娠患者在分娩时子宫活动仍正常。

子宫的神经分配主要来自交感神经系统，也有一部分来自脑脊髓和副交感神经系统。副交感神经系统由来自第 Ⅱ 对、第 Ⅲ 对、第 Ⅳ 对骶神经的稀少纤维组成，分布于子宫的两侧，然后进入子宫颈神经节。交感神经系统经腹下丛进入盆腔，向两侧下行后进入子宫阴道丛。上述两神经丛的神经供应子宫、膀胱和阴道的上部。有些神经支在肌肉纤维间终止，另一些则伴着血管进入子宫内膜。

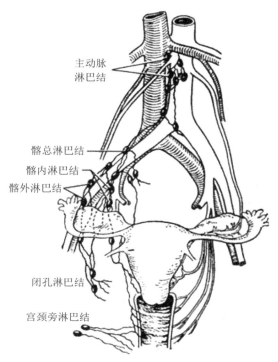

主动脉
淋巴结

髂总淋巴结

髂内淋巴结

髂外淋巴结

闭孔淋巴结

宫颈旁淋巴结

图 1-18　子宫淋巴回流

交感神经和副交感神经都具有运动神经和少许感觉神经纤维。交感神经使肌肉和血管收缩,副交感神经则抑制血管收缩,转为血管扩张。

盆腔内脏的神经支配有临床上的意义,因为有几种盆腔疼痛可以通过切断腹下神经丛永远获得解除。

来自第Ⅺ对和第Ⅻ对胸神经的感觉神经纤维可将子宫收缩的疼痛传至中枢神经系统。来自子宫颈和产道上部的感觉神经,经过盆腔神经到达第Ⅱ对、第Ⅲ对、第Ⅳ对骶神经,而产道下部的神经则经过腹股沟神经和阴部神经。子宫的运动神经来自 L_7 和 L_8 的脊髓。运动神经与感觉神经分层次,使在分娩时可应用脊尾麻醉和脊髓麻醉。

(二)输卵管

左、右输卵管自子宫的两角伸展至左、右卵巢,是输送卵细胞进入子宫的管道。输卵管的长度各有不同,在 8～14 cm。它们由腹膜覆盖,管腔内有黏膜,每个输卵管分为间质、峡部、壶腹和漏斗部分。间质部分包含在子宫的肌肉内。管腔开始大致是向上、向外偏斜。间质部长为 0.8～2.0 cm,管腔直径为 0.5～1.0 mm;输卵管的峡部,即靠近子宫的狭窄部分,管腔直径为 2～3 mm,然后逐渐扩大至较宽的外侧部分,即壶腹部,直径为 5～8 mm;漏即伞形端,形似漏斗,为输卵管的远端开口(图 1-19)。

除间质部外,输卵管的其余部分均被腹膜覆盖,此部分腹膜与阔韧带的上缘相连。除输卵管系膜的附着处外它完全由腹膜所围绕,散形端开口于腹腔内,其凸出部分即卵巢伞,比其他部分都长得多;它形成一个浅槽,向卵巢靠近或到达卵巢。有学者认为卵巢伞可能是引导卵子进入输卵管的通路。输卵管的肌肉组织一般分为两层,即环形的内层和纵行的外层。在管的远侧,上述两层变得不太清楚,而且在伞形端即被肌肉纤维交织的网所取代。输卵管的肌肉组织经常有节

17

奏地收缩,收缩率随月经周期而变动。最大的收缩率和强度发生在卵转送时,而在妊娠时则最慢、最弱。输卵管腔覆以黏膜,其上皮由单层柱状细胞组成。这些细胞有些具有纤毛,有些具有分泌功能,在散状端有纤毛的细胞最多,而在其他处则很稀疏。在月经周期的各个时期,上述两类细胞的比率不同。由于管腔没有黏膜下层,所以黏膜层直接与肌肉层相接触;黏膜排成纵向的折襞,在散状端则变为更复杂。因此,管腔各段的外表不同。输卵管子宫部分的横切面显示4个简单的折襞,形成与马耳他十字相似的图案。管峡的折襞较为复杂。在壶腹,它的腔几乎完全被树状黏膜占据。这样的黏膜由极其复杂的折襞构成。

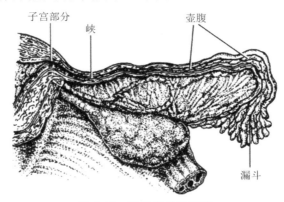

图 1-19　输卵管的纵切面

显示输卵管管腔各段的不同大小,纵行折襞和输卵管与
输卵管系膜、子宫角,以及卵巢的关系

输卵管纤毛产生的流动方向指向子宫。输卵管的蠕动可能是输送卵的一个重要因素。

输卵管有丰富的弹性组织、血管和淋巴管。偶尔扩张的淋巴管可能是一个折襞的全部物质。输卵管的交感神经分布较副交感神经广泛。对输卵管的功能来说,上述神经的作用尚不明确。

输卵管黏膜在月经周期发生的组织变化与子宫内膜相似,但没有那么显著。在卵泡期,上皮细胞较长,有纤毛者宽,细胞核靠近边缘;无纤毛者狭,细胞核较近基底。在黄体期,分泌细胞大,高于纤毛细胞,并挤压出它们的核。在行经期,上述变化更为突出。输卵管在妊娠晚期和产褥期显示的特征变化包括薄的黏膜、白细胞充满毛细管,以及蜕膜反应。如果在产褥期给予雌激素,黏膜细胞的长度会增加,分泌细胞的长度则会减短,并丧失很多胞浆以致形状变得像木钉。绝经后输卵管黏膜的特性是上皮细胞矮,增长迅速。上述月经周期的输卵管黏膜,以及与它有关的肌肉组织收缩的变化,可能是雌激素与黄体酮之间的比例改变的结果。

(三)卵巢

卵巢的形状有些像杏仁,其主要功能是产生和排出卵细胞,以及分泌甾体激素。卵巢的体积在不同情况下有很大差异。在生殖期间,卵巢长 2.5～5.0 cm,宽 1.5～3.0 cm,厚 0.6～1.5 cm;绝经后,体积显著减小。而在老年妇女,卵巢的长、宽和厚度都只有 0.5 cm 左右。

正常时卵巢处于盆腔的上部,骨盆的左、右侧壁,髂外血管与腹下血管之间的浅窝内,即 Waldeyer 卵巢窝。当妇女直立时卵巢的长轴几乎垂直,仰卧时为水平位。然而它们的位置变动很大,因而很少见到左、右卵巢恰恰处于同一水平面的位置。

接触卵巢窝的卵巢面称为外侧面,面向子宫的是内侧面。附着在卵巢系膜上的卵巢边缘比较直,称为卵巢门,其不固定的边缘则是凸面,并且向后、向内指向直肠。

卵巢通过卵巢系膜附着在阔韧带上。卵巢固有带韧带始于子宫的侧面和后面部分,正好在输卵管起源处之下,伸展至卵巢的下端。它的长度一般在 3.0 cm 以上,其直径为 3.0~4.0 mm,由肌肉和与子宫相连的结缔组织组成并被腹膜覆盖。卵巢悬韧带从卵巢的上端伸展至骨盆壁,卵巢血管和神经在其间通过。

卵巢的外表随年龄而变化。在年轻妇女,其表面显示为平滑和暗淡白色,透过它可见一些有光的小的透明卵泡。当妇女年龄渐大,卵巢表面出现皱纹,而老年人卵巢的表面则明显迂曲。

卵巢的大体结构最好以它的横断面来研究,可以区别为两部分——皮层和髓质。

皮层(或称外层)的厚度随年龄而变化,年长者变薄。卵细胞和卵泡均位于皮层,由纺锤形结缔组织细胞和纤维组成,其中有分散的、不同发育期的原始卵泡和格雷夫卵泡(囊状卵泡)。随着妇女年龄的逐渐增大,卵泡数目逐渐减少。皮层的最外面是暗淡的白色,即卵巢白膜,它的表面是单层立方上皮,即 Waldeyer 生殖上皮。

卵巢的髓质由与卵巢系膜相连的疏松结缔组织组成,内含很多动脉和静脉。此外,尚有少量与卵巢悬韧带相连的平滑肌纤维。这些肌肉可能对卵巢的运动起作用。

卵巢有交感神经和副交感神经支配。大部分交感神经来自伴同卵巢血管的神经丛,小部分来自围绕子宫动脉卵巢支的神经丛。卵巢还有丰富的无髓鞘神经纤维。这些神经纤维的大部分也是伴同血管的,它们仅仅是血管神经。其他部分则形成花环样,围绕正常的和闭锁的卵泡,并伸出许多微细的神经支。这些支已被追踪到粒膜,但并未见到有穿过粒膜的。

四、邻近器官

(一)尿道

女性的尿道是一条狭窄的膜的管道,从内口伸至外口,长约 4.0 cm。尿道处在耻骨联合的后面,包埋在阴道壁中。方向为向下、向前,稍为弯曲,其凹面向前。在不膨胀时,尿道的直径约为 6.0 mm。尿道穿过尿生殖膈的筋膜,外口(尿道口)直接位于阴道口之前,约在阴蒂 2.5 cm 之后。内层为纵行折襞,其中沿着尿道底的一条折襞称尿道嵴。很多小的尿道腺体开口于尿道内。

尿道由 3 层组织构成,即肌肉组织层、能勃起的组织层和黏膜组织层。肌肉层由环形肌肉纤维组成,与膀胱的肌肉相连,并伸展至尿道的全长。此外,在尿生殖膈的上、下筋膜之间,女性尿道与男性尿道一样,由尿道膜部括约肌所围绕。

紧接黏膜组织层下即是一层薄的海绵状能勃起的组织层。后者含有大的静脉丛及与静脉混合的平滑肌纤维。

黏膜层的颜色灰白,它的外面与外阴的黏膜相连,里面与膀胱的黏膜相连。其表面有复层鳞状细胞上皮,这层上皮在近膀胱处成为过渡型细胞。尿道的外口由少数黏液滤泡围绕。

(二)膀胱

女性膀胱的后面是子宫和阴道上部。膀胱子宫陷凹将膀胱与子宫体的前面分离,但在此陷凹的水平以下,通过疏松结缔组织与子宫颈的前面和阴道的前壁的上部相连。当膀胱排空时子宫靠在它的上面。

(三)输尿管

左、右输尿管从各自的肾脏输送尿液至膀胱,长为 25~30 cm。在女性,输尿管组成骨盆卵巢窝的后界,然后向内、向前沿子宫颈的侧面和阴道的上部到达膀胱底。近子宫颈处约 2.5 cm有子宫动脉伴行。以后子宫动脉经过输尿管的上面,并在两层阔韧带之间上行。输尿管与子宫颈旁侧的距离约为 2.0 cm。一侧或两侧的输尿管有时都可能重叠成双。这样,双条输尿管往往在膀胱底才合并进入膀胱,但偶尔也可分别进入膀胱。

(四)盆部结肠(乙状结肠的下部)、直肠及肛管

盆部结肠上接髂部结肠(乙状结肠的上部),下接直肠。这部分结肠一般处于盆腔内,但由于它的活动性,有时会被挤入腹腔。在盆部结肠的后面是髂外血管、左梨状肌和左骶神经丛。在它的前面,在女性,由几段小肠曲与子宫分开。

直肠的上端与盆部结肠相连,下端与肛管相连,其长度约为 12 cm。直肠上部的后面是直肠上血管、左梨状肌和左骶神经丛。它的下部处于骶骨、尾骨和提肛肌之上。在它的前面,在女性上部由几段小肠曲,或往往由盆部结肠与子宫及附件的小肠面分开。直肠的下部与阴道的后壁相连。

肛管是大肠末端,上接直肠,下至肛门,其长度为 2.5～4.0 cm。在女性,肛管由一团肌肉和纤维组织(即会阴体)与阴道的下端分开。

(张翠兰)

第二节　女性生殖系统生理

一、女性生殖生理特点

(一)卵巢功能的兴衰

卵巢的生理功能是产生卵子和女性激素(雌二醇和黄体酮);两种功能与卵巢内连续、周而复始的卵泡发育成熟、排卵和黄体形成相伴随,成为卵巢功能期不可分割的整体活动。在女性一生中,卵巢的大小和功能根据促性腺激素的强度有所变化;其功能的兴衰还与卵巢本身所含卵子的数量及伴随排卵的卵泡消耗有关。女性一生卵巢功能的兴衰,按胎儿期、新生期、儿童期、成人期4个时期分述。

1.胎儿期卵巢

人类胎儿期卵巢的发生分4个阶段,包括性腺未分化阶段、性腺分化阶段、卵原细胞有丝分裂及卵母细胞形成、卵泡形成阶段。

(1)性腺未分化阶段:大约在胚胎的第5周,中肾之上的体腔上皮及其下方的间充质增生,凸向腹腔形成生殖嵴。生殖嵴的上皮细胞向内增生伸入间充质(髓质),形成指状上皮索即原始生殖索,此为性腺内支持细胞的来源,此后原始生殖索消失。原始生殖细胞来自卵黄囊壁内,胚胎第4周仅有 1 000～2 000 个细胞,胚胎第6周移行到生殖嵴。

生殖细胞在移行过程增殖,至胚胎第6周原始生殖细胞有丝分裂至 10 000 个,至胚胎第6周末性腺含有生殖细胞和来自体腔上皮的支持细胞及生殖嵴的间充质;生殖细胞是精子和卵子的前体,此时性腺无性别差异,称为原始性腺。

(2)性腺分化阶段:胚胎第6～8周,性腺向睾丸或向卵巢分化取决于性染色体。Y染色体上存在一个性别决定区(sex-determining region on the Y chromosome,SRY),它使原始性腺分化为睾丸。当性染色体为 XX 时,体内无决定睾丸分化的基因,原始性腺在胚胎第6～8周向卵巢

分化,生殖细胞快速有丝分裂为卵原细胞为卵巢分化的第一征象;至第16~20周卵原细胞达到600万~700万。

(3)卵母细胞形成:胚胎第11~12周,卵原细胞开始进入第一次减数分裂,此时卵原细胞转变为卵母细胞。至出生时,全部卵母细胞处减数分裂前期的最后阶段——双线期,并停留在此阶段;抑制减数分裂向前推进的因子可能来自颗粒细胞。卵母细胞减数分裂的激活第一次是在排卵时(完成第一次减数分裂),第二次是在精子穿入时(完成第二次减数分裂)。卵母细胞经历二次减数分裂,每次排出一个极体,最后形成成熟卵细胞。

(4)卵泡形成阶段:第18~20周,卵巢髓质血管呈指状,逐渐伸展突入卵巢皮质。随着血管的侵入,皮质细胞团被分割成越来越小的片段。随血管进入的血管周围细胞(间充质或上皮来源为颗粒细胞前体)包绕卵母细胞形成始基卵泡;始基卵泡形成过程与卵母细胞减数分裂是同步的,出生时所有处减数分裂双线期的卵母细胞均以始基卵泡的形式存在。但卵母细胞一旦被颗粒细胞前体包绕,卵泡即以固定速率进入自主发育和闭锁的轨道。

至出生时,卵巢内生殖细胞总数下降至100万~200万个,生殖细胞的丢失发生在生殖细胞有丝分裂、减数分裂各个阶段,以及最后卵泡形成阶段。染色体异常将促进生殖细胞的丢失,一条X染色体缺失(45,X)者的生殖细胞移行及有丝分裂均正常,但卵原细胞不能进入减数分裂,致使卵原细胞迅速丢失,出生时卵巢内无卵泡,性腺呈条索状。

2.新生儿期卵巢

出生时卵巢直径1 cm,重量250~350 mg,皮质内几乎所有的卵母细胞均包含在始基卵泡内;可以看到不同发育程度的卵泡,卵巢可呈囊性,这是因为出生后1年内垂体促性腺素中的卵泡刺激素持续升高对卵巢的刺激,出生1~2年促性腺激素水平下降至最低点。

3.儿童期卵巢

儿童期的特点是血浆垂体促性腺激素水平低下,下丘脑功能活动处抑制状态,垂体对促性腺激素释放激素不反应。但是儿童期卵巢并不是静止的,卵泡仍以固定速率分期分批自主发育和闭锁;当然,由于缺乏促性腺素的支持,卵泡经常是发育到窦前期即闭锁;因此,此期卵泡不可能有充分的发育和功能表现。但卵泡闭锁使卵泡的残余细胞加入卵巢的间质部分,并使儿童期卵巢增大。

4.成年期(青春期—生殖期—围绝经期—绝经后期)

至青春期启动时,生殖细胞下降到30万~50万个。在以后35~40年的生殖期,将有400~500个卵泡被选中排卵,每一个卵泡排卵将有1 000个卵泡伴随生长,随之闭锁丢失。至绝经期卵泡仅剩几百个,在绝经前的最后10~15年,卵泡丢失加速,这可能与该期促性腺素逐渐升高有关。

在女性生殖期,由卵泡成熟、排卵及黄体形成组成的周而复始活动,是下丘脑-垂体-卵巢之间相互作用的结果;下丘脑神经激素、垂体促性腺素及卵泡和黄体产生的甾体激素,以及垂体和卵巢的自分泌/旁分泌共同参与排卵活动的调节。

(二)女性一生各阶段的生理特点

女性一生根据生理特点可按年龄划分为新生儿期、儿童期、青春期、性成熟期、围绝经期、绝经后期及老年期6个阶段。掌握女性各个生理阶段的特点,对各个生理时期的生殖健康保健十分重要。

1.新生儿期

出生后 4 周内称新生儿期。女性胎儿在母体内受胎盘及母体性腺所产生的女性激素影响,出生时新生儿可见外阴较丰满,乳房隆起或有少许泌乳,出生后脱离胎盘循环,血中女性激素水平迅速下降,可出现少量阴道流血。这些生理变化短期内均自然消退。

2.儿童期

从出生 4 周到 12 岁左右称儿童期。此期生殖器由于无性激素作用,呈幼稚型,阴道狭长,约占子宫全长的 2/3,子宫肌层薄。在儿童期后期(8 岁以后),下丘脑促性腺激素释放激素(GnRH)抑制状态解除,GnRH 开始分泌,垂体合成和分泌促性腺激素,卵巢受垂体促性腺激素作用开始发育并分泌雌激素。在雌激素作用下逐步出现第二性征发育和女性体态;卵巢内卵泡在儿童期由于自主发育和后期在促性腺激素的作用下耗损,至青春期生殖细胞下降至 30 万个。

3.青春期

自第二性征开始发育至生殖器官逐渐发育成熟获得生殖能力(性成熟)的一段生长发育期。世界卫生组织(WHO)将青春期年龄定为 10~19 岁。这一时期的生理特点如下。

(1)第二性征发育和女性体态:乳房发育是青春期的第一征象(平均 9.8 岁),以后阴毛腋毛生长(平均 10.5 岁);至 13~14 岁女孩第二性征发育基本达成年型。骨盆横径发育大于前后径;脂肪堆积于胸部、髋部、肩部,形成女性特有体态。

(2)生殖器官发育(第一性征):由于促性腺激素作用,卵巢逐渐发育增大,卵泡发育开始和分泌雌激素,促使内、外生殖器开始发育。外生殖器从幼稚型变为成人型,大小阴唇变肥厚,色素沉着,阴阜隆起,阴毛长度和宽度逐渐增加,阴道黏膜变厚并出现皱襞,子宫增大,输卵管变粗。

(3)生长突增:在乳房发育开始 2 年以后(11~12 岁),女孩身高增长迅速,每年增高 5~7 cm,最快可达 11 cm,这一现象称生长突增,与卵巢在促性腺激素作用下分泌雌激素,以及与生长激素、胰岛素样生长因子的协同作用有关。直至月经来潮后,生长速度减缓,与此时卵巢分泌的雌激素量增多,具有促进骨骺愈合的作用有关。

(4)月经来潮:女孩第一次月经来潮称月经初潮,为青春期的一个里程碑;标志着卵巢产生的雌激素已足以使子宫内膜增殖,在雌激素达到一定水平而有明显波动时,引起子宫内膜脱落即出现月经。月经初潮为卵巢具有产生足够雌激素能力的表现,但由于此时中枢对雌激素的正反馈机制尚未成熟,因而卵泡即使能发育成熟也不能排卵。因此,初潮后一段时期内因排卵机制未臻成熟,月经一般无一定规律,甚至可反复发生无排卵性功能失调性子宫出血。

(5)生殖能力:规律的周期性排卵是女性性成熟并获得生殖能力的标志。多数女孩在初潮后需 2~4 年建立规律性周期性排卵;此时女孩虽已初步具有生殖能力,但整个生殖系统的功能尚未完善。

4.性成熟期

性成熟期一般在 18 岁左右开始,历时 30 年。每个生殖周期生殖器官各部及乳房在卵巢分泌的性激素周期性作用下,发生利于生殖的周期性变化。

5.围绝经期

1994 年世界卫生组织将围绝经期定义为始于卵巢功能开始衰退直至绝经后一年内的一段时期。

卵巢功能开始衰退一般始于 40 岁以后,该期以无排卵月经失调为主要症状,可伴有阵发性潮热、出汗等,历时短至 1~2 年,长至十余年。因长时间无排卵,子宫内膜长期暴露于雌激素作用,而无孕激素保护,故此时期妇女为子宫内膜癌的高发人群。至卵巢功能完全衰竭时,则月经永久性停止,称绝经。中国妇女的平均绝经年龄为 50 岁左右。

绝经后卵巢内卵泡发育及雌二醇的分泌停止,此期因体内雌激素的急剧下降,血管舒缩症状加重,并可出现神经精神症状,表现为潮热出汗、情绪不稳定、不安、抑郁或烦躁、失眠等。

6.绝经后期及老年期

绝经后期是指绝经一年后的生命时期。绝经后期的早期虽然卵巢内卵泡耗竭,卵巢分泌雌激素的功能停止,但卵巢间质尚有分泌雄激素功能,此期经雄激素外周转化的雌酮成为循环中的主要雌激素。肥胖者雌酮转化率高于消瘦者。由于绝经后体内雌激素明显下降,特别是循环中雌二醇降低,出现低雌激素相关症状及疾病,如心血管疾病、骨矿含量丢失等。但由于雌酮升高,以及其对子宫内膜的持续刺激作用,该期仍可能发生子宫内膜癌。妇女 60 岁以后机体逐渐老化,进入老年期。卵巢间质的内分泌功能逐渐衰退,生殖器官逐渐萎缩,此时骨质疏松症甚至骨折发生率增加。

二、女性生殖内分泌调节

在脑部存在两个调节生殖功能的部位,即下丘脑和垂体。多年来的科学研究已揭示了下丘脑-垂体-卵巢激素的相互作用与女性排卵周期性的动态关系,这种动态关系涉及下丘脑-垂体生殖激素对卵巢功能的调节,以及卵巢激素对下丘脑-垂体分泌生殖激素的反馈调节,此为下丘脑-垂体-卵巢(hypothalamus-pituitary-ovary,H-P-O)的内分泌调节轴。近年研究还发现垂体和卵巢的自分泌/旁分泌在卵巢功能的调节中起重要作用。

在女性生殖周期中卵巢激素的周期性变化对生殖器官的作用,使生殖器官出现有利于生殖的周期性变化。在灵长类,雌性生殖周期若未受孕,则最明显的特征是周期性的子宫内膜脱落所引起的子宫周期性出血,称月经。因而,灵长类雌性生殖周期也称月经周期。

(一)中枢生殖调节激素

中枢生殖调节激素包括下丘脑和腺垂体分泌的与生殖调节有关的激素。

1.下丘脑促性腺激素释放激素

(1)化学结构:GnRH 是控制垂体促性腺激素分泌的神经激素,其化学结构由 10 个氨基酸(焦谷氨酸、组氨酸、色氨酸、丝氨酸、酪氨酸、甘氨酸、亮氨酸、精氨酸、脯氨酸及甘氨酸)组成。

(2)产生部位及运输:GnRH 主要是由下丘脑弓状核的 GnRH 神经细胞合成和分泌。GnRH 神经元分泌的 GnRH 经垂体门脉血管输送到腺垂体。

(3)GnRH 的分泌特点及生理作用:下丘脑 GnRH 的生理分泌呈持续的脉冲式节律分泌,其生理作用为调节垂体 FSH 和 LH 的合成和分泌。

(4)GnRH 分泌调控:GnRH 的分泌受来自血流的激素信号的调节,如垂体促性腺激素和性激素的反馈调节,包括促进作用的正反馈和抑制作用的负反馈。控制下丘脑 GnRH 分泌的反馈有长反馈、短反馈和超短反馈。长反馈是指性腺分泌到循环中的性激素的反馈作用,短反馈是指垂体激素的分泌对下丘脑 GnRH 分泌的负反馈,超短反馈是指 GnRH 对其本身合成的抑制。另外,来自中枢神经系统更高中枢的信号还可以通过多巴胺、去甲肾上腺素、儿茶酚胺、内啡肽及五羟色胺和褪黑素等一系列神经递质调节 GnRH 的分泌。

2.垂体生殖激素

腺垂体分泌的直接与生殖调节有关的激素有促性腺激素和泌乳素。

(1)促性腺激素：促性腺激素包括 FSH 和 LH，它们是由腺垂体促性腺激素细胞分泌的。FSH 和 LH 均为由 α 和 β 两个亚基组成的糖蛋白激素，LH 的相对分子量约为 28 000，FSH 的相对分子量约为 33 000。FSH、LH、HCG 和 TSH 四种激素的 α 亚基完全相同、β 亚基不同。α 亚基和 β 亚基均为激素活性所必需的，单独的 α 亚基或 β 亚基不具有生物学活性，只有两者结合形成完整的分子结构才具有活性。

(2)泌乳素：主要由垂体前叶催乳素细胞合成分泌，泌乳素细胞占垂体细胞总数的 1/3～1/2。另外，子宫内膜的蜕膜细胞或蜕膜样间质细胞也可分泌少量的催乳素。催乳素能影响下丘脑-垂体-卵巢轴，正常水平的催乳素对卵泡的发育非常重要。过高的催乳素水平会抑制 GnRH、LH 和 FSH 的分泌，抑制卵泡的发育和排卵，导致排卵障碍。因此，高催乳素血症患者会出现月经稀发和闭经。

垂体催乳素的分泌主要受下丘脑分泌的激素或因子调控。多巴胺是下丘脑分泌的最主要的催乳素抑制因子，它与催乳素细胞上的 D2 受体结合后发挥作用。多巴胺能抑制催乳素 mRNA 的表达、催乳素的合成及分泌，它是目前已知的最强的催乳素抑制因子。一旦下丘脑多巴胺分泌减少或下丘脑-垂体间多巴胺转运途径受阻，就会出现高催乳素血症。下丘脑分泌的催乳素释放因子包括促甲状腺素释放激素（TRH）、血管升压素、催产素等。TRH 能刺激催乳素 mRNA 的表达，促进催乳素的合成与分泌。原发性甲状腺功能减退者发生的高催乳素血症就与患者体内的 TRH 升高有关。血管升压素和催产素对催乳素分泌的影响很小，可能不具有临床意义。

许多生理活动都可影响体内的催乳素水平。睡眠后催乳素分泌显著增加，直到睡眠结束。醒后分泌减少。一般说来，人体内催乳素水平在早晨 5：00～7：00 最高，9：00～11：00 最低，下午较上午高。精神状态也影响催乳素的分泌，激动或紧张时催乳素分泌显著增加。另外，高蛋白饮食、性交和哺乳等也可使催乳素分泌增加。

3.卵巢生理周期及调节

本部分将阐述卵巢内卵泡发育、排卵及黄体形成至退化的生理周期中变化及调节，以及垂体促性腺激素与卵巢激素相互作用关系。卵巢内激素关系与形态学和自分泌/旁分泌活动的关系使卵巢活动周而复始。

(1)卵泡的发育：近年来随着生殖医学的发展，人们对卵泡发育的过程有了进一步的了解。目前认为卵泡的发育成熟过程跨越的时间很长，仅从有膜的窦前卵泡发育至成熟卵泡就需要 85 天。

始基卵泡直径约 30 μm，由一个卵母细胞和一层扁平颗粒细胞组成。新生儿两侧卵巢内共有 100 万～200 万个始基卵泡，青春期启动时有 20 万～40 万个始基卵泡。性成熟期每月有一个卵泡发育成熟，女性一生中共有 400～500 个始基卵泡最终发育成成熟卵泡。

初级卵泡是由始基卵泡发育而来的，直径＞60 μm，此期的卵母细胞增大，颗粒细胞也由扁平变为立方形，但仍为单层。初级卵泡的卵母细胞和颗粒细胞之间出现了一层含糖蛋白膜，称为透明带。透明带是由卵母细胞和颗粒细胞共同分泌形成的。

初级卵泡进一步发育，形成次级卵泡。次级卵泡的直径＜120 μm，由卵母细胞和多层颗粒细胞组成。

初级卵泡和次级卵泡均属窦前卵泡。随着次级卵泡的进一步发育，卵泡周围的间质细胞生长分化成卵泡膜，卵泡膜分为内泡膜层和外泡膜层两层。Gougen 根据卵泡膜内层细胞和颗粒细胞的生长，把有膜卵泡的生长分成 8 个等级。

次级卵泡在第一个月经周期的黄体期进入第 1 级,1 级卵泡仍为窦前卵泡。约 25 天后在第 2 个月经周期的卵泡期发育成 2 级卵泡,此时颗粒细胞间积聚的卵泡液增加融合成卵泡腔,因此这种卵泡被称为窦腔卵泡,从此以后的卵泡均为窦腔卵泡。卵泡液中含有丰富的类固醇激素、促性腺激素和生长因子,它们对卵泡的发育具有极其重要的意义。20 天后在黄体期末转入第 3 级,14 天后转入第 4 级,4 级卵泡直径约 2 mm。10 天后,在第 3 个月经周期的黄体晚期转入第 5 级。5 级卵泡为卵泡募集的对象,被募集的卵泡从此进入第 6、7、8 级,每级之间间隔 5 天。

①初始募集:静止的始基卵泡进入到卵泡生长轨道的过程称为初始募集,初始募集的具体机制尚不清楚。目前认为静止的始基卵泡在卵巢内同时受到抑制因素和刺激因素的影响,当刺激因素占上风时就会发生初始募集。FSH 水平升高可导致初始募集增加,这说明 FSH 能刺激初始募集的发生。但是始基卵泡上没有 FSH 受体,因此 FSH 对初始募集的影响可能仅仅是一种间接影响。

一些局部生长因子在初始募集的启动中可能起关键作用,如生长分化因子-9(growth differentiation factor-9,GDF-9)和 kit 配体等。GDF-9 是转化生长因子/激活素家族中的一员,它由卵母细胞分泌,对大鼠的初始募集至关重要。GDF-9 发生基因突变时,大鼠的始基卵泡很难发展到初级卵泡。kit 配体是由颗粒细胞分泌的,它与卵母细胞和颗粒细胞上的 kit 受体结合。kit 配体是初始募集发生的关键因子之一。

②营养生长阶段:从次级卵泡到 4 级卵泡的生长过程很缓慢,次级卵泡及其以后各期卵泡的颗粒细胞上均有 FSH、雌激素和雄激素受体。泡膜层也是在次级卵泡期形成,泡膜细胞上有 LH 受体。由于卵泡上存在促性腺激素受体,所以促性腺激素对该阶段的卵泡生长也有促进作用。

不过促性腺激素对该阶段卵泡生长的影响较小。即使没有促性腺激素的影响,卵泡也可以发展成早期窦腔卵泡。与促性腺激素水平正常时的情况相比,缺乏促性腺激素时卵泡生长得更慢,生长卵泡数更少。

由于该阶段卵泡的生长对促性腺激素的依赖性很小,可能更依赖卵巢的局部调节,如胰岛素样生长因子和转化生长因子 β 等,因此 Gougeon 称为营养生长阶段。

③周期募集:在黄体晚期,生长卵泡发育成直径 2~5 mm 的 5 级卵泡。绝大部分 5 级卵泡将发生闭锁,只有少部分 5 级卵泡在促性腺激素(主要是 FSH)的作用下,可以继续生长发育并进入到下个月经周期的卵泡期。这种少部分 5 级卵泡被募集到继续生长的轨道的过程,就称为周期募集。

4 级卵泡以后的各级卵泡的生长对促性腺激素的依赖很大,如果促性腺激素水平比较低,这些卵泡将发生闭锁。另外,雌激素也能促进这些卵泡的生长,因此雌激素有抗卵泡闭锁的作用。在青春期前也有卵泡生长,但是由于促性腺激素水平低,这些生长卵泡在周期募集发生前都闭锁了。在青春期启动后下丘脑-垂体-卵巢轴被激活,促性腺激素分泌增加,周期募集才开始成为可能。

在黄体晚期,黄体功能减退,雌孕激素水平下降,促性腺激素水平轻度升高。在升高的促性腺激素的作用下,一部分 5 级卵泡被募集,从而可以继续生长。由此可见,周期募集的关键因素是促性腺激素。

④促性腺激素依赖生长阶段:周期募集后的卵泡的生长依赖促性腺激素,目前认为 5 级以后卵泡的生长都需要一个最低水平的 FSH,即"阈值"。只有 FSH 水平达到或超过阈值时,卵泡才能继续生长,否则卵泡将闭锁。因此 5 级及其以后的卵泡生长阶段被称为促性腺激素依赖生长

阶段。雌激素对该阶段卵泡的生长也有促进作用,雌激素可使卵泡生长所需的 FSH 阈值水平降低。

⑤优势卵泡的选择:周期募集的卵泡有多个,但是最终只有一个卵泡发育为成熟卵泡并发生排卵。这个将来能排卵的卵泡被称为优势卵泡,选择优势卵泡的过程称为优势卵泡的选择。

优势卵泡的选择发生在卵泡早期(月经周期的第 5～7 天)。目前认为优势卵泡的选择与雌激素的负反馈调节有关,优势卵泡分泌雌激素的能力强,其卵泡液中的雌激素水平高。一方面,雌激素能在卵泡局部协同 FSH,促进颗粒细胞的生长,提高卵泡对 FSH 的敏感性。另一方面,雌激素对垂体 FSH 的分泌具有负反馈抑制作用,使循环中的 FSH 水平下降。卵泡中期,随着卵泡的发育和雌激素分泌的增加,FSH 分泌减少。优势卵泡分泌雌激素能力强,对 FSH 敏感,因此其生长对 FSH 的依赖较小,可继续发育。分泌雌激素能力低的卵泡,其卵泡液中的雌激素水平低,对 FSH 不敏感,生长依赖于高水平的 FSH,FSH 水平下降时它们将闭锁。

⑥排卵:成熟卵泡也被称为 Graffian 卵泡,直径可达 20 mm 上。成熟卵泡破裂,卵母细胞排出,这个过程称为排卵。排卵发生在卵泡晚期,此时雌二醇水平迅速上升并达到峰值,该峰值水平可达 350 pg/mL 以上。高水平的雌二醇对下丘脑-垂体产生正反馈,诱发垂体 LH 峰性分泌,形成 LH 峰。LH 峰诱发排卵,在 LH 峰出现 36 小时后发生排卵。

排卵需要黄体酮和前列腺素。排卵前的 LH 峰诱导颗粒细胞产生孕激素受体,孕激素受体缺陷者存在排卵障碍,这说明孕激素参与排卵的调节。排卵前的 LH 峰激活环氧合酶(cyclooxygenase-2,COX-2)的基因表达,COX-2 合成增加,前列腺素生成增多。前列腺素缺乏会导致排卵障碍,这说明前列腺素也参与排卵的调节。

排卵过程的具体机制尚不清楚,下面把目前的一些认识做一简介。LH 峰激活卵丘细胞和颗粒细胞内的透明质酸酶的基因表达,透明质酸酶的增加使卵丘膨大,目前认为卵泡膨大是排卵的必要条件之一。LH 峰还激活溶酶体酶,在溶酶体酶的作用下排卵斑形成。孕激素的作用是激活排卵相关基因的转录,前列腺素参与排卵斑的形成过程。排卵斑破裂是蛋白水解酶作用的结果,这些酶包括纤溶酶原激活物和基质金属蛋白酶等。

⑦卵泡闭锁:在每一个周期中都有许多卵泡生长发育。但是,最终每个月只有一个卵泡发育为成熟卵泡并排卵,其余的绝大多数(99.9%)卵泡都闭锁了。在卵泡发育的各个时期都可能发生卵泡闭锁。卵泡闭锁属于凋亡范畴,一些生长因子和促性腺激素参与其中。

(2)卵母细胞的变化:在卵泡发育的过程中,卵母细胞也发生了重大变化。随着卵泡的增大,卵母细胞的体积也不断增大。始基卵泡的卵母细胞为处于减数分裂前期Ⅰ的初级卵母细胞,LH 峰出现后进入到减数分裂中期Ⅰ,排卵前迅速完成第一次减数分裂,形成 2 个子细胞:次级卵母细胞和第一极体。次级卵母细胞很快进入到减数分裂中期Ⅱ,且停止于该期。直到受精后才会完成第二次减数分裂。

(3)卵泡发育的调节:FSH 是促进卵泡发育的主要因子之一,窦前期卵泡和窦腔卵泡的颗粒细胞膜上均有 FSH 受体,FSH 本身能上调 FSH 受体的基因表达。FSH 能刺激颗粒细胞的增殖,激活颗粒细胞内的芳香化酶。另外 FSH 还能上调颗粒细胞上 LH 受体的基因表达。LH 受体分布于卵泡膜细胞和窦期卵泡的颗粒细胞上,它对卵泡的生长发育也很重要。LH 的主要作用是促进卵泡膜细胞合成雄激素,后者是合成雌激素的前体。

雌激素参与卵泡生长发育各个环节的调节,颗粒细胞和卵泡膜细胞均为雌激素的靶细胞。雌激素能刺激颗粒细胞的有丝分裂,促进卵泡膜细胞上 FSH 受体和 LH 受体的基因表达。雌激素在窦腔形成和优势卵泡选择的机制中居重要地位。雄激素在卵泡发育中的作用目前尚不清楚,但临床上有证据提示,雄激素过多可导致卵泡闭锁。

4.卵巢的自分泌/内分泌

卵泡内还有许多蛋白因子,如抑制素、激活素、胰岛素样生长因子等,它们也参与卵泡发育的调节,但是具体作用还有待于进一步的研究。

(1)抑制素、激活素和卵泡抑素:属同一家族的肽类物质,由颗粒细胞在 FSH 作用下产生的。抑制素是抑制垂体 FSH 分泌的重要因子。激活素的作用是刺激 FSH 释放,在卵巢局部起增强 FSH 的作用。卵泡抑素具有抑制 FSH 活性的作用,此作用可能通过与激活素的结合。

抑制素是由 α、β 两个亚单位组成,其中 β 亚单位主要有两种,即 $β_A$ 和 $β_B$。α 亚单位和 $β_A$ 亚单位组成的抑制素称为抑制素 A($αβ_A$),α 亚单位和 $β_B$ 亚单位组成的抑制素称为抑制素 B($αβ_B$)。激活素是由构成抑制素的 β 亚单位两两结合而成,由两个 $β_A$ 亚单位组成的称为激活素 A($β_Aβ_A$),由两个 $β_B$ 亚单位组成的称为激活素 B($β_Bβ_B$),由一个 $β_A$ 亚单位和一个 $β_B$ 亚单位组成的称为激活素 AB($β_Aβ_B$)。近年又有一些少见的 β 亚单位被发现,目前尚不清楚它们的分布和作用。

在整个卵泡期抑制素 A 水平都很低,随着 LH 的出现,抑制素 A 的水平也开始升高,黄体期达到峰值,其水平与黄体酮水平平行。黄体晚期抑制素水平很低,此时 FSH 水平升高,5 级卵泡募集。卵泡早期,FSH 水平升高,激活素和抑制素 B 水平也升高。卵泡中期抑制素 B 达到峰值,此时由于卵泡的发育和抑制素 B 水平的升高,FSH 水平下降,因此发生了优势卵泡的选择。优势卵泡主要分泌抑制素 A。排卵后,黄体形成,黄体主要分泌激活素 A 和抑制素 A。因此卵泡晚期和黄体期,抑制素 B 水平较低。绝经后,卵泡完全耗竭,抑制素分泌也停止。除卵巢外,体内其他一些组织器官也分泌激活素,因此绝经后妇女体内的激活素水平没有明显的变化。由于抑制素 B 主要由早期卵泡分泌,因此它可以作为评估卵巢储备功能的指标。同样的道理,抑制素 A 可以作为评估优势卵泡发育情况的指标。

(2)胰岛素样生长因子(insulin-like growth factor,IGF):低分子量的单链肽类物质,其结构和功能与胰岛素相似,故称之。IGF 有两种:IGF-Ⅰ和 IGF-Ⅱ。循环中的 IGF-Ⅰ由肝脏合成(生长激素依赖),通过循环到达全身各组织发挥生物效应。近年,大量研究表明,体内多数组织能合成 IGF-Ⅰ,其产生受到生长激素或器官特异激素的调节。卵巢产生的 IGF 量仅次于子宫和肝脏。在卵巢,IGF 产生于卵泡颗粒细胞和卵泡膜细胞,促性腺素对其产生具有促进作用。

IGF 对卵巢的作用已经阐明,IGF 受体在人卵巢的颗粒细胞和卵泡膜细胞均有表达。已证明 IGF-Ⅰ具有促进促性腺素对卵泡膜和颗粒细胞的作用,包括颗粒细胞增殖、芳香化酶活性、LH 受体合成及抑制素的分泌。IGF-Ⅱ对颗粒细胞有丝分裂也有刺激作用。在人类卵泡细胞,IGF-Ⅰ协同 FSH 刺激蛋白合成和类固醇激素合成。在颗粒细胞上出现 LH 受体时,IGF-Ⅰ能提高 LH 的促黄体酮合成作用及刺激颗粒细胞黄体细胞的增殖。IGF-Ⅰ与 FSH 协同促进排卵前卵泡的芳香化酶活性。因此,IGF-Ⅰ对卵巢雌二醇和黄体酮的合成均具有促进作用。另外,IGF-Ⅰ的促卵母细胞成熟和促受精卵卵裂的作用在动物实验中得到证实;离体实验表明,IGF-Ⅰ对人未成熟卵具有促成熟作用。

有 6 种 IGF 结合蛋白(insnlin like growth binding proteins,IGFBPs),即 IGFBP-1 到 IGFBP-6,其作用是与 IGF 结合,调节 IGF 的作用。游离状态的 IGFs 具有生物活性,与 IGFBP 结合的 IGFs 无生物活性。另外,IGFBPs 对细胞还具有与生长因子无关的直接作用。卵巢局部产生的 IGFBP 其基本功能是通过在局部与 IGFs 结合,从而降低 IGFs 的活性。

IGF 的局部活性还可受到蛋白水解酶的调节,蛋白水解酶可调节 IGFBP 的活性。雌激素占优势的卵泡液中 IGFBP-4 浓度非常低;相反雄激素占优势的卵泡液中有高浓度的 IGFBP-4;蛋白水解酶可降低IGFBP的活性及提高 IGF 的活性,这是保证优势卵泡正常发育的另一机制。

(3)抗米勒激素:由颗粒细胞产生,具有抑制卵母细胞减数分裂和直接抑制颗粒细胞和黄体细胞增殖的作用,并可抑制 EGF 刺激的细胞增殖。

(4)卵母细胞成熟抑制因子(oocyte maturation inhibitor,OMI):由颗粒细胞产生具有抑制卵母细胞减数分裂的作用,卵丘的完整性是其活性的保证,LH 排卵峰能克服或解除其抑制作用。

(5)内皮素-1:内皮素-1 是肽类物质,产生于血管内皮细胞,以前称之为黄素化抑制因子;具有抑制 LH 促进的黄体酮分泌。

5.黄体

排卵后卵泡壁塌陷,卵泡膜内的血管和结缔组织伸入到颗粒细胞层。在 LH 的作用下,颗粒细胞继续增大,空泡化,积聚黄色脂质,形成黄色的实体结构,称为黄体。颗粒细胞周围的卵泡膜细胞也演化成卵泡膜黄体细胞,成为黄体的一部分。如不受孕,黄体仅维持 14 天,以后逐渐被结缔组织取代,形成白体。受孕后黄体可维持 6 个月,之后也将退化成白体。

LH 是黄体形成的关键因素,研究表明它对黄体维持也有重要的意义。在黄体期,黄体细胞膜上的 LH 受体数先进行性增加,以后再减少。但是即使在黄体晚期,黄体细胞上也含有大量的 LH 受体。缺少 LH 时,黄体酮分泌会明显减少。

在非孕期,黄体的寿命通常只有 14 天左右。非孕期黄体退化的机制目前尚不清楚,用 LH 及其受体的变化无法解释。有学者认为可能与一些调节细胞凋亡的基因有关。

(二)下丘脑-垂体-卵巢轴激素的相互关系

下丘脑-垂体-卵巢轴是一个完整而协调的神经内分泌系统。下丘脑通过分泌 GnRH 控制垂体 LH 和 FSH 的释放,从而控制性腺发育和性激素的分泌,卵巢在促性腺激素作用下,发生周期性排卵并伴有卵巢性激素分泌的周期性变化;而卵巢性激素对中枢生殖调节激素的合成和分泌又具有反馈调节作用,从而使循环中 LH 和 FSH 呈密切相关的周期性变化。

性激素反馈作用于中枢使下丘脑 GnRH 和垂体促性腺激素合成或分泌增加时,称正反馈;反之使下丘脑 GnRH 和垂体促性腺激素合成或分泌减少时,称负反馈。

循环中当雌激素低于 200 pg/mL 时对垂体 FSH 的分泌起抑制作用(负反馈),因此,在卵泡期,随卵泡发育,由于卵巢分泌雌激素的增加,垂体释放 FSH 受到抑制,使循环中 FSH 下降。当卵泡接近成熟,卵泡分泌雌激素使循环中雌激素达到高峰,当循环中雌激素浓度达到或高于 200 pg/mL 时,即刺激下丘脑 GnRH 和垂体 LH、FSH 大量释放(正反馈),形成循环中的 LH、FSH 排卵峰。然后成熟卵泡在 LH、FSH 排卵峰的作用下排卵,继后黄体形成,卵巢不仅分泌雌激素,还分泌黄体酮。黄体期无论是垂体 LH 和 FSH 的释放还是合成均受到抑制作用,循环中 LH、FSH 下降,卵泡发育受限制;黄体萎缩时,循环中雌激素和孕激素水平下降。可见下丘脑-垂体-卵巢轴分泌的激素的相互作用是女性生殖周期运转的机制,卵巢是调节女性生殖周期的重要环节。若未受孕,卵巢黄体萎缩,致使子宫内膜失去雌、孕激素的支持而萎缩、坏死,引起子宫内膜脱落和出血。因此月经来潮是一个生殖周期生殖的失败及一个新的生殖周期开始的标志。

三、子宫内膜及其他生殖器官的周期性变化

卵巢周期中,卵巢分泌的雌、孕激素作用于子宫内膜及生殖器官,使其发生支持生殖的周期性变化。

(一)子宫内膜周期性变化及月经

1.子宫内膜的组织学变化

子宫内膜在解剖结构上分为基底层和功能层。基底层靠近子宫肌层,对月经周期中激素变化没有反应;功能层是由基底层再生的增殖带,在月经周期受卵巢雌、孕激素的序贯作用发生周期性变化,若未受孕则功能层在每一周期最后脱落伴子宫出血,临床上表现为月经来潮。以月经周期为 28 天为例来描述子宫内膜的组织学形态变化。

(1)增殖期:子宫内膜受雌激素影响,内膜的各种成分包括表面上皮、腺体和腺上皮、间质及血管均处在一个增殖生长过程,称为增殖期。与卵巢的卵泡期相对应,子宫内膜的增殖期一般持续 2 周,生理情况下可有 10～20 天波动。子宫内膜厚度自 0.5 mm 增加到 3.5～5.0 mm,以腺体增殖反应最为明显。根据增殖程度一般将其分为早、中和晚期增殖三个阶段。增殖期早期(28 天周期的第 4～7 天),腺体狭窄呈管状,内衬低柱状上皮,间质细胞梭形,排列疏松,胞浆少,螺旋小动脉位于内膜深层;增殖期中期(28 天周期的第 8～10 天),腺体迅速变长而扭曲,腺上皮被挤压呈高柱状,螺旋小动脉逐渐发育,管壁变厚;增殖晚期(28 天周期的第 11～14 天),相当于卵泡期雌激素分泌高峰期,子宫内膜雌激素浓度也达高峰,子宫内膜腺体更加弯曲,腺上皮细胞拥挤,致使细胞核不在同一平面而形成假复层,此时腺体向周围扩张,可与邻近腺体紧靠,朝内膜腔的子宫内膜表面形成一层连续的上皮层,含致密的细胞成分的内膜基质此时因水肿变疏松。内膜功能层上半部,间质细胞胞浆中含极丰富的 RNA,而下半部的间质细胞仅含少量 RNA,此两部分以后分别成为致密层和海绵层,螺旋小动脉在此期末到达子宫内膜表面的上皮层之下,并在此形成疏松的毛细管网。雌激素作用的子宫内膜生长的另一重要特征是纤毛和微绒毛细胞增加;纤毛发生在周期的第 7～8 天,随着子宫内膜对雌激素反应性增加,围绕腺体开口的纤毛细胞增加,对内膜分泌期的分泌活动十分重要;细胞表面绒毛的生成也是雌激素作用的结果,绒毛是细胞质的延伸,起到增加细胞表面营养物质交换的作用。增殖期是以有丝分裂活动为特征,细胞核 DNA 增加,胞浆 RNA 合成增加,在子宫的上 2/3 段的子宫内膜功能层即胚泡常见的着床部位最为明显。

(2)分泌期:排卵后,子宫内膜除受雌激素影响外,主要受黄体分泌的黄体酮的作用;子宫内膜尽管仍受到雌激素的作用,但由于黄体酮的抗雌激素作用,使子宫内膜的总高度限制在排卵前范围(5～6 mm)。上皮的增殖在排卵后 3 天停止,内膜内其他各种成分在限定的空间内继续生长,导致腺体进行性弯曲及螺旋动脉高度螺旋化。另外黄体酮作用的另一重要特征是使子宫内膜的腺体细胞出现分泌活动,故称为分泌期。根据腺体分泌活动的不同阶段,将分泌期分为早、中和晚期三个阶段。分泌期早期(28 天周期的第 16～19 天),50％以上的腺上皮细胞核下的细胞质内出现含糖原的空泡,称核下空泡,为分泌早期的组织学特征;分泌期中期(28 天周期的20～23 天),糖原空泡自细胞核下逐渐向腺腔移动,突破腺细胞顶端胞膜,排到腺腔,称顶浆分泌,为分泌中期的组织学特征,此过程历经 7 天。内膜分泌活动在中期促性腺素峰后 7 天达高峰,与胚泡种植时间同步。周期的第 21～22 天为胚泡种植的时间,此时另一突出的特征是子宫内膜基质高度水肿,此变化是由于雌、孕激素作用于子宫内膜产生前列腺素使毛细血管通透性增

加所致。分泌晚期(28天周期的第24~28天),腺体排空,见弯曲扩张的腺体,间质稀少,基质水肿使子宫内膜呈海绵状;此时表层上皮细胞下的间质分化为肥大的前脱膜细胞,其下方的间质细胞分化为富含松弛素颗粒的颗粒间质细胞;排卵后第7~13天(月经周期的第21~27天)子宫内膜分泌腺扩张及扭曲最明显;至排卵后第13天,子宫内膜分为三带:不到1/4的组织是无变化的基底层;子宫内膜中部(约占子宫内膜的50%)为海绵层,含高度水肿的间质和高度螺旋化动脉,以及分泌耗竭扩张的腺体;在海绵层之上的表层(约占25%高度)是致密层,由水肿肥大的呈多面体的间质细胞呈砖砌样致密排列。

(3)月经期:即为子宫内膜功能层崩解脱落期。在未受孕情况下,黄体萎缩,雌孕激素水平下降,子宫内膜失去激素支持后最明显的变化是子宫内膜组织的萎陷和螺旋动脉血管明显的舒缩反应。在恒河猴月经期观察到性激素撤退时子宫内膜的血管活动顺序:随着子宫内膜的萎陷,螺旋动脉血流及静脉引流减少;继而血管扩张;以后是螺旋动脉呈节律的收缩和舒张;血管痉挛性收缩持续时间一次比一次长,且一次比一次强,最后导致子宫内膜缺血发白。组织分解脱落机制如下。

①血管收缩因子:上述这些变化开始于月经前24小时,导致内膜缺血和淤血;接着血管渗透性增加,白细胞由毛细血管渗透到基质,血管的舒张变化使红细胞渗出至组织间隙,血管表面凝血块形成。此时,分泌期子宫内膜上因组织坏死释放的前列腺素 $PGF_{2\alpha}$ 及 PGF_{E2} 水平达到最高;来自腺体细胞的前列腺素 $PGF_{2\alpha}$ 及蜕膜间质细胞的内皮素-Ⅰ是强效血管收缩因子,血小板凝集产生的血栓素 $A(TXA_2)$ 也具有血管收缩作用,从而使经期发生血管及子宫肌层的节律性收缩,而且全内膜血管收缩在整个经期呈进行性加强,使内膜功能层迅速缺血坏死崩解。

②溶酶体酶释放:在内膜分泌期的前半阶段,一些强效的组织溶解酶均限制在溶酶体内,这是因为黄体酮具有稳定溶酶体膜的作用。伴随雌、孕激素水平的下降,溶酶体膜不能维持,酶释放到内皮细胞的细胞质,最后到细胞间隙,这些活性酶将消化细胞导致前列腺素的释放,红细胞外渗,促进组织坏死和血栓形成。

③基质金属蛋白酶家族:具有降解细胞外基质及基底膜的各种成分,包括胶原蛋白、明胶等。当黄体酮从子宫内膜细胞撤退时引起基质金属蛋白酶的分泌,从而导致细胞膜的崩解及细胞外基质的溶解。

④细胞凋亡:有相当证据表明细胞因子中,肿瘤坏死因子(tumor necrosis factor,TNF)是引起细胞凋亡的信号。月经期子宫内膜细胞上 TNF-α 的分泌达到高峰,可抑制子宫内膜的增殖引起细胞凋亡;引起黏连蛋白的丢失,而黏连蛋白的丢失引起细胞间联系的中断。

2.月经临床表现

正常月经具有周期性,间隔为24~35天,平均28天;每次月经持续时间称经期,为2~6天;出血的第1天为月经周期的开始。经量为一次月经的总失血量,月经开始的头12小时一般出血量少,第2~3天出血量最多,第3天后出血量迅速减少。正常月经量为30~50 mL,超过80 mL为月经过多。尽管正常月经的周期间隔、经期及经量均因人而异,但对有规律排卵的妇女(个体)而言,其月经类型相对稳定。月经类型包括周期间隔、经期持续日数及经量变化特点等的任何偏转,均可能是异常子宫出血,而非正常月经。经期一般无特殊症状,但由于前列腺素的作用,有些妇女下腹部及腰骶部有下坠不适或子宫收缩痛,并可出现腹泻等胃肠功能紊乱症状。少数患者可有头痛及轻度神经系统不稳定症状。

(二)其他部位生殖器官的周期性变化

1.输卵管的周期变化

输卵管在生殖中的作用是促进配子运输、提供受精场所和运输早期胚胎。输卵管可分为4部分:伞部、壶腹部、峡部和间质部。每一部分都有肌层和黏膜层,黏膜层由上皮细胞组成,包括纤毛细胞和分泌细胞。

伞部的主要功能是拾卵,这与该部位的纤毛细胞的纤毛向子宫腔方向摆动有关。壶腹部是受精的场所,该部位的纤毛细胞的纤毛也向子宫腔方向摆动。峡部的肌层较厚,黏膜层较薄。间质部位于子宫肌壁内,由较厚的肌层包围。

拾卵是通过输卵管肌肉收缩和纤毛摆动实现的,卵子和胚胎的运输主要靠输卵管肌肉收缩实现的,纤毛运动障碍可造成输卵管性不孕。肌肉收缩和纤毛活动受卵巢类固醇激素的调节。雌激素促进纤毛的生成;孕激素使上皮细胞萎缩,纤毛脱落。

输卵管液是配子和早期胚胎运输的介质,输卵管液中的成分随月经周期发生周期性变化。

2.子宫颈黏液的周期变化

子宫颈黏液(cervical mucus scors,CS)主要由子宫颈内膜腺体的分泌物组成,此外还包括少量来自子宫内膜和输卵管的液体,以及子宫腔和子宫颈的碎屑和白细胞。子宫颈黏液的分泌受性激素的调节,随月经周期发生规律变化。

(1)子宫颈黏液的成分:子宫颈黏液由水、无机盐、低分子有机物和大分子的有机物组成。水是子宫颈黏液中最主要的成分,占总量的 $85\%\sim95\%$。无机盐占总量的 1%,其主要成分为氯化钠。低分子有机化合物包括游离的单糖和氨基酸,大分子的有机化合物包括蛋白质和多糖。

(2)羊齿植物叶状结晶:羊齿植物叶状结晶(简称羊齿状结晶)是由蛋白质或多糖与电解质结合而成的。羊齿状结晶并不是子宫颈黏液所特有的,它可以出现在含有电解质、蛋白质或胶态溶液中,如鼻黏液、唾液、羊水、脑脊液等。一般在月经周期的第8～10天开始出现羊齿状结晶,排卵前期达到高峰。排卵后,在孕激素的作用下羊齿状结晶消失。

(3)子宫颈分泌的黏液量:子宫颈腺体的分泌量随月经周期发生变化。卵泡早中期子宫颈每天可分泌黏液 $20\sim60$ mg,排卵前分泌量可增加 10 倍,每天高达 700 mg。在子宫颈黏液分泌量发生变化的同时,子宫颈黏液的性质也发生了变化。此时的子宫颈黏液拉丝度好,黏性低,有利于精子的穿透。排卵后子宫颈黏液分泌量急剧减少,黏性增加。妊娠后黏液变得更厚,形成黏液栓堵住子宫颈口,可防止细菌和精子的穿透。

3.阴道上皮周期变化

阴道黏膜上皮细胞受雌、孕激素的影响,也发生周期变化。雌激素使黏膜上皮增生,脱落细胞群中的成熟细胞数量相对增加。孕激素使阴道黏膜上皮细胞大量脱落,中层细胞数量增加。因此,我们可以根据阴道脱落细胞来评价女性生殖内分泌状况。

4.乳房周期性变化

雌激素作用引起乳腺管的增生,而黄体酮则引起乳腺小叶及腺泡生长。在月经前 10 天,许多妇女有乳房肿胀感和疼痛,可能是由于乳腺管的扩张、充血,以及乳房间质水肿。月经期由于雌、孕激素撤退,所有这些变化的伴随症状将消退。

(三)临床特殊情况的思考和建议

本部分介绍了有关垂体与卵巢激素之间的动态关系及女性生殖的周期性特征。与卵巢组织学及自分泌/旁分泌活动相关联的激素变化,使女性生殖内分泌调节系统周而复始地周期性运行。此不仅涉及垂体促性腺激素对卵巢卵泡发育、排卵及黄体形成的调节作用,而且涉及伴随卵巢上述功能活动和形态变化的激素分泌对垂体促性腺激素的合成和分泌的反馈调节。女性生殖器官在激素周期性作用下,发生着有利于支持生殖的变化,女性的月经生理则包含卵巢激素作用下的子宫内膜变化和出血机制及相关联的临床表现。而激素对生殖器官的生物学效应常用于临床判断有无激素作用和激素作用的程度。对上述生殖周期中生理调节机制的理解是对女性内分泌失常及其所导致的生殖生理功能障碍诊断和处理的基础。对本章生殖生物学的有关知识的充分理解,并且融会贯通,则不仅有益于临床上正确判断疾病和合理治疗的临床思考,而且是临床上解决问题创新思维的基础。

规律的月经是女性生殖健康和女性生殖内分泌功能正常运行的标志。一旦出现月经失调,则为生殖内分泌失调的信号。妇科内分泌医师对每一例月经失调的临床思考与其他疾病的共同点是首先找病因即诊断,然后考虑对患者最有利的治疗方法。但是,由于月经失调对妇女健康影响的特殊性,比如出现影响健康的慢性贫血甚至危及生命的子宫大出血,或由于长期无排卵月经失调使子宫内膜长期暴露于雌激素作用,而无孕激素保护,导致子宫内膜增生病变,如简单型增生、复杂型增生、不典型增生甚至癌变,则必须先针对当时情况处理,前者先止血,后者应先进行转化内膜的治疗。对无排卵性的子宫出血往往采用性激素止血,选用哪类激素止血还应根据患者出血时出血量多少及子宫内膜厚度等因素来决定,对子宫内膜增生病变则需采用对抗雌激素作用的孕激素治疗以转化内膜。临床上,常常是不同的治疗方案可获得相同的治疗效果。因此,并不要求治疗方案的统一,但治疗原则必须基于纠正因无排卵导致的正常月经出血自限机制的缺陷,采用药物逆转雌激素持续作用导致的病变,以及选择不良反应最小的药物,最小有效剂量达到治疗目的的应是最佳治疗方案。

月经失调的病因诊断则需基于病史和生殖内分泌激素的测定,比如有精神打击、过度运动、节食等应激病史的患者,促性腺激素 LH 低于 3 U/L 者则可判断为应激所致的低促性腺激素性月经失调,此类患者往往开始表现为月经稀少,最后闭经;伴有阵发性潮热症状患者,测定促性腺激素 FSH 水平高于15 U/L者,则判断为卵巢功能衰退引起的月经失调,FSH 高于 30 U/L 则判断为卵巢功能衰竭。上述疾病的诊断是基于下丘脑-垂体-卵巢轴激素的动态关系。应激性低促性腺激素闭经者应对其进行心理疏导,去除应激原;无论是低促性腺激素性或卵巢功能衰退引起的促性腺激素升高的月经失调,存在低雌激素血症者应给予雌激素替代,雌激素替代是低雌激素患者的基本疗法,这是因为雌激素不仅是维持女性生殖器官发育的激素,而且对女性全身健康如青少年骨生长、骨量蓄积及成年人骨量的维持及心血管健康都是必需的。但是,有些月经失调患者如多囊卵巢综合征,常存在多种激素分泌异常、交互影响的复杂病理生理环路,因而治疗应着眼于初始作用,或从多个环节阻断病理生理的恶性循环,后者为综合治疗。

综上所述,月经失调是女性生殖内分泌失常的信号,生殖内分泌失常的病因诊断需要检查维持正常月经的生殖轴功能(生殖激素水平)及有无其他内分泌腺异常干扰。对生殖内分泌失常治疗的临床思考,则不仅仅是去除病因,还应考虑到生殖内分泌失常对女性健康的影响,如月经失调引起的子宫异常出血和子宫内膜病变的治疗;雌激素替代的治疗适合于低雌激素的卵巢功能低落者;正常月经来潮及促进排卵功能恢复的治疗则应针对病因的个体化治疗。因此,生殖内分泌失常的治疗往往是病因治疗、激素治疗、促进排卵功能的恢复三方面,需个性化,据病情实施。

(徐燕敏)

第二章

女性生殖器发育异常

第一节　外生殖器发育异常

女性外生殖器发育异常中较常见的有处女膜闭锁和外生殖器男性化。

一、处女膜闭锁

处女膜闭锁又称无孔处女膜,是发育过程中、阴道末端的泌尿生殖窦组织未腔化所致。由于无孔处女膜使阴道和外界隔绝,故阴道分泌物或月经初潮的经血排出受阻,积聚在阴道内。有时经血可经输卵管倒流至腹腔。若不及时切开,反复多次的月经来潮使积血增多,发展为子宫腔积血,输卵管可因积血粘连而伞端闭锁。

(一)临床表现

绝大多数患者至青春期发生周期性下腹坠痛,呈进行性加剧。严重者可引起肛门或阴道部胀痛和尿频等症状。检查可见处女膜膨出,表面呈蓝紫色;肛诊可扪及阴道膨隆,凸向直肠;并可扪及盆腔肿块,用手指按压肿块可见处女膜向外膨隆更明显。偶有幼女因大量黏液潴留在阴道内,导致处女膜向外凸出而确诊。盆腔 B 超检查可见子宫和阴道内有积液。

(二)治疗

先用粗针穿刺处女膜膨隆部,抽出积血可以送检进行细菌培养及抗生素敏感试验,而后再 X 形切开,排出积血,常规检查宫颈是否正常,切除多余的处女膜瓣,修剪处女膜,再用可吸收缝线缝合切口边缘,使开口成圆形,必要时术后给予抗感染药物。

二、外生殖器男性化

外生殖器男性化系外生殖器分化发育过程中受到大量雄激素影响所致。常见于真两性畸形、先天性肾上腺皮质增生或母体在妊娠早期接受具有雄激素作用的药物治疗。①真两性畸形:染色体核型多为 46,XX;46,XX/46,XY 嵌合体;46XY 少见。患者体内同时存在睾丸和卵巢两种性腺组织,较多见的是性腺内含有卵巢与睾丸组织,又称卵睾;也可能是一侧为卵巢,另一侧为睾丸。真两性畸形患者外生殖器的形态很不一致,多数为阴蒂肥大或阴茎偏小。②先天性肾上腺皮质增生:为常染色体隐性遗传性疾病。系胎儿肾上腺皮质合成皮质酮或皮质醇的酶(如 21-羟化酶、11β-羟化酶和 3β-羟类固醇脱氢酶)缺乏,不能将 17α-羟孕酮羟化为皮质醇或不能将孕酮转化为皮质酮,因此,其前质积聚,并向雄激素转化,产生大量雄激素。③副中肾管无效抑制引起的异常:表现为外生殖器模糊,如雄激素不敏感综合征(即睾丸女性化综合征),患者虽然存在男性性腺,但因其雄激素敏感细胞质受体蛋白基因缺失,雄激素未能发挥正常的功能,副中肾管抑制因子水平低下,生殖器向副中肾管方向分化,形成女性外阴及部分阴道,使基因型为男性的患者出现女性表型。④外在因素:影响生殖器官的药物主要为激素类药物。妊娠早期服用雄激素类药物,可发生女性胎儿阴道下段发育不全,阴蒂肥大及阴唇融合等发育异常;妊娠晚期服用雄激素可致阴蒂肥大。

(一)临床表现

阴蒂肥大,有时显著增大似男性阴茎。严重者伴有阴唇融合,两侧大阴唇肥厚有皱,并有不同程度的融合,类似阴囊。

(二)诊断

1.病史和体征

询问患者母亲在妊娠早期是否曾接受具有雄激素作用的药物治疗,家族中有无类似畸形患者。检查时应了解阴蒂大小,尿道口与阴道口的位置,有无阴道和子宫。同时检查腹股沟与大阴唇,了解有无异位睾丸。

2.实验室检查

疑真两性畸形或先天性肾上腺皮质增生时,应检查染色体核型。前者染色体核型多样;后者则为46,XX。应行血内分泌测定,血睾酮呈高值;有条件者可查血清 17α-羟孕酮值,数值呈增高表现。

3.影像学检查

超声检查了解盆腔内性腺情况,必要时可磁共振显像帮助诊断。

4.性腺活检

可通过腹腔镜检查进行性腺活检,确诊是否为真两性畸形。

(三)治疗

应尊重患者的性别取向决定手术方式。多数取向女性,可行肥大阴蒂部分切除,使保留的阴蒂接近正常女性阴蒂大小,同时手术矫正外阴部其他畸形。

1.真两性畸形

腹腔内或腹股沟处的睾丸易发生恶变,应将腹腔内或腹股沟处的睾丸或卵睾切除,保留与外生殖器相适应的性腺,并按照患者意愿、患者疾病特点及家人愿望等因素确定性别取向。

2.先天性肾上腺皮质增生

先给予肾上腺皮质激素治疗,减少血清睾酮含量至接近正常水平,再做阴蒂部分切除整形术和其他畸形的相应矫正手术。

(朱秀艳)

第二节　阴道发育异常

阴道由副中肾管(又称米勒管)和泌尿生殖窦发育而来。在胚胎第6周,在中肾管(又称午非管)外侧,体腔上皮向外壁中胚叶凹陷成沟,形成副中肾管。双侧副中肾管融合形成子宫和部分阴道。胚胎 6～7 周,原始泄殖腔被尿直肠隔分隔为泌尿生殖窦。在胚胎第 9 周,双侧副中肾管下段融合,其间的纵形间隔消失,形成子宫阴道管。泌尿生殖窦上端细胞增生,形成实质性的窦阴道球,并进一步增殖形成阴道板。自胚胎 11 周起,阴道板开始腔化,形成阴道。目前大多数研究认为,阴道是副中肾管在雌激素的影响下发育而成的,从胚胎第 5 周体腔上皮卷折到胚胎第 8 周与泌尿生殖窦融合,其间任何时间副中肾管发育停止,泌尿生殖窦发育成阴道的过程都会停止。因此副中肾管的形成和融合过程异常,以及其他致畸因素均可引起阴道的发育异常。

阴道发育异常可分为 3 类:先天性无阴道、副中肾管尾端融合异常和阴道腔化障碍。临床上可见以下几种异常。

一、先天性无阴道

先天性无阴道系双侧副中肾管发育不全或双侧副中肾管尾端发育不良所致。目前所知,先天性无阴道既非单基因异常的结果,也非致癌物质所致。发生率为 1/5 000～1/4 000,先天性无阴道几乎均合并无子宫或仅有始基子宫,卵巢功能多为正常。

(一)临床表现

原发性闭经及性生活困难。极少数具有内膜组织的始基子宫患者因经血无正常流出通道,可表现为周期性腹痛。检查可见患者体格、第二性征及外阴发育正常,但无阴道口,或仅在前庭后部见一浅凹。偶见短浅阴道盲端。常伴子宫发育不良(无子宫或始基子宫)。45%～50% 的患者伴有泌尿道异常,10% 伴有脊椎异常。此病须与处女膜闭锁和雄激素不敏感综合征相鉴别。肛诊时,处女膜闭锁可扪及阴道内肿块,向直肠膨隆,子宫正常或增大,B 超检查有助于鉴别诊断。雄激素不敏感综合征为 X 连锁隐性遗传病,染色体核型为 46,XY;血清睾酮为男性水平。而先天性无阴道为 46,XX;血清睾酮为女性水平。

(二)治疗

1.模具顶压法

用木质或塑料阴道模具压迫阴道凹陷,使其扩张并延伸到接近正常阴道的长度。适用于无子宫且阴道凹陷组织松弛者。

2.阴道成形术

方法多种,各有利弊。常见术式:羊膜阴道成形术、盆腔腹膜阴道成形术、乙状结肠代阴道术、皮瓣阴道成形术和外阴阴道成形术等多种方法。若有正常子宫,应设法使阴道与宫颈连通。

二、阴道闭锁

(一)定义

阴道闭锁为泌尿生殖窦未参与形成阴道下段所致。根据闭锁的解剖学特点将其分为两种类型。Ⅰ型阴道闭锁:闭锁位于阴道下段,长度为 2～3cm,其上多为正常阴道,子宫体及宫颈均正常。Ⅱ型阴道闭锁:即阴道完全闭锁,多合并有子宫颈发育不良,子宫体正常或畸形,内膜可有正常分泌功能。

(二)临床表现

症状与处女膜闭锁相似,绝大多数表现为青春期后出现逐渐加剧的周期性下腹痛,但无月经来潮。严重者伴有便秘、肛门坠胀、尿频或尿潴留等症状。检查时无阴道开口,但闭锁处黏膜表面色泽正常,亦不向外膨隆,肛查可扪及向直肠凸出的阴道积血包块,其位置较处女膜闭锁高。

（三）治疗

治疗应尽早手术。

1.Ⅰ型阴道闭锁

术时应先用粗针穿刺阴道黏膜，抽到积血并以此为指示点，切开闭锁段阴道，排出积血，常规检查宫颈是否正常，切除多余闭锁的纤维结缔组织，充分扩张闭锁段阴道，利用已游离的阴道黏膜覆盖创面。术后放置模型，定期扩张阴道以防粘连、瘢痕挛缩。

2.Ⅱ型阴道闭锁

可先行腹腔镜探查术，了解子宫发育情况、盆腔内有无子宫内膜异位及粘连。对子宫畸形、子宫发育不良或继发重度子宫内膜异位症者，可切除子宫。如保留子宫则需行阴道成形术、宫颈再造术及阴道子宫接通术，且手术效果欠佳。

三、阴道纵隔

（一）定义

阴道纵隔为双侧副中肾管会合后，其尾端纵隔未消失或部分消失所致。纵隔多位于正中，也可偏于一侧或同时伴有一侧的阴道下段闭锁。可分为完全纵隔与不完全纵隔两种。完全纵隔也称双阴道，常合并双宫颈、双子宫。

（二）临床表现

（1）阴道完全纵隔者无症状，不影响性生活，也可经阴道分娩。不完全纵隔者可有性交困难或不适，或分娩时胎先露下降受阻，导致产程进展缓慢。

（2）妇科检查即可确诊：阴道检查可见阴道被一纵形黏膜壁分为两条纵行通道，黏膜壁上端近宫颈，完全纵隔下端达阴道口，不完全纵隔未达阴道口。

（三）治疗

如无症状、不影响性生活和分娩者，可不予治疗，否则应行纵隔切除术，缝合创面，以防粘连。如分娩时发现且阻碍先露下降时，可将纵隔中央切断，胎儿娩出后再将多余的黏膜瓣切除，缝合黏膜边缘。

四、阴道斜隔

（一）定义

阴道斜隔或阴道斜隔综合征：阴道纵隔末端偏离中线向一侧倾斜与阴道壁融合，形成双阴道，一侧与外界相通，另一侧为阴道盲端或有孔，常合并双子宫、双宫颈，伴有同侧泌尿系统发育异常。

病因尚不明确。可能是副中肾管向下延伸未到泌尿生殖窦形成一盲端所致。

（二）病理分型

1.Ⅰ型为无孔斜隔

隔后的子宫与外界及另侧子宫完全隔离，宫腔积血聚积在隔后腔。

2.Ⅱ型为有孔斜隔

隔上有一数毫米的小孔，隔后子宫与另侧子宫隔绝，经血通过小孔滴出，引流不畅。

3.Ⅲ型为无孔斜隔合并宫颈瘘管

在两侧宫颈间或隔后腔与对侧宫颈之间有小瘘管，有隔一侧子宫经血可通过另一侧宫颈排出,引流亦不通畅。

(三)临床表现

发病年龄较轻,月经周期正常,三型均有痛经。

1.Ⅰ型

痛经较重,平时一侧下腹痛。阴道内可触及侧方包块,张力大;宫腔积血时可触及增大子宫;如经血逆流,附件区可触及包块。

2.Ⅱ型及Ⅲ型

经期延长,月经间期阴道少量褐色分泌物或陈旧血淋漓不净,脓性分泌物有臭味。检查阴道侧壁或侧穹隆可触及囊性肿物,张力较小,压迫时有陈旧血流出。

(四)诊断

月经周期正常,有痛经及一侧下腹痛;经期延长,经间期淋漓出血,分泌物增多有异味。妇科检查一侧穹隆或阴道壁有囊肿,增大子宫及附件肿物。局部消毒后在囊肿下部穿刺,抽出陈旧血,即可诊断。B超检查可见一侧宫腔积血,阴道旁囊肿,同侧肾阙如。子宫碘油造影检查可显示Ⅲ型者宫颈间的瘘管。有孔斜隔注入碘油,可了解隔后腔情况。必要时应做泌尿系统造影检查。

(五)治疗

斜隔切开引流,由囊壁小孔或穿刺定位,上下剪开斜隔,暴露宫颈。沿斜隔附着处,做菱形切除,边缘电凝止血或油纱卷压迫 24～48 小时,一般不放置阴道模型。

五、阴道横隔

(一)定义

两侧副中肾管会合后与泌尿生殖窦相接处未贯通,或阴道板腔道化时在不同部位未完全腔化贯通致阴道横隔形成。横隔可位于阴道的任何水平,以中上段交界处为多见。隔上有小孔称不全性横隔,无孔称完全性横隔。

(二)临床表现

1.不全性横隔

临床症状因横隔位置高低、孔径大小而有不同表现。如孔大、位置高,经血通畅、不影响性生活者,可无不适症状。个别在分娩时影响胎先露下降才得以发现。如横隔上孔小,则经血不畅、淋漓不净,易感染,有异味白带。检查见阴道短,横隔上有孔,看不到宫颈。

2.完全性横隔

原发性闭经伴周期性腹痛,症状同Ⅰ型阴道闭锁。肛查:阴道上方囊性包块,子宫可增大。

(三)诊断

根据症状及妇科检查不难诊断。当横隔位于阴道顶端,接近宫颈时,应了解有无宫颈先天性闭锁。B超或磁共振有助于诊断。

(四)治疗

因横隔可影响分娩,完全性横隔可阻碍经血排出,故发现横隔应及时切开,环形切除多余部分,间断缝合创面切缘。术后需放置模型,以防粘连。如分娩时发现横隔,横隔薄者可切开横隔,经阴道分娩。如横隔较厚,应行剖宫产术,并将横隔上的小孔扩大,以利恶露排出。

(朱秀艳)

第三节 宫颈及子宫发育异常

宫颈形成约在胚胎14周左右,由于副中肾管尾端发育不全或发育停滞所致宫颈发育异常,主要包括宫颈阙如、宫颈闭锁、先天性宫颈管狭窄、宫颈角度异常、先天性宫颈延长症伴宫颈管狭窄、双宫颈等宫颈发育异常。

一、先天性宫颈闭锁

临床上罕见。若患者子宫内膜有功能时,青春期后可因宫腔积血而出现周期性腹痛,经血还可经输卵管逆流入腹腔,引起盆腔子宫内膜异位症。治疗可手术穿通宫颈,建立人工子宫阴道通道或行子宫切除术。

二、子宫发育异常

子宫发育异常是女性生殖器官发育异常中最常见的一种,是因副中肾管在胚胎时期发育、融合、吸收的某一过程停滞所致。

(一)子宫未发育或发育不良

1.先天性无子宫

因双侧副中肾管形成子宫段未融合,退化所致。常合并无阴道。卵巢发育正常。

2.始基子宫

双侧副中肾管融合后不久即停止发育,子宫极小,仅长1～3 cm。多数无宫腔或为一实体肌性子宫。偶见始基子宫有宫腔和内膜。卵巢发育可正常。

3.幼稚子宫

双侧副中肾管融合后不久即停止发育,子宫极小,卵巢发育正常。

(1)临床表现:先天性无子宫或实体性的始基子宫无症状。常因青春期后无月经就诊,经检查才发现。具有宫腔和内膜的始基子宫、若宫腔闭锁或无阴道者,可因月经血潴留或经血倒流出现周期性腹痛。幼稚子宫月经稀少或初潮延迟,常伴痛经。检查可见子宫体小,宫颈相对较长,宫体与宫颈之比为1：1或2：3。子宫可呈极度前屈或后屈。

(2)治疗:先天性无子宫、实体性始基子宫可不予处理。始基子宫或幼稚子宫有周期性腹痛提示存在宫腔积血者,需手术切除。

(二)单角子宫与残角子宫

1.单角子宫

仅一侧副中肾管正常发育形成单角子宫,同侧卵巢功能正常。另侧副中肾管完全未发育或未形成管道,未发育侧卵巢、输卵管和肾脏亦往往同时阙如。

2.残角子宫

一侧副中肾管发育,另一侧副中肾管中下段发育缺陷,形成残角子宫。有正常输卵管和卵巢,但常伴有同侧泌尿器官发育畸形。约65%单角子宫合并残角子宫。根据残角子宫与单角子宫解剖上的关系,分为3种类型:Ⅰ型残角子宫有宫腔,并与单角子宫腔相通;Ⅱ型残角子宫有宫腔,但与单角子宫腔不相通;Ⅲ型为实体残角子宫,仅以纤维带相连单角子宫。

(1)临床表现:单角子宫无症状。残角子宫若内膜有功能,但其宫腔与单角宫腔不相通者,往往因月经血倒流或宫腔积血出现痛经,也可发生子宫内膜异位症。检查可见单角子宫偏小、梭形、偏离中线。伴有残角子宫者可在子宫一侧扪及较子宫小的硬块,易误诊卵巢肿瘤。若残角子宫腔积血时可扪及肿块,有触痛,残角子宫甚至较单角子宫增大。子宫输卵管碘油造影、B超检查、磁共振显像有助于正确诊断。

(2)治疗:单角子宫不予处理。孕期加强监护,及时发现并发症予以处理。非孕期Ⅱ型残角子宫确诊后应切除。早、中期妊娠诊断明确,及时切除妊娠的残角子宫,避免子宫破裂。晚期妊娠行剖宫产后,需警惕胎盘粘连或胎盘植入,造成产后大出血。切除残角子宫时将同侧输卵管间质部、卵巢固有韧带及圆韧带固定于发育对侧宫角部位。

(三)双子宫

双子宫为两侧副中肾管未融合,各自发育形成两个子宫和两个宫颈。两个宫颈可分开或相连;宫颈之间也可有交通管,也可为一侧子宫颈发育不良、阙如,常有一小通道与对侧阴道相通。双子宫可伴有阴道纵隔或斜隔。

1.临床表现

患者多无自觉症状。伴有阴道纵隔可有性生活不适。伴阴道无孔斜隔时可出现痛经;伴有孔斜隔者于月经来潮后有阴道少量流血,呈陈旧性且淋漓不尽,或少量褐色分泌物。检查可扪及子宫呈分叉状。宫腔探查或子宫输卵管碘油造影可见两个宫腔。伴阴道纵隔或斜隔时,检查可见相应的异常。

2.治疗

一般不予处理。当有反复流产,应除外染色体、黄体功能及免疫等因素。伴阴道斜隔应做隔切除术。

(四)双角子宫

双角子宫是双侧中肾管融合不良所致,分两类:①完全双角子宫(从宫颈内口处分开);②不全双角子宫(宫颈内口以上处分开)。

1.临床表现

一般无症状。有时双角子宫月经量较多并伴有程度不等的痛经。检查可扪及宫底部有凹陷。B超检查、磁共振显像和子宫输卵管碘油造影有助于诊断。

2.治疗

双角子宫一般不予处理。若双角子宫出现反复流产时,应行子宫整形术。

(五)纵隔子宫

纵隔子宫为双侧副中肾管融合后,纵隔吸收受阻所致,分两类:①完全纵隔子宫(纵隔由宫底至宫颈内口之下);②不全纵隔子宫(纵隔终止于宫颈内口之上)。

1.临床表现

一般无症状。纵隔子宫可致不孕。纵隔子宫流产率为 $26\%\sim94\%$,妊娠结局最差。检查可见完全纵隔者宫颈外口有一隔膜。B超检查、磁共振显像和子宫输卵管碘油造影可以辅助诊断,宫腔镜和腹腔镜联合检查可以明确诊断。

2.治疗

纵隔子宫影响生育时,宫底楔形切除纵隔是传统治疗方法。20世纪80年代后采用在腹腔镜监视下,通过宫腔镜切除纵隔是主要治疗纵隔子宫的手术方法。手术简单、安全、微创,妊娠结局良好。

(六)弓形子宫

弓形子宫为宫底部发育不良,中间凹陷,宫壁略向宫腔突出。

1.临床表现

一般无症状。检查可扪及宫底部有凹陷;凹陷浅者可能为弓形子宫。B超、磁共振显像和子宫输卵管碘油造影有助于诊断。

2.治疗

弓形子宫一般不予处理。若出现反复流产时,应行子宫整形术。

(七)己烯雌酚所致的子宫发育异常

妊娠2个月内服用己烯雌酚(DES)可导致副中肾管的发育缺陷,女性胎儿可发生子宫发育不良,如狭小T形宫腔、子宫狭窄带、子宫下段增宽及宫壁不规则。其中,以T形宫腔常见(42%~62%)。T形宫腔也可见于母亲未服用者DES,称DES样子宫。

1.临床表现

一般无症状,常在子宫输卵管碘油造影检查时发现。由于DES可致宫颈功能不全,故早产率增加。妇科检查无异常。诊断依靠子宫输卵管碘油造影。

2.治疗

一般不予处理。宫颈功能不全者可在妊娠14~16周行宫颈环扎术。

(张翠兰)

第四节　输卵管发育异常

输卵管发育异常罕见,是副中肾管头端发育受阻,常与子宫发育异常同时存在。几乎均在因其他病因手术时偶然发现。

一、输卵管缺失或痕迹

输卵管痕迹或单侧输卵管缺失为同侧副中肾管未发育所致。常伴有该侧输尿管和肾脏的发育异常。未见单独双侧输卵管缺失,多伴发其他内脏严重畸形,胎儿不能存活。

二、输卵管发育不全

输卵管发育不全是较常见的生殖器官发育异常。输卵管细长弯曲,肌肉不同程度的发育不全,无管腔或部分管腔不通畅造成不孕,有憩室或副口是异位妊娠的原因之一。

三、副输卵管

单侧或双侧输卵管之上附有一稍小、但有伞端的输卵管。有的与输卵管之间有交通,有的不通。

四、单侧或双侧有两条发育正常的输卵管

两条发育正常的输卵管均与宫腔相通。

治疗:若不影响妊娠,无须处理。

（张翠兰）

第五节　卵巢发育异常

卵巢发育异常因原始生殖细胞迁移受阻或性腺形成移位异常所致,有以下几种情况。

一、卵巢未发育或发育不良

单侧或双侧卵巢未发育极罕见。单侧或双侧发育不良卵巢外观色白,细长索状,又称条索状卵巢。发育不良卵巢切面仅见纤维组织,无卵泡。临床表现为原发性闭经或初潮延迟、月经稀少和第二性征发育不良。常伴内生殖器或泌尿器官异常,多见于特纳综合征患者。B超检查、腹腔镜检查有助于诊断,必要时行活体组织检查和染色体核型检查。

二、异位卵巢

卵巢形成后仍停留在原生殖嵴部位,未下降至盆腔内。卵巢发育正常者无症状。

三、副卵巢

罕见。一般远离正常卵巢部位,可出现在腹膜后。无症状,多在因其他疾病手术时发现。

治疗:若条索状卵巢患者染色体核型为XY,卵巢发生恶变的频率较高,确诊后应予切除。

临床特殊情况的思考和建议如下。

（1）副中肾管无效抑制引起的异常:性腺发育异常合并副中肾管无效抑制时,表现为外生殖器模糊,如雄激素不敏感综合征。患者虽然存在男性性腺,但其雄激素敏感细胞质受体蛋白基因缺失,雄激素未能发挥正常的功能,副中肾管抑制因子水平低下,生殖器向副中肾管方向分化,形成女性外阴及部分阴道发育。临床上常表现为雄激素不敏感综合征,该类患者其基因性别是染色体46,XY。患者女性第二性征幼稚型,无月经来潮,阴道发育不全,无子宫或残角子宫,雄激素达男性水平,但无男性外生殖器,性腺未下降至阴囊,多位于盆腔或腹股沟部位,但是为满足其社会性别的需要,阴道发育不良者,在患者有规律性生活时行阴道重建手术。可考虑行腹膜代阴道、乙状结肠代阴道,阴道模具顶压法等治疗,同时切除性腺,手术后激素替代维持女性第二性征。阴道部分发育者,只需切除性腺即可。

（2）女性生殖道畸形患者发生泌尿系统畸形:由于生殖系统与泌尿系统在原始胚胎的发生发展过程中互为因果、相互影响,因此,生殖系统畸形往往合并泌尿系统畸形,特别是生殖道不对称性畸形如阴道斜隔综合征、残角子宫等,如阴道斜隔伴同侧肾脏阙如或异位单肾畸形,双侧或单侧马蹄肾。目前,对于生殖道畸形合并泌尿系统畸形的诊断,通常是通过患者所表现出来的痛经、月经从未来潮或下腹痛、盆腔包块等妇科症状,然后才进一步检查是否有泌尿系统畸形的。

这样往往是在女性青春期以后甚至是围绝经期才得以发现,从而延误诊断,诱发妇科多种疾病的发生。同时未能对肾脏发育异常做出诊断,对单侧肾脏的功能保护也存在隐患。因此,如何早期诊断早期发现,对于生殖系统疾病的预防和泌尿系统功能的保护有非常现实的意义。诊断方法包括常规行盆腔及泌尿系统彩色三维 B 超检查,并行静脉肾盂造影(IVP),必要时行输卵管碘油造影(HSG)。还可以应用腹腔镜、MRI 及 CT 进行诊断。对于生殖道畸形合并泌尿系统畸形的治疗主要是解决患者的生殖器畸形,解除患者症状并进行生殖器整形。

(3)条索状卵巢:临床表现为原发性卵巢功能低下,大多数为原发闭经,少数患者月经初潮后来几次月经即发生闭经。临床治疗目的在于促进身材发育,第二性征及生殖道发育,建立人工周期。

(张翠兰)

第三章

女性生殖系统炎症

第一节 非特异性外阴炎

非特异性外阴炎是由物理、化学等非病原体因素所致的外阴皮肤或黏膜炎症。

一、病因

外阴易受经血、阴道分泌物刺激,若患者不注意清洁,或粪瘘患者受到粪便污染刺激、尿瘘患者受到尿液长期浸渍等,均可引起非特异性炎症反应。长期穿紧身化纤内裤或经期长时间使用卫生用品所导致的物理化学刺激,如皮肤黏膜摩擦、局部潮湿、透气性差等,亦可引起非特异性外阴炎。

二、临床表现

外阴皮肤黏膜有瘙痒、疼痛、烧灼感,于活动、性交、排尿及排便时加重。急性炎症期检查见外阴充血、肿胀、糜烂,常有抓痕,严重者形成溃疡或湿疹;慢性炎症时检查可见外阴皮肤增厚、粗糙、皲裂,甚至苔藓样变。

三、治疗

治疗原则为消除病因,保持外阴局部清洁、干燥,对症治疗。

(一)病因治疗

寻找并积极消除病因,改善局部卫生。若发现糖尿病应及时治疗,若有尿瘘、粪瘘应及时行修补。

(二)局部治疗

保持外阴局部清洁、干燥,大小便后及时清洁外阴。可用 0.1% 聚维酮碘液或 1:5 000 高锰酸钾液坐浴,每天 2 次,每次 15～30 分钟。坐浴后涂抗生素软膏或中成药药膏。也可选用中药水煎熏洗外阴部,每天 1～2 次。

(邹路遥)

第二节 前庭大腺炎症

前庭大腺炎症由病原体侵入前庭大腺所致,可分为前庭大腺炎、前庭大腺脓肿和前庭大腺囊肿。生育期妇女多见,幼女及绝经后期妇女少见。

一、病原体

多为混合性细菌感染。主要病原体为葡萄球菌、大肠埃希菌、链球菌、肠球菌。随着性传播疾病发病率的升高,淋病奈瑟菌及沙眼衣原体也成为常见病原体。

病原体侵犯腺管,初期导致前庭大腺导管炎,腺管开口往往因肿胀或渗出物凝聚而阻塞,分泌物积存不能外流,感染进一步加重则形成前庭大腺脓肿。若脓肿消退后,腺管阻塞,脓液吸收后被黏液分泌物所替代,形成前庭大腺囊肿。前庭大腺囊肿可继发感染,形成脓肿,并反复发作。

二、临床表现

前庭大腺炎起病急,多为一侧。初起时局部产生肿胀、疼痛、灼热感,检查见局部皮肤红肿、压痛明显,患侧前庭大腺开口处有时可见白色小点。若感染进一步加重,脓肿形成并快速增大,直径可达 3.6 cm,患者疼痛剧烈,行走不便,脓肿成熟时局部可触及波动感。少数患者可能出现发热等全身症状,腹股沟淋巴结可呈不同程度增大。当脓肿内压力增大时,表面皮肤黏膜变薄,脓肿可自行破溃。若破孔大,可自行引流,炎症较快消退而痊愈;若破孔小,引流不畅,则炎症持续存在,并反复发作。

前庭大腺囊肿多为单侧,也可为双侧。若囊肿小且无急性感染,患者一般无自觉症状,往往于妇科检查时方被发现;若囊肿大,可感到外阴坠胀或性交不适。检查见患侧阴道前庭窝外侧肿大,在外阴部后下方可触及无痛性囊性肿物,多呈圆形、边界清楚。

三、治疗

(一)药物治疗

急性炎症发作时,需保持局部清洁,可取前庭大腺开口处分泌物做细菌培养,确定病原体。常选择使用喹诺酮或头孢菌素与甲硝唑联合抗感染。也可口服清热、解毒中药,或局部坐浴。

(二)手术治疗

前庭大腺脓肿需尽早切开引流,以缓解疼痛。切口应选择在波动感明显处,尽量靠低位以便引流通畅,原则上在内侧黏膜面切开,并放置引流条,脓液可送细菌培养。无症状的前庭大腺囊肿可随访观察,对囊肿较大或反复发作者可行囊肿造口术。

(邹路遥)

第三节　滴虫性阴道炎

滴虫性阴道炎是由阴道毛滴虫引起的常见阴道炎症,也是常见的性传播疾病。

一、病原体

阴道毛滴虫生存力较强,适宜在温度为 25～40 ℃、pH 5.2～6.6 的潮湿环境中生长,在 pH 5.0 以下环境中其生长受到抑制。月经前后阴道 pH 发生变化,月经后接近中性,隐藏在腺体及阴道皱襞中的滴虫得以繁殖,滴虫性阴道炎常于月经前后发作。滴虫能消耗或吞噬阴道上皮细胞内的糖原,阻碍乳酸生成,使阴道 pH 升高。滴虫能消耗氧,使阴道成为厌氧环境,易致厌氧菌繁殖,约 60％患者同时合并细菌性阴道病。阴道毛滴虫还能吞噬精子,影响精子在阴道内存活。滴虫不仅寄生于阴道,还常侵入尿道或尿道旁腺,甚至膀胱、肾盂,可以引发多种症状。

二、传播方式

经性交直接传播是其主要传播方式。滴虫可寄生于男性的包皮皱褶、尿道或前列腺中,男性由于感染滴虫后常无症状,易成为感染源。也可经公共浴池、浴盆、浴巾、游泳池、坐式便器、衣物、污染的器械及敷料等间接传播。

三、临床表现

潜伏期为 4～28 天。25％～50％患者感染初期无症状,主要症状是阴道分泌物增多及外阴瘙痒,间或出现灼热、疼痛、性交痛等。分泌物典型特点为稀薄脓性、泡沫状、有异味。分泌物灰黄色、黄白色呈脓性是因其中含有大量白细胞。若合并其他感染,则呈黄绿色;呈泡沫状、有异味是滴虫无氧酵解碳水化合物,产生腐臭气体所致。瘙痒部位主要为阴道口及外阴。若合并尿道感染,可有尿频、尿痛的症状,有时可有血尿。检查见阴道黏膜充血,严重者有散在出血点,甚至宫颈有出血斑点,形成“草莓样”宫颈;部分无症状感染者阴道黏膜无异常改变。

四、诊断

根据典型临床表现容易诊断,阴道分泌物中找到滴虫即可确诊。最简便的方法是湿片法,取 0.9％氯化钠温溶液 1 滴放于玻片上,在阴道侧壁取典型分泌物混于其中,立即在低倍光镜下寻找滴虫。显微镜下可见到呈波状运动的滴虫及增多的白细胞被推移。此方法的敏感性为60％～70％,阴道分泌物智能化检测系统及分子诊断技术可提高滴虫检出率。取分泌物前 24～48 小时避免性交、阴道灌洗或局部用药。取分泌物时阴道窥器不涂润滑剂,分泌物取出后应及时送检并注意保暖,否则滴虫活动力减弱,造成辨认困难。分泌物革兰染色涂片检查会使滴虫活动减弱造成检出率下降。

本病应与需氧菌性阴道炎(aerobic vaginitis,AV)相鉴别,两者阴道分泌物性状相似,稀薄、泡沫状、有异味。主要通过实验室检查鉴别。滴虫性阴道炎湿片检查可见滴虫,而 AV 常见的病原菌为B族链球菌、葡萄球菌、大肠埃希菌及肠球菌等需氧菌,镜下可见大量中毒白细胞和大量杂菌,乳杆菌减少或消失,阴道分泌物中凝固酶和葡萄糖醛酸苷酶可呈阳性。

此外,因滴虫性阴道炎可合并其他性传播疾病,如 HIV、黏液脓性宫颈炎等,诊断时需特别注意。

五、治疗

滴虫性阴道炎患者可同时存在尿道、尿道旁腺、前庭大腺多部位滴虫感染,治愈此病需全身用药,并避免阴道冲洗。主要治疗药物为硝基咪唑类药物。

(一)全身用药

初次治疗可选择甲硝唑 2 g,单次口服;或替硝唑 2 g,单次口服;或甲硝唑 400 mg,每天 2 次,连服 7 天。口服药物的治愈率为 90%～95%。服用甲硝唑者,服药后 12～24 小时间避免哺乳;服用替硝唑者,服药后 3 日内避免哺乳。

(二)性伴侣的治疗

滴虫性阴道炎主要由性行为传播,性伴侣应同时进行治疗,并告知患者及性伴侣治愈前应避免无保护性行为。

(三)随访及治疗失败的处理

由于滴虫性阴道炎患者再感染率很高,最初感染 3 个月内需要追踪、复查。若治疗失败,对甲硝唑 2 g 单次口服者,可重复应用甲硝唑 400 mg,每天 2 次,连服 7 天;或替硝唑 2 g,单次口服。对再次治疗后失败者,可给予甲硝唑 2 g,每天 1 次,连服 5 天;或替硝唑 2 g,每天 1 次,连服 5 天。为避免重复感染,对密切接触的用品如内裤、毛巾等建议高温消毒。

(四)妊娠期滴虫性阴道炎的治疗

妊娠期滴虫性阴道炎可导致胎膜早破、早产及低出生体重儿等不良妊娠结局。妊娠期治疗的目的主要是减轻患者症状。目前对甲硝唑治疗能否改善滴虫性阴道炎的不良妊娠结局尚无定论。治疗方案为甲硝唑 400 mg,每天 2 次,连服 7 天。甲硝唑虽可透过胎盘,但未发现妊娠期应用甲硝唑会增加胎儿畸形或机体细胞突变的风险。但替硝唑在妊娠期应用的安全性尚未确定,应避免应用。

(邹路遥)

第四节　外阴阴道假丝酵母菌病

外阴阴道假丝酵母菌病(vulvovaginal candidiasis,VVC)曾称念珠菌性阴道炎,是由假丝酵母菌引起的常见外阴阴道炎症。国外资料显示,约有 75% 的妇女一生中至少患过 1 次 VVC,45% 的妇女经历过 2 次或 2 次以上的发病。

一、病原体及诱发因素

80%～90% 的病原体为白假丝酵母菌,10%～20% 的病原体为光滑假丝酵母菌、近平滑假丝酵母菌、热带假丝酵母菌等。假丝酵母菌适宜在酸性环境中生长,其阴道 pH 通常小于 4.5。假丝酵母菌对热的抵抗力不强,加热至 60 ℃,1 小时即死亡;但对干燥、日光、紫外线及化学制剂等因素的抵抗力较强。白假丝酵母菌为双相菌,有酵母相和菌丝相。酵母相为孢子,在无症状寄居及传播中起作用;菌丝相为孢子伸长形成假菌丝,具有侵袭组织的能力。10%～20%的非孕妇女及30%的孕妇阴道中可能黏附有假丝酵母菌寄生,但菌量极少,呈酵母相,并不引起炎症反应;在宿主全身及阴道局部细胞免疫能力下降时,假丝酵母菌转化为菌丝相,大量繁殖生长侵袭组织,引起炎症反应。发病的常见诱因有长期应用广谱抗生素、妊娠、糖尿病、大量应用免疫抑制剂以及接受大量雌激素治疗等,胃肠道假丝酵母菌感染者粪便污染阴道、穿紧身化纤内裤及肥胖使外阴局部温度与湿度增加,也是发病的影响因素。

二、传播途径

主要为内源性传染,假丝酵母菌作为机会致病菌,除阴道外,也可寄生于人的口腔、肠道,这3个部位的假丝酵母菌可互相传染,也可通过性交直接传染。少部分患者通过接触感染的衣物间接传染。

三、临床表现

主要表现为外阴阴道瘙痒、阴道分泌物增多。外阴阴道瘙痒症状明显,持续时间长,严重者坐立不安,以夜晚更加明显。部分患者有外阴部灼热痛、性交痛以及排尿痛,尿痛是排尿时尿液刺激水肿的外阴所致。阴道分泌物的特征为白色稠厚,呈凝乳状或豆腐渣样。妇科检查可见外阴红斑、水肿,可伴有抓痕,严重者可见皮肤皲裂、表皮脱落。阴道黏膜红肿、小阴唇内侧及阴道黏膜附有白色块状物,擦除后露出红肿黏膜面,急性期还可见到糜烂及浅表溃疡。

外阴阴道假丝酵母菌病可分为单纯性 VVC 和复杂性 VVC,后者占 10%～20%。单纯性 VVC 包括非孕期妇女发生的散发性、白假丝酵母菌所致的轻或中度 VVC;复杂性 VVC 包括非白假丝酵母菌所致的 VVC、重度 VVC、复发性 VVC、妊娠期 VVC 或其他特殊患者如未控制的糖尿病、免疫低下者所患 VVC。

四、诊断

对有阴道炎症症状或体征的妇女,若在阴道分泌物中找到假丝酵母菌的芽生孢子或假菌丝即可确诊。可用湿片法或革兰染色检查分泌物中的芽生孢子和假菌丝。湿片法多采用 10%氢氧化钾溶液,可溶解其他细胞成分,提高假丝酵母菌检出率。对于有症状而多次湿片法检查为阴性或治疗效果不好的难治性 VVC 病例,可采用培养法同时行药敏试验。

VVC 合并细菌性阴道病、滴虫性阴道炎是常见的阴道混合性感染的类型,实验室检查可见到两种或以上致病微生物。pH 测定具有鉴别意义,若 VVC 患者阴道分泌物 pH＞4.5,需要特别注意存在混合感染的可能性,尤其是合并细菌性阴道病的混合感染。

本病症状及分泌物性状与细胞溶解性阴道病(cytolytic vaginosis,CV)相似,应注意鉴别。CV 主要由乳杆菌过度繁殖,pH 过低,导致阴道鳞状上皮细胞溶解破裂而引起相应临床症状的一种疾病。常见临床表现为外阴瘙痒、阴道烧灼样不适,阴道分泌物性质为黏稠或稀薄的白色干酪样。两者主要通过实验室检查鉴别,VVC 镜下可见到芽生孢子及假菌丝,而 CV 可见大量乳杆菌和上皮溶解后细胞裸核。

五、治疗

消除诱因,根据患者情况选择局部或全身抗真菌药物,以局部用药为主。

(一)消除诱因

及时停用广谱抗生素、雌激素等药物,积极治疗糖尿病。患者应勤换内裤,用过的毛巾等生活用品用开水烫洗。

(二)单纯性 VVC

常采用唑类抗真菌药物。

1.局部用药

可选用下列药物放置于阴道深部:①克霉唑制剂,克霉唑阴道片 1 片(500 mg),单次用药;或克霉唑栓每晚 1 粒(150 mg),连用 7 天。②咪康唑制剂,硝酸咪康唑栓每晚 1 粒(200 mg),连用 7 天;或硝酸咪康唑阴道软胶囊每晚 1 粒(400 mg),连用 3 天。③制霉菌素制剂,制霉菌素阴道泡腾片每晚 1 片(10 万单位),连用 10～14 天。

2.全身用药

对未婚妇女及不宜采用局部用药者,可选用口服药物。常用药物:氟康唑 150 mg,顿服。

(三)复杂性 VVC

1.重度 VVC

在单纯性 VVC 治疗的基础上延长 1 个疗程的治疗时间。若为口服或局部用药一天疗法的方案,则在 72 小时后加用 1 次;若为局部用药 3～7 天的方案,则延长为 7～14 天。

2.复发性外阴阴道假丝酵母菌病(recurrent vulvovaginal candidiasis,RVVC)

1 年内有症状并经真菌学证实的 VVC 发作 4 次或以上,称为 RVVC。治疗重点在于积极寻找并去除诱因,预防复发。抗真菌治疗方案分为强化治疗与巩固治疗,根据培养和药物敏感试验选择药物。在强化治疗达到真菌学治愈后,给予巩固治疗半年。强化治疗方案即在单纯性 VVC 治疗的基础上延长 1～2 个疗程的治疗时间。巩固治疗目前国内外尚无成熟方案,可口服氟康唑 150 mg,每周 1 次,连续 6 个月;也可根据复发规律,每月给予 1 个疗程局部用药,连续 6 个月。

在治疗前建议作阴道分泌物真菌培养同时行药敏试验。治疗期间定期复查监测疗效,并注意药物不良反应,一旦出现肝功能异常等不良反应,立即停药,待不良反应消失更换其他药物。

3.妊娠期 VVC

以局部用药为主,以小剂量长疗程为佳,禁用口服唑类抗真菌药物。

(四)注意事项

无需对性伴侣进行常规治疗。有龟头炎症者,需要进行假丝酵母菌检查及治疗,以预防女性重复感染。男性伴侣包皮过长者,需要每天清洗,建议择期手术。症状反复发作者,需考虑阴道混合性感染及非白假丝酵母菌病的可能。

(五)随访

在治疗结束的 7～14 天,建议追踪复查。若症状持续存在或治疗后复发,可做真菌培养同时行药敏试验。对 RVVC 患者在巩固治疗的第 3 个月及第 6 个月时,建议进行真菌培养。

(邹路遥)

第五节 细菌性阴道病

细菌性阴道病(bacterial vaginosis,BV)是阴道内正常菌群失调所致的、以带有鱼腥臭味的稀薄阴道分泌物增多为主要表现的混合感染。

一、病因

正常阴道菌群以乳杆菌占优势。若产生过氧化氢(H_2O_2)的乳杆菌减少,阴道 pH 升高,阴道微生态失衡,其他微生物大量繁殖,主要有加德纳菌,还有其他厌氧菌,如动弯杆菌、普雷沃菌、紫单胞菌、类杆菌、消化链球菌等,以及人型支原体感染,导致细菌性阴道病。促使阴道菌群发生变化的原因仍不清楚,可能与频繁性交、反复阴道灌洗等因素有关。

二、临床表现

带有鱼腥臭味的稀薄阴道分泌物增多是其临床特点,可伴有轻度外阴瘙痒或烧灼感,性交后症状加重。分泌物呈鱼腥臭味,是厌氧菌产生的胺类物质(尸胺、腐胺、三甲胺)所致。有 10%～40% 的患者无临床症状。检查阴道黏膜无明显充血等炎症表现。分泌物呈灰白色、均匀一致、稀薄状,常黏附于阴道壁,但容易从阴道壁拭去。

三、诊断

主要采用 Amsel 临床诊断标准,下列 4 项中具备 3 项,即可诊断为细菌性阴道病,多数认为线索细胞阳性为必备条件。

(1)线索细胞阳性:取少许阴道分泌物放在玻片上,加 1 滴 0.9% 氯化钠溶液混合,于高倍显微镜下寻找线索细胞。镜下线索细胞数量占鳞状上皮细胞比例大于 20%,可以诊断细菌性阴道病。线索细胞即为表面黏附了大量细小颗粒的阴道脱落鳞状上皮细胞,这些细小颗粒为加德纳菌及其他厌氧菌,使得高倍显微镜下所见的鳞状上皮细胞表面毛糙、模糊、边界不清,边缘呈锯齿状。

(2)匀质、稀薄、灰白色阴道分泌物,常黏附于阴道壁。

(3)阴道分泌物 pH>4.5。

(4)胺试验阳性:取阴道分泌物少许放在玻片上,加入 10% 氢氧化钾溶液 1～2 滴,产生烂鱼肉样腥臭气味,是因胺遇碱释放氨所致。

四、治疗

治疗选用抗厌氧菌药物,主要有甲硝唑、替硝唑、克林霉素。甲硝唑可抑制厌氧菌生长而不影响乳杆菌生长,是较理想的治疗药物。

(一)全身用药

首选为甲硝唑 400 mg,口服,每天 2 次,共 7 天;其次为替硝唑 2 g,口服,每天 1 次,连服3 天;或替硝唑 1 g,口服,每天 1 次,连服 5 天;或克林霉素 300 mg,口服,每天 2 次,连服 7 天。

不推荐使用甲硝唑 2 g 顿服。

（二）局部用药

甲硝唑制剂 200 mg，每晚 1 次，连用 7 天；或 2％克林霉素软膏阴道涂抹，每次 5 g，每晚 1 次，连用 7 天。哺乳期以选择局部用药为宜。

（三）注意事项

（1）BV 可能导致子宫内膜炎、盆腔炎性疾病及子宫切除后阴道残端感染，准备进行宫腔手术操作或子宫切除的患者即使无症状也需要接受治疗。

（2）BV 与绒毛膜羊膜炎、胎膜早破、早产、产后子宫内膜炎等不良妊娠结局有关，有症状的妊娠期患者均应接受治疗。

（3）细菌性阴道病复发者可选择与初次治疗不同的抗厌氧菌药物，也可试用阴道乳杆菌制剂恢复及重建阴道的微生态平衡。

（邹路遥）

第六节　萎缩性阴道炎

萎缩性阴道炎是由雌激素水平降低、局部抵抗力下降引起的，以需氧菌感染为主的阴道炎症。常见于自然绝经或人工绝经后的妇女，也可见于产后闭经、接受药物假绝经治疗者。

一、病因

绝经后妇女因卵巢功能衰退或缺失，雌激素水平降低，阴道壁萎缩，黏膜变薄，上皮细胞内糖原减少，阴道内 pH 升高（多为 5.0～7.0），嗜酸的乳杆菌不再为优势菌，局部抵抗力降低，以需氧菌为主的其他致病菌过度繁殖，从而引起炎症。

二、临床表现

主要症状为外阴灼热不适、瘙痒，阴道分泌物稀薄，呈淡黄色；感染严重者阴道分泌物呈脓血性。可伴有性交痛。检查时见阴道皱襞消失、萎缩、菲薄。阴道黏膜充血，有散在小出血点或点状出血斑，有时见浅表溃疡。

三、诊断

根据绝经、卵巢手术史、盆腔放射治疗史及临床表现，排除其他疾病，可以诊断。阴道分泌物镜检见大量白细胞而未见滴虫、假丝酵母菌等致病菌。萎缩性阴道炎患者因受雌激素水平低落的影响，阴道上皮脱落细胞量少且多为基底层细胞。对有血性阴道分泌物者，应与生殖道恶性肿瘤进行鉴别。对出现阴道壁肉芽组织及溃疡情况者，需行局部活组织检查，与阴道癌相鉴别。

四、治疗

治疗原则为补充雌激素，增加阴道抵抗力；使用抗生素抑制细菌生长。

（一）补充雌激素

补充雌激素主要是针对病因的治疗，以增加阴道抵抗力。雌激素制剂可局部给药，也可全身给药。局部涂抹雌三醇软膏，每天 1~2 次，连用 14 天。口服替勃龙 2.5 mg，每天 1 次，也可选用其他雌孕激素制剂连续联合用药。

（二）抑制细菌生长

阴道局部应用抗生素如诺氟沙星制剂 100 mg，放于阴道深部，每天 1 次，7~10 天为 1 个疗程。对阴道局部干涩明显者，可应用润滑剂。

（邹路遥）

第七节　急性子宫颈炎

急性子宫颈炎是指子宫颈发生急性炎症，包括局部充血、水肿，上皮变性、坏死，黏膜、黏膜下组织、腺体周围见大量中性粒细胞浸润，腺腔中可有脓性分泌物。急性子宫颈炎可由多种病原体引起，也可由物理因素、化学因素刺激或机械性子宫颈损伤、子宫颈异物伴发感染所致。

一、病因及病原体

急性子宫颈炎的病原体。①性传播疾病病原体：淋病奈瑟菌及沙眼衣原体，主要见于性传播疾病的高危人群；②内源性病原体：部分子宫颈炎发病与细菌性阴道病病原体、生殖支原体感染有关。但也有部分患者的病原体不清楚。沙眼衣原体及淋病奈瑟菌均感染子宫颈管柱状上皮，沿黏膜面扩散引起浅层感染，病变以子宫颈管明显。除子宫颈管柱状上皮外，淋病奈瑟菌还常侵袭尿道移行上皮、尿道旁腺及前庭大腺。

二、临床表现

大部分患者无症状。有症状者主要表现为阴道分泌物增多，呈黏液脓性，阴道分泌物刺激可引起外阴瘙痒及灼热感。此外，可出现经间期出血、性交后出血等症状。若合并尿路感染，可出现尿急、尿频、尿痛。妇科检查见子宫颈充血、水肿、黏膜外翻，有黏液脓性分泌物附着甚至从子宫颈管流出，子宫颈管黏膜质脆，容易诱发出血。若为淋病奈瑟菌感染，因尿道旁腺、前庭大腺受累，可见尿道口、阴道口黏膜充血、水肿，以及多量脓性分泌物。

三、诊断

出现两个特征性体征之一、显微镜检查子宫颈或阴道分泌物白细胞增多，可做出急性子宫颈炎症的初步诊断。子宫颈炎初步诊断后，需进一步做沙眼衣原体和淋病奈瑟菌的检测。

（1）两个特征性体征，具备一个或两个同时具备：①于子宫颈管或子宫颈管棉拭子标本上，肉眼见到脓性或黏液脓性分泌物；②用棉拭子擦拭子宫颈管时，容易诱发子宫颈管内出血。

（2）白细胞检测：子宫颈管分泌物或阴道分泌物中白细胞增多，后者需排除引起白细胞增多的阴道炎症。①子宫颈管脓性分泌物涂片作革兰染色，中性粒细胞＞30 个/高倍视野；②阴道分泌物湿片检查白细胞＞10 个/高倍视野。

（3）病原体检测：应作沙眼衣原体和淋病奈瑟菌的检测，以及有无细菌性阴道病及滴虫性阴道炎。检测淋病奈瑟菌常用的方法：①分泌物涂片革兰染色，查找中性粒细胞中有无革兰阴性双球菌，由于子宫颈分泌物涂片的敏感性、特异性差，不推荐用于女性淋病的诊断方法；②淋病奈瑟菌培养，为诊断淋病的"金标准"方法；③核酸检测，包括核酸杂交及核酸扩增，尤其核酸扩增方法诊断淋病奈瑟菌感染的敏感性、特异性高。

检测沙眼衣原体常用的方法：①衣原体培养，因其方法复杂，临床少用；②酶联免疫吸附试验检测沙眼衣原体抗原，为临床常用的方法；③核酸检测，包括核酸杂交及核酸扩增，尤以后者为检测沙眼衣原体感染敏感、特异的方法。但应做好质量控制，避免污染。

若子宫颈炎症进一步加重，可导致上行感染，因此对子宫颈炎患者应注意有无上生殖道感染。

四、治疗

主要为抗生素药物治疗。可根据不同情况采用经验性抗生素治疗及针对病原体的抗生素治疗。

（一）经验性抗生素治疗

对有以下性传播疾病高危因素的患者（如年龄小于 25 岁，多性伴或新性伴，并且为无保护性性交或性伴患性传播疾病），在未获得病原体检测结果前，可采用经验性抗生素治疗，方案为阿奇霉素 1 g 单次顿服；或多西环素 100 mg，每天 2 次，连服 7 天。

（二）针对病原体的抗生素治疗

对于获得病原体者，选择针对病原体的抗生素。

1.单纯急性淋病奈瑟菌性子宫颈炎

主张大剂量、单次给药，常用药物有头孢菌素及头霉素类药物。前者如头孢曲松钠 250 mg，单次肌内注射；或头孢克肟 400 mg，单次口服；也可选择头孢唑肟 500 mg，肌内注射；头孢噻肟钠 500 mg，肌内注射。后者如头孢西丁 2 g，肌内注射，加用丙磺舒 1 g 口服。另可选择氨基糖苷类抗生素中的大观霉素 4 g，单次肌内注射。

2.沙眼衣原体感染所致子宫颈炎

治疗药物主要有以下三类。①四环素类：如多西环素 100 mg，每天 2 次，连服 7 天；米诺环素 0.1 g，每天 2 次，连服 7~10 天。②大环内酯类：主要有阿奇霉素 1 g，单次顿服；或克拉霉素 0.25 g，每天 2 次，连服 7~10 天；或红霉素 500 mg，每天 4 次，连服 7 天。③氟喹诺酮类：主要有氧氟沙星 300 mg，每天 2 次，连服 7 天；或左氧氟沙星 500 mg，每天 1 次，连服 7 天；或莫西沙星 400 mg，每天 1 次，连服 7 天。

由于淋病奈瑟菌感染常伴有衣原体感染，因此，若为淋菌性子宫颈炎，治疗时除选用抗淋病奈瑟菌药物外，同时应用抗衣原体感染药物。

3.合并细菌性阴道病

同时治疗细菌性阴道病，否则将导致子宫颈炎持续存在。

（三）性伴侣的处理

若子宫颈炎患者的病原体为淋病奈瑟菌或沙眼衣原体，应对其性伴进行相应的检查及治疗。

（邹路遥）

第八节 慢性子宫颈炎

慢性子宫颈炎指子宫颈间质内有大量淋巴细胞、浆细胞等慢性炎细胞浸润,可伴有子宫颈腺上皮及间质的增生和鳞状上皮化生。慢性子宫颈炎症可由急性子宫颈炎迁延而来,也可为病原体持续感染所致,病原体与急性子宫颈炎相似。

一、病理

(一)慢性子宫颈管黏膜炎

由于子宫颈管黏膜皱襞较多,感染后容易形成持续性子宫颈黏膜炎,表现为子宫颈管黏液增多及脓性分泌物,反复发作。

(二)子宫颈息肉

子宫颈息肉是子宫颈管腺体和间质的局限性增生,并向子宫颈外口突出形成息肉。检查见子宫颈息肉通常为单个,也可为多个,红色,质软而脆,呈舌型,可有蒂,蒂宽窄不一,根部可附在子宫颈外口,也可在子宫颈管内。光镜下见息肉表面被覆高柱状上皮,间质水肿、血管丰富及慢性炎性细胞浸润。子宫颈息肉极少恶变,但应与子宫的恶性肿瘤鉴别。

(三)子宫颈肥大

慢性炎症的长期刺激导致腺体及间质增生。此外,子宫颈深部的腺囊肿均可使子宫颈呈不同程度肥大,硬度增加。

二、临床表现

慢性子宫颈炎多无症状,少数患者可有持续或反复发作的阴道分泌物增多,淡黄色或脓性,性交后出血,月经间期出血,偶有分泌物刺激引起外阴瘙痒或不适。妇科检查可发现黄色分泌物覆盖子宫颈口或从子宫颈口流出,或在糜烂样改变的基础上同时伴有子宫颈充血、水肿、脓性分泌物增多或接触性出血,也可表现为子宫颈息肉或子宫颈肥大。

三、诊断及鉴别诊断

根据临床表现可初步做出慢性子宫颈炎的诊断,但应注意将妇科检查所发现的阳性体征与子宫颈的常见病理生理改变进行鉴别。

(一)子宫颈柱状上皮异位和子宫颈鳞状上皮内瘤变(squamous intraepithelial lesion,SIL)

除慢性子宫颈炎外,子宫颈的生理性柱状上皮异位、子宫颈鳞状上皮内病变,甚至早期子宫颈癌也可表现为子宫颈糜烂样改变。生理性柱状上皮异位是阴道镜下描述子宫颈管内的柱状上皮生理性外移至子宫颈阴道部的术语,由于柱状上皮菲薄,其下间质透出而成肉眼所见的红色。曾将此种情况称为"宫颈糜烂",并认为是慢性子宫颈炎最常见的病理类型之一。目前已明确"宫颈糜烂"并不是病理学上的上皮溃疡、缺失所致的真性糜烂,也与慢性子宫颈炎症的定义即间质中出现慢性炎细胞浸润并不一致。因此,"宫颈糜烂"作为慢性子宫颈炎症的诊断术语已不再恰当。子宫颈糜烂样改变只是一个临床征象,可为生理性改变,也可为病理性改变。生理性柱状上皮异位多见于青春期、生育期妇女雌激素分泌旺盛者、口服避孕药或妊娠期,由于雌激素的作用,鳞柱交界部外移,子宫颈局部呈糜烂样改变外观。此外,子宫颈 SIL 及早期子宫颈癌也可使子宫颈呈糜烂样改变,因此,对于子宫颈糜烂样改变者需进行子宫颈细胞学检查和/或 HPV 检测,必要时行阴道镜及活组织检查以除外子宫颈 SIL 或子宫颈癌。

(二)子宫颈腺囊肿

子宫颈腺囊肿绝大多数情况下是子宫颈的生理性变化。子宫颈转化区内鳞状上皮取代柱状上皮过程中,新生的鳞状上皮覆盖子宫颈腺管口或伸入腺管,将腺管口阻塞,导致腺体分泌物引流受阻,潴留形成囊肿。子宫颈局部损伤或子宫颈慢性炎症使腺管口狭窄,也可导致子宫颈腺囊肿形成。镜下见囊壁被覆单层扁平、立方或柱状上皮。浅部的子宫颈腺囊肿检查见子宫颈表面突出单个或多个青白色小囊泡,容易诊断。子宫颈腺囊肿通常不需处理。但深部的子宫颈腺囊肿,子宫颈表面无异常,表现为子宫颈肥大,应与子宫颈腺癌鉴别。

(三)子宫颈恶性肿瘤

子宫颈息肉应与子宫颈的恶性肿瘤及子宫体的恶性肿瘤相鉴别,因后两者也可呈息肉状,从子宫颈口突出,鉴别方法行子宫颈息肉切除,病理组织学检查确诊。除慢性炎症外,内生型子宫颈癌尤其腺癌也可引起子宫颈肥大,因此对子宫颈肥大者,需行子宫颈细胞学检查,必要时行子宫颈管搔刮术进行鉴别。

四、治疗

(一)慢性子宫颈管黏膜炎

对持续性子宫颈管黏膜炎症,需了解有无沙眼衣原体及淋病奈瑟菌的再次感染、性伴是否已进行治疗、阴道微生物群失调是否持续存在,针对病因给予治疗。对病原体不清者,尚无有效治疗方法。对子宫颈呈糜烂样改变、有接触性出血且反复药物治疗无效者,可试用物理治疗。物理治疗注意事项:①治疗前,应常规行子宫颈癌筛查;②有急性生殖道炎症列为禁忌;③治疗时间应选在月经干净后 3～7 天间进行;④物理治疗后有阴道分泌物增多,甚至有大量水样排液,术后1～2 周脱痂时可有少许出血;⑤在创面尚未愈合期间(4～8 周)禁盆浴、性交和阴道冲洗;⑥物理治疗有引起术后出血、子宫颈狭窄、不孕、感染的可能,治疗后应定期复查,观察创面愈合情况直到痊愈,同时注意有无子宫颈管狭窄。

(二)子宫颈息肉

行息肉摘除术,术后将切除息肉送病理组织学检查。

(三)子宫颈肥大

一般无须治疗。

(邹路遥)

第九节　盆腔炎性疾病

盆腔炎性疾病是指女性上生殖道的一组感染性疾病,主要包括子宫内膜炎、输卵管炎、输卵管卵巢脓肿、盆腔腹膜炎。炎症可局限于一个部位,也可同时累及几个部位,以输卵管炎、输卵管卵巢炎最常见。盆腔炎性疾病多发生在性活跃的生育期妇女,初潮前、无性生活和绝经后妇女很少发生盆腔炎性疾病,即使发生,也常常是邻近器官炎症的扩散。盆腔炎性疾病若未能得到及时、彻底治疗,可导致不孕、输卵管妊娠、慢性盆腔痛,炎症反复发作,从而严重影响妇女的生殖健康,且增加家庭与社会经济负担。

一、女性生殖道的自然防御功能

女性生殖道的解剖、生理、生化及免疫学特点具有比较完善的自然防御功能,以抵御感染的发生;健康妇女阴道内虽有某些微生物存在,但通常保持生态平衡状态,并不引起炎症。

(一)解剖生理特点

(1)两侧大阴唇自然合拢,遮掩阴道口、尿道口。

(2)由于盆底肌的作用,阴道口闭合,阴道前后壁紧贴,可防止外界污染。阴道正常微生物群尤其是乳杆菌,可抑制其他细菌生长。

(3)子宫颈内口紧闭,子宫颈管黏膜为分泌黏液的单层高柱状上皮所覆盖,黏膜形成皱褶、嵴突或陷窝,从而增加黏膜表面积;子宫颈管分泌大量黏液形成胶冻状黏液栓,成为上生殖道感染的机械屏障。

(4)生育期妇女子宫内膜周期性剥脱,也是消除宫腔感染的有利条件。

(5)输卵管黏膜上皮细胞的纤毛向宫腔方向摆动及输卵管的蠕动,均有利于阻止病原体侵入。

(二)生化特点

子宫颈黏液栓内含乳铁蛋白、溶菌酶,可抑制病原体侵入子宫内膜。子宫内膜与输卵管分泌液都含有乳铁蛋白、溶菌酶,清除偶尔进入宫腔及输卵管的病原体。

(三)生殖道黏膜免疫系统

生殖道黏膜如阴道黏膜、子宫颈和子宫聚集有不同数量的淋巴细胞,包括 T 细胞、B 细胞。此外,中性粒细胞、巨噬细胞、补体及一些细胞因子,均在局部有重要的免疫功能,发挥抗感染作用。

当自然防御功能遭到破坏,或机体免疫功能降低、内分泌发生变化或外源性病原体侵入,均可导致炎症发生。

二、病原体及其致病特点

盆腔炎性疾病的病原体有外源性及内源性两个来源,两种病原体可单独存在,但通常为混合感染,可能是外源性的衣原体或淋病奈瑟菌感染造成输卵管损伤后,容易继发内源性的需氧菌及厌氧菌感染。

(一)外源性病原体

主要为性传播疾病的病原体,如沙眼衣原体、淋病奈瑟菌。其他有支原体,包括人型支原体、生殖支原体及解脲支原体,其中以生殖支原体为主。

(二)内源性病原体

来自原寄居于阴道内的微生物群,包括需氧菌及厌氧菌,可以仅为需氧菌或仅为厌氧菌感染,但以需氧菌及厌氧菌混合感染多见。主要的需氧菌及兼性厌氧菌有金黄色葡萄球菌、溶血性链球菌、大肠埃希菌,厌氧菌有脆弱类杆菌、消化球菌、消化链球菌。厌氧菌感染的特点是容易形成盆腔脓肿、感染性血栓性静脉炎,脓液有粪臭并有气泡。70％～80％盆腔脓肿可培养出厌氧菌。

三、感染途径

(一)沿生殖道黏膜上行蔓延

病原体侵入外阴、阴道后,或阴道内的病原体沿子宫颈黏膜、子宫内膜、输卵管黏膜,蔓延至卵巢及腹腔,是非妊娠期、非产褥期盆腔炎性疾病的主要感染途径。淋病奈瑟菌、沙眼衣原体及葡萄球菌等,常沿此途径扩散(图 3-1)。

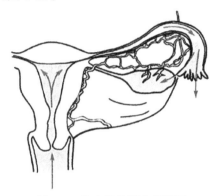

图 3-1　炎症经黏膜上行蔓延

(二)经淋巴系统蔓延

病原体经外阴、阴道、子宫颈及宫体创伤处的淋巴管侵入盆腔结缔组织及内生殖器其他部分,是产褥感染、流产后感染及放置宫内节育器后感染的主要感染途径。链球菌、大肠埃希菌、厌氧菌多沿此途径蔓延(图 3-2)。

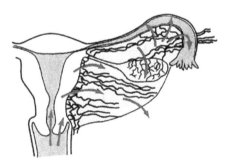

图 3-2　炎症经淋巴系统蔓延

(三)经血液循环传播

病原体先侵入人体的其他系统,再经血液循环感染生殖器,为结核菌感染的主要途径(图 3-3)。

(四)直接蔓延

腹腔其他脏器感染后,直接蔓延到内生殖器,如阑尾炎可引起右侧输卵管炎。

四、高危因素

了解高危因素利于盆腔炎性疾病的正确诊断及预防。

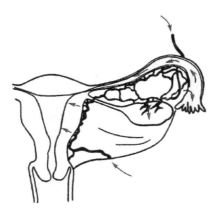

图 3-3　炎症经血行传播

（一）年龄

据美国资料显示，盆腔炎性疾病的高发年龄为 15～25 岁。年轻妇女容易发生盆腔炎性疾病可能与频繁性活动、子宫颈柱状上皮异位、子宫颈黏液机械防御功能较差有关。

（二）性活动

盆腔炎性疾病多发生在性活跃期妇女，尤其是初次性交年龄小、有多个性伴侣、性交过频及性伴侣有性传播疾病者。

（三）下生殖道感染

下生殖道感染如淋病奈瑟菌性子宫颈炎、沙眼衣原体性子宫颈炎，以及细菌性阴道病与盆腔炎性疾病的发生密切相关。

（四）子宫腔内手术操作后感染

如刮宫术、输卵管通液术、子宫输卵管造影术、宫腔镜检查等，由于手术所致生殖道黏膜损伤、出血、坏死，导致下生殖道内源性病原体上行感染。

（五）性卫生不良

经期性交，使用不洁月经垫等，均可使病原体侵入而引起炎症。此外，低收入群体不注意性卫生保健，阴道冲洗者盆腔炎性疾病的发生率高。

（六）邻近器官炎症直接蔓延

如阑尾炎、腹膜炎等蔓延至盆腔，病原体以大肠埃希菌为主。

（七）盆腔炎性疾病再次急性发作

盆腔炎性疾病所致的盆腔广泛粘连、输卵管损伤、输卵管防御能力下降，容易造成再次感染，导致急性发作。

五、病理及发病机制

（一）急性子宫内膜炎及子宫肌炎

子宫内膜充血、水肿，有炎性渗出物，严重者内膜坏死、脱落形成溃疡。镜下见大量白细胞浸润，炎症向深部侵入形成子宫肌炎。

（二）急性输卵管炎、输卵管积脓、输卵管卵巢脓肿

急性输卵管炎症因病原体传播途径不同而有不同的病变特点。

1.炎症经子宫内膜向上蔓延

首先引起输卵管黏膜炎,输卵管黏膜肿胀、间质水肿及充血、大量中性粒细胞浸润,严重者输卵管上皮发生退行性变或成片脱落,引起输卵管黏膜粘连,导致输卵管管腔及伞端闭锁,若有脓液积聚于管腔内则形成输卵管积脓。淋病奈瑟菌及大肠埃希菌、类杆菌及普雷沃菌,除直接引起输卵管上皮损伤外,其细胞壁脂多糖等内毒素引起输卵管纤毛大量脱落,导致输卵管运输功能减退、丧失。因衣原体的热休克蛋白与输卵管热休克蛋白有相似性,感染后引起的交叉免疫反应可损伤输卵管,导致严重输卵管黏膜结构及功能破坏,并引起盆腔广泛粘连。

2.病原菌通过子宫颈的淋巴播散

通过宫旁结缔组织,首先侵及浆膜层,发生输卵管周围炎,然后累及肌层,而输卵管黏膜层可不受累或受累极轻。病变以输卵管间质炎为主,其管腔常可因肌壁增厚受压变窄,但仍能保持通畅。轻者输卵管仅有轻度充血、肿胀、略增粗;严重者输卵管明显增粗、弯曲,纤维素性脓性渗出物增多,造成与周围组织粘连。

卵巢很少单独发炎,白膜是良好的防御屏障,卵巢常与发炎的输卵管伞端粘连而发生卵巢周围炎,称为输卵管卵巢炎,习称附件炎。炎症可通过卵巢排卵的破孔侵入卵巢实质形成卵巢脓肿,脓肿壁与输卵管积脓粘连并穿通,形成输卵管卵巢脓肿。输卵管卵巢脓肿可为一侧或两侧,约半数是在可识别的急性盆腔炎性疾病初次发病后形成,另一部分是屡次急性发作或重复感染而形成。输卵管卵巢脓肿多位于子宫后方或子宫、阔韧带后叶及肠管间粘连处,可破入直肠或阴道,若破入腹腔则引起弥漫性腹膜炎。

(三)急性盆腔腹膜炎

盆腔内生殖器发生严重感染时,往往蔓延到盆腔腹膜,表现为腹膜充血、水肿,并有少量含纤维素的渗出液,形成盆腔脏器粘连。当有大量脓性渗出液积聚于粘连的间隙内,可形成散在脓肿;积聚于直肠子宫陷凹处形成盆腔脓肿,较多见。脓肿可破入直肠而使症状突然减轻,也可破入腹腔引起弥漫性腹膜炎。

(四)急性盆腔结缔组织炎

病原体经淋巴管进入盆腔结缔组织而引起结缔组织充血、水肿及中性粒细胞浸润。以宫旁结缔组织炎最常见,开始局部增厚,质地较软,边界不清,以后向两侧盆壁呈扇形浸润,若组织化脓形成盆腔腹膜外脓肿,可自发破入直肠或阴道。

(五)败血症及脓毒败血症

当病原体毒性强、数量多、患者抵抗力降低时,常发生败血症。发生盆腔炎性疾病后,若身体其他部位发现多处炎症病灶或脓肿者,应考虑有脓毒败血症存在,但需经血培养证实。

(六)肝周围炎(Fitz-Hugh-Curtis 综合征)

指肝包膜炎症而无肝实质损害的肝周围炎,淋病奈瑟菌及衣原体感染均可引起。由于肝包膜水肿,吸气时右上腹疼痛。肝包膜上有脓性或纤维渗出物,早期在肝包膜与前腹壁腹膜之间形成松软粘连,晚期形成琴弦样粘连。5%～10%输卵管炎可出现肝周围炎,临床表现为继下腹痛后出现右上腹痛,或下腹疼痛与右上腹疼痛同时出现。

六、临床表现

可因炎症轻重及范围大小而有不同的临床表现。轻者无症状或症状轻微。常见症状为下腹痛、阴道分泌物增多。腹痛为持续性,活动或性交后加重。若病情严重可出现发热甚至高热、寒战、头痛、食欲缺乏。月经期发病可出现经量增多、经期延长。若有腹膜炎,出现消化系统症状如恶心、呕吐、腹胀、腹泻等。伴有泌尿系统感染可有尿急、尿频、尿痛症状。若有脓肿形成,可有下腹包块及局部压迫刺激症状;包块位于子宫前方可出现膀胱刺激症状,如排尿困难、尿频,若引起膀胱肌炎还可有尿痛等;包块位于子宫后方可有直肠刺激症状,出现腹泻、里急后重感和排便困难。若有输卵管炎的症状及体征,并同时有右上腹疼痛者,应怀疑有肝周围炎。

患者体征差异较大,轻者无明显异常发现,或妇科检查仅发现子宫颈举痛或宫体压痛或附件区压痛。严重病例呈急性病容,体温升高,心率加快,下腹部有压痛、反跳痛及肌紧张,甚至出现腹胀、肠鸣音减弱或消失。妇科检查:阴道可见脓性臭味分泌物;子宫颈充血、水肿,将子宫颈表面分泌物拭净,若见脓性分泌物从子宫颈口流出,说明子宫颈管黏膜或宫腔有急性炎症。子宫颈举痛;宫体稍大,有压痛,活动受限;子宫两侧压痛明显,若为单纯输卵管炎,可触及增粗的输卵管,压痛明显;若为输卵管积脓或输卵管卵巢脓肿,可触及包块且压痛明显,不活动;宫旁结缔组织炎时,可扪及宫旁一侧或两侧片状增厚,或两侧宫骶韧带高度水肿、增粗,压痛明显;若有盆腔脓肿形成且位置较低时,则后穹隆触痛明显,可在子宫直肠陷窝处触及包块,并可有波动感,三合诊检查更有利于了解盆腔脓肿的情况及与邻近器官的关系。

七、诊断

根据病史、症状、体征及实验室检查可做出初步诊断。由于盆腔炎性疾病的临床表现差异较大,临床诊断准确性不高(与腹腔镜相比,阳性预测值为65%~90%)。理想的盆腔炎性疾病诊断标准,既要敏感性高,能发现轻微病例,又要特异性强,避免非炎症患者应用抗生素。但目前尚无单一的病史、体征或实验室检查,既敏感又特异。由于临床正确诊断盆腔炎性疾病比较困难,而延误诊断又导致盆腔炎性疾病后遗症的发生。

最低诊断标准提示在性活跃的年轻女性或者具有性传播疾病的高危人群,若出现下腹痛,并可排除其他引起下腹痛的原因,妇科检查符合最低诊断标准,即可给予经验性抗生素治疗。

附加标准可增加最低诊断标准的特异性,多数盆腔炎性疾病患者有子宫颈黏液脓性分泌物,或阴道分泌物0.9%氯化钠溶液湿片中见到大量白细胞,若子宫颈分泌物正常并且阴道分泌物镜下见不到白细胞,盆腔炎性疾病的诊断需慎重,应考虑其他引起腹痛的疾病。阴道分泌物检查还可同时发现是否合并阴道感染,如细菌性阴道病及滴虫性阴道炎。

特异标准基本可诊断盆腔炎性疾病,但由于除超声检查及磁共振检查外,均为有创检查,特异标准仅适用于一些有选择的病例。腹腔镜诊断盆腔炎性疾病标准:①输卵管表面明显充血;②输卵管壁水肿;③输卵管伞端或浆膜面有脓性渗出物。腹腔镜诊断输卵管炎准确率高,并能直接采取感染部位的分泌物做细菌培养,但临床应用有一定局限性,如对轻度输卵管炎的诊断准确性较低、对单独存在的子宫内膜炎无诊断价值,因此并非所有怀疑盆腔炎性疾病的患者均需腹腔镜检查。

在做出盆腔炎性疾病的诊断后,需进一步明确病原体。子宫颈管分泌物及后穹隆穿刺液的涂片、培养及核酸扩增检测病原体,虽不如通过剖腹探查或腹腔镜直接采取感染部位的分泌物做培养及药敏准确,但临床较实用,对明确病原体有帮助。涂片可作革兰染色,可以根据细菌形态为及时选用抗生素提供线索;培养阳性率高,并可做药敏试验。除病原体检查外,还可根据病史(如是否为性传播疾病高危人群)、临床症状及体征特点初步判断病原体。

八、鉴别诊断

盆腔炎性疾病应与急性阑尾炎、输卵管妊娠流产或破裂、卵巢囊肿蒂扭转或破裂等急症相鉴别。

九、治疗

主要为抗生素药物治疗,必要时手术治疗。抗生素治疗可清除病原体,改善症状及体征,减少后遗症。经恰当的抗生素积极治疗,绝大多数盆腔炎性疾病能彻底治愈。抗生素的治疗原则:经验性、广谱、及时和个体化。初始治疗往往根据病史、临床表现及当地的流行病学推断病原体,给予经验性抗生素治疗。由于盆腔炎性疾病的病原体多为淋病奈瑟菌、衣原体及需氧菌、厌氧菌的混合感染,需氧菌及厌氧菌又有革兰阴性及革兰阳性之分,故抗生素的选择应涵盖以上病原体,选择广谱抗生素或联合用药。根据药敏试验选用抗生素较合理,但通常需在获得实验室结果后才能给予。在盆腔炎性疾病诊断48小时内及时用药将明显降低后遗症的发生。具体选用的方案根据医院的条件、患者的病情及接受程度、药物有效性及性价比等综合考虑选择个体化治疗方案。

(一)门诊治疗

若患者一般状况好,症状轻,能耐受口服抗生素,并有随访条件,可在门诊给予非静脉应用(口服或肌内注射)抗生素。

(二)住院治疗

若患者一般情况差,病情严重,伴有发热、恶心、呕吐;或有盆腔腹膜炎;或输卵管卵巢脓肿;或门诊治疗无效;或不能耐受口服抗生素;或诊断不清,均应住院给予抗生素药物治疗为主的综合治疗。

1.支持疗法

卧床休息,半卧位有利于脓液积聚于直肠子宫陷凹而使炎症局限。给予高热量、高蛋白、高维生素流食或半流食,补充液体,注意纠正电解质紊乱及酸碱失衡。高热时采用物理降温。尽量避免不必要的妇科检查以免引起炎症扩散,有腹胀者应行胃肠减压。

2.抗生素治疗

给药途径以静脉滴注收效快。

目前由于耐氟喹诺酮类药物淋病奈瑟菌株的出现,氟喹诺酮类药物不作为盆腔炎性疾病的首选药物。若存在以下因素:淋病奈瑟菌地区流行和个人危险因素低、有良好的随访条件、头孢菌素不能应用(对头孢菌素类药物过敏)等,可考虑应用氟喹诺酮类药物,但在开始治疗前,必须进行淋病奈瑟菌的检测。

3.手术治疗

主要用于抗生素控制不满意的输卵管卵巢脓肿或盆腔脓肿。手术指征如下。

(1)脓肿经药物治疗无效:输卵管卵巢脓肿或盆腔脓肿经药物治疗48～72小时,体温持续不降,患者中毒症状加重或包块增大者,应及时手术,以免发生脓肿破裂。

(2)脓肿持续存在:经药物治疗病情有好转,继续控制炎症数天(2～3周),包块仍未消失但已局限化,可手术治疗。

(3)脓肿破裂:突然腹痛加剧,寒战、高热、恶心、呕吐、腹胀,检查腹部拒按或有中毒性休克表现,应怀疑脓肿破裂。若脓肿破裂未及时诊治,死亡率高。因此,一旦怀疑脓肿破裂,需立即在抗生素治疗的同时行手术治疗。

可根据情况选择经腹手术或腹腔镜手术,也可行超声或 CT 引导下的穿刺引流。手术范围应根据病变范围、患者年龄、一般状态等全面考虑。原则以切除病灶为主。年轻妇女应尽量保留卵巢功能,以采用保守性手术为主;年龄大、双侧附件受累或附件脓肿屡次发作者,可行全子宫及双附件切除术;对极度衰弱危重患者的手术范围须按具体情况决定,可在超声或 CT 引导下采用经皮引流技术。若盆腔脓肿位置低、突向阴道后穹隆时,可经阴道切开排脓,同时注入抗生素。

(三)中药治疗

主要为活血化瘀、清热解毒药物,如银翘解毒汤、安宫牛黄丸或紫血丹等。

十、性伴侣的治疗

对于盆腔炎性疾病患者出现症状前 60 天内接触过的性伴侣进行检查和治疗。如果最近一次性交发生在 6 个月前,则应对最后的性伴侣进行检查、治疗。在女性盆腔炎性疾病患者治疗期间应避免无保护性性交。

十一、随访

对于抗生素治疗的患者,应在 72 小时内随诊,明确有无临床情况的改善。若抗生素治疗有效,在治疗后的 72 小时内患者的临床表现应有改善,如体温下降,腹部压痛、反跳痛减轻,子宫颈举痛、子宫压痛、附件区压痛减轻。若此期间症状无改善,需进一步检查,重新进行评价,必要时腹腔镜或手术探查。无论其性伴侣接受治疗与否,建议沙眼衣原体和淋病奈瑟菌感染者治疗后 3 个月复查上述病原体。若 3 个月时未复查,应于治疗后 1 年内任意 1 次就诊时复查。

十二、盆腔炎性疾病后遗症

若盆腔炎性疾病未得到及时正确的诊断或治疗,可能会发生盆腔炎性疾病后遗症。主要病理改变为组织破坏、广泛粘连、增生及瘢痕形成,导致:①输卵管增生、增粗,输卵管阻塞;②输卵管卵巢粘连形成输卵管卵巢肿块;③若输卵管伞端闭锁、浆液性渗出物聚集形成输卵管积水或输卵管积脓或输卵管卵巢脓肿的脓液吸收,被浆液性渗出物代替形成输卵管积水或输卵管卵巢囊肿;④盆腔结缔组织表现为主、骶韧带增生、变厚,若病变广泛,可使子宫固定。

(一)临床表现

(1)输卵管粘连阻塞可致不孕,盆腔炎性疾病后不孕发生率为 20%～30%。

(2)异位妊娠:盆腔炎性疾病后异位妊娠发生率是正常妇女的 8～10 倍。

(3)慢性盆腔痛:炎症形成的粘连、瘢痕及盆腔充血,常引起下腹部坠胀、疼痛及腰骶部酸痛,常在劳累、性交后及月经前后加剧。文献报道约 20% 急性盆腔炎发作后遗留慢性盆腔痛。慢性盆腔痛常发生在盆腔炎性疾病急性发作后的 4～8 周。

(4)盆腔炎性疾病反复发作:由于盆腔炎性疾病造成的输卵管组织结构破坏,局部防御功能减退,若患者仍处于同样的高危因素,可造成再次感染导致盆腔炎性疾病反复发作。有盆腔炎性疾病病史者,约 25% 将再次发作。

(二)妇科检查

若为输卵管病变,则在子宫一侧或两侧触到呈索条状增粗的输卵管,并有轻度压痛;若为输卵管积水或输卵管卵巢囊肿，则在盆腔一侧或两侧触及囊性肿物，活动多受限；若为盆腔结缔组织病变，子宫常呈后倾后屈，活动受限或粘连固定，子宫一侧或两侧有片状增厚、压痛，宫骶韧带常增粗、变硬，有触痛。

（三）治疗

盆腔炎性疾病后遗症需根据不同情况选择治疗方案。不孕患者，多需要辅助生殖技术协助受孕。对慢性盆腔痛，尚无有效的治疗方法，对症处理或给予中药、理疗等综合治疗，治疗前需排除子宫内膜异位症等其他引起盆腔痛的疾病。盆腔炎性疾病反复发作者，抗生素药物治疗的基础上可根据具体情况，选择手术治疗。输卵管积水者需行手术治疗。

十三、预防

（1）注意性生活卫生，减少性传播疾病。对沙眼衣原体感染高危妇女（如年龄＜25岁、新的性伙伴、多个性伴侣、性伴侣有性传播疾病、社会地位低）筛查和治疗可减少盆腔炎性疾病发生率。

（2）及时治疗下生殖道感染。虽然细菌性阴道病与盆腔炎性疾病相关，但检测和治疗细菌性阴道病能否降低盆腔炎性疾病发生率，至今尚不清楚。

（3）公共卫生教育，提高公众对生殖道感染的认识及预防感染的重要性。

（4）严格掌握妇科手术指征，做好术前准备，术时注意无菌操作，预防感染。

（5）及时治疗盆腔炎性疾病，防止后遗症发生。

（邹路遥）

第四章

女性生殖内分泌疾病

第一节 性 早 熟

一、性早熟的发生机制和分类

对女孩来说,8 岁之前出现第二性征就称为性早熟。根据发病机制,性早熟可分为 GnRH 依赖性性早熟和非 GnRH 依赖性性早熟两大类。

(一)正常青春期的启动机制

了解正常的青春期启动机制是理解性早熟发生机制的基础。正常女孩的青春期启动发生在 8 岁以后,临床上表现为 8 岁以后开始出现第二性征的发育。性早熟患儿在 8 岁前就出现青春期启动。

正常青春期启动是由两个生理过程组成,它们分别被称为性腺功能初现和肾上腺皮质功能初现。女性性腺功能初现是指青春期下丘脑-垂体-卵巢轴(H-P-O 轴)被激活,卵巢内有卵泡的发育,卵巢性类固醇激素分泌显著增加,临床上表现为乳房发育和月经初潮。肾上腺皮质功能初现是指肾上腺皮质雄激素分泌显著增加,临床上主要表现为血脱氢表雄酮(DHEA)和硫酸脱氢表雄酮(DHEAS)水平升高及阴毛出现,青春期阴毛出现称为阴毛初现。目前认为,性腺功能初现和肾上腺功能初现是两个独立的过程,两者之间不存在因果关系。对女性来讲,青春期启动主要是指卵巢功能被激活。

青春期出现的最主要的生理变化是第二性征的发育和体格生长加速。女性第二性征的发育表现为乳房发育、阴毛生长和外阴发育。乳房是雌激素的靶器官,乳房发育反映的是卵巢的内分泌功能,Tanner 把青春期乳房发育分成 5 期(表 4-1)。阴毛生长是肾上腺皮质分泌的雄激素作用的结果,因此反映的是肾上腺皮质功能初现,Tanner 把青春期阴毛生长也分成 5 期。Tanner 2 期为青春期启动的标志。一般来说,肾上腺皮质功能初现的时间较性腺功能初现的时间早,月经初潮往往出现在乳房开始发育后的 2~3 年内。

青春期体格生长加速又称为生长突增,女孩青春期生长突增发生的时间与卵巢功能初现发生的时间一致,临床上表现为生长突增发生在乳房开始发育的时候。青春期启动前女孩生长速度约为每年 5 cm,生长突增时可达 9~10 cm。生长突增时间持续 2~3 年,初潮后生长速度明显减慢,整个青春期女孩身高可增加 25 cm。

表 4-1　女孩青春发育分期(Tanner 分期)

女性	乳房发育	阴毛发育	同时的变化
1 期	青春前	无阴毛	
2 期	有乳核可触及,乳晕稍大	有浅黑色阴毛稀疏地分布在大阴唇	生长速度开始增快
3 期	乳房和乳晕继续增大	阴毛扩展到阴阜部	生长速度达高峰,阴道黏膜增厚角化,出现腋毛
4 期	乳晕第二次凸出于乳房	类似成人,但范围小,阴毛稀疏	月经初潮(在 3 期或 4 期时)
5 期	成人型	成人型	骨骺闭合,生长停止

(二)性早熟的发生机制及病因分类

性早熟的病因分类见表 4-2。GnRH 依赖性性早熟又称为真性性早熟或中枢性性早熟(CPP),是由下丘脑-垂体-卵巢轴提前激活引起的。其中未发现器质性病变的 GnRH 依赖性性早熟,称为特发性 GnRH 依赖性性早熟。非 GnRH 依赖性性早熟又称为假性性早熟或外周性性早熟,该类性早熟不是由下丘脑-垂体-卵巢轴功能启动引起的,患者体内性激素水平的升高与下丘脑 GnRH 的作用无关。所谓同性性早熟是指提前出现的第二性征与患者的性别一致,如女性提前出现乳房发育等女性第二性征。异性性早熟是指提前出现的第二性征与其性别相反或不一致,如女性提前出现男性的第二性征。不完全性性早熟又称为部分性性早熟。单纯乳房早发育可以认为是正常的变异,其中一部分可以发展为中枢性性早熟,因此需要长期随访。单纯性阴毛早现是由肾上腺皮质功能早现引起的,多数单纯的月经初潮早现与分泌雌激素的卵巢囊肿有关。

表 4-2　性早熟的病因分类

GnRH 依赖性性早熟

　1.特发性

　2.中枢性神经系统异常

　　先天性:如下丘脑错构瘤、中隔神经发育不良、蛛网膜囊肿等

　　获得性:化疗、放疗、炎症、外伤、手术等

　　肿瘤

　3.原发性甲状腺功能减退

非 GnRH 依赖性性早熟

　1.女性同性性早熟

　　McCune-Albright 综合征

　　自发性卵泡囊肿

　　分泌雌激素的卵巢肿瘤

　　分泌雌激素的肾上腺皮质肿瘤

　　异位分泌促性腺激素的肿瘤

　　外源性雌激素

　2.女性异性性早熟

　　先天性肾上腺皮质增生症

续表

分泌雄激素的卵巢肿瘤
分泌雄激素的肾上腺皮质肿瘤
外源性雄激素
不完全性性早熟
1.单纯性乳房早发育
2.单纯性阴毛早现
3.单纯性月经初潮早现

McCune-Albright 综合征是一种少见的 G 蛋白病,临床上以性早熟、多发性骨纤维异常增殖症及皮肤斑片状色素沉着为最常见的症状,病因是胚胎形成过程中的鸟嘌呤核苷酸结合蛋白（G 蛋白）α 亚基（Gsα）基因发生突变,使 α 亚基的 GTP 酶活性增加,引起腺苷酸环化酶活性持续被激活,导致 cAMP 水平升高,最后出现卵巢雌激素分泌。McCune-Albright 综合征是一个典型的假性性早熟,它还可以有其他内分泌异常:结节性甲状腺增生伴甲状腺功能亢进、甲状旁腺腺瘤、多发性垂体瘤伴巨人症或高催乳素血症、肾上腺结节伴库欣综合征等。

原发性甲状腺功能减退引起性早熟的机制与促甲状腺素释放激素（TRH）有关。一般认为TRH 水平升高时不仅使促甲状腺素（TSH）和泌乳素分泌增加,也可使促卵泡生长激素（FSH）和促黄体生成素（LH）分泌增加,这可能是原发性甲状腺功能减退引起性早熟的原因。有学者认为原发性甲状腺功能减退引起性早熟的机制与过多的 TSH 和 FSH 受体结合,导致雌激素分泌有关。

（三）诊断及鉴别诊断

8 岁之前出现第二性征就可以诊断为性早熟。为区别性早熟的类型和病因,临床上要做一系列辅助检查。

1.骨龄测定

骨龄超过实际年龄 1 年或 1 年以上就视为提前,是判断骨质成熟度最简单的指标。

2.超声检查

可了解子宫和卵巢的情况。卵巢功能启动的标志是卵巢容积＞1 mL,并有多个直径＞4 mm的卵泡。另外盆腔超声可鉴别卵巢肿瘤,肾上腺超声可鉴别肾上腺肿瘤。

3.头颅 MRI 检查

对 6 岁以下的女性性早熟患者应常规做头颅 MRI 检查,目的是除外中枢神经系统病变。

4.激素测定

性早熟儿体内的雌激素水平明显升高,升高程度与 Tanner 分期相关。另外肿瘤患者体内的激素水平异常升高,21-羟化酶患者体内的睾酮水平常≥2 ng/mL,17-羟孕酮水平超过正常水平的数十倍或数百倍。

非 GnRH 依赖性性早熟患者体内的促性腺激素水平通常不升高,但异位分泌促性腺激素的肿瘤患者例外。从理论上讲,GnRH 依赖性性早熟患者体内的促性腺激素水平升高,但临床上测定时却可能发现 GnRH 依赖性性早熟患者体内的促性腺激素水平并无升高。这与青春期启动早期促性腺激素分泌存在昼夜差别有关,在青春期早期促性腺激素分泌增加只出现在晚上。因此,白天测定出来的促性腺激素水平并无增加。

测定甲状腺功能对鉴别甲状腺功能减退是必要的。

5.促性腺激素释放激素(GnRH)兴奋试验

该试验是鉴别 GnRH 依赖性性早熟和非 GnRH 依赖性性早熟的重要方法:GnRH $50\sim100~\mu g$ 或 $2.5\sim3.0~\mu g/kg$ 静脉注射,于 0、30、60 和 90 分钟分别采集血样,测定血清 FSH 和 LH 浓度。如果 LH 峰值>12 U/L,且 LH 峰值/FSH 峰值>1,则考虑诊断为 GnRH 依赖性性早熟。

(四)性早熟的处理原则

性早熟的处理原则是去除病因,抑制性发育,减少不良心理影响,改善最终身高。对由中枢神经系统病变引起的 GnRH 依赖性性早熟,有手术指征者给予手术治疗,无手术指征者治疗原则同特发性 GnRH 依赖性性早熟。特发性 GnRH 依赖性性早熟主要使用 GnRH 类似物(GnRHa)治疗,目的是改善成年身高,防止性早熟和月经早初潮带来的心理问题。甲状腺功能减退者需补充甲状腺素。

二、特发性 GnRH 依赖性性早熟的治疗

特发性 GnRH 依赖性性早熟的治疗目的是阻止性发育,使已发育的第二性征消退;抑制骨骺愈合,提高成年身高;消除不良心理影响,避免过早性交。目前,临床上常用的药物有孕激素、GnRH 类似物、达那唑和生长激素等,首选 GnRH 类似物。

(一)孕激素

用于治疗特发性 GnRH 依赖性性早熟的孕激素有甲羟孕酮、甲地孕酮和环丙孕酮。

1.甲羟孕酮

主要作用机制是通过抑制下丘脑-垂体轴抑制促性腺激素的释放,另外甲羟孕酮还可以直接抑制卵巢类固醇激素的合成。可使用口服或肌内注射给药。口服,$10\sim40$ mg/d;肌内注射 $100\sim200$ mg/m²,每周 1 次或每 2 周 1 次。临床上多选口服制剂。

长期大量使用甲羟孕酮的主要不良反应:①皮质醇样作用,能抑制 ACTH 和皮质醇的分泌;②增加食欲,使体重增加;③可引起高血压和库欣综合征样表现。

2.甲地孕酮

其作用机制和不良反应与甲羟孕酮相似。用法:甲地孕酮 $10\sim20$ mg/d,口服。

3.环丙孕酮

环丙孕酮有抗促性腺激素、孕激素活性,作用机制和不良反应与甲羟孕酮相似。环丙孕酮最大的特点是有抗雄激素活性。用法:每天 $70\sim100$ mg/m²,口服。

由于孕激素无法减缓骨龄增加速度,因此对改善最终身高没有益处。另外,许多患儿不能耐受长期大量使用孕激素。目前临床上更主张用 GnRH 类似物来代替孕激素。

(二)达那唑

达那唑能抑制下丘脑-垂体-卵巢轴,增加体内雌二醇的代谢率,因此能降低体内的雌激素水平。临床上常用达那唑治疗雌激素依赖性疾病,如子宫内膜异位症、子宫内膜增生症和月经过多等。有作者用达那唑治疗 GnRH 依赖性性早熟也取得了不错的疗效。北京市儿童医院李文京等用 GnRH 激动剂治疗特发性 CPP $1\sim2$ 年后,改用达那唑治疗 1 年,剂量为 $8\sim10$ mg/kg,结果发现达那唑药物治疗可以促进骨龄超过12岁的性早熟患儿身高生长。另外,达那唑还可以作为 GnRH 激动剂停药后继续用药的选择(表 4-3)。

表 4-3　GnRH 激动剂治疗最后 1 年与达那唑治疗 1 年后的比较

项目	GnRH 激动剂治疗的最后 1 年	达那唑治疗 1 年后
生物年龄(CA)(岁)	(9.76±1.7)	(10.6±1.7)
骨龄(BA)(岁)	(11.85±0.99)	(12.81±0.78)
△BA/△CA	(0.58±0.36)	(0.95±0.82)
身高增长速度(厘米/年)	(4.55±2.63)	(6.78±3.11)
预测身高(PAH)(cm)	(156.79±7.3)	(158.01±6.66)

达那唑的主要不良反应如下。①胃肠道反应：恶心、呕吐等不适；②雄激素过多的表现：皮脂增加、多毛等；③肝功能受损。由于达那唑的不良反应比较明显，因此许多患儿无法耐受。事实上，在临床上达那唑也很少用于治疗性早熟。

(三)GnRH 类似物

根据作用机制可以将 GnRH 类似物分为 GnRH 激动剂和 GnRH 拮抗剂两种，它们均可用于治疗 GnRH 依赖性性早熟。目前，临床上最常用的是长效 GnRH 激动剂，如亮丙瑞林、曲普瑞林、戈舍瑞林等，一般每 4 周肌内或皮下注射一次。长效 GnRH 激动剂对改善第二性征、抑制下丘脑-垂体-卵巢轴有非常好的疗效。另外，由于它能延缓骨龄增加速度，增加骨骺愈合时间，所以能改善最终身高。

1.GnRH 激动剂治疗规范

关于 GnRH 激动剂的使用，中华医学会儿科学分会内分泌遗传代谢学组提出以下建议供参考。

(1)GnRH 激动剂的使用指征：为改善成年身高，建议使用指征如下。①骨龄：女孩≤11.5 岁，骨龄＞年龄 2 岁或以上；②预测成年身高：女孩＜150 cm；③骨龄/年龄＞1，或以骨龄判断身高的标准差积分(SDS)≤-2；④发育进程迅速，骨龄增长/年龄增长＞1。

(2)慎用指征：有以下情况时，GnRH 激动剂改善成年身高的疗效差，应酌情慎用。①开始治疗时骨龄：女孩＞11.5 岁；②已有阴毛显现；③其靶身高低于同性别、同年龄正常身高平均值 2 个标准差($\bar{x}-2S$)。

(3)不宜使用指征：有以下情况不宜应用 GnRH 激动剂，因为治疗几乎不能改善成年身高。①骨龄：女孩≥12.5 岁；②女孩月经初潮。

(4)不需应用的指征：因性发育进程缓慢(骨龄进展不超越年龄进展)而对成年身高影响不大的 CPP 不需要治疗，但需定期复查身高和骨龄变化。

(5)GnRH 激动剂使用方法。

剂量：首剂为 80～100 μg/kg，2 周后加强 1 次，以后每 4 周 1 次，剂量为 60～80 μg/kg，根据性腺轴功能抑制情况(包括性征、性激素水平和骨龄进展)而定，抑制差者可参照首次剂量，最大剂量为每次3.75 mg。为确切了解骨龄进展的情况，临床医师应自己对治疗前后的骨龄进行评定和对比，不宜只按放射科的报告。

治疗监测：首剂 3 个月末复查 GnRH 激发试验，LH 激发值在青春前期水平说明剂量合适，以后对女孩只需定期复查基础血清雌二醇(E_2)浓度判断性腺轴功能抑制状况。治疗过程中每 2～3 个月测量身高和检查第二性征。每 6 个月复查骨龄，同时超声复查子宫和卵巢。

疗程：为改善成年身高，GnRH 激动剂的疗程至少需要 2 年。一般在骨龄 12～12.5 岁时可停止治疗。对年龄较小开始治疗者,在年龄已追赶上骨龄,且骨龄已达正常青春期启动年龄时可停药,使其性腺轴功能重新启动。

停药后监测:治疗结束后第 1 年内应每 6 个月复查身高、体重和第二性征。

2.GnRH 激动剂的不良反应

GnRH 激动剂没有明显的不良反应。少部分患者有变态反应及注射部位硬结或感染等。临床上人们最关心的是 GnRH 激动剂对患者的远期影响,目前的研究表明长期使用 GnRH 激动剂不会给下丘脑-垂体-卵巢轴造成永久性的抑制。一旦停用 GnRH 激动剂,受抑制的下丘脑-垂体-卵巢轴会很快恢复活动。另外,有患者担心使用 GnRH 激动剂可造成将来的月经失调,目前尚无证据说明患者以后的月经失调与 GnRH 激动剂治疗之间存在着联系。

3.GnRH 拮抗剂

GnRH 拮抗剂也可用于治疗 GnRH 依赖性性早熟,它与 GnRH 激动剂的区别在于开始使用时就会对下丘脑-垂体-卵巢轴产生抑制作用。

(四)生长激素

生长激素(GH)是由垂体前叶生长激素细胞产生的一种蛋白激素,循环中的生长激素可以单体、二聚体或聚合体的形式存在。80％为相对分子质量 22×10^3 单体,含有 191 个氨基酸,20％为相对分子质量20×10^3单体,含有 176 个氨基酸。GH 对正常的生长是必需的。青春期性激素和 GH 的水平同步增加提示这两类激素之间存在着相互调节作用,一般认为是性激素驱动 GH 的分泌和促生长作用。

GnRH 激动剂可以减慢生长速率及骨骼成熟、提高患儿最终身高,但一部分患儿生长速率过缓,以致不能达到成年预期身高。近年来,为了提高 CPP 患者的最终身高,采取了与生长激素联合治疗的方案。Pasquino 等用曲普瑞林治疗 20 例特发性中枢性性早熟(ICCP)2～3 年后发现这些患儿的身高比正常同龄儿童低 25 个百分点,随后他们把这些患儿平均分成两组:一组继续单用曲普瑞林,而另一组同时加用 GH 继续治疗 2～4 年后发现,GnRH 激动剂加生长激素组的平均成年身高比治疗前预期成年身高高(7.9±1.1)cm,而单用 GnRH 激动剂组只比治疗前预期成年身高高(1.6±1.2)cm。国内一些学者的研究也得出了类似的结果。这说明 GnRH 激动剂联合生长激素治疗可提高患者的成年身高。

临床上使用的生长激素是用基因重组技术合成的,与天然生长激素具有完全相同的药效学和药代学的人生长激素(HGH)。HGH 半衰期为 3 小时,皮下注射后 4～6 小时出现 GH 峰值。用法:每周皮下注射 0.6～0.8 U/kg,分 3 次或 6 次给药,晚上注射。一般连续治疗 6 个月以上才有意义。

不良反应:①注射部位脂肪萎缩,每天更换注射部位可避免;②亚临床型甲状腺功能减退,约30％的用药者会出现,此时需要补充甲状腺激素;③少数人会产生抗 rGH 抗体,但在多数情况下抗体不会影响生长速度。

(五)心理教育

青春期过早启动可能会对儿童的心理产生不利影响。为了避免这种情况的发生,家长和医师应告诉患儿有关知识,让她们对性早熟产生正确的认识。另外,还应对患儿进行适当的性教育。

三、其他性早熟的治疗

对于除特发性 GnRH 依赖性性早熟以外的性早熟治疗来说,治疗的关键是去除原发病因。

（一）颅内疾病

颅内疾病包括颅内肿瘤、脑积水及炎症等。颅内肿瘤主要是下丘脑和垂体部位的肿瘤，这些肿瘤可以引起GnRH依赖性性早熟，治疗主要采用手术、放疗或化疗。脑积水者应行引流减压术。

（二）自发性卵泡囊肿

自发性卵泡囊肿是非GnRH依赖性性早熟的常见病因。青春期前儿童卵巢内看到生长卵泡属于正常现象，但这些卵泡直径通常小于10 mm。个别情况下，卵泡增大成卵泡囊肿，直径可大于5 cm。如果这些卵泡囊肿反复存在且分泌雌激素，就会导致性早熟的出现。

自发性卵泡囊肿发生的具体机制尚不清楚，有研究提示部分患者可能与FSH受体或LH受体基因突变，导致受体被激活有关。

自发性卵泡囊肿有时需要与卵巢颗粒细胞瘤相鉴别。另外，自发性卵泡囊肿与其他卵巢囊肿一样，也可出现扭转或破裂，临床上表现为急腹症，此时需要手术治疗。

自发性卵泡囊肿的处理：可以在超声监护下行卵泡囊肿穿刺术。另外，也可口服甲羟孕酮抑制雌激素的合成。

（三）卵巢颗粒细胞瘤

青春期儿童可以发生卵巢颗粒细胞瘤，由于卵巢颗粒细胞瘤能分泌雌激素，因此这些儿童会发生性早熟。一旦诊断为卵巢颗粒细胞瘤，应立即手术，术后需要化疗。

卵巢颗粒细胞瘤能分泌抑制素和抗苗勒管激素（AMH），这两种激素被视为卵巢颗粒细胞瘤的肿瘤标志物，可用于诊断和治疗后随访。

（四）McCune-Albright 综合征

McCune-Albright 综合征的发病机制和临床表现见前面所述。治疗为对症处理。对性早熟可用甲羟孕酮治疗。

（五）先天性肾上腺皮质增生症

导致肾上腺皮质雄激素分泌过多的先天性肾上腺皮质增生症患者会发生女性异性性早熟，临床上表现为女性儿童有男性化体征。这些疾病中最常见的是21-羟化酶缺陷。

（六）芳香化酶抑制剂的使用

芳香化酶是合成雌激素的关键酶，其作用是将雄激素转化成雌激素。芳香化酶抑制剂可以抑制芳香化酶的活性，阻断雌激素的合成，从而降低体内的雌激素水平。目前临床上有作者认为可用芳香化酶抑制剂如来曲唑等，治疗非GnRH依赖性性早熟，如McCune-Albright 综合征等。

（朱秀艳）

第二节　经前期综合征

经前期综合征（premenstrual syndromes，PMS）又称经前紧张症（premenstrual tension，PMT）或经前紧张综合征（premenstrual tension syndrome，PMTS），是育龄妇女常见的问题。PMS是指月经来潮前7～14天（即在月经周期的黄体期），周期性出现的躯体症状（如乳房胀痛、头痛、小腹胀痛、水肿等）和心理症状（如烦躁、紧张、焦虑、嗜睡、失眠等）的总称。PMS症状多样,除上述典型症状外,自杀倾向、行为退化、嗜酒、工作状态差甚至无法工作等也常出现于PMS。由于PMS临床表现复杂且个体差异巨大,因此,诊断的关键是症状出现的时间及严重程度。PMS发生于黄体期,随月经的结束而完全消失,具有明显的周期性,这是区分PMS和心理性疾病的重要依据;上述心理及躯体症状只有达到影响女性正常的工作、生活、人际交往的程度才称为PMS。

一、历史、概念及在疾病分类学中的位置

有关PMS的定义、概念及其在疾病分类学中的位置在相当一段时间并无定论。Dalton(1984)的定义为"经前再发症状,月经后期则缺乏症状"。美国精神病协会(APA)出版的《诊断统计手册》第三修订版(DSM-Ⅲ-R,1987)用"黄体后期心境恶劣障碍(late-luteal phasedysphoric disorder,LLPDD)"来概括经前出现的一组症状,后来在《诊断统计手册第四版》(DSM-Ⅳ,1994)更名为"经前心境恶劣障碍(premenstrual dysphoric disorder,PMDD)"。国际疾病分类系统(ICD-9,1978;ICD-10,1992)将大多数疾病实体按他们的主要表现分类,PMS被包括在"泌尿生殖疾病"类目之下,犹如伴发于女性生殖器官和月经周期的疼痛或其他状态一样。因此,国际上两大分类系统对PMS作了不同的处理,DSM认为它可能是一种心境障碍,ICD则视为妇科疾病。《中国精神疾病分类方案与诊断标准第二版》修订(CCMD-2-R,1995)将PMS列入"内分泌障碍所致精神障碍"类目中,认为PMS"能明确内分泌疾病性质",但命名为经期精神障碍(经前期综合征)。

PMS的临床特点必须考虑:①在大多数月经周期的黄体期,再发性或循环性出现症状;②症状于经至不久缓解,在卵泡期持续不会超过1周;③招致情绪或躯体苦恼或日常功能受累或受损;④症状的再发、循环性和定时性,症状的严重性和无症状期均可通过前瞻性逐日评定得到证实。

二、流行病学研究

PMS的患病率各地报道不一,这与评定方法(回顾性或前瞻性)、调查者的专业、调查样本人群、症状严重水平不一,以及一些尚未确定的因素有关。在妇女生殖阶段可发生,初潮后未婚少女的患病率低,产后倾向出现PMS。

美国妇产科学院委员会声明66号(1989年1月)指出,一般认为20%～40%妇女在经前体验到一些症状,只有5%对工作或生活方式带来一定程度的显著影响。

对生活方式不同(包括尼姑、监狱犯人、女同性恋者)的384名妇女进行147项问卷研究,结果发现家庭主妇和教育水平低者有较多的水潴留,自主神经症状和负性情感,但年龄、种族、性偏向、显著的体育活动、婚姻状态或收入与PMS的发生率不相关(Friedman和Jaffe,1985)。双生儿研究显示单卵双生儿发生PMS的同病率为94%,双卵双生儿为44%,对照组为31%(Dalton等,1987)。另一项来自伯明翰的462对妇女双生儿的研究亦支持Dalton等的结果,并认为PMS是具遗传性的(Vanden Akker等,1987)。口服避孕药(OC)似可降低PMS的发生率。爱丁堡大学于1974年调查3 298名妇女,其中756人服用OC,2 542人未服,结果发现口服OC者较少发生PMS(Sheldrake和Cormack,1976)。月经长周期(>40天)和周期不规律者PMS发生率低,而且主要表现为躯体症状如胃痛、背痛和嗜睡。月经周期长度在31～40天者体验到较多的经前症状,而且躯体症状和情绪症状均明显。短而不规律的月经周期妇女则经前症状主要

表现为情绪症状,如抑郁、紧张和激惹(Sheldrake 和 Cormack,1976)。

PMS 与产后抑郁症呈正相关,已得到证实。Dalton(1982)报道 610 例 PMS 妇女中,56％在产后出现抑郁症。一些妇女回忆 PMS 是继产后抑郁症之后发生的,另一些则报道受孕前出现 PMS,但 PMS 的严重程度却在产后抑郁症减轻后加重。

PMS 与围绝经期综合征的相关性也为多数学者研究证实。PMS 与围绝经期综合征均有心理症状及躯体症状,均可表现为与卵巢激素水平波动相关的烦躁、抑郁、疲惫、失眠及乳房胀痛、水肿等,在激素水平稳定后(月经结束及绝经后数年)原有症状及体征消失。在经前期和围绝经期原有的抑郁等心理疾病可表现增强,因此 PMS 和围绝经期抑郁均需和原发心理疾病相鉴别。除了临床表现的相关性,围绝经期综合征和 PMS 在流行病学上也密切相关。Harlow 等的研究发现,围绝经期综合征的女性在抑郁流行病学评分(CES-D)中表现为明显抑郁者,多数患有 PMS。同样 Becker 等用视觉模拟评分(VAS)评价女性的心情状态,也发现女性围绝经期的情绪感受与既往经前期的心境变化明显相关。Freeman 等的研究认为患有 PMS 的女性在围绝经期出现抑郁、失眠、性欲低下的可能性大。因此,PMS 在一定程度上可以预测围绝经期抑郁的出现。在易感人群中,PMS 和围绝经期抑郁不但易相继出现,还常常同时发生。围绝经期女性,患有围绝经期抑郁的较未患者出现月经周期相关症状及 PMDD 的明显增多。在 Richards 等的研究中有 21％的围绝经期抑郁患者同时伴有中度以上的 PMDD,而仅有 3％的围绝经期非抑郁女性出现这一疾病。此外,患有 PMS 及围绝经期抑郁的女性也常伴有其他激素相关的情绪异常如产褥抑郁,及其他激素非相关的心理疾病如抑郁症。

经前期综合征与精神疾病关系受到妇科学家、心理学家、精神病学家较多的重视与研究。妇女复发性精神病状态,不论是认知、情感或混合功能障碍均易于在经前复发。Schukit(1975)和 Wetzel(1975)报道类似结果,情感性疾病患者不仅 PMS 发生率高(72％),症状严重,出现经前不适症状亦较正常人多(Coppen,1956),并且现存的情感症状在经前趋向恶化。精神分裂症患者往往在经前恶化,急性精神病症状掩盖了经前不适,导致对检出 PMS 发生率带来困难。多数研究指出,经前期和月经期妇女自杀较之其他阶段多,但这些资料的取得多系回顾性。Mackinnon(1959)的研究并非回顾性,而系死后病理检查子宫内膜改变以确定月经周期。他们指出,黄体期自杀者增多,其高峰在黄体期的早、中期,死于黄体中期者约占 60％;与其他死亡者比较,自然死亡发生于黄体期者占 84％,意外事故为 90％,自杀为 89％,提示在月经周期后半期内妇女容易死于自杀、外伤、中毒和疾病。

三、病因与发病机制

近年研究表明,PMS 病因涉及诸多因素的联合,如社会心理因素、内分泌因素及神经递质的调节等。但 PMS 的准确机制仍不明,一些研究结果尚有矛盾之处,进一步的深入研究是必要的。

(一)社会心理因素

情绪不稳定及神经质、特质焦虑者容易体验到严重的 PMS 症状。应激或负性生活事件可加重经前症状,而休息或放松可减轻之,均说明社会心理因素在 PMS 的发生或延续上发挥作用。

(二)内分泌因素

1.孕激素

英国妇产科学家 Dalton(1984)推断 PMS 是由于经前孕酮不足或缺陷,而且应用黄体酮治疗可以获得明显效果。然而相反的报道则发现 PMS 妇女孕酮水平升高。Hammarback 等 (1989)对 18 例 PMS 妇女连续 2 月逐日测定血清雌二醇和孕酮,发现严重 PMS 症状与黄体期血清这两种激素水平高相关。孕酮常见的不良反应如心境恶劣和焦虑,类似普通的经前症状。

这一疾病仅出现于育龄女性,青春期前、妊娠期、绝经后期均不会出现,且仅发生于排卵周期的黄体期。给予外源性孕激素可诱发此病,在激素替代治疗(hormone replace therapy,HRT)中使用孕激素建立周期引发的抑郁情绪和生理症状同 PMS 相似;曾患有严重 PMS 的女性,行子宫加双附件切除术后给予 HRT,单独使用雌激素不会诱发 PMS,而在联合使用雌孕激素时 PMS 复发。相反,卵巢内分泌激素周期消失,如双卵巢切除或给予促性腺激素释放激素激动剂 (GnRHa)均可抑制原有的 PMS 症状。因此,卵巢激素尤其是孕激素可能与 PMS 的病理机制有关,孕激素可增加女性对甾体类激素的敏感性,使中枢神经系统受激素波动的影响增加。

2.雌激素

(1)雌激素降低学说:正常情况下雌激素有抗抑郁效果,经前雌激素水平下降可能与 PMS,特别是经前心境恶劣的发生有关。Janowsky(1984)强调雌激素波动(中期雌激素明显上升,继之降低)的作用。

(2)雌激素过多学说:持此说者认为雌激素水平绝对或相对高,或者对雌激素的特异敏感性可招致 PMS。Morton(1950)报道给妇女注入雌激素可产生 PMS 样症状。Backstrom 和 Cartenson(1974)指出,具有经前焦虑的妇女,雌激素/黄体酮比值较高。雌孕激素比例异常可能与 PMS 发生有关。

3.雄激素

Lahmeyer(1984)指出,妇女雄激素来自卵巢和肾上腺。在排卵前后,血中睾酮水平随雌激素水平的增高而上升,且由于大部分来自肾上腺,故于围月经期并不下降,其时睾酮/雌激素及睾酮/孕激素之比处于高值。睾酮作用于脑可增强两性的性驱力和攻击行为,而雌激素和孕酮可对抗之。经前期雌激素和孕酮水平下降,脑中睾酮失去对抗物,这至少与一些人 PMS 的发生有关,特别是心境改变和其他精神病理表现。

(三)神经递质

研究表明在 PMS 女性中血清性激素的浓度表现为正常,这表明除性激素外还可能有其他因素作用。PMS 患者常伴有中枢神经系统某些神经递质及其受体活性的改变,这种改变可能与中枢对激素的敏感性有关。一些神经递质可受卵巢甾体激素调节,如 5-羟色胺(5-HT)、乙酰胆碱、去甲肾上腺素、多巴胺等。

1.乙酰胆碱(Ach)

Janowsky(1982)推测 Ach 单独作用或与其他机制联合作用与 PMS 的发生有关。在人类 Ach 是抑郁和应激的主要调节物,引起脉搏加快和血压上升,负性情绪,肾上腺交感胺释放和止痛效应。Rausch(1982)发现经前胆碱能占优势。

2.5-HT 与 γ-氨基丁酸

经前 5-HT 缺乏或胆碱能占优势可能在 PMS 的形成上发挥作用。选择性 5-HT 再摄取阻断剂(SSRIs),如氟西汀、舍曲林问世后证明它对 PMS 有效,而那些主要作用于去甲肾上腺素能的三环类抗抑郁药的效果较差,进一步支持 5-HT 在 PMS 病理生物学中的重要作用。PMDD 患者与患 PMS 但无情绪障碍者及正常对照组相比,5-HT 在卵泡期增高,黄体期下降,波动明显增大,因此 Inoue 等认为,5-HT 与 PMS、PMDD 出现的心理症状密切相关。5-羟色胺能系统对情绪、睡眠、性欲、食欲和认知具有调节功能,在抑郁的发生发展中起到重要作用。雌激素可增加5-HT 受体的数量及突触后膜对 5-HT 的敏感性,并增加5-HT的合成及其代谢产物 5-羟吲哚乙酸的水平。有临床研究显示选择性 5-HT 再摄取抑制剂(SSRIs)可增加血液中 5-HT 的浓度,对治疗 PMS/PMDD 有较好的疗效。

另外,有研究认为在抑郁、PMS、PMDD 的患者中 γ-氨基丁酸(GABA)活性下降,Epperson 等用磁共振质谱分析法测定 PMDD 及正常女性枕叶皮质部的 GABA、雌激素、孕激素等水平发现,PMDD 者卵泡期 GABA 水平明显低于对照组;同时 Epperson 等认为 PMDD 患者可能存在 GABA 受体功能的异常。PMS 女性黄体期异孕烷醇酮水平较低,而异孕烷醇酮有 GABA 激活作用,因此低水平的异孕烷醇酮使 PMS 女性 GABA 活性降低,产生抑郁。此外,雌激素兼具增加 GABA 的功能及 GABA 受体拮抗剂的双重功能。

3.类阿片物质与单胺氧化酶

Halbreich 和 Endicott(1981)认为内啡肽水平变化与 PMS 的发生有关。他们推测 PMS 的许多症状类似类阿片物质撤出。目前认为在性腺类固醇激素影响下,过多暴露于内源性阿片肽并继之脱离接触可能参与 PMS 的发生(Reiser 等,1985)。持单胺氧化酶(MAO)学说则认为 PMS 的发生与血小板 MAO 活性改变有关,而这一改变是受孕酮影响的(Klaiber 等,1971)。正常情况下,雌激素对 MAO 活性有抑制效应,而黄体酮对组织中 MAO 活性有促进作用。MAO 活性增强被认为是经前抑郁和雌激素/孕激素不平衡发生的中介。MAO 活性增加可以减少有效的去甲肾上腺素,导致中枢神经元活动降低和减慢。MAO 学说可解释经前抑郁和嗜睡,但无法说明其他众多的症状。

4.其他

前列腺素可影响钠潴留,以及精神、行为、体温调节及许多 PMS 症状,前列腺素合成抑制剂能改善 PMS 躯体症状。一般认为此类非甾体抗炎药物可降低引起 PMS 症状的中介物质的组织浓度起到治疗作用。维生素 B_6 是合成多巴胺与五羟色胺的辅酶,维生素 B_6 缺乏与 PMS 可能有关,一些研究发现维生素 B_6 治疗似乎比安慰剂效果好,但结果并非一致。

四、临床表现

历来提出的症状甚为分散,可达 200 项之多,近年研究提出大约 20 类症状是常见的,包括躯体、心理和行为 3 个方面。其中恒定出现的是头痛、疼痛、肿胀、嗜睡、易激惹和抑郁,行为笨拙,渴望食物。但表现有较大的个体差异,取决于躯体健康状态、人格特征和环境影响。

(一)躯体症状

1.水潴留

经前水潴留一般多见于踝、小腿、手指、腹部和乳房,可导致乳房胀痛、体重增加、面部虚肿或水肿,腹部不适或胀满或疼痛,排尿量减少。这些症状往往在清晨起床时明显。

2.疼痛

头痛较为常见,背痛、关节痛、肌肉痛、乳房痛发生率亦较高。

3.自主神经功能障碍

常见恶心、呕吐、头晕、潮热、出汗等。可出现低血糖,许多妇女渴望摄入甜食。

(二)心理症状

主要为负性情绪或心境恶劣。

1.抑郁

心境低落、郁郁不乐、消极悲观、空虚孤独,甚至有自杀意念。

2.焦虑、激动

烦躁不安,似感到处于应激状态。

3.运动共济和认知功能改变

可出现行动笨拙、运动共济不良、记忆力差、自感思路混乱。

(三)行为改变

可表现为社会退缩,回避社交活动;社会功能减低,判断力下降,工作时失误;性功能减退或亢进等改变。

五、诊断与鉴别诊断

(一)诊断标准

PMS 具有三项属性(经前期出现,在此以前无同类表现,经至消失),诊断一般不难。

美国国立精神卫生研究院的工作定义如下:一种周期性的障碍,其严重程度是以影响一个妇女生活的一些方面(如为负性心境,经前一周心境障碍的平均严重程度较之经后一周加重30%),而症状的出现与月经有一致的和可以预期的关系。这一定义规定了 PMS 的症状出现与月经有关,对症状的严重程度做出定量化标准。美国精神学会对经前有精神症状(premenstrual dysphoric disorder,PMDD)的 PMS 测定的诊断标准见表 4-4。

表 4-4 PMS 的诊断标准

对患者 2～3 个月经周期所记录的症状前瞻性评估。在黄体期的最后一个星期存在 5 个(或更多个)下述症状,并且在经后消失,其中至少有 1 种症状必须是(1)、(2)、(3)或(4)。
(1)明显的抑郁情绪,自我否定意识,感到失望。
(2)明显焦虑、紧张,感到"激动"或"不安"。
(3)情绪不稳定,比如突然伤感、哭泣或对拒绝增加敏感性。
(4)持续和明显易怒或发怒或与他人的争吵增加。
(5)对平时活动(如工作、学习、友谊、嗜好)的兴趣降低。
(6)主观感觉注意力集中困难。
(7)嗜睡、易疲劳或能量明显缺乏。
(8)食欲明显改变,有过度摄食或产生特殊的嗜食渴望。
(9)失眠。
(10)主观感觉不安或失控。
(11)其他身体症状,如乳房触痛或肿胀、头痛、关节或肌肉痛、肿胀感、体重增加。
这些失调必是明显干扰工作、学习或日常的社会活动及与他人的关系(如逃避社会活动,生产力和工作学习效率降低)。
这些失调务必不是另一种疾病加重的表现(如重症抑郁症、恐慌症、恶劣心境或人格障碍)

(二)诊断方法

前瞻性每天评定计分法目前获得广泛应用,它在确定 PMS 症状的周期性方面是最为可信的,评定周期需患者每天记录症状,至少记录 2～3 个周期,见表 4-5。

表 4-5　经前症状日记

姓名		日期		末次月经		
	周一	周二	周三	周四	周五	周六	周日
月经(以×表示)							
体重增加							
臂/腿肿胀							
乳房肿胀							
腹部肿胀							
痛性痉挛							
背痛							
身体痛							
神经紧张							
情绪波动							
易怒							
不安							
失去耐心							
焦虑							
紧张							
头晕							
抑郁							
健忘							
哭闹							
精神错乱							
失眠							
嗜甜食							
食欲增加							
头痛							
疲劳							
兴奋							
松弛							
友好							
活力							
每天体重							
每天基础体温							

①每晚记下你注意到的上述症状:无,空格;轻,记1;中,记2(干扰每天生活);重,记3(不能耐受)。②记录每天清晨的体重(排空膀胱)。③起床前测基础体温。

(三)鉴别诊断

1.月经周期性精神病

PMS 可能是在内分泌改变和心理社会因素作用下起病的,而月经周期性精神病则有着更为深刻的原因和发病机制。PMS 的临床表现是以心境不良和众多躯体不适组成,不致发展为重型精神病形式,可与月经周期性精神病区别。

2.抑郁症

PMS 妇女有较高的抑郁症发生风险,以及抑郁症患者较之非情感性障碍患者有较高的 PMS 发生率已如上述。根据 PMS 和抑郁症的诊断标准,可做出鉴别。

3.其他精神疾病经前恶化

根据 PMS 的诊断标准与其他精神疾病经前恶化进行区别。

需注意疑难病例诊断过程中妇科、心理、精神病专家协作的重要性。

六、治疗

PMS 的治疗应针对躯体、心理症状、内在病理机制和改变正常排卵性月经周期等方面。此外,心理治疗和家庭治疗亦受到较多的重视。轻症 PMS 病例采取环境调整、适当膳食、身体锻炼、改善生活方式、应激处理和社会支持等措施即可,重症患者则需实施以下治疗。

(一)调整生活方式

包括合理的饮食与营养,适当的身体锻炼、戒烟、限制盐和咖啡的摄入。可改变饮食习惯,增加钙、镁、维生素 B_6、维生素 E 的摄入等,但尚没有确切、一致的研究表明以上维生素和微量元素治疗的有效性。体育锻炼可改善血液循环,但其对 PMS 的预防作用尚不明确,多数临床专家认为每天锻炼 20～30 分钟有助于加强药物治疗和心理治疗。

(二)心理治疗

心理因素在 PMS 发生中所起的作用是不容忽视的。精神刺激可诱发和加重 PMS。要求患者日常保持乐观情绪,生活有规律,参加运动锻炼,增强体质,行为疗法曾用以治疗 PMS,放松技术有助于改善疼痛症状。生活在经前综合征妇女身边的人,如父母、丈夫、子女等,要多关心患者,对她们在经前出现的心境烦躁、易激惹等给以容忍和同情。工作周围的人也应体谅她们经前发生的情绪症状,在各方面予以照顾,避免在此期间从事驾驶或其他具有危险性的作业。

(三)药物治疗

1.精神药物

(1)抗抑郁药:5-羟色胺再摄取抑制剂(selective serotonergic reuptake inhibitors,SSRIs)对 PMS 有明显疗效,达 60%～70% 且耐受性较好,目前认为是一线药物。如氟西汀(百忧解)20 mg 每天一次,经前口服至月经第 3 天。减轻情感症状优于躯体症状。舍曲林(Sertraline)剂量为每天 50～150 mg。三环类抗抑郁药氯丙咪嗪(Clomipramine)是一种三环类抑制 5 羟色胺和去甲肾上腺素再摄取的药物,每天 25～75 mg 对控制 PMS 有效,黄体期服药即可。SSRIs 与三环类抗抑郁药物相比,无抗胆碱能、低血压及镇静等不良反应,并具有无依赖性和无特殊的心血管及其他严重毒性作用的优点。SSRIs 除抗抑郁外也有改善焦虑的效应,目前应用明显多于三环类。

(2)抗焦虑药:苯二氮䓬类用于治疗 PMS 已有很长时间,如阿普唑仑为抗焦虑药,也有抗抑郁性质,用于 PMS 获得成功,起始剂量为 0.25 mg,每天 2～3 次,逐渐递增,每天剂量可达 2.4 mg或 4 mg,在黄体期用药,经至即停药,停药后一般不出现戒断症状。

2.抑制排卵周期

(1)口服避孕药:作用于 H-P-O 轴可导致不排卵,常用以治疗周期性精神病和各种躯体症状。口服避孕药对 PMS 的效果不是绝对的,因为一些亚型用本剂后症状不仅未见好转反而恶化。就一般病例而论复方短效单相口服避孕药均有效。国内多选用复方炔诺酮或复方甲地孕酮。

（2）达那唑：一种人工合成的17α-乙炔睾酮的衍生物，对下丘脑-垂体促性腺激素有抑制作用。100～400 mg/d 对消极情绪、疼痛及行为改变有效，200 mg/d 能有效减轻乳房疼痛。但其雄激素活性及致肝功能损害作用，限制了其在 PMS 治疗中的临床应用。

（3）促性腺激素释放激素激动剂（GnRHa）：GnRHa 在垂体水平通过降调节抑制垂体促性腺激素分泌，造成低促性腺激素水平及低雌激素水平，达到药物切除卵巢的疗效。有随机双盲安慰剂对照研究证明 GnRHa 治疗 PMS 有效。单独应用 GnRHa 应注意低雌激素血症及骨量丢失，故治疗第 3 个月应采用反加疗法（add-back therapy）克服其不良反应。

（4）手术切除卵巢或放射破坏卵巢功能：虽然此方法对重症 PMS 治疗有效，但卵巢功能破坏导致绝经综合征及骨质疏松性骨折、心血管疾病等风险增加，应在其他治疗均无效时酌情考虑。对中、青年女性患者不宜采用。

3.其他

（1）利尿剂：PMS 的主要症状与组织和器官水肿有关。醛固酮受体拮抗剂螺内酯不仅有利尿作用，对血管紧张素功能亦有抑制作用。剂量为 25 mg，每天 2～3 次，可减轻水潴留，并对精神症状亦有效。

（2）抗前列腺素制剂：经前子宫内膜释放前列腺素，改变平滑肌张力、免疫功能及神经递质代谢。抗前列腺素如甲芬那酸 250 mg 每天 3 次，于经前 12 天起服用。餐中服可减少胃刺激。如果疼痛是 PMS 的标志，抗前列腺素有效。除对痛经、乳胀、头痛、痉挛痛、腰骶痛有效，对紧张易怒症状也有报道有效。

（3）多巴胺拮抗剂：高催乳素血症与 PMS 关系已有研究报道。溴隐亭为多巴胺拮抗剂，可降低 PRL 水平并改善经前乳房胀痛。剂量为 2.5 mg，每天 2 次，餐中服药可减轻不良反应。

（朱秀艳）

第三节 痛 经

痛经是指伴随着月经的疼痛。疼痛可以出现在行经前后或经期，主要集中在下腹部，常呈痉挛性，通常还伴有其他症状，包括腰腿疼、头痛、头晕、乏力、恶心、呕吐、腹泻、腹胀等。痛经是育龄期妇女常见的疾病，发生率很高，文献报道为 30%～80% 不等，每个人的疼痛阈值差异及临床上缺乏客观的评价指标使得人们对确切的发病率难以评估。我国 1980 年全国抽样调查结果表明：痛经发生率为 33.19%，其中原发性痛经占 36.06%，其余为继发性痛经。不同年龄段痛经发生率不同，初潮时发生率较低，随后逐渐升高，16～18 岁达顶峰，30～35 岁时下降，生育期稳定在 40% 左右，以后更低，50 岁时为 20% 左右。

痛经分为原发性和继发性两种。原发性痛经是指不伴有其他明显盆腔疾病的单纯性功能性痛经；继发性痛经是指因盆腔器质性疾病导致的痛经。

一、原发性痛经

青春期和年轻的成年女性的痛经大多数是原发性痛经,是功能性的,与正常排卵有关,没有盆腔疾病;但有大约10%的严重痛经患者可能会查出有盆腔疾病,如子宫内膜异位症或先天性生殖道发育异常。原发性痛经的发病原因和机制尚不完全清楚,研究发现原发性痛经发作时有子宫收缩的异常,而造成收缩异常的原因有局部前列腺素、白三烯类物质、血管升压素、催产素的增高等。

(一)病因和病理生理

1.子宫收缩异常

正常月经期子宫的基础张力<1.33 kPa,宫缩时可达16 kPa,收缩频率为3～4次/分。痛经时宫腔的基础压力提高,收缩频率增高且不协调。因此原发性痛经可能是子宫肌肉活动增强、过渡收缩所致。

2.前列腺素(PG)的合成和释放过多

子宫内膜是合成前列腺素的主要场所,子宫合成和释放前列腺素过多可能是导致痛经的主要原因。PG的增多不仅可以刺激子宫肌肉过度收缩,导致子宫缺血,并且使神经末梢对痛觉刺激敏感化,使痛觉阈值降低。

3.血管紧张素和催产素过高

原发性痛经患者体内的血管紧张素增高,血管紧张素可以引起子宫肌层和血管的平滑肌收缩加强,因此,被认为是引起痛经的另一重要因素。催产素是引起痛经的另一原因,临床上应用催产素拮抗剂可以缓解痛经。

4.其他因素

主要是精神因素,紧张、压抑、焦虑、抑郁等都会影响对疼痛的反应和主观感受。

(二)临床表现

原发性痛经主要发生在年轻女性身上,初潮或初潮后数月开始,疼痛发生在月经来潮前或来潮后,在月经期的48～72小时持续存在,疼痛呈痉挛性,集中在下腹部,有时伴有腰痛,严重时有恶心、呕吐、面色苍白、出冷汗等,影响日常生活和工作。

(三)诊断与鉴别诊断

诊断原发性痛经,首先要排除器质性盆腔疾病的存在。全面采集病史,进行全面的体格检查,必要时结合辅助检查,如B超、腹腔镜、宫腔镜、子宫输卵管碘油造影等,排除子宫器质性疾病。鉴别诊断主要排除子宫内膜异位症、子宫腺肌症、盆腔炎等疾病引起的于继发性痛经,还要与慢性盆腔痛相区别。

(四)治疗

1.一般治疗

对痛经患者,尤其是青春期少女,必须进行有关月经的生理知识教育,消除其对月经的心理恐惧。痛经时可卧床休息,热敷下腹部,还可服用非特异性的止痛药。研究表明,对痛经患者施行精神心理干预可以有效减轻症状。

2.药物治疗

(1)前列腺素合成酶抑制剂:非甾体抗炎药是前列腺素合成酶抑制剂,通过阻断环氧化酶通路,抑制前列腺素合成,使子宫张力和收缩力下降,达到止痛的效果。有效率60%～90%,服用简单,不良反应小,还可以缓解其他相关症状,如恶心、呕吐、头痛、腹泻等。用法:一般于月经来潮、痛经出现前开始服用,连续服用 2～3 天,因为前列腺素在月经来潮的最初 48 小时释放最多,连续服药的目的是减少前列腺素的合成和释放。因此疼痛时临时间断给药效果不佳,难以控制疼痛。

常用于治疗痛经的非甾体类药物及剂量见表 4-6。

表 4-6 常用治疗痛经的非甾体类止痛药

药物	剂量
甲芬那酸	首次 500 mg,250 mg/6 h
氟芬那酸	100～200 mg/6～8 h
吲哚美辛	25～50 mg/6～8 h
布洛芬	200～400 mg/6 h
酮洛芬	50 mg/8 h
芬必得	300 mg/12 h

布洛芬和酮洛芬的血药浓度 30～60 分钟达到峰值,起效很快。吲哚美辛等对胃肠道刺激较大,容易引起消化道大出血,不建议作为治疗痛经的一线药物。

(2)避孕药具:短效口服避孕药和含左炔诺孕酮的宫内节育器(曼月乐)适用于需要采用避孕措施的痛经患者,可以有效地治疗原发性痛经。口服避孕药可以使 50％的患者疼痛完全缓解,40％明显减轻。曼月乐对痛经的缓解的有效率也高达 90％左右。避孕药的主要作用是抑制子宫内膜生长、抑制排卵、降低前列腺素和血管升压素的水平。各类雌、孕激素的复合避孕药均可以减少痛经的发生,它们减轻痛经的程度无显著差异。

(3)中药治疗:中医认为痛经是由于气血运行不畅引起,因此一般以通调气血为主,治疗原发性痛经一般用当归、川芎、茯苓、白术、泽泻等组成的当归芍药散,效果明显。

3.手术治疗

以往对原发性痛经药物治疗无效者的顽固性病例,可以采用骶前神经节切除术,效果良好,但有一定的并发症。近年来,主要用子宫神经部分切除术。无生育要求者,可进行子宫切除术。

二、继发性痛经

继发性痛经是指与盆腔器官的器质性病变有关的周期性疼痛。常在初潮后数年发生。

(一)病因

有许多妇科疾病可能引起继发性痛经,它们包括以下。

1.典型周期性痛经的原因

处女膜闭锁、阴道横隔、宫颈狭窄、子宫异常(先天畸形、双角子宫)、子宫腔粘连(Asherman 综合征)、子宫内膜息肉、子宫平滑肌瘤、子宫腺肌病、盆腔瘀血综合征、子宫内膜异位症、IUD 等。

2.不典型的周期性痛经的原因

子宫内膜异位症、子宫腺肌病、残留卵巢综合征、慢性功能性囊肿形成、慢性盆腔炎等。

(二)病理生理

研究表明,子宫内膜异位症和子宫腺肌症患者体内产生过多的前列腺素,可能是痛经的主要原因之一。前列腺素合成抑制制剂可以缓解该类疾病的痛经症状。环氧化酶(COX)是前列腺素合成的限速酶,在子宫内膜异位症和子宫腺肌症患者体内表达量过度增高。这些均说明前列腺素合成代谢异常与继发性痛经的疼痛有关。

宫内节育器(IUD)的不良反应主要是月经过多和继发痛经,其痛经的主要原因可能是子宫的局部损伤和 IUD 局部的白细胞浸润导致的前列腺素合成增加。

(三)临床表现

痛经一般发生在初潮后数年,生育年龄妇女较多见。疼痛多发生在月经来潮之前,月经前半期达到高峰,此后逐渐减轻,直到结束。继发性痛经症状常有不同,伴有腹胀、下腹坠痛、肛门坠痛等。但子宫内膜异位症的痛经也有可能发生在初潮后不久。

(四)诊断和鉴别诊断

诊断继发性痛经,除了详细询问病史外,主要通过盆腔检查,相关的辅助检查,如 B 超、腹腔镜、宫腔镜及生化指标的化验等,找出相应的病因。

(五)治疗

继发性痛经的治疗主要是针对病因进行治疗,具体方法请参阅相关章节。

(朱秀艳)

第四节 功能失调性子宫出血

功能失调性子宫出血(简称功血)是因下丘脑-垂体-卵巢轴内分泌功能调节失衡所导致的大量的子宫出血,而没有器质性原因。功血可发生在青春期至绝经期之间的任何年龄,表现为周期的缩短、经期的延长和/或月经量的增多,是妇产科的常见病和多发病之一。临床上一般分为无排卵型和有排卵型两大类,85%的患者为无排卵型,其中绝大部分发生在绝经前期。

功血出血所涉及的机制各不相同,但每个机制均与类固醇激素的刺激相关。临床治疗的关键是要识别或确定发生机制。各式各样的内外生殖道病理都可以表现为无排卵性出血。仔细询问月经史和体格检查,通常可提供区别于其他异常出血的原因的大部分信息。当强烈怀疑有器质性改变或经验治疗失败时,需重新评估。

一、病理生理机制

(一)正常月经出血的生理

月经期的阴道流血是子宫内膜在卵巢周期的调控下发生的规律性剥脱的结果。它的正常周期的范围应是 25～35 天,一般大多数为 28～30 天。月经期的时间范围应是 2～7 天,一般大多数为 3～5 天。月经量平均是每周期 80 mL 左右。子宫内膜在卵巢周期的卵泡期中受雌激素的影响,发生增生期改变;排卵后,黄体形成分泌大量的孕激素和雌激素,子宫内膜发生分泌期改变。如果排出的卵母细胞没有发生受精,黄体的寿命为 10～12 天,当黄体自然萎缩造成雌孕激素的水平骤然下降到一定的水平,子宫内膜的血管破裂出血,形成黏膜下血肿和出血,内膜组织崩解,月经来潮。

1.月经的出血机制

经典的关于月经期出血的机制认为,一个月经周期的子宫内膜变化,是由于雌孕激素的撤退诱导子宫内膜基底层中的螺旋小动脉血管痉挛,引起内膜缺氧的凝固性坏死,导致月经的开始。而持续更强烈的血管收缩导致子宫内膜萎缩坏死脱落,月经血止。在下一个周期中产生的雌激素作用下子宫内膜上皮再生。

但是较近期的调查结果不支持经典的月经缺氧学说。在月经前,经过灌注研究未能证明子宫内膜血流减少,人类在处于月经前期子宫内膜并未测到经典的缺氧诱导因子。组织学证明,月经早期的子宫内膜是呈灶性坏死、炎症和凝血改变,而不是血管收缩和缺氧引起的弥漫性透明变性或凝固性坏死。过去十年中,月经发生机制的理论已经有所改变。可能不能完全用"血管事件"来解释,推测是延伸到子宫内膜基底层螺旋动脉系统上的子宫内膜功能层的毛细血管丛的酶的自身消化引发月经。月经止血的经典机制没有发生变化,包括了凝血机制、局部的血管收缩和上皮细胞再形成。血管事件在月经止血中发挥重要的作用。

2.月经出血机制相关的酶活性

由雌孕激素的撤退引起的子宫内膜酶降解机制,包括细胞内溶酶体酶的释放数量,炎性细胞的浸润蛋白酶和基质金属蛋白酶。在分泌早期,酸性磷酸酶和其他溶解酶只限于细胞内溶酶体内,孕激素抑制溶酶体膜的稳定,抑制酶的释放。由于雌激素和孕激素水平在经前下降,溶酶体膜破坏,酶释放到上皮细胞和间质细胞的胞质中,最终进入细胞间隙。完好的子宫内膜表层和桥粒可以阻碍这些蛋白酶对自身的消化降解,桥粒的溶解也就破坏了这个防御功能,造成内膜细胞连接的崩解导致血管内皮细胞中血小板沉积,前列腺素释放,血管栓塞,红细胞渗出和组织坏死。

3.月经出血时内膜的炎性反应

孕激素撤退也会刺激子宫内膜的炎性反应。在月经前期,子宫内膜白细胞总数显著增加,较血浆增加高达40%,子宫内膜中炎性细胞浸润(包括中性粒细胞、嗜酸性粒细胞、巨噬细胞和单核细胞),趋化因子合成的白细胞介素-8(IL-8)等细胞因子增加。月经时,白细胞产生一系列细胞分子活化,包括细胞因子、趋化因子及一系列的酶,有助于降解细胞外基质,直接或间接地激活其他蛋白酶。

基质金属蛋白酶是蛋白水解酶家族的一种,可降解细胞外基质和基膜。基质金属蛋白酶包括了可降解细胞间质和基膜的胶原酶,进一步消化胶原的胶原酶,可连接纤维蛋白、层粘连蛋白和糖蛋白的纤维连接蛋白。每个家族成员都需要酶作用底物和以酶原形式存在,能被纤维蛋白酶、白细胞蛋白酶或其他金属蛋白酶激活。在月经前期子宫内膜酶原被广泛激活并显著增加。总之,孕激素抑制子宫内膜金属蛋白酶的表达,孕激素的撤退促进了细胞外基质的金属蛋白的酶的分泌,局部子宫内膜上皮细胞、基质和血管内皮细胞和局部组织的基质金属蛋白酶抑制了酶的活化。在正常月经后因为增加的雌激素水平,金属蛋白酶的表达也是被抑制的。

4.月经的内膜毛细血管出血机制

由于子宫内膜内逐渐增加的酶的降解,最终扰乱了内膜下毛细血管和静脉血管系统,导致间质出血;内膜的表面破溃,血液流入子宫内膜腔。最终内膜的改变延伸到功能层,基底动脉破裂导致增厚、水肿和松懈的内膜间质出血。子宫内膜脱落开始并逐步延伸至宫底。

月经血是包括子宫内膜碎片、大量的炎症细胞、红细胞和蛋白水解酶。由于纤溶酶对纤维蛋白的溶解作用,使月经血呈不凝固,并促进蜕变组织排出。纤维蛋白酶原(纤维蛋白溶酶原激活剂)常出现在分泌晚期和月经期内膜中,激活了蛋白激酶导致出血。在一定程度上,月经出血量是由纤维蛋白溶解和凝固之间的平衡所决定的。子宫内膜间质细胞组织因子和纤溶酶原激活物抑制物(PAI)-1促进凝血纤维溶解之间的平衡。月经早期,血管内血小板及血栓形成自限性地减少出血量。血小板减少症及血友病的妇女月经量多,可以推断在月经止血中血小板和凝血因子的重要作用。然而,最终的月经出血停止依赖于血管收缩反应,有可能是子宫内膜基底层螺旋动脉,或子宫肌层的动脉的收缩。内皮素是强有力的长效血管收缩剂,月经期子宫内膜含有高浓度的内皮素和前列腺素,两者共同作用导致螺旋动脉收缩。

5.子宫内膜月经期出血还受到内分泌和免疫系统各种因子的调节

(1)前列腺素(prostaglandins,PGs):PGs 在全身分布广泛。子宫内膜不仅是 PGs 的合成场所,也是作用部位。主要的种类是 $PGF_{2\alpha}$ 和 $PGE_{2\alpha}$。PGs 在月经周期各个阶段都有分泌,但在月经期含量最高。PGs 对血管平滑肌有强收缩作用,在雌孕激素的调控下,使月经期子宫内膜血管发生痉挛,出血。

(2)血管内皮素(endothelin,ET):内皮素-1 是一种强血管收缩剂,在子宫内膜中合成和释放。它能够促使 $PGF_{2\alpha}$ 的合成,对月经后内膜修复起重要的作用。

(3)雌激素受体和孕激素受体:雌激素受体有 ERα 和 ERβ 两个亚型,在内膜中以 ERα 为主。孕激素受体亦有 PRA 和 PRB 两个亚型,位于子宫内膜的受体以 PRA 为主。雌孕激素通过其受体分别作用在子宫内膜上,使子宫内膜产生周期性改变。雌激素促使子宫内膜腺体和腺上皮增生,而孕激素则促使子宫内膜间质水肿,使间质中的酸性黏多糖结构崩解,便于内膜的剥脱。

(4)溶酶体酶:在月经周期中的子宫内膜,受雌孕激素调节,合成许多溶酶体,包含很多种水解酶。当雌孕激素水平下降或撤退时,溶酶体膜释放大量水解酶和胶质酶,使子宫内膜崩解,刺激 PGs 的大量合成,使螺旋小动脉痉挛性收缩,继而破裂出血。

(5)基质金属蛋白酶(matrix metalloproteinase,MMPs):MMPs 包括胶原酶、明胶酶、间质溶解素等,月经期子宫内膜中分泌增多,这些酶对细胞外基质有强的降解作用,可能参与月经内膜的溶解和破坏的机制。

6.正常月经出血的自限性模式

(1)在雌孕激素同时撤退时,子宫内膜脱落产生月经。由于月经周期中的雌孕激素均匀作用于整个子宫内膜,导致内膜功能层脱落和基底上皮层血管收缩、血液凝固、上皮重建等机制有效地限制出血的量和时间。

(2)随着雌孕激素序贯刺激子宫内膜,使上皮细胞增殖、间质细胞和微血管的结构稳定,避免了内膜的突破性出血。

7.子宫内膜对类固醇激素的生理和药理反应

正常月经出血是由一个排卵周期结束后雌孕激素同时撤退引起的。同样的出血机制也出现在黄体酮撤退时或激素剂量不足时,包括绝经后雌孕激素替代治疗后和规律口服避孕药后的阴道出血。在这种情况下,出血一般是可预测的,量和时间都是可控的。

(1)雌激素撤退性出血:卵巢去势,即双侧卵巢切除术后的妇女或绝经后妇女接受单一的雌激素替代治疗时或停药时可发生出血,或某些患者排卵前雌激素短暂下降时可引起月经间期出血。

(2)雌激素突破性出血:发生在各种原因的长期持续性无排卵的妇女。雌激素突破性出血的量和持续时间取决于子宫内膜雌激素作用的剂量和持续时间。相对较低的长时间的雌激素刺激通常出血量少或点滴出血,但持续时间较长。而持续的高水平雌激素刺激常在时间不等的闭经后,发生急剧的大量出血。

(3)孕激素撤退性出血:发生在外源性孕激素治疗停止后。孕激素撤退性出血通常只发生在已经有一定外源性或内源性雌激素的子宫内膜中。出血量和持续时间差别很大,一般与既往雌激素刺激子宫内膜的时间和量有关。雌激素水平作用或闭经时间很短时,出血程度轻,量很少,甚至可能不会发生出血。雌激素高水平持续作用或闭经很长时间时,出血可能量大,持续时间长,但仍然是自限性的。在接受外源性雌激素和孕激素治疗的妇女,即使雌激素持续应用,孕激素撤退仍然可以发生出血;当雌激素水平提高10倍时,孕激素撤退性出血可能会延长。

(4)孕激素突破性出血:孕激素突破性出血发生在孕激素和雌激素的比值较高时,特别是单独使用孕激素避孕药或其他长效孕激素(孕激素植入物,甲羟孕酮)时,除非有足够的雌激素水平与孕激素对抗才能止血。非常类似于雌激素水平低时的突破性出血。使用结合雌孕激素口服避孕药的妇女有时也会有突破性出血。尽管所有的口服避孕药含有标准药理学上雌激素和孕激素的剂量,但孕激素始终是主导成分。

(二)功血的出血机制

1.无排卵性功血

因排卵障碍,下丘脑-垂体-卵巢轴的功能紊乱,卵巢自然周期丧失,子宫内膜没有周期性的雌孕激素的作用,而为单一的雌激素刺激,不规则地发生雌激素突破性出血。因为雌激素对内膜的增生作用,间质缺少孕激素所诱导的溶解酶的生成和基质的降解,子宫内膜常常剥脱不完全,修复不同步,使阴道出血淋漓不尽。内膜组织反复剥脱,组织破损使纤维溶解酶活化,子宫内膜纤溶亢进,局部凝血功能缺陷,出血不止;但如果雌激素水平较高,对内膜的作用较强,子宫内膜持续增厚而不发生突破性出血,临床上出现闭经。一旦发生突破性出血,血量将会很大,甚至出现失血性贫血和休克。最严重的无排卵性出血往往发生在雌激素水平持续刺激,而无孕激素作用的妇女。临床上多见的是多囊卵巢综合征、肥胖女性、青春期和绝经期妇女。青少年可出现贫血,老年妇女则担心的是患癌症的风险。

无排卵性妇女的卵巢类固醇激素对子宫内膜刺激的模式是混乱和不可预测的。根据定义,无排卵女性总是处于卵巢周期的卵泡期和子宫内膜增生期。子宫内膜唯一接受的卵巢激素是雌激素,子宫内膜受雌激素持续刺激,异常增生但高度脆弱。持续性增生和局灶增殖的子宫内膜近基质层表面的细胞小血管多灶破裂,基质细胞内毛细血管的血小板/纤维蛋白血栓形成脱落。因此,功血的发生不仅与异常增生的上皮和基质细胞组成的子宫内膜密切相关,还与内膜表面的微循环有关。

在持续增生和增殖的子宫内膜中毛细血管非正常增加、扩张,超微结构的研究揭示了这种非正常的结构使得组织变脆弱。微血管异常也可能是导致不正常出血的直接原因。从组织学和分子生物学研究表明,增生的异常血管结构脆弱、易破裂,引起溶酶体蛋白水解酶的释放,周围上皮细胞、基质细胞、迁徙白细胞和巨噬细胞聚集,导致了无排卵性出血。一旦启动,这个过程进一步加剧了局部前列腺素的释放尤其是前列腺素 E_2(PGE$_2$),其他分子抑制毛细血管血栓和降低毛细血管静脉丛的形成。因为局部浅表组织破损,子宫内膜基底层和肌层血管不发生收缩。正常月经的止血机制是子宫上皮细胞修复重建和内膜增生。然而,在异常月经出血中多个局灶上皮细胞修复和脱落出血与局灶性脱落。

2.有排卵性功血

有排卵性功血的子宫内膜虽然有周期性的雌孕激素刺激,但其规律和调节机制的缺陷,使子宫内膜不能正常剥脱。①黄体萎缩不全是由于溶黄体因子功能不良或缺陷,使黄体萎缩的时间过长,孕激素持续分泌,子宫内膜呈不规则剥脱,出现阴道持续流血不止。②黄体功能不足也是一种常见的内分泌紊乱,卵泡缺乏足够的 FSH 的刺激,卵泡颗粒细胞增生不良,不能分泌足够的雌激素,并且卵泡不能成熟,因而无法具备正常的颗粒黄体细胞来提供孕酮的分泌。还可以因为下丘脑-垂体分泌促性腺激素 LH 的频率和幅度的异常,使得卵泡黄体细胞不能产生足够的孕酮,子宫内膜的分泌相对滞后和缩短,月经周期变短和频繁,出血量增多。

二、诊断

一般视月经周期短于 21 天,月经期长于 7 天或经量多于 80 毫升/周期,为异常子宫出血,经临床检查排除器质性的病变,如子宫肌瘤、凝血机制障碍等,方能作出功血的诊断。如果出血量较多,可能伴随失血性贫血的临床症状和体征。

(一)病史

月经史是区别无排卵性子宫出血和其他异常出血最简单而重要的方法。详细记录月经周期时间(天数,规律性)、月经量(多,少,或变化)、持续时间(正常或延长,一致的或变化的)、月经异常的发病特点(初潮前,突然的,渐进的)、发生时间(性交后,产后,体重增加或减少)、伴随症状(经前期不适,痛经,性交困难,溢乳,多毛)、全身性疾病(肾,肝,造血系统,甲状腺)和药物(激素,抗凝血剂)等均可以快速帮助评估出血原因,是否需要治疗。

(二)体检

体格检查应发现贫血的全身表现,应排除明显的阴道或宫颈病变,确定子宫的大小(正常或增大)、轮廓(光滑、对称或不规则)、质地(硬或软)和触痛。

(三)辅助检查

对大多无排卵性子宫出血的妇女,根据月经史便可以制订治疗方案,不需要额外的实验室或影像学检查。

1.妊娠试验

可以迅速排除任何与妊娠相关或妊娠并发症导致的异常子宫出血。

2.血常规

对于经期延长或经量增多的妇女,血常规可排除贫血和血小板减少症。

3.内分泌激素

(1)在黄体期血清孕酮测定可鉴别有无排卵,当数值大于 3 ng/mL 均提示有排卵可能。但出血频繁时很难确定检查孕激素的适当时机。

(2)血清促甲状腺激素(TSH)水平可迅速排除甲状腺疾病。

4.凝血机制检测

对那些有可疑的个人史或家族史的青少年,出现不明原因月经过多,凝血筛选实验可排除血性疾病。对于血友病患者凝血因子的检测是最好的筛查指标,同时需咨询血液病学家。

5.子宫内膜活组织检查

可以排除子宫内膜增生过长或癌症。年龄 40 岁以上是子宫内膜疾病的危险因素,所以需进行子宫内膜活检。在绝经前妇女的子宫内膜组织学异常的比例相对较高(14%),而月经规则者则较低(小于 1%)。目前广泛应用的宫腔吸引管较传统的方法可减少患者痛苦。除了可以发现任何子宫内膜疾病,活检有助于对子宫异常出血进一步诊断或直接止血。在异常出血,近期没有服用外源性孕激素的妇女,"分泌期子宫内膜"给排卵提供可靠的证据,就需进一步检查其他器质性病变。

6.子宫影像学检查

可以帮助区分无排卵性和器质性病变所致子宫出血,最常见的是子宫肌瘤、子宫内膜息肉。标准的经阴道超声检查可以检测子宫平滑肌瘤大小、位置,可以解释因肌瘤所致的异常出血或月经量过多。还可发现宫腔损伤,或薄或厚的子宫内膜。子宫内膜很薄(小于 5 mm)时,内膜活检可能根本取不到组织。在围绝经期和绝经后妇女子宫异常出血时,如果子宫内膜厚度小于4 mm或 5 mm,则认为没有必要进行子宫内膜活检,因为此时子宫内膜发生增生或癌症的风险很小。同样适用于绝经前期异常出血的妇女。但是否活检取决于临床证据和危险因素,而不是超声检测子宫内膜的厚度,一旦子宫内膜厚度增厚(大于 12 mm),就增加了疾病的危险。抽样研究表明,即使在临床病理诊断疾病风险低时也需行内膜活检;特别是当临床病史提示有长期雌激素作用史时,即使子宫内膜厚度正常,都应进行活检;当子宫内膜厚度大于 12 mm,即使临床没有发现病变时都应该行活检。

宫腔声学造影经阴道超声下,导管灌注无菌生理盐水充盈宫腔显示宫腔轮廓,显现子宫内小占位,敏感性和特异性均高于经阴道超声和宫腔镜检查。宫腔镜检查同时能诊断和治疗宫腔内病变。磁共振(MRI)方法可以诊断子宫内膜病变的性质,是否向基底层浸入。

7.宫腔镜检查

在治疗疾病中较其他方法侵入最小,现代宫腔镜直径仅有 2 mm 或 3 mm,对可疑诊断进行直观的诊断和精细手术操作。目前在各级医院已经相当普及。

三、分类诊断标准

(一)无排卵性功血

1.诊断的依据

各项排卵功能的检查结果为无排卵发生:①基础体温(basic body temperature,BBT)测定为单相;②闭经时、不规则出血时、经期 6 小时内或经前诊断性刮宫提示子宫内膜组织学检查无分泌期改变;③B 超动态监测卵巢无优势卵泡可见;④激素测定提示孕激素分泌始终处于基础低值水平;⑤宫颈黏液始终呈单一雌激素刺激征象。

2.病理诊断分类

(1)子宫内膜增生过长(国际妇科病理协会 ISGP,1998)。①简单型增生过长:即囊腺型增生过长,腺体增生有轻至中度的结构异常,子宫内膜局部或全部增厚,或呈息肉样增生;镜下为腺体数目增多,腺腔囊性扩大,犹如瑞士干酪样外观,腺上皮细胞高柱状,可形成假复层排列,无分泌表现。②复杂型增生过长:即腺瘤型增生过长,腺体增生拥挤且结构复杂,子宫内膜腺体高度增生,形成子腺体或突向腺腔,腺体数目明显增多,出现背靠背现象;腺上皮细胞呈复层或假复层排列,细胞核大、深染,有核分裂,但无不典型病变。③不典型增生过长:即癌前病变,10%～15%可转化为子宫内膜癌,腺上皮出现异型改变,增生层次增多,排列紊乱,细胞核大、深染有异型性。

(2)增生期子宫内膜:与正常月经周期的增生期子宫内膜完全一样,但不发生分泌期改变。

(3)萎缩型子宫内膜:子宫内膜萎缩,菲薄,腺体少而小,腺管狭而直,腺上皮为单层立方形或低柱状细胞。

3.常见的临床分类

(1)青春期功血:是指初潮后 1～2 年,一般不大于 18 岁,由于下丘脑-垂体-卵巢轴发育不完善,雌激素对下丘脑和垂体的反馈机制不健全,不能形成血 LH 的峰值诱发排卵,使子宫内膜缺乏孕激素作用而长期处于雌激素的刺激之下,继而出现子宫内膜不能同步脱落引发的子宫多量的不规则出血。

(2)围绝经期功血:该类患者由于卵巢功能衰退,雌激素分泌显著减少,不能诱导垂体的 LH 峰值发生排卵,出现周期、经期和经量不规则的子宫出血。

(3)育龄期的无排卵性功血:该组患者常常由于下丘脑-垂体-卵巢轴及肾上腺或甲状腺等内分泌系统功能紊乱造成。例如,多囊卵巢综合征造成的慢性无排卵现象,在临床上除了闭经、月经稀发外,也常常表现为功血。

(二)有排卵型功血

1.诊断依据

卵巢功能检测表明有排卵发生而出现的子宫异常出血:①基础体温(BBT)测定为双相;②经期前诊断性刮宫提示子宫内膜组织学检查呈分泌期改变;③B超动态监测卵巢可见优势卵泡生长;④黄体中期孕酮测定≥10 ng/mL;⑤宫颈黏液呈周期性改变。

2.常见的临床分类

(1)黄体功能不足:因不良的卵泡发育和排卵及垂体 FSH、LH 分泌,导致的黄体期孕激素分泌不足造成的子宫异常出血。表现:①经期缩短和经期延长;②基础体温高温相持续短于12天;③黄体期子宫内膜病理提示分泌相有2天以上的延迟,或分泌反应不良;④黄体中期的孕酮值持续 5~15 nmol/L。

(2)子宫内膜不规则脱落:发育良好的黄体萎缩时间过长,雌、孕激素下降缓慢,使子宫内膜不能同步剥脱,出现异常子宫出血。表现:①经期延长,子宫出血淋漓不净;②基础体温高温下降缓慢,伴有子宫不规则出血;③月经期第5天子宫内膜病理,提示仍可见到分泌期子宫内膜,并呈残留的分泌期子宫内膜和新增生的子宫内膜混合现象。

(三)子宫异常出血的其他类型鉴别

并非所有的不规则或月经过多或经期延长都是因为不排卵。妊娠并发症可通过一个简单的怀孕测试排除。任何可疑的子宫内膜癌和生殖道肿瘤都需要宫颈和子宫内膜活检。

1.慢性子宫内膜炎

慢性子宫内膜炎很少单独引起出血,但往往可能是一个间接的或促使异常出血的原因。炎症细胞释放蛋白水解酶,破坏上皮的毛细血管丛和表面上皮细胞,组织变脆弱。蛋白酶阻止内膜修复和血管的再生。此外,白细胞和巨噬细胞释放血小板活化因子和前列腺素这些强血管扩张剂使血管扩张,出血增加。

慢性炎症相关的异物反应,几乎可以肯定是导致月经增多的原因,这与带铜宫内节育器(IUD)导致异常子宫出血的机制相同。组织学研究提示慢性子宫内膜炎也与黏膜下肌瘤或肌壁间肌瘤、子宫内膜息肉引起的异常出血有关。

2.子宫肌瘤

子宫异常出血最常见的临床原因是子宫肌瘤,特别是导致排卵女性持续大量出血的主要病因,大多数患子宫肌瘤的妇女有正常月经。子宫肌瘤发病率高,首先需鉴别异常出血的原因是否为排卵异常或有其他原因。因此,肌瘤在不能排除其他明显因素导致异常出血,特别是当肌瘤不凸出在宫体外或脱出在子宫腔内的时候。经阴道超声通常提供关于肌瘤大小、数量和位置。

宫腔声学造影更清楚地显示肌瘤与子宫腔的关系,因此可帮助诊断无症状的肌瘤。肌瘤导致子宫异常出血的机制不是很清楚,可能主要取决于肌瘤的位置。组织学研究表明,黏膜下肌瘤和大而深的壁间肌瘤导致子宫内膜拉长和受压。受压迫的上皮细胞可能会导致慢性炎症,甚至溃烂、出血。在压迫或损坏的子宫内膜,血小板等其他止血机制也可能受到损害,进一步导致经期延长和大量出血。远离子宫内膜的多发的大肌瘤使患者宫腔表面积严重扩大,导致月经过多。

对有些妇女,内科治疗可以降低由子宫肌瘤导致的异常出血。黏膜下肌瘤的妇女使用口服避孕药可减少月经量和持续时间。非甾体抗炎药和促性腺激素释放激素激动剂对控制出血也有益处。

对造成异常出血的子宫肌瘤的手术治疗必须考虑到个性化,肌瘤大小、数量及位置、相对风险、手术利益和不同手术方案,以及年龄和生育要求。一般来说,对于单个黏膜下小肌瘤,不论年龄和生育要求宫腔镜下肌瘤切除术是合适的选择。对于多个黏膜下大肌瘤,宫腔镜下黏膜下肌瘤手术需要更多的技术和更大的风险,这些更适于有生育要求的妇女。位置较深的黏膜下子宫肌瘤根据手术技巧和生育要求选择宫腔镜下子宫肌瘤切除术、腹式子宫肌瘤切除术或子宫切除术。对于经验丰富的医师,腹腔镜子宫肌瘤切除术为未生育妇女提供了更多选择。对于多个子宫大肌瘤,没有生育要求的妇女首选的治疗是子宫切除术。

3.子宫内膜息肉

子宫内膜息肉是因慢性炎症和表面侵蚀等造成血管脆性增加的异常出血,较大的有蒂息肉在其顶部毛细血管易缺血坏死,阻止血栓形成。阴道超声或子宫声学造影可发现息肉,宫腔镜手术是一种简单高效治疗方法。

4.子宫内膜异位症

子宫内膜异位症是非子宫肌瘤而因月经过多行子宫切除最常见的病因。超声见到子宫肌层出现特异性回声可帮助诊断。磁共振成像也可用于鉴别子宫腺肌病和子宫肌瘤,主要表现局部厚度增加大于12 mm或与肌层厚度比小于40%,为最有价值的诊断标准,但是性能价格比是否合适还是需要考虑。带孕酮宫内避孕器是一种有效的治疗方法。在80%的患者子宫腺肌病和子宫肌瘤是同时发生的,增生的肌层多在子宫内膜异位灶附近,发生的机制可能类似于肌瘤。

5.出血性疾病

许多研究已提示月经过多与遗传的凝血功能障碍有关。当出现不能解释的月经过多时需要查凝血功能。血管性血友病是最常见的女性遗传性出血的疾病。血管性血友病在血液循环中缺少凝血因子Ⅷ,以致在血管损伤部位的血小板黏附蛋白和血栓形成减少。这种疾病有几个亚型,出血倾向在个人和家庭之间有很大的差异。

四、治疗原则

(一)无排卵性功血

1.支持治疗

对长期出血造成贫血的患者,要适当补充铁剂和其他造血营养成分;对急性大出血的患者,要及时扩容,补充血液成分,防止休克发生;对已经发生休克的患者,在争分夺秒止血的同时,应积极抗休克治疗,防止重要器官的衰竭;对长期出血的患者,要适当给予预防感染的治疗。去氨加压素是一种精氨酸加压素合成类似物,可用于治疗子宫异常出血的凝血功能障碍,特别是血管性血友病患者。该药物可静脉注射和可作为高度集中的鼻腔喷雾剂(1.5 mg/mL)使用。鼻腔喷雾制剂一般建议血友病的预防性治疗。

2.止血

(1)刮宫:适用于绝经前和育龄期出血的患者,可以同时进行子宫内膜的病理诊断;如果青春期功血在充分的药物治疗无效和生命体征受到威胁时,也可在麻醉下进行刮宫;雌激素低下的患者在刮宫后可能出现淋漓不净的子宫出血,需补充雌激素治疗。

(2)甾体激素。

雌激素:适用于内源性雌激素不足的患者,过去常用于青春期功血,现已较少用。①苯甲酸雌二醇 2 mg,每 6 小时 1 次,肌内注射,共 3～4 天血止;之后每 3 天减量 1/3,直至维持量 2 mg,每天 1 次,总时间 22～28 天。②结合雌激素 1.25～2.5 mg,每 6 小时 1 次,血止后每 3 天减量 1/3,直至维持量每天 1.25 mg,共 22～28 天。③雌二醇 1～2 mg,每 6 小时 1 次,血止后每 3 天减量 1/3,直至维持量每天 1 mg,共 22～28 天。

孕激素:适用于有一定内源性雌激素水平的无排卵性功血患者。炔诺酮 2.5 mg,每 6 小时 1 次,3～4 天血止后;以后每 3 天减量 1/3,直至维持量 2.5 mg,每天 2 次,总时间 22～28 天。含左炔诺孕酮(LNG)释放性宫内节育器(曼月乐)是 2 000 年批准在美国使用的唯一的孕激素释放性宫内节育器,使用年限是 10 年。近年来,在国际上因为性能价格比优越被广泛使用。由于孕酮可使子宫内膜转化,可使月经量减少 75％。与非甾体抗炎药(非类固醇消炎药)或抗纤溶药物相比,宫内节育器更有效。手术可以更显著地减少出血量,但闭经发生率高,这两种治疗方案在临床的满意度最高。

雌孕激素联合止血:是最常用和推荐的方法。①在孕激素止血的基础上,加用结合雌激素 0.625～1.25 mg,每天 1 次,共 22～28 天。②在雌激素止血的基础上,于治疗第 2 天起每天加用甲羟孕酮 10 mg 左右,共 22～28 天。③短效避孕药 2～4 片,每天 1 次,共 22～28 天。无论有无器质性病变,口服避孕药明显减少月经量。在不明原因的月经过多者,预计将减少约 40％的出血量。

雄激素:适用于绝经前功血。甲睾酮 25 mg,每天 3 次。每月总量不超过 300 mg。

其他药物:①非甾体抗炎药,抗前列腺素制剂氟芬那酸 200 mg,每天 3 次;在月经周期的人类子宫内膜中 PGE_2 和 $PGF_{2\alpha}$ 逐渐增加,月经期含量最高;非类固醇消炎药可以抑制 PG 的形成,减少月经失血量;非甾体抗炎药也可改变血栓素 A_2(血管收缩剂和血小板聚集促进剂)和前列环素(PGI_2)(血管扩张剂和血小板聚集抑制剂)的水平。一般情况下,类固醇抗炎药可减少约 20％的失血量。非类固醇消炎药可被视为无排卵性和功能失调性子宫大量出血的一线治疗方案。不良反应很少,通常开始出血时使用并持续 3 天。在正常月经中,非甾体抗炎药可改善痛经症状。②一般止血药,如纤溶药物氨甲苯酸、卡巴克洛等。③促性腺激素释放激素激动剂(GnRHα)可以短期止血,经常作为异常出血术前辅助治疗。月经过多伴严重贫血者术前使用 GnRHα 暂时控制出血,可使血红蛋白恢复正常,减少手术输血的可能性。GnRHα 治疗也往往减少子宫肌瘤和子宫的体积。在因为大肌瘤的子宫切除术前使用可以缩小子宫便于经阴道手术,并减少手术难度。GnRHα 可以减少在器官移植后免疫抑制药物降低性激素造成的毒性作用。然而,由于价格昂贵和低雌激素不良反应,使其不能作为长期治疗方案。

3.调整周期

止血治疗后调整周期的治疗是提高治愈效果的关键。止血周期撤药性出血后即开始周期治疗,共连续 4～6 个周期。对无生育要求的患者,可以长期周期性用药。

(1)对子宫内膜增生过长的患者,可给甲羟孕酮 10 mg,每天 1 次,共 22～28 天。

（2）对高雄激素血症，长期无排卵的患者，可给半量或全量短效避孕药周期用药。

（3）对雌激素水平较低的患者，可给雌孕激素序贯治疗调整周期，结合雌激素 0.625 mg，或雌二醇 2 mg 于周期第 5 天起，每天 1 次，共 22～28 天，于用药第 12～15 天起，加用甲羟孕酮 8～10 mg，每天 1 次共 10 天，两药同时停药。

4.诱导排卵

对要求生育的患者，在调整周期后，进行诱导排卵治疗。

（1）氯米芬：50～100 mg，于周期第 3～5 天起，每天 1 次共 5 天。B超监测卵泡生长。

（2）促性腺激素（HMG 或 FSH）：于周期第 3 天起，每天 0.5～2 支（每支 75 U），直至卵泡生长成熟；也可和氯米芬合用，于周期第 5～10 天，氯米芬 50 mg，每天 1 次，于周期第 2～3 天开始，每天或隔天 1 次肌内注射 HMG 或 FSH 75 U，直至卵泡成熟。

（3）人绒毛膜促性腺激素（HCG）：于卵泡生长成熟后，肌内注射 HCG 5 000 U，模拟内源性 LH 峰值促进卵母细胞的成熟分裂，发生排卵。

（4）促性腺激素释放激素（LHRH）：对下丘脑性功能失调的患者，可给 LHRH 泵式脉冲样静脉注射 25～50 μg，每 90～120 分钟的频率，促使垂体分泌 FSH 和 LH 刺激卵巢排卵。

5.手术治疗

对药物治疗无效，并且已经没有生育要求的患者，可以行手术治疗。

（1）子宫内膜去除术：现有的子宫内膜去除术包括热球法、微波法、电切法、热疗法、滚球法等。可以有效地破坏子宫内膜的基底层结构，起到止血的目的。这些操作大多在宫腔镜下进行，需要有经验的医师进行很细致的手术，防止子宫穿孔。热球法较为方便安全，但是内膜有可能残留，造成出血淋漓不净，也有个别手术后怀孕的病例。

（2）子宫血管选择性栓塞术：在大出血的急诊情况下，或黏膜下和肌壁间肌瘤，或子宫肌腺症患者，可以在 X 线下进行放射介入的选择性子宫血管栓塞术。能够紧急止血，并减少日后的出血量。有报道术后的患者似乎仍然可能妊娠。

（3）子宫切除术：对合并子宫器质性病变、不能或不愿行子宫内膜去除术的患者，可行子宫次全或全切术。

（4）子宫内膜消融术：是另一种日益流行的治疗月经过多的方法，尤其是药物治疗失败、效果不佳或耐受性的。有多种子宫内膜射频消融的方法，宫腔镜下 Nd:YAG（钕:Yttrium-铝-Garnet）激光气液化治疗现已超过 20 年的历史；虽然许多患者消融治疗后还需要后续治疗，使治疗费用升高，但获得的满意率高。近期有一些新的不需要宫腔镜的子宫内膜消融技术，与传统的宫腔镜相比，在技术上更容易掌握，需要更短的时间。新设备和新技术仍在发展和完善中。

接受子宫内膜消融术后，80％的患者减少了出血量，闭经占 25％，痛经减少了 70％，75％对手术满意，80％的不需要在 5 年内行后续治疗。有证据显示，子宫内膜消融术后可能发生子宫内膜癌，往往能在宫腔残余部分的孤立的子宫内膜发展成腺癌，因为没有出血不易被发现。因此应充分强调术前评估的重要性，其中包括子宫内膜活检，消融的规范和患者的选择。不建议在子宫内膜癌高风险的患者使用子宫内膜消融术。

（二）有排卵型功血

针对患者的不同病因，采用个体化的治疗方案。

1.黄体功能不足

主要是促排卵治疗以促进黄体功能，通常采用氯米芬方案刺激卵泡生长，并辅以黄体酮

20 mg或口服孕激素,或3天一次肌内注射 HCG 2 000 U,每3天1次肌内注射的健黄体治疗。

2.子宫内膜不规则脱落

于排卵后开始,黄体酮 20 mg 每天肌内注射,或甲羟孕酮 10 mg 每天1次口服,共10～14 天,促使黄体及时萎缩。

3.排卵期出血

雌孕激素序贯疗法可以改善症状,一般需要连续治疗4～6个月。

4.月经过多

在不需要生育的情况下可以使用口服短效避孕药,或进行子宫内膜去除术,减少月经量。

(三)疗效评估

治愈标准:①恢复自发的有排卵的规则月经者;②月经周期长于21天,经量少于80 mL,经期短于7天者。

(四)治疗原则

考虑到异常月经出血是最常见的就诊原因,所有医师都必须在治疗前有能力给出充分的合乎逻辑的评估和处理问题的方法。

(1)某一个月经周期突然的异常出血,最常见的原因是偶然的妊娠及其并发症。

(2)无排卵性子宫出血通常是不规则的,不可预测的,月经量不定,时间长短和性质不定,最常见于青少年和老年妇女、肥胖妇女,有多囊卵巢综合征的妇女。

(3)规则的、逐渐加重的或长时间的出血往往是子宫结构异常的原因,而不是因为无排卵。

(4)从月经初潮开始就出现、创伤或手术时失血过多,月经过多未见其他原因,往往警惕出血性疾病的可能性。一般常发生在自月经初潮以来月经过多的青少年和不明原因重度或长期月经过多的妇女,检查凝血试验即可明确诊断。

(5)当临床病史和检查显示无排卵性出血时,可行经验性治疗,不需要额外的实验室或影像学检查。但怀孕测试和全血细胞计数是合理的和必需的。

(6)当不确定是否为无排卵性出血时,测定血清孕酮的水平帮助诊断。TSH 检查可以排除无排卵患者的甲状腺疾病。

(7)无论年龄如何,长期暴露于雌激素的患者在治疗前需行子宫内膜活检,除非子宫内膜很薄(<5 mm)时。子宫内膜异常增厚(>12 mm),无论如何都应该行子宫内膜活检。

(8)当病史(出血周期、持续时间,新发的月经间期出血)、实验室检查(血清孕酮>3 ng/mL),或子宫内膜活检(分泌期)均显示有排卵时,经验性治疗失败,需行子宫声学造影与超声显像检查,以发现子宫异常大小或轮廓。

(9)宫腔声学造影及子宫内膜活检组合是一个高灵敏度的、预测子宫内膜癌和子宫结构异常的检查。

(10)孕激素治疗对于异常出血的无排卵妇女是合适的,但没有避孕目的,此时雌孕激素避孕药是更好的选择。

(11)对长期大量无排卵性出血的患者,通常最佳治疗是口服避孕药,必要时增加起始剂量(一次一片,2 次/天,持续5～7 天),然后逐渐变成标准避孕药的剂量。治疗失败时需进一步的评估。

(12)当子宫内膜脱落不全或萎缩不全时雌激素是最好的治疗药物。临床上雌激素治疗对象包括组织活检数量极少、长期接受孕激素治疗和子宫内膜较薄的妇女。治疗失败时需进一步的评估。

（13）当需立即止血的或来不及使用止血药物的患者需要行诊刮术时,宫腔镜检查下诊刮更有助于协助诊断。

（14）长期无排卵妇女,因为无孕激素作用会导致子宫内膜增生,往往没有细胞学异型性改变。除了少数例外,可使用周期孕激素疗法或雌孕激素避孕药。

（15）有细胞学异型性的子宫内膜增生是一种癌前病变,除了有生育要求的妇女,最佳治疗方案是手术。非典型子宫内膜增生需要高剂量孕激素治疗,需定期行子宫内膜活检和长期的密切随访。

（16）子宫肌瘤是常见病,如没有排除其他明显原因的阴道异常出血,特别当肌瘤不凸进子宫腔时,宫腔声学造影明确界定肌瘤的位置,帮助区分无症状的肌瘤。

（17）类固醇消炎药、雌激素、孕激素避孕药,以及宫内节育器,可有效地治疗子宫腺肌症、宫腔扩张与多个肌壁间肌瘤和其他不明原因的月经过多。

（18）宫腔镜下子宫内膜消融,在异常子宫出血患者中替代治疗时,尤其是药物治疗被拒绝、失败或效果不佳,不能耐受药物时采用。

功血,特别是长期的无排卵性功血,不仅有出血、不孕的近期问题,长期单一的内源性雌激素的刺激会带来子宫内膜癌、冠心病、糖尿病、高脂血症等一系列远期并发症,造成致命的健康损害。适当合理的药物治疗可以改善和治愈部分患者的功血,但对有些患者的治疗周期可能会较长。一般坚持周期性的治疗可以较好地改善出血,保护子宫内膜,甚至妊娠,但药物治疗也有一定的不良反应;对顽固不愈的患者,或合并有其他疾病的患者,可以选择手术治疗。

功能失调性子宫出血是妇科一种常见的疾病,是一种内分泌系统的功能紊乱。它的临床类型和发病原因非常复杂,在诊断和治疗功血的问题时,一定要非常清楚地理解月经生理和雌孕激素的治疗原理和机制,治疗一定要针对病因,并且采用个体化的方案,才能得到较为有效和合理的治疗。

（朱秀艳）

第五节 多囊卵巢综合征

多囊卵巢综合征（PCOS）是青春期少女和育龄期妇女最常见的妇科内分泌疾病之一,据估计其在育龄期妇女中的发生率为5%～10%。1935年,Stein和Leventhal首次描述了多囊卵巢综合征,因此它又被称为Stein-Leventhal综合征。PCOS在临床上主要表现为功能性高雄激素血症和不排卵,近年来发现继发于胰岛素抵抗的高胰岛素血症也是它的特征性表现之一。

1970年以来,已对PCOS做了大量的研究工作,可是其发病机制迄今仍不清楚。20世纪70年代发现许多PCOS患者的血清LH/FSH比值偏高,因此当时认为促性腺激素分泌紊乱是PCOS发病的主要原因。从20世纪80～90年代迄今对PCOS发病机制的研究主要集中在雄激素分泌过多和胰岛素抵抗方面。目前认为PCOS的发病机制非常复杂,H-P-O轴紊乱、胰岛素抵抗、肾上腺皮质功能异常,一些生长因子和遗传因素都牵涉其中。

PCOS不但影响生殖健康,而且还引起糖尿病、高血压、子宫内膜癌等远期并发症,对健康的危害很大。但是由于PCOS的发病机制尚不清楚,因此现在的治疗往往都达不到根治的目的。

一、病理生理机制

关于 PCOS 发病的病理生理机制,人们做了许多研究,提出了一些假说,如促性腺激素分泌失调、性激素分泌失调、胰岛素抵抗和遗传因素等。近年又发现,脂肪细胞分泌的一些激素也可能与 PCOS 的发生有关。

(一)促性腺激素分泌失调和性激素分泌失调

卵巢合成雄激素受促性腺激素调节,LH 刺激卵泡膜细胞分泌雄激素。20 世纪 70 年代发现 PCOS 患者体内的 LH 水平异常升高,FSH 水平相对偏低,当时认为 PCOS 患者体内过多的雄激素是促性腺激素分泌紊乱的结果。

PCOS 患者体内过多的雄激素在周围组织的芳香化酶作用下转化成雌酮。与排卵正常的妇女相比,PCOS 患者体内的雌酮/雌二醇比值偏高。雌激素对促性腺激素的分泌有反馈调节作用,过去认为雌酮/雌二醇的比值不同,反馈作用也有差异。当雌酮/雌二醇比值偏高时可引起 LH 分泌增加,从而加重 PCOS 的促性腺激素分泌紊乱。

过去认为在 PCOS 患者体内,促性腺激素分泌失调和性激素分泌失调相互影响形成恶性循环是 PCOS 发病的关键,因此当时把 LH/FSH 比值作为 PCOS 的诊断标准之一。目前认为,促性腺激素分泌失调和性激素分泌失调很可能只是 PCOS 的临床表现,因此新的 PCOS 诊断标准没有考虑 LH/FSH 比值。

(二)胰岛素抵抗

胰岛素抵抗指机体对胰岛素不敏感,在正常人群中的发生率为 10%～25%,在 PCOS 妇女中的发生率为 50% 以上。在胰岛素抵抗时,机体为代偿糖代谢紊乱会分泌大量的胰岛素,从而导致高胰岛素血症。PCOS 患者往往同时存在高胰岛素血症和高雄激素血症,目前认为高胰岛素血症与高雄激素血症之间存在因果关系。

1.在 PCOS 中高胰岛素血症引起高雄激素血症

由于人们观察到有胰岛素抵抗和高胰岛素血症的妇女常常有男性化表现,因此考虑胰岛素可能影响雄激素代谢。Taylor 第 1 次提出有胰岛素抵抗的 PCOS 患者体内过多的睾酮是高胰岛素血症直接作用于卵巢的结果。以后又有许多临床观察结果支持这一假说,部分或全部切除卵巢或用长效 GnRHa 抑制卵巢雄激素合成后,胰岛素抵抗依然存在,高胰岛素血症没有得到改善。黑棘皮症患者在青春期就存在胰岛素抵抗和高胰岛素血症,可是在若干年后才能观察到血雄激素水平升高。因此,如果说高胰岛素血症与高雄激素血症之间存在因果关系,很可能是高胰岛素血症引起高雄激素血症。

近年来,许多实验证实胰岛素对血雄激素水平具有一定的调节作用。这些实验一般采用高胰岛素——正常血糖钳夹技术或口服葡萄糖方法,使胰岛素水平在短期内迅速提高,结果发现无论是胰岛素水平正常的妇女还是高胰岛素血症患者的血雄激素水平都有不同程度的升高。笔者也发现高胰岛素血症患者体内的雄激素水平明显高于胰岛素水平正常的妇女,尽管她们体内的 LH 水平及 LH/FSH 差别无统计学意义,这提示胰岛素能刺激卵巢合成更多的睾酮,胰岛素水平升高可能会引起高雄激素血症。为研究慢性高胰岛素血症对雄激素合成的影响,一些实验用二甲双胍改善胰岛素抵抗降低胰岛素水平,结果发现睾酮水平也相应降低。口服二甲双胍并不影响血 LH 的脉冲频率和振幅、LH/FSH 值、LH 对 LHRH 的反应和体内性激素合成。这些研究的结果从反面进一步证实,胰岛素能增加卵巢雄激素的合成。

2.高胰岛素血症引起高雄激素血症的机制

胰岛素增强细胞色素 $P_{450c}17\alpha$ 的活性,从而刺激卵巢雄激素的合成。细胞色素 $P_{450c}17\alpha$ 是一种双功能酶,同时有 17α-羟化酶和 17,20-裂解酶活性,是性类固醇激素合成的关键酶。在许多 PCOS 患者的卵巢内,细胞色素 $P_{450c}17\alpha$ 的活性显著增强。二甲双胍能抑制肝糖原的合成,提高周围组织对胰岛素的敏感性,从而减少胰岛素的分泌,降低胰岛素水平。伴有高胰岛素血症的 PCOS 患者口服二甲双胍 4～8 周后,血胰岛素水平降低,细胞色素 $P_{450c}17\alpha$ 的活性也显著降低,睾酮的合成也受到抑制。用控制饮食的方法改善肥胖型 PCOS 患者的胰岛素抵抗做类似实验得到同样的结果。这表明 PCOS 患者卵巢中细胞色素 $P_{450c}17\alpha$ 活性增强可能是高胰岛素直接刺激的结果。

高胰岛素增强胰岛素样生长因子-1(IGF-1)的生物活性。IGF-1 是一种能促进合成代谢的多肽,其结构类似于胰岛素。IGF-1 的作用是由 IGF-1 受体介导的,该受体在结构和功能上类似于胰岛素受体,与胰岛素也有一定的亲和力。另外,体内还存在胰岛素和 IGF-1 的杂交受体,其两条链中一条来自胰岛素受体,另一条来自 IGF-1 受体,同胰岛素和 IGF-1 均有较高的亲和力。体内大多数 IGF-1 与 IGF 结合球蛋白(IGFBP)结合,只有少部分是游离的,具有生物活性。体内共有 6 种 IGFBP,其中 IGFBP-1 是由肝脏合成的,在调节 IGF-1 活性方面最重要。

IGF-1 能直接刺激卵泡膜细胞合成雄激素,也能协同 LH 的促雄激素合成作用。许多研究证明胰岛素能通过影响 IGF-1 系统促进卵巢雄激素的生物合成,这可能是高胰岛素诱发高雄激素的机制之一。体内升高的胰岛素则竞争性地结合于 IGF-1 受体或杂交受体,发挥类似 IGF-1 的生物学效应,从而促进卵巢雄激素的合成。

更多的研究表明胰岛素主要通过影响 IGFBP-1 的合成来促进卵巢雄激素的合成,胰岛素能抑制肝脏 IGFBP-1 的合成,提高卵巢组织 IGF-1 的生物活性,促进雄激素的合成。PCOS 患者血胰岛素水平升高时,血 IGFBP-1 浓度明显降低。PCOS 患者胰岛素抵抗得到改善,胰岛素水平降低后,血 IGFBP-1 会相应升高。

LH 主要作用于已分化的卵泡膜细胞,促进其合成雄激素。LH 是促进雄激素合成的最重要的因子,它能增强细胞色素 $P_{450c}17\alpha$ 的活性,促进雄激素的生物合成。体外实验发现胰岛素能协同 LH 促进卵巢雄激素的合成,这可能是高胰岛素血症引起高雄激素血症的又一机制。另外,有学者认为胰岛素可能在垂体水平调节 LH 的分泌,从而增强卵巢雄激素的合成。

近年来的研究还表明,高胰岛素对雄激素代谢的调控不仅与直接参与卵巢雄激素的合成有关,而且还可能与影响性激素结合球蛋白(SHBG)合成有关。SHBG 是由肝脏合成的,与睾酮有很高的亲和力,而与其他性类固醇激素的亲和力则较低。体内大多数睾酮都与 SHBG 结合,只有小部分是游离的。被组织直接利用的只是游离的睾酮,而不是与 SHBG 结合的部分。因此,SHBG 能调节雄激素的生物利用度。

胰岛素能抑制肝细胞 SHBG 的生物合成,SHBG 降低能增加游离睾酮浓度,诱发高雄激素血症。青春期性成熟过程中常伴有胰岛素抵抗和高胰岛素血症,此时女孩体内 SHBG 水平偏低。生育年龄妇女中也发现血胰岛素水平与 SHBG 水平呈负相关,高胰岛素血症患者的血 SHBG 水平显著低于胰岛素正常的正常妇女。当高胰岛素血症患者的胰岛素抵抗改善后,胰岛素水平下降,SHBG 水平也明显升高。在离体培养的肝细胞中发现,胰岛素能直接抑制 SHBG 的生物合成。

高胰岛素血症引起高雄激素血症的机制非常复杂,一些脂肪细胞分泌的激素或因子也可能参与其中,如瘦素、脂联素和抵抗素等。

(三)肾上腺皮质与 PCOS

肾上腺皮质是雄激素的又一重要来源,由于 95% 以上的硫酸脱氢表雄酮(DHEAS)来自肾上腺皮质,因此临床上把 DHEAS 水平作为衡量肾上腺皮质雄激素分泌的指标。研究发现一半以上的 PCOS 患者伴有 DHEAS 的分泌增加,这提示肾上腺皮质可能在 PCOS 的发病机制中发挥一定的作用。

有学者认为肾上腺皮质功能早现与 PCOS 的发生有关。作为第二性征的阴毛和腋毛是肾上腺皮质分泌的雄激素作用的结果,正常女孩在 8 岁以后,肾上腺皮质分泌的雄激素开始增加,临床上主要表现为血脱氢表雄酮和硫酸脱氢表雄酮水平升高及阴毛出现,这被称为肾上腺皮质功能初现。另外,青春期阴毛的出现称为阴毛初现。8 岁以前发生肾上腺皮质功能启动称为肾上腺皮质功能早现,许多研究发现肾上腺功能早现在 PCOS 的发病机制中可能扮演一定的角色。

(四)遗传因素

PCOS 具有家族集聚性。与普通人群相比,多囊卵巢(PCO)患者的姐妹更容易发生月经紊乱、高雄激素血症和多囊卵巢;PCOS 患者的姐妹发生 PCOS 的概率是普通人群的 4 倍左右;早秃是男性雄激素过多的临床表现,PCOS 患者的一级男性亲属有较高的早秃发病风险。目前许多学者认为遗传因素在 PCOS 的发病机制中起重要作用,但是 PCOS 的高度异质性却提示 PCOS 的遗传模式可能非常复杂。

目前,国内外学者对 PCOS 的相关基因做了大量研究,其中包括类固醇激素代谢相关基因、糖代谢和能量平衡基因、与下丘脑和垂体激素活动有关的基因等。目前,对调节类固醇激素合成和代谢的酶的基因研究较多。文献表明 PCOS 患者的 CYP11A、CYP17、CYP11B2、SHBG、雄激素受体、GnRH、LH、ISNR、IGF 和瘦素的基因都可以发生表达水平或单核苷酸多态性变化。虽然已对 PCOS 的遗传学做了很多研究,可是迄今仍未发现能导致 PCOS 的特异基因。目前发现的与 PCOS 有关的基因,只是对 PCOS 临床表现的严重程度有所修饰,而对 PCOS 的发生没有决定作用。疾病基因连锁分析和关联分析均不能证明这些基因与 PCOS 存在特异的遗传学关系。

随着遗传学的发展,人们发现人类疾病有半数原因与基因遗传有关,另一半则取决于基因组外遗传变化,这种基因组外遗传变化不改变遗传信息,但可导致细胞遗传性质发生变化,这就是表观遗传学。表观遗传调控可以影响基因转录活性而不涉及 DNA 序列改变,其分子基础是 DNA 甲基化及染色质的化学修饰和物理重塑。大量的临床和基础研究结果表明环境因素在疾病发生、发展中有巨大的影响,而表观遗传调控在遗传因素和环境因素的互动关系中起着桥梁的作用。

PCOS 除了有高雄激素血症、排卵障碍和多囊卵巢以外,还常伴有胰岛素、血糖和血脂的变化,因此近年来人们认为 PCOS 也是一种代谢性疾病。饮食结构、生活方式可以影响 PCOS 的发生,控制饮食、增加锻炼、降低体重等措施能明显改善 PCOS 的症状,这提示 PCOS 的发生、发展与环境因素有密切关系。由于一直没找到导致 PCOS 的特异基因,因此笔者推测,PCOS 的发生可能是 PCOS 易感基因与环境因素共同作用的结果。也就是说,在环境因素的影响下,人体启动了表观遗传调控,PCOS 易感患者的相关基因表达发生了变化,从而导致了 PCOS 的发生。虽然目前关于其他代谢性疾病与表观遗传学关系的研究已经有了大量的报道,可是关于 PCOS 与表观遗传学变化关系的研究国内外却鲜有报道。

二、临床表现

PCOS临床表现呈高度异质性,有月经稀发或闭经、多毛、痤疮、肥胖、黑棘皮症、多囊卵巢、不孕、LH/FSH升高、血睾酮水平升高、血清性激素结合球蛋白(SHBG)降低和空腹胰岛素水平升高等。

(一)症状

1.月经失调

月经失调是由排卵障碍引起的,多表现为月经稀发或闭经,少数可表现为月经频发或月经规则。

2.不孕

PCOS是排卵障碍性不孕的主要病因,许多患者正是由于不孕才来就诊的。有统计表明,约75%的PCOS患者有不孕。

(二)体征

1.肥胖

一半以上的PCOS患者有肥胖表现。体质量指数[BMI,体质量(kg)/身高^2(m^2)]是常用的衡量肥胖的指标。肥胖的标准为BMI≥25。

腰臀围比(WHR)=腰围/臀围,WHR的大小与腹部脂肪的量呈正相关。根据WHR可以把肥胖分为两类:WHR≥0.85时称为男性肥胖、腹部型肥胖、上身肥胖或中心型肥胖;WHR<0.85时称为女性肥胖、臀股肥胖、下身肥胖或外周型肥胖。PCOS多与男性肥胖有关。

2.多毛、雄激素性脱发和痤疮

多毛、雄激素性脱发和痤疮是由高雄激素血症引起的。多毛是指性毛过多,妇女的性毛主要分布于上唇、下唇、腋下、胸中线、腹中线和外阴,雄激素水平过高时这些部位的毫毛就会变成恒毛,临床上表现为多毛(图4-1)。四肢和躯干的毛发生长受雄激素的影响较少,它们主要与体质和遗传有关,这些部位的毛发增多不一定与高雄激素血症有关。约2/3的PCOS患者有多毛。

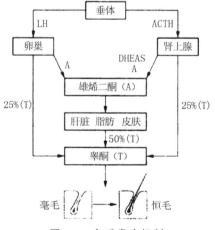

图4-1 多毛发生机制

临床上多用Ferriman-Gallway半定量评分法(即FG评分)来评判多毛的严重程度(图4-2)。Ferriman和Gallway把对雄激素敏感的毛发分为9个区,根据性毛生长情况,分别评

0~4分。对每个区进行评分,最后把9个区的评分相加作为总评分。如果总评分>7分,则诊断为多毛。

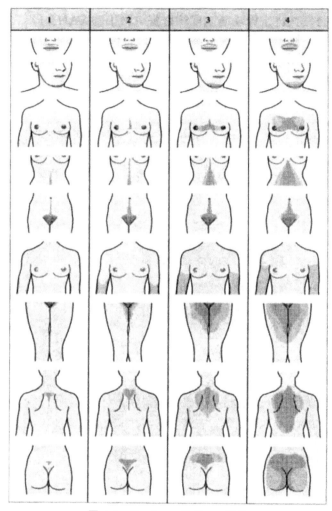

图 4-2　Ferriman-Gallway 评分

雄激素性脱发为进行性头发密度减少,男女均可发生,但女性症状较轻。临床上表现为头顶部毛发变得稀疏,其病理特点是生长期毛囊与休止期毛囊比例下降,毛囊逐渐缩小,毛囊密度减少。

痤疮主要分布于面部,部分患者的背部和胸部也可有较多的痤疮。痤疮是高雄激素血症的一个重要体征,不少患者因面部痤疮过多而就诊。

3.黑棘皮症

继发于胰岛素抵抗的高胰岛素血症患者常有黑棘皮症。黑棘皮症是一种较常见的皮肤病变,受累部位皮肤增厚成乳头瘤样斑块,外观像天鹅绒;病变皮肤常伴有色素沉着,呈灰褐色至黑色,故称为黑棘皮症。黑棘皮症多发生于皮肤皱褶处,如腋、颈部和项部、腹股沟、肛门生殖器等部位,且呈对称性分布。黑棘皮症评分标准如下。

0:无黑棘皮症。

1＋：颈部和腋窝有细小的疣状斑块，伴有或不伴有受累皮肤色素沉着。

2＋：颈部和腋窝有粗糙的疣状斑块，伴有或不伴有受累皮肤色素沉着。

3＋：颈部、腋窝及躯干有粗糙的疣状斑块，伴有或不伴有受累皮肤色素沉着。

4.妇科检查

可发现阴毛呈男性分布，有时阴毛可延伸至肛周和腹股沟外侧；阴道、子宫、卵巢和输卵管无异常。

(三)辅助检查

1.内分泌检查

测定血清促卵泡激素（FSH）、黄体生成素（LH）、泌乳素（PRL）、睾酮、硫酸脱氢表雄酮（DHEAS）、性激素结合球蛋白（SHBG）、雌二醇、雌酮和空腹胰岛素。有月经者在月经周期的第3～5天抽血检测，闭经者随时抽血检测。

PCOS患者的FSH在正常卵泡早期水平范围，为3～10 U/L。约60％患者的LH水平较正常妇女高，LH/FSH＞2.5，如LH/FSH≥3，有助于诊断。多数患者的PRL水平在正常范围（＜25 ng/mL），少部分患者的PRL水平可轻度升高（40 ng/mL）。

妇女体内的睾酮水平往往升高，如伴有肾上腺皮质分泌雄激素过多时，DHEAS水平也可升高。一般来说，大多数PCOS患者体内的睾酮水平偏高（＞0.55 ng/mL），一半患者体内的DHEAS水平偏高。妇女体内的大多数睾酮是与SHBG结合的，只有少部分是游离的。当SHBG水平降低时，游离睾酮会增加，此时即使总睾酮在正常范围，也可有多毛和痤疮等表现。PCOS患者的SHBG水平往往较低。

PCOS患者的雌二醇水平往往低于雌酮水平，这是过多的雄激素在周围组织中转化成雌酮的缘故。

有胰岛素抵抗的患者空腹胰岛素水平升高，＞20 mU/L。

2.超声检查

已常规用于PCOS的诊断和随访，PCOS患者在做超声检查时常发现卵巢体积增大，皮质增厚，皮质内有多个直径为2～10 mm的小卵泡。

3.基础体温（BBT）

由于患者存在排卵障碍，因此BBT呈单相反应。

4.腹腔镜检查

腹腔镜下见卵巢体积增大，皮质增厚，皮质内有多个小卵泡。

(四)PCOS临床表现的异质性

不同的PCOS患者，临床表现不完全相同。前面介绍的各种表现可以有多种组合，这些不同的组合均可以诊断为PCOS（图4-3）。

三、诊断标准

PCOS是一个综合征，因此严格来说没有一个诊断标准能完全满足临床诊断要求。目前，临床上最为广泛接受的诊断标准是2003年鹿特丹诊断标准。该标准是从1990年NIH诊断标准发展而来的，其依据的基础是10多年来的临床研究结果。鹿特丹诊断标准不可能是PCOS的最终诊断标准。随着对PCOS认识的深入，将来可能会在鹿特丹诊断标准的基础上修订出一个更好的诊断标准。由于国内缺乏大样本、多中心的PCOS临床流行病学资料，因此国内学者无法基于自己的资料建立一个适合中国人的诊断标准。目前国内多采用鹿特丹诊断标准(表 4-7)。

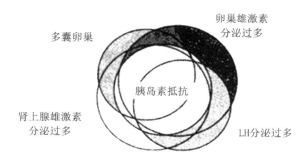

图 4-3　PCOS 临床表现的异质性过多

表 4-7　PCOS 2003 年鹿特丹诊断标准

修正的 2003 年标准(3 项中符合 2 项)
1.排卵稀发或无排卵
2.高雄激素血症的临床和/或生化证据
3.多囊卵巢
排除其他病因(先天性肾上腺皮质增生、分泌雄激素的肿瘤和库欣综合征)

(一)排卵障碍的诊断

多数患者有月经稀发或继发性闭经,故排卵障碍不难诊断。如患者月经正常,则需要测定基础体温或做卵泡监测来了解有无排卵。

(二)高雄激素血症的诊断标准

高雄激素血症的诊断标准见表 4-8。女性体内雄激素有 3 个来源:卵巢、肾上腺皮质和周围组织转化。人体内的雄激素有雄烯二酮、睾酮、双氢睾酮、DHEA 和 DHEAS 等,任何一种雄激素水平的异常升高都可引起高雄激素血症的临床表现。目前,临床上能常规测定的雄激素是睾酮,由于游离睾酮测定的技术要求高,因此国内包括上海市各医院只测定总睾酮。多数 PCOS 有总睾酮的升高,但总睾酮不升高并不意味着可除外高雄激素血症。

表 4-8　高雄激素血症的诊断标准

1.有高雄激素血症的生化证据:血睾酮升高或 DHEAS 升高或血 SHBG 下降
2.有高雄激素血症的临床证据:多毛或痤疮
只要满足上述两项中的一项即可诊断为高雄激素血症

多毛是指性毛异常增多,单纯的临床诊断不需要做 FG 评分。上唇、颏、胸部中线、乳头周围、下腹中线等部位出现毛发即可诊断,阴毛增多也可诊断。脱发也是高雄激素血症的临床表现,但临床上较少见。

痤疮出现也是高雄激素血症存在的标志,单纯的临床诊断不需要做 Rosenfield 评分。反复出现的痤疮是诊断高雄激素血症的有力证据。

(三)多囊卵巢的诊断

多囊卵巢的诊断标准见表 4-9。由于卵巢体积也是多囊卵巢的诊断标准之一,因此在做超声检查时应同时测定卵巢的 3 个径线。该诊断标准不适用于正在口服避孕药的妇女,因为使用口服避孕药能改变正常妇女和 PCOS 妇女的卵巢形态。如果存在优势卵泡(＞10 mm)或黄体的证据,需在下个周期再做超声检查和测定基础体温。

表 4-9 多囊卵巢的诊断标准

1.每侧卵巢至少有 12 个直径为 2～9 mm 的卵泡

2.卵巢体积增大(＞10 mL),用简化的公式 0.5×长(cm)×宽(cm)×厚度(cm)来计算卵巢的体积只要一侧卵巢满足上述两项中的一项即可诊断为多囊卵巢

(四)排除相关疾病

排除先天性肾上腺皮质增生、库欣综合征和分泌雄激素的肿瘤等临床表现相似的疾病,对诊断 PCOS 非常重要。当血睾酮水平≥1.5 ng/mL 时应除外分泌雄激素的肿瘤,患者有向心性肥胖、满月脸等体征时应除外库欣综合征。当环丙孕酮/炔雌醇对降低雄激素的疗效不明显时,应考虑排除 21-羟化酶缺陷引起的不典型肾上腺皮质增生症。

高雄激素血症患者常规除外甲状腺功能失调的意义有限,因为其在高雄激素血症患者中的发生率并不比正常生育年龄妇女中的发病率高。在评估高雄激素血症患者时应常规测定泌乳素,目的是排除高催乳素血症。需要注意的是许多高雄激素血症患者的泌乳素水平可处于正常范围的上限或稍微超过正常范围。严重的胰岛素抵抗综合征(如高雄激素血症-胰岛素抵抗-黑棘皮综合征或 Hairan 综合征)不难诊断,因为这些患者往往有典型的黑棘皮症。

(五)胰岛素抵抗

胰岛素抵抗在 PCOS 妇女中,无论是肥胖的还是不肥胖的,都很常见(高达 50%)。但基于以下理由鹿特丹标准并未把胰岛素抵抗列为 PCOS 的诊断标准。

(1)PCOS 妇女中所报道的胰岛素抵抗的发生率,因所使用试验的敏感性和特异性的不同以及 PCOS 的异质性而不同。

(2)缺乏标准的全球性的胰岛素分析。

(3)目前尚没有在普通人群中探查胰岛素抵抗的临床试验。公认的评估胰岛素抵抗的最佳方法是正常血糖钳夹试验,但该方法操作复杂,患者依从性差,因此只适于小样本的科学研究,不适于临床应用。

国内、外许多学者都通过计算 OGTT 试验的胰岛素水平曲线下面积与血糖水平曲线下面积比值,来评估胰岛素抵抗状况,可是该方法无法给出判断胰岛素抵抗的参考值,因此不能用于胰岛素抵抗的诊断。目前,临床上常用的诊断胰岛素抵抗的指标有胰岛素敏感指数(ISI)和胰岛素抵抗指数(HOMA-IR),这两个指数都是根据空腹胰岛素水平和葡萄糖水平计算出来的。它们的优点是计算简便,患者依从性高;缺点是不能反映胰岛素水平的正常生理变化和 β 细胞的功能变化。目前使用的 ISI 和 HOMA-IR 的参考值不是来自大规模的多中心研究,因此其可靠程度令人质疑。

(4)目前缺少资料证明,胰岛素抵抗的指标可预测对治疗的反应,因此这些指标在诊断 PCOS 及筛选治疗方面的作用尚不明确。2003 年,鹿特丹共识关于代谢紊乱筛选的总结如下:①对诊断 PCOS 来说没有一项胰岛素抵抗试验是必需的,它们也不需要选择治疗;②应该对肥胖型 PCOS 妇女做代谢综合征的筛选,包括用口服糖耐量试验筛选葡萄糖不耐受;③对不肥胖的 PCOS 妇女有必要做进一步的研究以确定这些试验的使用,尽管在胰岛素抵抗额外危险因素如

糖尿病家族史存在时需要对这些试验加以考虑。

(六)鉴别诊断

1.多囊卵巢

虽然患者的卵巢皮质内见多个小卵泡,呈多囊改变,但患者的月经周期规则、有排卵,内分泌激素测定无异常发现。

2.库欣综合征

由于肾上腺皮质增生,肾上腺皮质分泌大量的皮质醇和雄激素。临床上表现为月经失调、向心性肥胖、紫纹和多毛等症状。内分泌激素测定,LH 在正常范围、皮质醇水平升高,小剂量的地塞米松试验无抑制作用。

3.迟发性 21-羟化酶缺陷症

临床表现与 PCOS 非常相似,诊断的依据是 17-羟孕酮的升高和有昼夜规律的 ACTH-皮质醇分泌。

4.卵巢雄激素肿瘤

患者体内的雄激素水平更高,睾酮多数>3 ng/mL,男性化体征也更显著。超声检查可协助诊断。

5.高催乳素血症

患者虽有月经稀发或闭经,可是常伴有溢乳。内分泌激素测定除发现泌乳素水平升高外,余无特殊。

四、治疗

由于 PCOS 的具体发病机制尚不清楚,因此现在的治疗都达不到治愈的目的。PCOS 治疗的目的是解决患者的需求,减少远期并发症。

(一)一般治疗

对于肥胖的 PCOS 患者来说,控制体重是最重要的治疗手段之一。控制体重的关键是减少饮食和适当增加体育锻炼。一般来说不主张使用药物控制体重,除非患者极度肥胖。

1.控制饮食

节食是治疗肥胖最常见的方法,优点是短时间内就可使体重下降。如果每天膳食能量减少5 021 kJ(1 200 kcal),10～20 周后患者的体重就可以下降 15%。节食的缺点是不容易坚持,为了达到长期控制体重的目的,现在不主张过度节食。刚开始减肥时,每天膳食能量减少 2 092 kJ(500 kcal),坚持 6～12 个月体重可以下降 5～10 kg。每天膳食减少 418 kJ(100 kcal)时,可以保持体重不增加。

在节食的同时,还应注意食物结构。建议患者总的能量摄入不低于 5 021 kJ/d,其中 15%～30%的能量来自脂肪,15%的能量来自蛋白质,55%～60%来自糖类。患者应不吃零食,少吃或不吃油炸食品和含油脂高的食品,多吃蔬菜和水果。喝牛奶时,应选择脱脂牛奶或脂肪含量少的牛奶。另外,每天的膳食还应保证提供足够的维生素和微量元素。

2.增加体力活动

体力活动可以消耗能量,因此对控制体重有帮助。为降低体重,患者每天应坚持中等强度的体育锻炼 60 分钟。如果做不到上述要求,那么适当增加体力活动也是有意义的。步行或骑自行车 1 小时,可以消耗能量 251～836 kJ(60～200 kcal)。

每天坚持体育锻炼对很多人来说不现实。但是,每天适当增加体力活动还是可行的。为此建议患者尽量避免长时间的久坐少动,每天坚持有目的的步行 30～60 分钟(有条件的可以做中等强度的体育锻炼),这对控制体重很有帮助。

体重减少 5%～10% 后,患者有可能恢复自发排卵。体重减轻对改善胰岛素抵抗和高雄激素血症也有益,临床上表现为空腹胰岛素、睾酮水平降低,SHBG 水平升高,黑棘皮症、多毛和痤疮症状得到改善。另外,控制体重对减少远期并发症,如糖尿病、心血管疾病、子宫内膜癌等也有帮助。

(二)治疗高雄激素血症

高雄激素血症是 PCOS 的主要临床表现。当患者有高雄激素血症,但无生育要求时,采用抗高雄激素血症疗法。有生育要求的患者,也应在雄激素水平恢复正常或下降后,再治疗不孕症。

1.螺内酯

螺内酯又名安体舒通。该药原本用作利尿剂,后来发现它有抗雄激素的作用,所以又被用于治疗高雄激素血症。治疗方案:螺内酯20 mg,每天 3 次,口服,最大剂量每天可用至 200 mg,连续使用 3～6 个月。在治疗的早期患者可能有多尿表现,数天以后尿量会恢复正常。肾功能正常者一般不会发生水和电解质的代谢紊乱。如果患者有肾功能损害,应禁用或慎用该药。在使用螺内酯时,往往会出现少量、不规则出血。由于螺内酯没有调节月经的作用,因此如果患者仍然有月经稀发或闭经,须定期补充孕激素,以免发生子宫内膜增生症或子宫内膜癌。

2.复方口服避孕药

PCOS 的雄激素主要来自卵巢,卵巢分泌雄激素的细胞主要是卵泡膜细胞。LH 能刺激卵泡膜细胞分泌雄激素,当 LH 水平降低时,卵泡膜细胞分泌的雄激素减少。复方口服避孕药能负反馈地抑制垂体分泌 LH,减少卵巢雄激素的分泌,因此可用于治疗多毛和痤疮。另外,复方口服避孕药还有调整月经周期的作用。

(1)复方甲地孕酮片:又称避孕片 2 号,每片含甲地孕酮 1 mg、炔雌醇 35 μg。治疗方案:从月经周期的第 3～5 天开始每天服用 1 片,连服 21 天后等待月经来潮。

(2)复方去氧孕烯片:为短效复方口服避孕药,每片复方去氧孕烯片含去氧孕烯 150 μg、炔雌醇 30 μg。治疗方案:从月经周期的第 3～5 天开始每天服用 1 片,连服 21 天后等待月经来潮。

(3)环丙孕酮/炔雌醇:为短效复方口服避孕药,每片环丙孕酮/炔雌醇含环丙孕酮 2 mg、炔雌醇 35 μg。由于环丙孕酮具有很强的抗雄激素活性,因此环丙孕酮/炔雌醇除了能通过抑制 LH 的分泌来治疗高雄激素血症外,还能通过环丙孕酮直接对抗雄激素来治疗高雄激素血症。总的来讲,环丙孕酮/炔雌醇的疗效优于复方甲地孕酮片和复方去氧孕烯片。治疗方案:从月经周期的第 3～5 天开始每天服用 1 片,连服 21 天后等待月经来潮。

3.地塞米松

地塞米松为人工合成的长效糖皮质激素制剂,它对下丘脑-垂体-肾上腺皮质轴有负反馈抑制作用,对肾上腺皮质雄激素的分泌有抑制作用。如果患者体内的 DHEAS 水平升高,提示肾上腺皮质来源的雄激素增多,可给予地塞米松治疗。一般情况下较少使用地塞米松,往往在氯米芬疗效欠佳且 DHEAS 升高时才使用地塞米松。方法:地塞米松 0.5～0.75 mg/d。一旦确诊怀孕,应立即停用地塞米松。为了避免肾上腺皮质功能受到抑制,地塞米松治疗时间一般不超过 3 个月。

4.非那雄胺

非那雄胺是 20 世纪 90 年代研制开发的新一类Ⅱ型 5α-还原酶抑制剂,其结构与睾酮相似,临床上主要用于治疗前列腺疾病,近年也开始用于治疗女性高雄激素血症。非那雄胺每片 5 mg,治疗前列腺增生时的剂量是 5 mg/d,女性用药的剂量需要摸索。

5.氟他胺

氟他胺为非类固醇类雄激素受体拮抗剂。临床证据表明,其抗高雄激素血症的疗效不亚于螺内酯。用法:氟他胺每次 250 mg,每天 1～3 次。抗雄激素治疗 1～2 个月后痤疮体征就会得到改善,6～12 个月后多毛体征得到改善。在治疗高雄激素血症时,一般至少治疗 6 个月才停药。在高雄激素血症改善后,改用孕激素疗法。患者往往在停止抗高雄激素血症治疗一段时间后又复发,复发后可以再选用抗高雄激素疗法。有学者认为没有必要在高雄激素血症缓解后仍长期使用抗高雄激素疗法。

(三)治疗高胰岛素血症

1.控制体重

对肥胖患者来说,治疗高胰岛素血症首选控制体重。控制体重的关键是减少饮食和适当增加体育锻炼。

2.二甲双胍

二甲双胍能抑制肝糖原的合成,提高周围组织对胰岛素的敏感性,从而减少胰岛素的分泌。降低血胰岛素水平,是目前用于改善胰岛素抵抗最常见的药物。由于 PCOS 中胰岛素抵抗的发生率较高,因此从 20 世纪 90 年代以来二甲双胍越来越普遍地用于治疗 PCOS。治疗方案:二甲双胍 250～500 mg,每天 3 次,口服。部分患者服用后有恶心、呕吐、腹胀或腹泻不适,继续服药 1～2 周后症状会减轻或消失,少部分患者会因无法耐受该药而终止治疗。

许多研究均报道二甲双胍能通过改善胰岛素抵抗来降低雄激素水平,促进排卵。因此,许多学者在联合使用二甲双胍和氯米芬治疗耐氯米芬的 PCOS 患者时取得了很好的疗效。可是,在对 1966—2002 年发表的有关文献分析后却发现,根据当时的资料无法确定二甲双胍治疗 PCOS 不孕症的疗效。二甲双胍也可用于无生育要求的育龄期 PCOS 患者,研究报道胰岛素抵抗和高雄激素血症可因此得到改善。无胰岛素抵抗的育龄期 PCOS 患者可否使用二甲双胍,尚有待进一步的研究。

青春期 PCOS 患者可否使用二甲双胍治疗,目前还存在很大的争议。理论上讲,二甲双胍能改善胰岛素抵抗,减少糖尿病和心血管疾病的发生率。可是糖尿病和心血管疾病多发生在 40 岁以后,青春期 PCOS 患者使用二甲双胍治疗 20 年(或以上)是否安全,根据目前的文献无法回答该问题。间断或短期使用二甲双胍与不使用二甲双胍有何区别一,目前也不清楚。

3.罗格列酮

该药为噻唑烷二酮类药物,其主要功能是改善胰岛素抵抗,因此被称为胰岛素增敏剂。用法:罗格列酮 2～8 mg/d。其疗效优于二甲双胍。罗格列酮可能有肝毒性作用,因此在使用期间应严密随访肝功能。目前,在治疗胰岛素抵抗时往往首选二甲双胍,如果二甲双胍疗效欠佳,则加用罗格列酮。对重度胰岛素抵抗,开始时就可以联合使用二甲双胍和罗格列酮。

改善胰岛素抵抗时首选饮食控制和体育锻炼,当饮食控制和体育锻炼效果不佳时才加用二甲双胍和罗格列酮。在药物治疗时应继续坚持饮食控制和体育锻炼,一旦确诊患者怀孕应停用二甲双胍或罗格列酮。

一般来说,一旦选用二甲双胍治疗,至少使用 6 个月。一般在使用二甲双胍 6 个月后对患者进行评价,如果胰岛素抵抗得到改善,则停用二甲双胍。在停药随访期间,如果再次出现明显的胰岛素抵抗,则再选用二甲双胍治疗。

(四)建立规律的月经周期

如果多毛和痤疮不严重,且又无生育要求,可采用补充激素的方式让患者定期来月经,这样可以避免将来发生子宫内膜增生或子宫内膜癌。

1.孕激素疗法

每月使用孕激素 5～7 天,停药后 1～7 天可有月经来潮。例如,甲羟孕酮 8～12 mg,每天 1 次,连续服用 5～7 天;甲地孕酮 6～10 mg,每天 1 次,连续服用 5～7 天。该方案适用于体内有一定雌激素水平的患者(如子宫内膜厚度≥7 mm),停药后 1 周左右会有月经来潮。如果撤药性出血较多,可适当延长孕激素的使用天数。

孕激素疗法的优点是使用方便,患者容易接受。如果没有特殊情况,该方案可以长期使用。在采用孕激素治疗时,如果患者出现明显的高雄激素血症的临床表现,需要改用降雄激素治疗。如果患者有生育要求,可改用促排卵治疗。

2.雌、孕激素序贯治疗

每月使用雌激素 20～22 天,在使用雌激素的最后 5～7 天加用孕激素。例如,戊酸雌二醇 1～2 mg,每天 1 次,连续服用 21 天;从使用戊酸雌二醇的第 15 天开始加用甲羟孕酮 10 mg,每天 1 次,连续服用 7 天。停药后 1～7 天有月经来潮。使用 3～6 个周期后可停药,观察患者下一周期有无月经自发来潮,如果有月经自发来潮可继续观察下去;如无月经自发来潮,则继续使用激素治疗。

由于许多 PCOS 患者体内的雌激素水平并不低,所以大多数情况下不需要采用此方案。如果患者体内雌激素水平偏低,单用孕激素治疗。患者的月经量偏少或无"月经",可以选择该方案。

3.雌、孕激素联合治疗

每月同时使用雌激素和孕激素 20～22 天。例如,戊酸雌二醇 1～2 mg,每天 1 次,连续服用 21 天;在使用戊酸雌二醇的同时服用甲羟孕酮 4 mg。停药后 1～7 天就有月经来潮。长期使用雌、孕激素联合治疗,患者的月经会逐步减少,如果停药后无月经来潮,应首先排除妊娠可能,如果没有怀孕则说明子宫内膜生长受到抑制,此时可改用雌、孕激素序贯治疗。雌、孕激素连续治疗 3～6 个周期后可停药,观察下一周期有无月经自发来潮,如果有月经自发来潮则继续观察下去;如无月经自发来潮,可继续使用激素治疗。

复方口服避孕药属于雌、孕激素联合治疗。由于复方口服避孕药使用方便,治疗高雄激素血症和多囊卵巢综合征的疗效好,因此临床上在考虑雌、孕激素联合治疗时往往选择复方口服避孕药。

(五)促卵泡发育和诱发排卵

仅适用于有生育要求者。无生育要求者一般不采用此治疗方法。为提高受孕的成功率,在促排卵之前往往先治疗高雄激素血症和胰岛素抵抗,使血睾酮、LH 和胰岛素水平恢复至正常范围,增大的卵巢恢复正常,卵泡数减少。

1.氯米芬

氯米芬(克罗米酚,cc)为雌激素受体拮抗剂,它能竞争性地结合下丘脑、垂体上的雌激素受体,解除雌激素对下丘脑-垂体-卵巢轴的抑制,促进卵泡的发育。氯米芬为 PCOS 患者促卵泡发育的首选药。氯米芬治疗 PCOS 时,排卵成功率可高达 80%,但受孕率却只有 40%。目前认为受孕率低下与氯米芬拮抗雌激素对子宫内膜和宫颈的作用有关。

从月经周期的第 2~5 天开始服用氯米芬,开始剂量为 50 mg,每天 1 次,连续服用 5 天。停药 5 天开始进行卵泡监测。宫颈黏液评分,可了解氯米芬是否抑制宫颈黏液的分泌。超声检查,可了解卵泡发育情况和子宫内膜厚度。

一般停用氯米芬 5~10 天内会出现直径>10 mm 的卵泡。如果停药 10 天还没有出现直径>10 mm 的卵泡,则视为氯米芬无效。卵泡直径>10 mm 时,应每 2~3 天做一次卵泡监测。当成熟卵泡直径>16 mm 时,肌内注射 HCG 6 000~10 000 U 诱发排卵,一般在注射 HCG 36 小时后发生排卵。

如果低剂量的氯米芬无效,下个周期可以增加剂量。氯米芬的最大剂量可以用到200 mg/d。不过,许多医师认为没必要使用大剂量的氯米芬(>100 mg/d),有研究表明使用大剂量的氯米芬并不增加诱发排卵的成功率。当氯米芬治疗无效时,应改用 HMG+HCG。与 HMG 治疗相比,氯米芬治疗的受孕率较低,不易引起严重的卵巢过度刺激综合征(OHSS)。

如果氯米芬抑制宫颈黏液分泌,就表现为卵泡发育与宫颈黏液不同步。此时可加用戊酸雌二醇1~2 mg/d,以改善宫颈黏液。部分患者的宫颈黏液因此得到改善,但是也有许多患者无效。如果无效,则采用人工授精。肌内注射 HCG 前停用戊酸雌二醇。

如果氯米芬抑制子宫内膜的生长,就表现为卵泡发育与子宫内膜的厚度不一致。此时也可加用戊酸雌二醇 2 mg/d,以刺激内膜生长。但是该治疗方法往往无效。临床上如果出现氯米芬抑制内膜生长的情况,往往改用其他药物治疗,如 HMG 等。对诊断为氯米芬抵抗的患者来说,加用地塞米松或二甲双胍可能有效。许多报道发现地塞米松或二甲双胍,尤其是二甲双胍,能提高氯米芬治疗的成功率。

氯米芬的不良反应有多胎和卵巢过度刺激。一般来说,氯米芬很少引起严重的卵巢过度刺激综合征,所以还是很安全的。

2.他莫昔芬

他莫昔芬与氯米芬一样也是雌激素受体拮抗剂,其作用机制与氯米芬相似,也是通过解除雌激素对下丘脑-垂体-卵巢轴的抑制,促进卵泡的发育。临床上较少使用他莫昔芬。从月经周期的第 2~5 天开始服用他莫昔芬 20~40 mg,每天 1 次,连续服用 5 天。用药过程中需监测卵泡的发育。当成熟卵泡的直径达到 18~20 mm 时,肌内注射 HCG 6 000~10 000 U,36 小时后发生排卵。

他莫昔芬也可以抑制宫颈黏液的分泌和子宫内膜的生长。如果出现这些情况,可以参考氯米芬的处理方法。

3.来曲唑

来曲唑是第 3 代非类固醇芳香化酶抑制剂,临床上主要用于治疗乳腺癌,近年来也开始用于诱发排卵的治疗。来曲唑能抑制雌激素的合成,减轻雌激素对下丘脑-垂体-卵巢轴的抑制作用,这是来曲唑诱发排卵的机制。用法:从月经周期的第 2~4 天开始服用来曲唑 2.5~7.5 mg,每天 1 次,连续服用 5 天。用药过程中需监测卵泡的发育。当成熟卵泡的直径达到 18~20 mm 时,肌内注射 HCG 6 000~10 000 U,36 小时后发生排卵。

有研究表明来曲唑诱发排卵的成功率优于氯米芬。另外,来曲唑没有对抗宫颈和子宫内膜的缺点。由于来曲唑半衰期短,因此有作者推测它可能对胎儿无不利影响。来曲唑用于诱发排卵的时间还很短,远期不良反应还有待于进一步的观察。

由于来曲唑治疗的资料还很少,因此临床上应慎用。

4.人绝经期促性腺激素(HMG)

该药是从绝经妇女的尿液中提取的,每支含 FSH 和 LH 各 75 U,适用于氯米芬治疗无效的患者。

从月经周期的第 2~5 天开始每天肌内注射 HMG,起步剂量是 1 支/天,治疗期间必须监测卵泡发育的情况。一般在使用 3~5 天后做第一次超声监测,如果卵泡直径>10 mm,应缩短卵泡监测间隔时间。当 B 超提示优势卵泡直径达 16~20 mm 时,停用 HMG,肌内注射 HCG 5 000~10 000 U,48 小时后复查 B 超了解是否排卵。

如果卵泡持续 1 周不增大,则增加剂量至 2 支/天。如果治疗 2 周还没有优势卵泡出现,应考虑该周期治疗失败。

HMG 治疗的并发症有卵巢过度刺激综合征(OHSS)和多胎妊娠。严重的 OHSS 可危及患者的生命,因此在使用 HMG 时应严密监测卵泡的发育,一旦发现有 OHSS 的征象,应立即采取适当的措施。当超声检查发现一侧卵巢有 3 个以上直径>14 mm 的优势卵泡或卵巢直径>5 cm 时容易发生严重的 OHSS,此时应建议患者放弃使用 HCG。在采用雌激素测定监测卵泡发育时,雌二醇浓度>2 000 pg/mL 提示有发生 OHSS 的可能。

HMG+FSH 治疗可能对减少 OHSS 的发生有帮助。由于患者不同,具体用法也不相同。临床上应根据卵泡监测的结果调整剂量。

在使用 HMG 治疗前,如果发现卵巢体积大、卵泡数多,可以先用环丙孕酮/炔雌醇或 GnRHa 治疗,待卵巢体积缩小后,再给予促排卵治疗。

使用药物怀孕的患者常有黄体功能不全,因此一旦确诊怀孕,立即给予黄体酮或 HCG 肌内注射。用法:黄体酮 20~40 mg/d 或 HCG 1 000~2 000 U/d。有卵巢过度刺激的患者,不宜采用 HCG 保胎。

5.体外受精-胚胎移植术(IVF-ET)

当患者经上述治疗仍达不到怀孕目的时,可以选择 IVF-ET。

6.未成熟卵泡体外培养

近年来,未成熟卵泡体外培养也开始用于治疗 PCOS 引起的不孕,该方法的优点是可以避免 OHSS。

(六)手术治疗

由于手术疗效有限,因此近年来不主张手术治疗。手术治疗仅限于迫切要求生育且要求手术治疗的患者。在手术治疗后的 3~6 个月,由于卵泡液的丢失,卵巢局部雄激素水平有所降低,所以患者可能有自发排卵。手术 6 个月后,卵巢局部雄激素水平又恢复至手术前水平,卵泡发育及排卵存在障碍,此时患者很难自然怀孕。

1.腹腔镜下行皮质内卵泡穿刺及多点活检

术中注意避免过多使用电凝,否则会灼伤周围组织,从而影响卵巢的功能,引起卵巢早衰。

2.经腹卵巢楔形切除术

此法是最早用于多囊卵巢的手术方法,由于术后输卵管、卵巢周围的粘连率高,近年来已被腹腔镜手术所替代。本手术楔形切除的卵巢组织不应大于原卵巢组织的 1/3,以免引起卵巢早衰。

(徐燕敏)

第六节　卵巢过度刺激综合征

卵巢过度刺激综合征(ovarian hyperstimulation syndrome,OHSS)是一种以促排卵为目的而进行卵巢刺激时,特别在体外受精(IVF)辅助生育技术中,所发生的医源性疾病,是辅助生殖技术最常见且最具潜在危险的并发症,严重时可危及生命,偶有死亡病例报道。

OHSS 为自限性疾病,多发生于超促排卵周期中的黄体期与早妊娠期,发病与 HCG 的应用密不可分。按发病时间分为早发型与晚发型两种:早发型多发生于 HCG 应用后的 3~9 天,其病情严重程度与卵泡数目、E_2 水平有关。如无妊娠,10 天后缓解,如妊娠则病情加重。晚发型多发生于 HCG 应用后 10~17 天,与妊娠尤其是多胎妊娠有关。

一、流行病学

大多数 OHSS 病例的发生与应用促性腺激素进行卵巢刺激有关,尤其发生在体外受精助孕技术应用促性腺激素进行卵巢刺激后;也有病例在应用氯米芬后被观察到;非常个别的病例报道发生在未行卵巢刺激而自然受孕的早孕期,称为自发性 OHSS。

(一)OHSS 的高危因素

OHSS 的高危因素包括原发性高危因素和继发性高因素。

1.原发性高危因素

(1)年龄<35 岁。

(2)身体瘦弱。

(3)PCOS 患者或 B 超下卵巢表现为"项链"征的患者。

(4)既往有 OHSS 病史。

2.继发性高危因素

(1)血 E_2>3 000 pg/mL。

(2)取卵日卵泡数>20 个。

(3)应用 HCG 诱导排卵与黄体支持。

(4)妊娠。

(二)发病率

OHSS 发病率的不同依赖于患者因素、监测方法与治疗措施。轻度 20%~33%;中度 3%~6%;重度 0.1%~2%。轻度病例的发生在用促性腺激素进行控制性卵巢刺激的 IVF 中将近 30%或更多,但由于症状与体征的温和往往不被认识。通常 IVF 中少于 5%的患者将可能发展为中度症状,1%患者将发展为重度症状。妊娠患者的发病率是非妊娠患者的 4 倍。

二、病理生理学

OHSS 是在促排卵后卵泡过度反应的结果,但发生在黄体期 LH 峰后或外源性 HCG 应用后。其严重性与持续时间因为应用外源性 HCG 进行黄体支持及内源性 HCG 水平的升高而加重与延长。其病理生理机制于 1983 年由 Haning 等首次提出,现已认为促排卵后卵巢内生成一种或几种由黄体颗粒细胞分泌的血管活性因子,其释放入血,可以引起血管通透性升高、液体渗出,导致第三腔隙液体积聚,从而形成胸腔积液、腹水,继而导致血液浓缩与血容量减少,甚至血栓形成(图 4-4)。

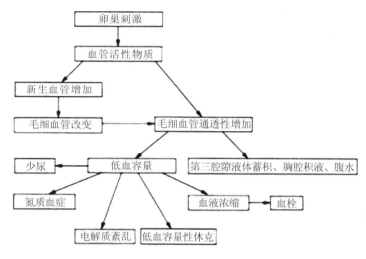

图 4-4 OHSS 的病理生理改变

可能参与 OHSS 病理生理的因子目前研究认为有肾素-血管紧张素系统(RAS)中的活性肾素与血管紧张素Ⅱ、血管内皮生长因子(VEGF)、其他细胞因子家族与内皮素等。这些因子较多文献报道参与了卵泡与黄体生成的正常生理过程。促排卵后过多卵泡被刺激生长,HCG 应用后形成的黄体使这些血管活性因子生成量增加,它们直接或间接进入血循环甚至腹腔,引起广泛的血管内皮通透性增加从而形成胸腔积液与腹水,偶有严重者发生心包积液、全身水肿。胸腔、腹腔穿刺后这些物质的减少有助于毛细血管通透性的降低,临床上可改善病情。

文献报道表明血管紧张素Ⅱ在 OHSS 患者的血清、卵泡液中含量比促排卵未发生 OHSS 者显著升高,并且随着病情好转明显降低;免疫组化显示排卵前卵泡的颗粒细胞与黄体细胞内均存在血管紧张素Ⅱ与其两型受体 AT_1、AT_2;动物实验中应用 ACEI 阻断血管紧张素Ⅱ生成,降低了 OHSS 的发生率。因此我们的研究提示卵巢内 RAS 以自分泌的形式引起或参与了 OHSS 的发病。

与 OHSS 发生的相关因子还包括 VEGF。过多的 VEGF 引起的血管过度新生导致血管通透性增加。颗粒细胞生成的 VEGF 可被 HCG 升高调节,血与腹水中非结合性 VEGF 的水平随 OHSS 的发展而升高,因此有作者认为非结合性 VEGF 的水平与 OHSS 的严重性相关。VEGF 的作用是通过 VEGFR-2 完成的,动物实验中应用 VEGFR-2 的特异抗体(SU5416)可以阻断 VEGFR-2 的细胞内磷酸化而致血管通透性降低,从而抑制 OHSS 的发展。

家族自发性 OHSS 可能是由于 FSH 受体的变异,导致其对 HCG 的过度敏感所致,因此本病多在同一患者重复发生,或同一家族中多人发病。发病与妊娠相关,其中最多一例患者 6 次妊娠均发病。与医源性 OHSS 不同,其发病时间多在妊娠 8～14 周,亦即内源性 HCG 升高之后,作用于变异的 FSH 受体,引发卵巢内窦卵泡生长发育,之后 HCG 又作用于 LH 受体,而致卵泡黄素化,启动 OHSS 的病理生理过程。

三、对母儿的影响

（一）OHSS 与妊娠

1.OHSS 对妊娠率的影响

OHSS 的发生与妊娠密切相关,妊娠是晚发型 OHSS 的发病因素之一,因此在 OHSS 人群妊娠率往往高于非 OHSS 人群。有资料显示 OHSS 患者妊娠率约 82.8%,明显高于非 OHSS 人群 32.5%,符合 OHSS 的发病患者群的倾向性。但是对于早发型 OHSS 对移植后是否影响胚胎着床一直存在争议。有学者认为 OHSS 患者中过高的 E_2 水平及 P/E_2 比例的改变,尤其是后者对内膜的容受性产生影响,从而降低妊娠率;过高的细胞因子如 IL-6 也将降低妊娠率;OHSS 患者的卵子与胚胎质量较非 OHSS 患者差,从而影响妊娠率;但也有研究发现相反结论:OHSS 妊娠患者与未妊娠患者相比 E_2 水平反而略高;OHSS 患者虽高质量卵子比例低于非 OHSS 患者,但因其获卵数多,最终高质量胚胎数与非 OHSS 患者无差异。而也有学者观察到早发型 OHSS 患者移植后的妊娠率为 60.5%,较非 OHSS 人群 32.5% 的妊娠率高,支持后者观点。

2.妊娠对 OHSS 的影响

有研究发现妊娠与晚发型 OHSS 密切相关,并影响了 OHSS 病程的长短;妊娠与病情轻重虽无显著性相关,但病情重者与多次腹腔穿刺患者均为妊娠患者,进一步说明了妊娠影响了 OHSS 病情的发展与转归。

（二）中重度 OHSS 对孕期流产的影响

中重度 OHSS 是否会增加妊娠流产率,文献报道较少。多数研究认为过高的 E_2 水平,血管活性因子包括肾素-血管紧张素、细胞因子、前列腺素水平改变,以及 OHSS 病程中的血流动力学变化、血液浓缩、低氧血症、肝肾功能异常等,都将增加早期妊娠流产率。有学者对同期 OHSS 与非 OHSS 患者进行了对比分析,两组总体流产率(早期流产＋晚期流产)相近,分别为 16.9% 与 18.7%,与 Mathur 的结果相同。我们同时观察到妊娠丢失与患者的继发妊娠所致病情加重、病程延长有一定的相关性,但并未改变总体流产率。这一点可能与我们在发病早期就积极进行扩容治疗有关,扩容后改变了原先的血液浓缩状态,甚至降低了妊娠期的血液浓缩状态,减轻了因高凝状态、低氧血症等对妊娠的不良影响,因此中度、病程短的患者妊娠丢失率降低,而病情越重、病程越长,引起的血液改变、肝功能转氨酶升高等持续时间延长,相应地增加了妊娠丢失。

（三）中重度 OHSS 对远期妊娠的影响

有文献报道 OHSS 患者因血液浓缩,血栓素与肾素-血管紧张素水平升高,孕期并发症如子痫前期与妊娠期糖尿病的发生率升高;但 Wiser 的研究显示 OHSS 患者中子痫前期与妊娠期糖尿病的发病率与对照组无差异。也有研究发现妊娠期并发症包括妊娠期高血压(PIH)、妊娠期糖尿病(GDM)与前置胎盘的发病率略高于对照组,但无统计学差异,支持后者观点;且与对照组相比正常分娩比例、出生缺陷率相同;早产与低体重儿比例略高于对照组,但无统计学差异,这点可能与 OHSS 组双胎率略高有关;发病早晚、病情轻重、病程长短也均未影响早产率与低体重儿比例,而双胎与早产、双胎与低体重儿均显著性相关,此结果与常规妊娠结局相同。因此,我们认为 OHSS 的发生并未影响远期的妊娠发展,未增加妊娠期并发症,对妊娠的分娩结局(包括早产率与低体重儿率)也未产生不良影响。

四、临床表现

（一）胃肠道症状

轻度患者可有恶心、呕吐、腹泻，因卵巢增大与腹水增多腹胀逐渐加重。

（二）腹水

腹胀加重，腹部膨隆，难以平卧；腹壁紧绷即称为张力性腹水，有腹痛感；膈肌被压迫上抬可出现呼吸困难。

（三）胸腔积液

多数单独发生，30％患者合并有腹水；胸腔积液可单侧或双侧发生；表现为咳嗽，胸腔积液加重致肺组织萎缩出现呼吸困难。

（四）呼吸系统症状

胸腔积液与大量腹水可致胸闷、憋气、呼吸困难；发生肺栓塞或成人呼吸窘迫综合征（ARDS）时出现呼吸困难，并有低氧血症。

（五）外阴水肿

张力性腹水致腹部压力增大，特别是久坐或久立后，压迫下腔血管使其回流受阻，甚至引起整个大阴唇水肿。

（六）肝功能异常

液体渗出可致肝水肿，约25％患者出现肝酶升高，AST↑，ALT↑，ALP往往处于正常值上限，肝酶升高水平与OHSS病情轻重相关，并随病情的好转恢复正常。

（七）肾功能异常

血容量减少或因大量腹水致腹腔压力增大，导致肾灌注减少，出现少尿、低钠血症、高钾血症与酸中毒，严重时出现BUN↑，Cr↑，也随病情好转恢复正常。

（八）电解质紊乱

液体渗出同时入量不足，出现少尿甚至无尿；另外，可能出现低钠、高钾血症或酸中毒表现。

（九）低血容量性休克

液体渗出至第三腔隙，血容量减少可发生低血容量性休克。

（十）血栓

发病率在重度OHSS患者中约占10％，多发生于下肢、脑、心脏与肺，出现相应部位症状，发病时间甚至出现在OHSS好转后的数周。血栓形成是OHSS没有得到及时正确的治疗而发生的极严重后果，危及患者生命，甚至可留下永久性后遗症，必须予以积极防治。

OHSS具有自限性，如未妊娠它将在月经来潮时随着黄体溶解自然恢复。表现为腹水的进行性减少与尿量的迅速增多。如果妊娠，在排卵后的第2周，由于升高的内源性HCG，症状与体征将进一步持续或加重，如果胚胎停育，OHSS症状也可自行缓解。临床处理经常需要持续2～4周时间，一般在孕6周后逐渐改善。

五、诊断

依据促排卵史、症状与体征，结合B超下腹水深度与卵巢大小的测量，检测血细胞比容（Hct）、WBC、电解质、肝功能、肾功能等，以诊断OHSS及其分度，并确定病情严重程度。

六、临床分级

1989 年 Golan 等根据临床症状、体征、B 超及实验室检查,将其分为轻、中、重三度及 5 个级别(表 4-10)。

表 4-10　OHSS 的 Golan 分级

	轻	中	重
I	仅有腹胀及不适		
II	I + 恶心、呕吐,腹泻,卵巢增大(5～12 cm)		
III		II + B 超下有腹水	
IV			III + 临床诊断胸腔积液/腹水,呼吸困难
V			IV + 低血容量改变,血液浓缩,血液黏度增加,凝血异常,肾血流减少,少尿、肾功能异常,低血容量休克

Navot 等于 1992 年又将重度 OHSS 分为严重与危重 2 组,其依据更为重视实验室检查(表 4-11)。

表 4-11　OHSS 的 Navot 分级

重度症状	严重	危重
卵巢增大	≥12 cm	≥12 cm
腹水、呼吸困难	大量腹水,伴或不伴呼吸困难	大量腹水致腹部胀痛,伴或不伴呼吸困难
血液浓缩	Hct>45%,WBC>15×10⁹/L	Hct>55%,WBC>25×10⁹/L
少尿	少尿	少尿
血肌酐	0～133 μmol/L	≥141.4 μmd/L
重度症状	严重	危重
肌酐清除率	≥50 mL/min	<50 mL/min
低蛋白血症	重度	重度
	肝功能异常	肾衰竭
	全身水肿	血栓
		AIDS

2010 年 Peter Humaidan 等根据 OHSS 各项客观与主观指标将其分为轻、中、重三度,这一分度临床应用似更简便、明晰(表 4-12)。

表 4-12　OHSS 的 Peter Humaidan 分级

	轻	中	重
客观指标			
直肠窝积液	√	√	√
子宫周围积液(盆腔)		√	√

续表

	轻	中	重
肠间隙积液			√
Hct＞45%		√[a]	√
WBC＞15×10⁹/L		±[a]	√
低尿量＜600 mL/d		±[a]	√
Cr＞133 μmol/L		±[a]	±
肝酶升高		±[a]	±
凝血异常			±[c]
胸腔积液			±[c]
主观指标			
腹胀	√	√	√
盆腔不适	√	√	√
呼吸困难	±[b]	±[b]	√
急性疼痛	±[b]	±[b]	±[b]
恶心、呕吐	±	±	±
卵巢增大	√	√	√
妊娠	±	±	√

注:±可有可无;a≥2次,住院;b≥1次,住院;c≥1次,加强监护

七、治疗

(一)治疗原则

OHSS 为医源性自限性疾病,OHSS 的病情发展与体内 HCG 水平相关,未妊娠患者随着月经来潮病情好转;妊娠患者早孕期病情加重。

1.轻度 OHSS

被认为在超促排卵中几乎不可避免,患者无过多不适,可不予处理,但需避免剧烈活动以防止卵巢扭转,也应警惕长期卧床休息而致血栓。

2.中度 OHSS

可在门诊观察,记 24 小时尿量,称体质量,测腹围。鼓励患者进食,多饮水,尿量应不少于 1 000 mL/d,2 000 mL/d 以上最佳,必要时可于门诊静脉滴注扩容。

3.重度 OHSS

早期与中度 OHSS 相同,可在门诊观察与治疗,适时监测血常规、电解质与肝功能、肾功能,静脉滴注扩容液体,必要时行腹腔穿刺;病情加重后应住院治疗。

(1)住院指征:①严重的腹痛与腹膜刺激征;②严重的恶心呕吐,以致影响每天食水摄入;③严重少尿(＜30 mL/h)甚至无尿;④张力性腹水;⑤呼吸困难或急促;⑥低血压、头昏眼花或晕厥;⑦电解质紊乱(低钠,血钠＜135 mmol/L;高钾,血钾＞5.5 mmol/L);⑧血液浓缩(Hct＞45%,WBC＞15×10⁹/L);⑨肝功能异常。

(2)病情监护:每天监测 24 小时出入量、腹围、体重,监测生命体征,检查腹部或肺部体征;

每天或隔天检测血细胞比容(Hct)、WBC、尿渗透压;每3天或1周监测电解质、肝功能、肾功能,B超监测卵巢大小及胸腔积液及腹水变化,必要时监测D-二聚体(D-Dimer)或血气分析,以了解治疗效果,病情危重时随时复查。

(二)治疗方法

1.扩容

OHSS因液体外渗第三腔隙致血液浓缩,扩容是最主要的治疗。扩容液体包括晶体液与胶体液。晶体液可选用5%葡萄糖、10%葡萄糖、5%葡萄糖盐水或乳酸林格液,但避免使用盐林格液;一般晶体液用量500～1 500 mL。只用晶体液不能维持体液平衡,因此需加用胶体液,如清蛋白、羟乙基淀粉注射液(贺斯)、低分子右旋糖酐、冰冻血浆等胶体液扩容。

(1)清蛋白:为低分子量蛋白质,由肝产生,75%的胶体渗透压由其维持,50 g的清蛋白可以使大约800 mL液体15分钟内回流至血循环中;同时可以结合并运送大分子物质如一些激素、脂肪酸、药物等,以减少血中血管活性物质的生物浓度。OHSS患者因液体外渗,血中清蛋白浓度降低,因此最初选用清蛋白作为扩容药物,可用10～20 g/d静脉滴注,如病情加重,最大剂量可用至50 g/d。但因清蛋白为血液制品,有传播病毒等风险,现在临床应用已严格控制,因此仅用于低蛋白血症的患者。

(2)羟乙基淀粉:平均分子量为200 000,半衰期大于12小时,可有效降低血液黏度、血细胞比容,减少红细胞聚集;因其为糖原结构,在肝内分解,因此不影响肝肾功能,并可显著改善肌酐清除率;因无抗原性,是血浆代用品中变态反应率最低的一种。静脉滴注剂量为500～1 000 mL/d,应缓慢静脉滴注以避免肺部充血。因其价格低于清蛋白,且为非血液制品,现已作为中重度OHSS时首选扩容药物。

(3)低分子右旋糖酐:可以增加肾灌注量、尿量,降低血液黏滞度,改善微循环,防止血栓形成。但低分子右旋糖酐有降低血小板黏附的作用,有出血倾向者禁用,个别患者存在变态反应,且有临床死亡病例报道,因此临床使用应慎重,一般应用剂量为500 mL/d。

2.保肝治疗

肝酶升高者需用保肝药物治疗,轻度升高者可用葡醛内酯400～600 mg/d、维生素C 2～3 g/d静脉滴注;肝酶升高,ALT>100 U/L时,可加用注射用还原型谷胱甘肽钠(古拉定)0.6～1.2 g/d静脉滴注。经治疗后肝功能一般不会进一步恶化,并随OHSS症状的好转而恢复。

3.胸腔、腹腔穿刺

适应证:①中等量以上胸腔积液伴明显呼吸困难。②重度腹水伴呼吸困难。③纠正血液浓缩后仍少尿(<30 mL/h)。④张力性腹水。但是在有腹腔内出血或血流动力学不稳定的情况下禁忌腹腔穿刺;腹腔穿刺放水可采用经腹与经阴道两途径,一般多采用经腹途径。穿刺应在扩容后进行,要在B超定位下施行,避免损伤增大的卵巢。穿刺不仅可以减少腹腔压力,增加肾血流灌注,从而增加尿量。同时减少了与发病相关的血管活性因子而缩短病程,腹水慢放至不能留出为止,有研究表明最多曾放至约6 000 mL;穿刺后症状明显缓解,且不增加流产率。有学者认为穿刺后临床治疗效果好于扩容效果,故建议适应证适宜时尽早穿刺。

4.多巴胺

肾衰竭或扩容并腹腔穿刺后仍少尿的患者可应用低剂量多巴胺静脉滴注,用法为多巴胺20 mg+5%葡萄糖250 mL静脉滴注,速度为0.18 mg/(kg·h)(不影响血压和心率),同时监测中心静脉压、肺楔压。但应注意的是大剂量多巴胺静脉滴注作用于α受体,有收缩外周血管作用;而低剂量多巴胺作用于 β_1 受体与 DA 受体,具有扩血管作用,特别是直接扩张肾血管,增加肾血流,同时抑制醛固酮释放,减少肾小管上皮细胞对水钠的重吸收,从而起到排钠利尿的作用。

有文献报道口服多卡巴胺 750 mg/8 h,临床症状与腹水逐渐好转。也有人曾于腹腔穿刺时于腹腔内应用多巴胺,同样起到增加尿量作用。

5.利尿剂

已达到血液稀释仍少尿(Hct<38%)的患者可静脉应用呋塞米 20 mg。血液浓缩、低血容量、低钠血症时禁用。过早、过多应用利尿剂,将加重血液浓缩与低血容量而致血栓,视为禁忌。

6.肝素

个人或家族血栓史或确诊血栓者可每 12 小时静脉应用肝素 5 000 U,另外也有学者认为 48 小时扩容后仍不能纠正血液高凝状态,也应该静脉滴注肝素。如妊娠则肝素用至早孕末,或依赖于 OHSS 病程及高危因素的存在与否。为了防止血栓栓塞综合征,对于各种原因需制动的患者,可以应用低剂量阿司匹林,但是腹腔穿刺时有出血风险。

7.卵巢囊肿抽吸

B 超下抽吸卵巢囊肿可以减少卵巢内血管活性物质的生成,但有引起囊肿破裂、出血可能,因此原则上不建议囊肿抽吸。促排卵后多个卵泡未破裂但妊娠的患者,如病情危重,卵巢>12 cm,放腹水后病情无改善时,可行 B 超指引下卵巢囊肿抽吸,术后应严密观察有无腹腔内出血征象。

8.终止妊娠

合并严重并发症,如血栓、ARDS、肾衰竭或多脏器衰竭,在持续扩容并反复多次放腹水后仍不能缓解症状时,也可考虑终止妊娠。终止妊娠是 OHSS 不得已而行的有效治疗方法,随着 HCG 的下降,OHSS 症状迅速好转。终止妊娠的方法首选人工流产术,同时应监测中心静脉压、肺楔压、尿量、血肌酐,以及肌酐清除率、血气分析。

八、预防

(一)个体化刺激方案

首先确认 OHSS 高危人群。对于瘦小、年轻、有 PCO 卵巢表现的患者,以及既往发生过 OHSS 的高危人群,在刺激方案上应慎重。对于 PCO 患者多采用 r-FSH 75～150 U 起始,同时可用去氧孕烯炔雌醇片(妈富隆)等避孕药物抑制卵巢反应性。促排卵后一定要 B 超监测卵泡生长,并应根据个体对药物的敏感性不同及时调整药物剂量。需注意长方案、短方案与拮抗剂方案都可能发生 OHSS,即使氯米芬促排卵也有可能。

(二)HCG 的应用

因 OHSS 与 HCG 密切相关,故 HCG 的应用与否、应用剂量及使用时间与 OHSS 的发生密切相关。

1.不用 HCG 促卵子成熟

在高危人群中不用 HCG,可抑制排卵与卵泡黄素化,避免 OHSS 的发生;但是未应用 GnRH 激动剂降调节的患者,停用 HCG 并不能避免自发性 LH 峰的出现,不能完全防止 OHSS 的发生。

2.减少 HCG 量

HCG 剂量减至 5 000 U 甚至 3 000 U,与 10 000 U 相同,均可达到促卵泡成熟效果,并可减少 OHSS 的发病率并减轻病情,但不能完全避免 OHSS 的发生。

3.GnRHa 替代 HCG 促排卵

对未用 GnRH 激动剂降调节患者,或应用 GnRH 拮抗剂的患者,可用短效 GnRHa 代替 HCG 激发内源性 LH 峰,促卵泡成熟。因其作用持续时间明显短于 HCG,从而减少 OHSS 的发生。但 GnRHa 有溶黄体作用,未避免临床妊娠率下降,应相应补充雌、孕激素,同时监测血中 E_2 与 P 水平,及时调整雌孕激素剂量,维持 $E_2 > 200$ pg/mL,P > 20 ng/mL,文献报道临床妊娠率较 HCG 组无显著性降低。也有文献报道在使用 GnRHa 同时加用小剂量 HCG $1\,000 \sim 2\,000$ U,使得临床妊娠率可不受影响。GnRHa 可用 Triptorelin(商品名达菲林)$0.2 \sim 0.4$ mg,或 Buserelin 200 mg×3 次。

4.Coasting

对于 OHSS 高危人群,当有 30% 卵泡直径超过 15 mm,血 $E_2 > 3\,000$ pg/mL,总卵泡数 > 20 个时,停止促性腺激素的使用,而继用 GnRHa,此后每天测定血中 E_2 浓度,当 E_2 再次降到 $3\,000$ pg/mL 以下时,再应用 HCG,可明显降低 OHSS 的发生率。其理论是根据 FSH 阈值学说,停用促性腺激素后,部分小卵泡因为"饥饿"而闭锁,但大卵泡生长不受影响,从而使得活性卵泡数量减少,以及生成血管活性因子的颗粒细胞数量减少,因而 OHSS 发生率降低。Coasting 的时间如过长则会影响卵母细胞质量、受精率、胚胎质量及妊娠率,因此一般不超过 3 天。

(三)GnRH 拮抗剂方案

对易发生 OHSS 高危人群,促排卵可采用 GnRH 拮抗剂方案,因为此方案可用短效 GnRHa 代替 HCG 促卵泡成熟,以降低 OHSS 发生。

(四)黄体支持

HCG 的应用增加了 OHSS 的发病率,因而对于高危人群不用 HCG 支持黄体,仅用孕激素支持黄体,可降低 OHSS 发病率。

(五)静脉应用清蛋白

对于高危患者在取卵时静脉应用有渗透活性的胶体物质可以降低 OHSS 的危险与严重程度。对于雌激素峰值达到 $3\,000$ pg/mL 的患者,或大量中小卵泡的患者,推荐在取卵时或取卵后即刻静脉应用清蛋白(25 g)。基于 meta 分析,估计每 18 例清蛋白治疗的患者,有 1 例患者将避免 OHSS。然而对高危患者预防性应用清蛋白仍存在争议,就像关于它的花费与安全性问题存在争议一样。

(六)静脉应用贺斯

取卵后应用贺斯 $500 \sim 1\,000$ mL 替代清蛋白静脉滴注,同样可以减少 OHSS 的发生。在我们的随机对照研究中,取卵后静脉滴注贺斯 $1\,000$ mL×3 d,与静脉滴注清蛋白 20 g×3 d,同样起到了减少 OHSS 发病的作用。因其为非生物制品,可避免应用清蛋白所致的感染问题。

(七)选择性一侧卵泡提前抽吸术(ETFA)

应用 HCG 后 $10 \sim 12$ 小时行选择性一侧卵泡提前抽吸,可降低 OHSS 发生率,但因结果的不确定性并不过多推荐使用。

(八)多巴胺激动剂

文献报道血管内皮生长因子(VEGF)是参与 OHSS 病理生理机制的重要血管活性因子,内皮细胞上的 VEGFR-2 是其引起血管通透性增加的作用受体;经研究证实多巴胺激动剂可以减少 VEGFR-2 酪氨酸位点的磷酸化,而磷酸化对于 VEGFR-2 的下游信号传导至关重要。因此,多巴胺激动剂通过抑制了 VEGF 的生物学活性而起到减少 OHSS 发病的作用。因此文献报道高危患者自 HCG 应用日开始使用多巴胺激动剂卡麦角林0.5 mg/d×8 d,OHSS 的发病率、腹水与血液浓缩显著性降低,而着床率与妊娠率并未受影响。

(九)二甲双胍

对于有胰岛素抵抗的 PCOS 患者,口服二甲双胍 1 500 mg/d,可以降低胰岛素与雄激素水平,相应地降低了 OHSS 发病率。

(十)腹腔镜 PCOS 患者卵巢打孔

对于 OHSS 高危的 PCOS 患者可以采用腹腔镜进行双侧卵巢打孔的方法,术后血中雄激素与 LH 水平下降,从而在超促排卵后 OHSS 的发病率得以下降,且妊娠率增加,流产率降低,打孔时应注意控制打孔操作的时间与电功率,避免过度损伤卵巢组织。

(十一)单囊胚移植

对于已有中度 OHSS 的患者可以观察到取卵后 5～6 天,如症状未加重,可行单囊胚移植,以避免多胎妊娠对 OHSS 发病的影响。

(十二)未成熟卵体外成熟培养(IVM)

此技术最早于 1991 年由 Cha 等提出并报道了妊娠个案。其将卵巢中不成熟卵母细胞取出,使之脱离高雄激素环境于体外培养,成熟后应用卵胞浆内单精子注射(ICSI)技术使之受精,从而避免了超排卵所致 OHSS 的发生。

(十三)冷冻胚胎

OHSS 高危者可冷冻胚胎,从而避免因妊娠产生的内源性 HCG 的作用,避免了晚发型 OHSS 的发生。虽然不可以完全避免早发型 OHSS 的发生,但因其避免了妊娠致病情的进一步加重,从而缩短了病程。

(徐燕敏)

第七节　高催乳素血症

机体受到内外环境因素(生理性或病理性)的影响,血中催乳激素(PRL)水平升高,其升高值达到或超过 30 ng/mL 时,称高催乳素血症(HPRL)。发生高催乳素血症时,除有泌乳外常伴性功能低下,女性则有闭经不孕等表现。若临床上妇女停止授乳半年到 1 年仍有持续性溢乳,或非妊娠妇女有溢乳伴有闭经者,称闭经-溢乳综合征(AGS)。HPRL 在妇科内分泌疾病中较常见,其发病率约 29.8%(12.9%～75%)。引起催乳激素增高的原因十分复杂。

一、催乳激素的来源和内分泌调节

PRL 来源于垂体前叶分泌细胞,妊娠和产褥期此种分泌细胞占垂体 20%～40%,其余时间占 10%。下丘脑分泌多巴胺,经门脉系统进入垂体抑制 PRL 的分泌。也有人认为下丘脑分泌 PRL 抑制因子(PIF)抑制 PRL 分泌。下丘脑的促甲状腺释放激素(TRH)在促使垂体释放促甲状腺激素(TSH)的同时又能促使 PRL 的释放。5-羟色胺亦可促使 PRL 的分泌。通常 PRL 的分泌是受下丘脑的控制和调节。正常情况下,PRL 主要受下丘脑的持续性抑制控制。

二、病因

正常情况,PRL 的分泌呈脉冲式释放,其昼夜节律对乳腺的发育、泌乳和卵巢功能起重要调节作用,一旦此调节作用失衡即可引起 HPRL。

(一)生理性高催乳素血症

日常的生理活动可使 PRL 暂时性升高,如夜间睡眠(2~6 Am),妊娠期、产褥期 3~4 周,乳头受吸吮性刺激、性交、运动和应激性刺激,低血糖等均可使 PRL 有所升高,但升高幅度不会太大,持续时间不会太长,否则可能为病理状态。

(二)病理性高催乳素血症

1.下丘脑-垂体病变

垂体 PRL 腺瘤是造成高催乳素血症主要原因,一般认为大于 10 mm 为大 PRL 腺瘤,小于 10 mm 称 PRL 微腺瘤,一般说来血中 PRL>250 ng/mL 者多为大腺瘤,100~250 ng/mL 多为微腺瘤。随着 CT、MRI、放免测定使 PRL 腺瘤的检出率逐年提高。微小腺瘤有时临床长期治疗观察中才能确诊。

颅底炎症、损伤、手术,空泡蝶鞍综合征,垂体柄病变、压迫等亦可引起发病。

2.原发性和/或继发性甲状腺功能低下

由于甲状腺素分泌减少,解除了下丘脑-垂体的抑制作用,使 TRH 分泌增加,从而使 TSH 分泌增加,也刺激 PRL 分泌增加并影响卵巢与生殖功能。

(三)医源性高催乳素血症

药物治疗其他疾病时往往造成 PRL 的增高。

1.抗精神失常药物

氯丙嗪、阿米替林、丙咪嗪、舒必利、苯海索、索拉西泮、奋乃静、甲丙氨酯、甲氧氯普胺等,以上药物可影响多巴胺的产生,影响 PIF 的作用而导致 PRL 分泌增多。

2.甾体激素

雌激素和口服避孕药可通过对丘脑抑制 PIF 的作用或直接刺激 PRL 细胞分泌,使 PRL 升高。

3.其他药物

α-甲基多巴、利血平、苯丙胺、异烟肼、吗啡等也可使 PRL 升高。

(四)其他疾病

其他疾病亦可同时引起 PRL 的升高,例如,未分化支气管肺癌、肾上腺瘤、胚胎癌、艾迪生病、慢性肾衰竭、肝硬化、妇科手术、乳头炎、胸壁外伤、带状疱疹等。

(五)特发性闭经-溢乳综合征

此类患者与妊娠无关,临床亦查不到垂体肿瘤或其他器质性病变,许多学者认为可能系下丘脑-垂体功能紊乱,促性腺激素分泌受到抑制,而 PRL 分泌增加。其中部分病例经数年临床观察,最后发现垂体 PRL 腺瘤,故此类患者可能有无症状性潜在垂体瘤。所以对所有 HPRL 患者应定期随诊,早期发现肿瘤。

三、临床表现

(一)月经失调-闭经

当 PRL 升高超过生理水平时,则对性功能有影响,可表现为功能性出血、月经稀发以至闭经。有学者报道 PRL<60 ng/mL 仅表现月经稀发,PRL>60 ng/mL 易产生闭经。月经的改变可能是渐进而非急剧的变化,病早期时可能有正常排卵性月经,然后发展到虽有排卵而黄体功能不全、无排卵月经、月经稀发以至闭经。

(二)溢乳

溢乳的程度可表现不同,从挤压出一些清水或乳汁到自然分泌出不等量的乳汁。多数患者在检查乳房时挤压乳房才发现溢乳。有人报道,当 PRL 很高时则雌激素很低,而泌乳反停止,故溢乳与 PRL 水平不呈正相关。

(三)不孕/习惯性早期流产史

(1)高 PRL 血症伴无排卵,即使少数患者不闭经,但从基础体温(BBT)、宫内膜活检及孕酮测定均证实无排卵,所以常有原发不孕。

(2)高 PRL 血症伴黄体功能不全,主要表现:①BBT 示黄体期短于 12 天,黄体期温度上升不到 0.3 ℃;②宫内膜活检显示发育迟缓;③黄体中期孕酮值<5 ng/mL。故高 PRL 血症患者易不孕,有习惯性早期流产史。

(四)其他表现

若发病在青春期前,第二性征不发育。成年妇女可有子宫萎缩,性功能减退,部分患者由于雌素水平低落而出现更年期症状。微小腺瘤(<1 cm 直径)时,很少有自觉症状,肿瘤长大向上压迫视交叉时,则有头痛、视力障碍、复视、偏盲、甚至失明等。

四、诊断

(一)病史及体格检查

重点了解月经史、婚育史、闭经和溢乳出现的始因、诱因、全身疾病史和引起 HPRL 相关的药物治疗史。查体时应注意有无肢端肥大和黏液性水肿。妇科检查了解性器官和性征有无萎缩或器质性病变。乳房检查注意乳房发育、形态、有无肿块、炎症、观察溢乳(多用双手轻挤压乳房)溢出物性状和数量。

(二)内分泌检查

1.PRL 的测定

取血前患者至少 1 个月未服用激素类药物或多巴胺拮抗剂,当天未做乳房检查,一般在晨 8~10 点空腹取血,取血前静坐 0.5 小时,两次测定值均不低于 30 ng/mL 为异常。药物引起的 HPRL 很少超过 80 ng/mL,停药后则 PRL 恢复正常。当 PRL>100 ng/mL 时应首先除外垂体瘤可能性。一般认为 PRL 值的升高与垂体瘤体积呈正相关。巨大腺瘤出血坏死时 PRL 值可不升高。需指出的是目前所用 PRL 放免药盒仅测定小分子 PRL(相对分子质量 25 000),而不能测定大/大大分子(相对分子质量5 万~10 万)PRL,故某些临床症状明显而 PRL 正常者,不能排除所谓隐匿型高催乳素血症。

2.其他相关内分泌测定

各种原发的或继发的内分泌疾病均可能与高催乳素血症有关。除测定 PRL 外应测 FSH、LH、E_2、P,了解卵巢及垂体功能。TRH 测定除外原发性甲状腺功能低下,肾上腺功能检查和生长激素测定等。

(三)泌乳素功能试验

1.泌乳素兴奋试验

(1)促甲状腺激素释放激素试验(TRH Test):正常妇女 1 次静脉注射 TRH 100～400 μg 后,25～30 分钟 PRL 较注药前升高 5～10 倍,TSH 升高 2 倍,垂体瘤不升高。

(2)氯丙嗪试验:氯丙嗪促进 PRL 分泌。正常妇女肌内注射 25～50 mg 后 60～90 分钟血 PRL 较用药前升高 1～2 倍。持续 3 小时,垂体瘤时不升高。

(3)灭吐灵兴奋试验:该药为多巴胺受体拮抗剂,促进 PRL 合成和释放。正常妇女静脉注射 10 mg 后 30～60 分钟,PRL 较注药前升高 3 倍以上。垂体瘤时不升高。

2.泌乳素抑制试验

(1)左旋多巴试验:该药为多巴胺前体物,经脱羧酶作用生成多巴胺,抑制 PRL 分泌。正常妇女口服 500 mg 后 2～3 小时 PRL 明显降低。垂体瘤时不降低。

(2)溴隐亭试验:该药为多巴胺受体激动剂,强力抑制 PRL 合成和释放。正常妇女口服 2.5～5 mg 后 2～4 小时 PRL 下降达到 50%,持续 20～30 小时,特发性 HPRL 和 PRL 腺瘤时下降明显。

(四)医学影像学检查

1.蝶鞍断层扫描

正常妇女蝶鞍前后径小于 17 mm、深度小于 13 mm、面积小于 130 mm^2,若出现以下现象应做 CT 或 MRI 检查:①蝶鞍风船状扩大;②双蝶底或重像;③鞍内高/低密度区或不均质;④平面变形;⑤鞍上钙化灶;⑥前后床突骨质疏松或鞍内空泡样变;⑦骨质破坏。

2.CT 和 MRI 扫描

可进一步确定颅内病灶定位和放射测量。

3.各种颅内造影

各种颅内造影包括海绵窦造影,气脑造影和脑血管造影。

(五)眼科检查

明确颅内病变压迫现象,包括视力、眼压、眼底检查等。

五、治疗

针对病因不同,治疗目的不同,合理选择药物和手术方式等。

(一)病因治疗

若病因是由原发性甲状腺功能低下引起的 HPRL,可用甲状腺素替代疗法。由药物引起者,停药后一般短期 PRL 可自然恢复正常,如停药后半年 PRL 仍未恢复,再采用药物治疗。

(二)药物治疗

1.溴隐亭

溴隐亭为治疗高 PRL 血症的首选药物,它是麦角生物碱的衍生物,多巴胺受体激动剂,直接作用于下丘脑和垂体,抑制 PRL 合成与分泌,且抑制垂体瘤的生长使肿瘤缩小或消失。用药方法较多,一般先每天 2.5 mg,5～7 天,若无不良反应可增加到 5～7.5 mg/d(分 2～3 次服),根据 PRL 水平增加剂量,连续治疗 3～6 个月或更长时间。一般治疗 4 周左右,血 PRL 降到正常。2～14 周溢乳停止,月经恢复。治疗期间一旦妊娠即应停药。

不良反应:治疗初期有恶心、头痛、眩晕、腹痛、便秘、腹泻,有时尚可出现直立性低血压等。

不良反应一般症状不重,在 1～2 周内自行消失。

2.溢乳停(甲磺酸硫丙麦角林)

20 世纪 80 年代新开发的拟多巴胺药物,其药理作用和临床疗效与溴隐亭相似,但剂量小,毒副作用少,作用时间长。目前已由天津药物研究院 1995 年完成Ⅱ期临床研究,并开始临床试用,剂量每片 50 μg。用法每天 25～50 μg,1 周后无不良反应加量,根据 PRL 水平增加剂量,直至 PRL 水平降至正常。

3.左旋多巴

左旋多巴在体内转化为多巴胺作用于下丘脑,抑制 PRL 分泌,但作用时间短,需长期服药。剂量每天0.5 mg,3 次/天,连续半年。大部分患者用药后 1 个月恢复月经,1.5～2 个月溢乳消失。此药对垂体瘤无效。

4.维生素 B_6 可抑制泌乳

其作用机制可能是作为多巴脱羧酶的辅酶,增加下丘脑内多巴向多巴胺转化,刺激 PIF 作用,而抑制 PRL 分泌。用法为每天 200～600 mg,可长期应用。

5.其他药物

长效溴隐亭(LA)注射剂每次 50 mg,每天肌内注射 1 次,最大剂量可达 100 mg。

CV205-502(苯并喹啉衍生物)是一种新的长效非麦角类多巴胺激动剂,作用时间长达 24 小时。剂量每天 0.06～0.075 mg。

(三)促排卵治疗

对 HPRL 患者中无排卵和不孕者,单纯用以上药物不能恢复排卵和妊娠。因此,除用溴隐亭治疗外,应配伍促排卵药物治疗,具体方法有以下 3 种方式。

(1)溴隐亭-CC-HCG。

(2)溴隐亭-HMG-HCG。

(3)GnRH 脉冲疗法-溴隐亭。

综合治疗,除缩短治疗的周期并可提高排卵率和妊娠率。

(四)手术治疗

对垂体瘤患者手术切除效果良好,对微腺瘤治疗率可达 85%。目前经蝶鞍显微手术切除垂体瘤安全、方便、易行,损伤正常组织少,多恢复排卵性月经。但对较大垂体瘤,因垂体肿瘤没有包膜,与正常组织界限不清,不易切除彻底,故遗留 HPRL 血症,多伴有垂体功能不全症状。因此有人建议对较大肿瘤术前选用溴隐亭治疗,待肿瘤缩小再手术,可提高手术疗效。如术后肿瘤切除不完全,症状未完全消除,服用溴隐亭等药物仍可获得疗效,术后出现部分垂体功能不全,PRL 仍高可用 HMG/HCG 联合治疗,加用溴隐亭等药物,若有其他内分泌腺功能不全现象,可根据检查结果补充甲状腺素、泼尼松等。

(五)放射治疗(以下简称放疗)

放疗适用肿瘤已扩展到蝶鞍外或手术未能切除干净术后持续 PRL 高水平者。方法可行深部X 线、^{60}Co、α-粒子和质子射线治疗,同位素^{198}Au 种植照射。

(六)综合疗法

综合疗法对那些 HPRL 合并有垂体瘤患者单纯手术或单纯放疗疗效均不满意。1988 年 Chun 报道垂体瘤单纯手术、放疗、手术后加放疗,肿瘤的控制率分别为 85%、50%、93%,而平均复发时间为 3、4、4.5 年。因此,有人主张对有浸润性 PRL 大腺瘤先用溴隐亭治疗使肿瘤缩小再手术,术后加放疗,可提高肿瘤的治愈率。对溢乳闭经综合征患者,不论采用何种疗法均应定期随访检查,包括 PRL 测定和蝶鞍 X 线复查。

(徐燕敏)

第八节　围绝经期综合征

围绝经期综合征是指妇女在自然绝经前后或因其他原因丧失卵巢功能,而出现一系列性激素减少所致的症状,包括自主神经功能失调的表现。

一、病因与病理生理

更年期的变化包括两个方面:一方面是卵巢功能衰退,此时期卵巢逐渐趋于排卵停止,雌激素分泌减少,体内雌激素水平低落;另一方面是机体老化,两者常交织在一起。神经血管功能不稳定的综合征主要与性激素水平下降有关,但发生机制尚未完全阐明。

二、诊断

(一)临床表现

临床表现主要根据患者的自觉症状,而无其他器质性疾病。

(1)血管舒缩综合征:潮热、面部发红、出汗,瞬息即过,反复发作。

(2)精神神经症状:情绪不稳定、易激动,自己不能控制,忧郁失眠,精力不集中等。

(3)生殖道变化:外阴与阴道萎缩,阴道干燥疼痛,外阴瘙痒。子宫萎缩、盆底松弛导致子宫脱垂及阴道膨出。

(4)尿频急或尿失禁;皮肤干燥、弹性消失;乳房萎缩、下垂。

(5)心血管系统:胆固醇、三酰甘油和致动脉粥样硬化脂蛋白增高,抗动脉粥样硬化脂蛋白降低,可能与冠心病的发生有关。

(6)全身骨骼发生骨质疏松。

(二)鉴别诊断

必须排除心血管、神经精神和泌尿生殖器各处的病变;潮热、出汗、精神症状、高血压等需与甲状腺功能亢进症和嗜铬细胞瘤相鉴别。

(三)辅助检查

1.血激素测定

FSH 及 LH 增高、雌二醇下降。

2.X 线检查

脊椎、股骨及掌骨可发现骨质疏松。

三、治疗

(一)一般治疗

加强卫生宣教,解除不必要的顾虑,保证劳逸结合与充分的睡眠。轻症者不必服药治疗,必要时可选用适量镇静药,如地西泮 2.5～5 mg/d 或氯氮䓬 10～20 mg/d 睡前服,谷维素 20 mg,每天 3 次。

(二)性激素治疗

绝经前主要用孕激素或雌孕激素联合调节月经异常;绝经后用替代治疗。

1.雌激素

对于子宫已切除的妇女,可单纯用妊马雌酮 0.625 mg 或 17β-雌二醇 1 mg,连续治疗 3 个月。对于存在子宫的妇女,可用尼尔雌醇片每次 5 mg,每月 1 次,症状改善后维持量 1～2 mg,每月 2 次,对稳定神经血管舒缩活动有明显的疗效,而对子宫内膜的影响少。

2.雌激素、孕激素序贯疗法

雌激素用法同上,后半期加用 7～10 天炔诺酮,每天 2.5～5 mg;或黄体酮 6～10 mg,每天 1 次;或甲羟孕酮 4～8 mg,每天 1 次,可减少子宫内膜癌的发生率。但周期性子宫出血的发生率高。

3.雌激素、雄激素联合疗法

妊马雌酮 0.625 mg 或 17β-雌二醇 1 mg,每天 1 次,加甲睾酮 5～10 mg,每天 1 次,连用 20 天,对有抑郁型精神状态患者较好,且能减少对子宫内膜的增殖作用,但有男性化作用,而且常用雄激素有成瘾可能。

4.雌激素替代治疗应注意的几点

(1)激素替代治疗(HRT)应该是维持围绝经期和绝经后妇女健康的全部策略(包括关于饮食、运动、戒烟和限酒)中的一部分。在没有明确应用适应证时,比如雌激素不足导致的明显症状和身体反应,不建议使用 HRT。

(2)绝经后 HRT 不是一个给予女性的标准单一的疗法,HRT 必须根据临床症状,预防疾病的需要,个人及家族史,相关试验室检查,女性的偏好和期望做到个体化治疗。

(3)没有理由强制性限制 HRT 使用时限。她们也可以有几年时间中断 HRT,但绝经症状可能会持续许多年,应该给予她们最低有效的治疗剂量。是否继续 HRT 治疗取决于具有充分知情权的医患双方的审慎决定,并视患者特殊的目的或对后续的风险与收益的客观评估而定。只要女性能够获得症状的改善,并且了解自身情况及治疗可能带来的风险,就可以选择 HRT。

(4)使用 HRT 的女性应该至少 1 年进行一次临床随访,包括体格检查,更新病史和家族史,相关试验室和影像学检查,与患者进行生活方式和预防及减轻慢性病策略的讨论。

(5)总体来说,在有子宫的所有妇女中,全身系统雌激素治疗中应该加入孕激素,以防止子宫内膜增生或是内膜癌。无子宫者,无须加用孕激素。用于缓解泌尿生殖道萎缩的低剂量阴道雌激素治疗,可被全身吸收,但雌激素还达不到刺激内膜的水平,无须同时给予孕激素。

(6)乳腺癌与绝经后 HRT 的相关性程度还存在很大争议。但与 HRT 有关的可能增加的乳腺癌风险是很小的(少于每年 0.1%),并小于由生活方式因素如肥胖、酗酒所带来的风险。

(7)禁忌证,如血栓栓塞性疾病、镰状细胞贫血、严重肝病、脑血管疾病、严重高血压等。

(徐燕敏)

第九节 闭 经

闭经在临床生殖内分泌领域是一个最复杂而治疗困难的症状,可由多种原因造成。对临床医师来说,妇科内分泌学中很少有问题像闭经那样烦琐而又具有挑战性,诊断时必须考虑到一系列可能潜在的疾病和功能紊乱,其中一些可能给患者带来致病甚至致命的影响。传统上将闭经分成原发性和继发性。但因为闭经的病因和病理生理机制十分复杂,加上环境和时间的变迁,以及科技的发展,人们对闭经的认识、定义、诊断标准和治疗方案都有了较大的改变和进步。

闭经有生理性和病理性之分。青春期前、妊娠期、哺乳期、绝经后月经的停止,均属于生理性闭经。本文讨论的只是病理性闭经的问题。

一、定义和分类

(一)定义

(1)已达 14 岁尚无月经来潮,第二性征不发育者。

(2)已达 16 岁尚无月经来潮,不论其第二性征发育是否正常者。

(3)已经有月经来潮,但月经停止 3 个周期(按自身原有的周期计算)或超过 6 个月不来潮者。

(二)分类

根据月经生理的不同层面和功能,为便于对导致闭经的原因的识别和诊断,将闭经归纳为以下几类。

Ⅰ度闭经:子宫和生殖道的异常。

Ⅱ度闭经:卵巢异常。

Ⅲ度闭经:垂体前叶的异常。

Ⅳ度闭经:中枢神经系统(下丘脑)的异常。

先天性性腺发育不良在闭经中占有重要的比例。既往对于性腺衰竭导致的闭经的病因和病理生理是根据染色体和月经情况划分的,概念比较混乱且各型疾病之间有交叉和重复的内容。一般认为,原发性闭经伴 45,XO 或 45,XO/46,XX 嵌合型染色体核型异常且身材矮小者定义为 Turner 综合征,但此类核型患者中有一小部分为继发性闭经;患者如果染色体核型大致正常,身高正常但卵巢先天性未发育引起的原发性闭经,我们把其定义为先天性性腺发育不良。但该类患者可能伴有染色体的异位或微缺失;另一些患者为继发性闭经,染色体核型大致正常,卵巢曾有排卵但提前衰竭,被临床定义为卵巢早衰。实际上,这一类疾病在本质上是相同的,即性腺(卵巢)发育不良,但临床表现和闭经时间则有不同程度的差别。

二、诊断程序

(一)病史和临床表现

对闭经的诊断首先应开始于一个细致和完整的病史采集程序;神经精神方面的状况;家族遗传史;营养情况;发育成长史;生殖道的完整性;中枢神经系统体征;还要仔细鉴别半乳糖血症的存在。

(二)经典的闭经诊断程序

多年来,对闭经的诊断有一个经典的程序。

(1)第一步:孕激素试验＋血清促甲状腺激素测定＋血清催乳素测定。

孕激素试验的方法:①黄体酮 20 mg,每天 1 次肌内注射,共 3 天;②微粒化黄体酮,每次 100～200 mg,每天 3 次,共 7～10 天;③地屈孕酮每次 10 mg,每天 2 次,共 7～10 天;④甲羟孕酮 8～10 mg/d,共 5～7 天。为避免不良反应最好在睡前服用。观察停药后 1 周内是否发生子宫内膜脱落造成的撤药性出血。

此步骤可以大致诊断:①孕激素试验有撤药性出血可确定卵巢、垂体、下丘脑有最低限度的功能,说明体内有一定水平的雌激素但缺少孕激素的分泌,提示卵巢内有可能有窦卵泡分泌雌激素但没有发生排卵。②PRL 水平正常说明可以基本排除由高催乳素血症引起的闭经;PRL 水平异常升高伴溢乳则提示可能存在高催乳素血症或垂体分泌 PRL 的肿瘤;如果 PRL 水平持续较高,建议行垂体影像学检查。③促甲状腺激素的异常可能反映甲状腺功能亢进或低下对月经的影响,虽然发病率较低,但是因为治疗较简单且有效,因此仍然建议作为第四步筛查。④孕激素试验有撤药性出血说明生殖道解剖正常,且子宫内膜存在一定程度的功能,女性生殖道是完整的。⑤即使内源性 E_2 足够,仍有两种情况导致孕激素撤药试验阴性,即子宫内膜蜕膜化,停用外源性孕激素后子宫内膜不会剥脱。第一种情况是子宫内膜应对高孕酮水平而蜕膜化,见于黄体期或妊娠;第二种情况即子宫内膜由于高浓度的孕激素或睾酮伴随一种特殊的肾上腺酶的不足而蜕膜化,见于雄激素过多症伴无排卵及多囊卵巢的患者,但这种临床现象并不常见。

(2)第二步:雌孕激素试验。

雌孕激素试验的方法为:雌孕激素序贯用药一个周期(结合雌激素、天然雌激素或其他类型的雌激素,每天 1～2 mg 口服,共 20～28 天,最后 7～10 天加口服或肌内注射黄体酮(见第 1 步),与雌激素共用并同时停药。观察 1 周内是否有撤药性出血。

此步骤可以大致诊断:①雌孕激素试验有撤药性出血说明体内缺少雌激素分泌,雌激素分泌低下可能是卵巢功能低下所致;②雌孕激素试验无撤药性出血说明子宫或生殖道异常,有子宫内膜病变或生殖道畸形可能。

(3)第三步:血清 FSH、LH、E_2、T、DHEA-S 水平测定。

仅对第 2 步试验有撤药性出血的闭经患者进行,用来确定内源性雌激素低下是否由于卵泡(Ⅱ度闭经)的缺陷,抑或中枢神经系统-垂体轴的(Ⅲ或Ⅳ度闭经)功能缺陷。孕激素试验阴性的闭经妇女,其 Gn 水平可能异常地偏高、偏低或正常水平。

此步骤可以大致诊断:①FSH,LH 水平升高(FSH>20 U/L)和 E_2 水平降低,提示卵巢功能衰竭,低雌激素导致的反馈性高促性腺激素分泌;②LH/FSH 和 T 水平升高提示高雄激素血症及多囊卵巢综合征可能;③DHEA-S 明显升高提示有肾上腺来源的高雄激素血症;④FSH、LH 和 E_2 水平正常或降低(FSH 和 LH 均<5 U/L),提示下丘脑性或垂体性闭经。

(4)第四步:垂体兴奋试验。

如果血清 FSH 和 LH 水平测得正常或偏低,则需要通过垂体兴奋试验来鉴别垂体或下丘脑所导致的闭经原因。方法为:LHRH 25～50 μg,静脉推注,于注射前、注射后 30 分钟、60 分钟、90 分钟、120 分钟分别测血清 LH 和 FSH。因为 LHRH 主要刺激 LH 的分泌,也可以只测血清 LH。

此步骤可以大致诊断:鉴别下丘脑或垂体的功能异常;正常情况下 LH 和 FSH 的升高峰值

在 LHRH 注射后 30 分钟左右,数值升高基础值的 3 倍以上。如果 LH 和 FSH 水平没有反应、反应低下或反应延迟,均提示闭经的原因可能在垂体而非下丘脑。如果反应正常,则提示为下丘脑性的闭经。对垂体的 LH 反应延迟者,也可能因为正常垂体长期"失用"而对 LHRH 的刺激不敏感,可以反复试验几次,以激活垂体。

(三)其他诊断方法

1.B 超检查

盆腔的 B 超扫描提示子宫和内生殖器是否发育正常;子宫的大小、内膜的厚度和形态与月经的关系密切,长期雌激素低下的患者,子宫可能发育不良,也可能发生萎缩。两侧卵巢的体积和形态学是否正常,是否有优势卵泡生长,卵巢内窦卵泡数目等反映了卵巢的排卵功能和储备状况,卵巢的形态学异常与闭经的病因有关,卵巢体积增大,多个窦卵泡发育,提示高雄激素血症和多囊卵巢可能;卵巢体积小于 10 mm³,且两侧卵巢窦卵泡总数小于 4～6 枚,提示卵巢发育不良或提早衰竭。超声应作为常规检查。

2.内镜检查

宫腔镜可以直接观察到宫腔和子宫内膜的形态,鉴别子宫内膜的厚度、色泽、子宫腔发育畸形、宫腔粘连等造成闭经的病因。腹腔镜可在直视下观察卵巢的形态、大小、排卵的痕迹等,鉴别闭经的原因。如果卵巢呈条索状形态,无卵泡和排卵证据,可提示卵巢发育不全,可伴或不伴子宫的发育不良。

3.染色体检查

所有 30 岁以下因高 Gn 水平诊断为卵巢早衰的患者,必须检查染色体核型。一些患者存在 Y 染色体嵌合现象,因为性腺(卵巢)内存在任何睾丸成分,都有形成恶性肿瘤风险,必须手术切除性腺。因为嵌合体核型(比如 46,XX/45,XO)的妇女在过早绝经之前可以有正常的青春期发育、正常月经甚至正常妊娠。有 10%～20% 的卵巢早衰或先天性性腺发育不良者伴有染色体畸变,10% 的 Turner 综合征女孩有自发性的青春期发育,2% 有月经初潮。虽然染色体核型检查对治疗不产生影响,但对于诊断还是有一定意义。况且对其家人的生育功能咨询亦有一定价值。

三、分类诊断

(一)Ⅰ度闭经(生殖道和/或子宫性闭经)

为子宫和生殖道畸形,造成的先天性阙如或梗阻,以及反复子宫手术、子宫内膜结核或炎症造成的不可逆的损伤。

1.诊断依据

(1)雌孕激素试验无撤药性出血。

(2)B 超检查子宫发育不良或阙如,或子宫内膜极薄和回声异常。

(3)子宫造影和/或宫腔镜提示子宫腔粘连、畸形或子宫内膜病变。

(4)对周期性腹痛的青春期患者注意下生殖道的发育畸形。

2.Asherman 综合征

子宫内膜的破坏(Asherman 综合征)可导致继发性闭经,这种情况通常是由产后过度刮宫致子宫内膜损伤的结果。子宫造影可以看到宫腔不规则粘连的典型影像;阴道 B 超可见子宫内膜线不连续和间断征象;宫腔镜检查诊断更精确,可以检出 X 线片无法显现的极微小的粘连。患者卵巢功能正常时,基础体温是双相的,提示闭经的原因与排卵无关。

Asherman 综合征还可发生于剖宫产术、子宫肌瘤切除术、子宫成形术后。产后刮宫术后伴发产后性腺功能减退（如席汉综合征）者因内膜缺少雌激素支持,严重营养不良和菲薄,也可发生严重的宫腔粘连。据报道,选择性子宫动脉栓塞治疗子宫平滑肌瘤术后可能导致局部缺血性反应,造成子宫内膜的损伤而发生 Asherman 综合征。粘连可导致子宫腔、子宫颈外口、宫颈管或这些区域部分或完全闭塞,但不一定发生宫腔积血。如果影像学检查提示宫腔内积血,用宫颈扩张术就可以解决积血的引流问题。

Asherman 综合征患者除了闭经还可能有其他问题,如流产、痛经、月经过少,也可有正常的月经周期。轻度粘连也可导致不孕、反复性流产或胎儿丢失。此类患者需通过子宫造影或宫腔镜检查确诊子宫内膜腔的情况。

子宫内膜损伤导致闭经也可由结核病引起。将经血或子宫内膜活检组织进行培养找到结核杆菌方可确诊。子宫血吸虫病是导致终末器官功能障碍的另一个罕见原因,可在尿、粪、直肠排出物、经血及子宫内膜内找到寄生虫虫卵。还有因子宫内感染发生严重而广泛盆腔炎导致的 Asherman 综合征的病例报道。

过去,Asherman 综合征的治疗是通过扩张宫颈及刮宫术来解除粘连。宫腔镜下通过电切、电凝、激光等技术直接松解粘连,效果优于扩张宫颈及刮宫术。手术后为了防止宫腔壁的粘连,过去会放置一枚宫内节育器(IUD),然而儿科的气囊导尿管也是很好的选择。囊内充有 3 mL 液体,7 天后将导管取出。术前即开始用广谱抗生素持续 10 天。前列腺素合成抑制剂可解除子宫痉挛。患者连续两个月用高刺激剂量的雌激素治疗,如每月前 3 周每天口服结合雌激素 2.5 mg,第 3 周开始每天加用醋酸甲羟孕酮 10 mg。如果初次手术未能重建月经流出道,为了恢复生育能力,还需要重复数次持续治疗。此类患者有 70% 能成功妊娠,然而妊娠经常合并早产、胎盘植入、前置胎盘和/或产后出血。

3.苗勒管异常

苗勒管发育不全是指无明显阴道的原发性闭经患者,这是原发性闭经相对常见病因,发生率仅次于性腺发育不全。在芬兰,其发生率大约为 1/5 000 新生女婴。原发性闭经者需先排除苗勒管终端导致的生殖道不连续,对青春期女孩,必须先排除处女膜闭锁、阴道口闭锁及阴道腔不连续、子宫颈甚至子宫缺失。这类患者阴道发育不全或缺失,且通常伴子宫及输卵管缺失。有正常子宫者却缺乏对外的通道,或者有始基子宫或双角子宫存在。如果有部分子宫内膜腔存在,患者可能主诉有周期性下腹痛。由于与男性假两性畸形的某些征象相似,所以应证明是否为正常女性核型。由于卵巢不属于苗勒结构,故卵巢功能正常而且可以通过双相基础体温及外周血孕酮水平来证实。卵巢的生长及发育都无异常。生殖道闭锁导致的闭经伴随有阴道积血、子宫腔积血或腹腔积血所致的扩张性疼痛。

苗勒管发育不全的确切原因至今未明。可能是抗苗勒管激素(AMH)基因或 AMH 受体基因突变。尽管通常为散发,偶尔也有家族性发病。苗勒管发育不全的女儿和她们的母亲可存在半乳糖-1-磷酸尿苷酰基转移酶的基因突变。这与经典的半乳糖血症不同,推断由于半乳糖的代谢失调致使子宫内暴露有过高浓度的半乳糖,这可能就是苗勒管发育不全的生物学基础。给孕期小鼠高半乳糖喂食,会延迟雌性子代的阴道开放。在这群苗勒管发育不全的患者中,卵巢衰竭亦较常见。

进一步评估和诊断需包括放射学检查,大约 1/3 患者伴有泌尿道畸形,12% 以上的患者有骨骼异常,其中多数涉及脊柱畸形,也可能发生缺指或并指。肾畸形包括异位肾、肾发育不全、马蹄肾、集合管异常。B超检查子宫的大小和匀称性,若B超的解剖图像不确定,可选择MRI扫描。通常没必要用腹腔镜直视检查,MRI比B超准确得多,而且费用及创伤性都低于腹腔镜检查。然而存在不同程度的MRI描述与腹腔镜检查所见不符。术前准确诊断有助于手术规划及手术的顺利实施。

手术之前必须明确拟解决的问题,切除苗勒管残留肯定是没有必要的,除非导致子宫纤维增生,子宫积血、子宫内膜异位症或有症状的腹股沟疝。宫、腹腔镜手术可以解决上述病症。顾虑到手术困难及并发症高,更倾向于用替代材料方法构造人工阴道。推荐用渐进式扩张术,如Frank及后来的Wabrek等人描述的方法。首先向后,2周后改为向上沿着通常的阴道轴线方向,用阴道扩条每天扩张20分钟直至达到明显的不适。每次使用的扩条逐渐增粗,几个月后即可产生一条功能性阴道。塑料的注射器可用于代替昂贵的玻璃扩条,将扩条放在阴道的部位,维持类似于坐在赛车车座上的压力。Vecchietti在经腹或腹腔镜手术中采用一种牵引装置。术后再牵引7天就可形成一个功能性阴道。

对于不愿意或不能进行扩张术的患者,采用Williams阴道成形术的Creatsas矫形可迅速并简便地构建新阴道。该手术适用于那些不能接受Frank扩张术或Frank扩张术失败的妇女,或有完好的子宫并保留生育能力的患者。一种推荐方式为先做开腹手术来评估宫颈管情况,如果子宫颈闭锁就切除子宫,如果是相对简单的处女膜闭锁或阴道横隔问题,就联合阴道手术。多数人建议不必试图保留完全性阴道发育不全患者的生育力,建议在构建新阴道的同时切除苗勒管组织。

阴道横隔患者(远端1/3阴道未能成腔)通常有梗阻及尿频症状,阴道横隔可利用声门关闭强行呼气法与处女膜闭锁相鉴别,前者阴道外口处无膨胀。阴道横隔可合并有上生殖道畸形,如输卵管的节段性缺失或单侧输卵管、卵巢的缺失。

生殖道远端闭锁可视为急症,延误手术治疗可能会因炎症性改变或子宫内膜异位症导致不孕,必须尽快完成矫形引流手术。应尽量避免进行诊断性穿刺,因为一旦感染阴道积血则会转变为阴道积脓。

在引导患者进行一系列治疗的程序中,需进行心理咨询和安抚,帮助患者处理好失去生殖道以后的心理障碍。

(二)Ⅱ度闭经(卵巢性闭经)

1.Turner综合征和先天性性腺发育不良

无论是原发性闭经或继发性闭经都可以有性腺发育的问题,30%~40%的原发性闭经为性腺条索化的性腺发育不全者。核型的分布为50%的45,X;25%的嵌合体;25%的46,XX。继发性闭经的妇女也可存在性腺发育不全,有关的核型按出现频率依次排列为46,XX(最常见);嵌合体(如45,X/46,XX);X长臂或短臂缺失,47,XXX;45,X。染色体核型正常的性腺发育不全者也与感音神经性聋症(Perrault综合征)有关联。所以核型为46,XX的性腺发育不全者都必须进行听力评估。

单纯性腺发育不全是指双侧性腺条索状,无论其核型如何。混合型性腺发育不全是指一侧性腺内含有睾丸组织,而另一侧性腺条索状。常染色体异常也可与高促性腺激素性卵巢衰竭相关,如一个28岁的18染色体三体的嵌合体的高促性腺激素的继发性闭经患者,所有卵巢功能丧失。性染色体量变的患者都可列入性腺发育不全的范畴。

(1)Turner综合征。临床诊断依据为:①16岁后仍无月经来潮(原发性闭经);②身材矮小、第二性征发育不良、蹼状颈、盾胸、肘外翻;③高促性腺激素,低性腺激素;④染色体核型为45,XO;或46,XX/45,XO;或45,XO/47,XXX;⑤体检发现内外生殖器发育均幼稚,卵巢常呈条索状。

Turner综合征为一条X染色体缺失或存在异常导致的性腺发育不良。由于卵泡的损失,青春期时无性激素产生,故此类患者多表现为原发性闭经。然而须特别关注此症较少见的变异类型,如自身免疫性疾病、心血管畸形及各种肾脏异常。Turner综合征的患者40%为嵌合体或在X、Y染色体上有结构改变。

嵌合体即不同的性染色体成分形成的多核型细胞系。若核型中存在Y染色体,说明性腺内存在的睾丸组织,容易形成肿瘤及存在向男性发育的因素,需切除性腺区域。大约30%的Y染色体携带者不会出现男性第二性征,故即使正常外观女性,高促性腺激素性闭经患者都必须检查核型,以发现功能静止的Y染色体,以便在癌变之前对性腺进行预防性切除术。

大约5%诊断为Turner综合征的患者核型上有Y染色体成分。进一步用Y染色体特异性DNA探针发现另有5%的核型中有Y染色体成分。然而Turner综合征的患者的性腺肿瘤发生率较低(约5%),似乎局限于那些常规核型检查有Y染色体成分的患者。即使常规核型未发现有Y染色体成分,一旦出现男性第二性征或当发现一个未知来源的染色体片段时,都需用探针来特异性检测Y染色体成分。

嵌合体的意义重大,当有XX细胞系嵌合时,性腺内可找到功能性卵巢组织,有时可有正常的月经甚至可生育。嵌合体者也可表现正常月经初潮,达到正常的身高,但出现过早绝经。大多数这类患者身材矮小、身高低于160 cm,由于功能性卵泡加速闭锁导致早年绝经。

(2)先天性性腺发育不良:染色体核型和身高正常,第二性征发育大致正常,性腺呈条索状。余同Turner综合征。该类患者的染色体可能存在嵌合型、小的微缺失、平衡易位或基因的缺陷。

2.卵巢早衰和卵巢抵抗综合征

两组均属于高Gn性的闭经患者,去势或绝经后的Gn高水平与卵泡加速闭锁所致的卵泡缺乏之间存在联系,但并不是绝对的,因为在某些少见的情况下,Gn高水平时仍有卵泡存在。发生单纯FSH或LH分泌异常的罕见病例可能由于某种Gn基因的纯合子突变所致。曾报道过由于LH亚基的基因突变造成性腺功能低下,和由于FSH的亚基突变造成原发性闭经。基因的突变导致生成蛋白的亚基改变,使之失去了应有的免疫活性及生物活性。所以这种性腺功能低下者表现为一种Gn升高而另一种Gn降低。基因突变杂合子携带者常有相对不孕的问题,利用外源性Gn促排卵可以让这些患者成功妊娠。当出现FSH高水平,而LH低或正常水平时,伴有垂体占位则提示存在分泌FSH的腺瘤。表现为持续性无排卵、自发性的卵巢过度刺激,卵巢上有多发的大卵泡囊肿,而且影像学证据提示有垂体腺瘤。因此强调两种Gn同时测定,如果一种异常单独升高,需要考虑上述情况。一般卵巢功能衰退的顺序首先是FSH的升高,逐渐伴随LH升高。

(1)卵巢早衰(premature ovarian failure,POF)。卵巢早衰的诊断依据:①40岁前绝经;②高促性腺激素和低性腺激素,FSH>20 U/L,雌激素水平低值;③约20%有染色体核型异常,常为易位、微缺失、45XO/46,XX嵌合型等;④约20%伴有其他自身免疫性疾病,如弥漫性甲状腺肿,肾上腺功能减退等;⑤病理检查提示卵巢中无卵泡或仅有极少原始卵泡,部分患者的卵巢呈浆细胞浸润性的"卵巢炎"现象;⑥腹腔镜检查见卵巢萎缩,体积变小,有的呈条索状;⑦有的患者有医源性损坏卵巢的病史,如卵巢肿瘤手术史、卵巢巧克力囊肿剥除术史、盆腔严重粘连史及盆腔放疗和化疗史等;⑧对内源性和外源性促性腺激素刺激无反应,用氯米芬无法诱导出反馈的 GnRH 升高,用外源性 GnRH 刺激卵巢呈不反应或低反应,无卵泡生长。

大约 1% 的妇女在 40 岁之前会发生卵巢衰竭,而在原发性闭经患者中,发生率为 10%～28%,多数病例的卵巢早衰机制不明。各个不同年龄都可以发生卵巢早衰,取决于卵巢所剩的卵泡数目。无论患者年龄多少,如果卵泡的丢失速度较快,则将表现为原发性闭经及性腺发育低下。假如卵泡耗损发生在青春期或青春期之后,则继发性闭经发生的时间将相应地推迟。

脆性 X 染色体综合征携带者中卵巢早衰的发生率为 10%,已经鉴定出至少有 8 个基因与卵巢早衰有关,5 个在 X 染色体上,3 个在常染色体上。此类患者可考虑供卵妊娠。对于卵巢早衰妇女,推荐进行脆性 X 染色体综合征的筛查,尤其是当有 40 岁之前绝经的家族史的情况下。一种由 3 号染色体上转录因子基因(FOXL2)突变引起的常染色体显性疾病也已证实与眼睑畸形及卵巢早衰有关。另外,卵巢早衰也有可能是自身免疫性疾病、感染流行性腮腺炎性卵巢炎,或化疗及放疗造成的卵泡破坏所致。这些因素导致卵泡消失加速所致。

卵巢早衰存在一定比例的特异性性染色体异常,最常见的异常是 45,X 及 47,XXX,其次是嵌合体、X 染色体结构异常。用荧光原位杂交法寻找 45,X/46,XX 嵌合体,卵巢早衰患者体内发现较高比例的单 X 性染色体细胞,也曾发现 X 染色体长臂上关键区域的易位。

放疗对卵巢功能的影响取决于患者年龄及 X 线的剂量,卵巢内照射 2 周后可出现类固醇激素水平下降,Gn 水平升高。年轻妇女体内有较多的卵母细胞可以抵抗内照射的完全去势作用,闭经多年后仍可恢复卵巢功能。如放疗时正常怀孕,子代的先天异常率并不高于普通人群。若放射区域为骨盆以外,则无卵巢早衰的风险。对盆腔肿瘤患者腹腔镜手术中将卵巢选择性的移出骨盆再作放疗,可有望今后妊娠。

烷化剂(抗肿瘤药)对性腺有剧毒,与放疗一样,导致卵巢衰竭的剂量与开始治疗时患者年龄存在负相关。其他化疗药物也有潜在的卵巢损害性,但研究较少,联合化疗对卵巢的影响与烷化剂相似。约 2/3 的绝经前乳腺癌患者使用环磷酰胺、甲氨蝶呤、氟尿嘧啶(5-Fu)治疗者丧失卵巢功能。虽然月经及生育力的确有可能恢复,但无法预测未来的卵巢功能及生育力。在猴模型模拟放疗过程中,用 GnRHα 抑制 Gn 并不能抵抗卵泡的丢失但确实可保护卵泡免受环磷酰胺的损害。化疗或放疗前将卵母细胞或卵巢组织深低温保存将是保存此类患者生育力的最佳选择。

对自身免疫性"卵巢炎"的卵巢早衰患者,应进行自身免疫性疾病的血液检查,而且需要每几年一次周期性进行,作为对自身免疫性相关疾病的长期监测。检查内容包括血钙、血磷、空腹葡萄糖、21-羟化酶的肾上腺抗体、游离 T_4、TSH、甲状腺抗体。

曾有人建议,有时需要每周测 Gn 及 E_2 水平,如 FSH 低于 LH(FSH/LH<1),或如果 E_2 高于 50 pg/mL 时,应考虑诱导排卵。由于很多案例报道证实了核型正常患者可恢复正常的卵巢功能(10% 的患者),由于有偶发性排卵,对无生育要求者雌孕激素联合性避孕药是较好的选择。如有生育要求者,最好选择供卵。不推荐用治疗剂量的糖皮质激素治疗特发性卵巢早衰,因为并未证明能使卵泡恢复对 Gn 的反应性。

(2)卵巢抵抗综合征(resistant ovarian syndrome,ROS)。卵巢抵抗综合征的临床特征:①原发或继发性闭经;②高促性腺激素和低性腺激素;③病理检查提示卵巢中有多量始基卵泡和原始卵泡;④腹腔镜检查见卵巢大小正常,但无生长卵泡和排卵痕迹;⑤对内源性和外源性促性腺激素刺激无反应。也称卵巢不敏感综合征,这是一组少见但颇有争议的病征。其临床表现与卵巢早衰极其相似,但如果行卵巢组织学检查,可以发现卵巢皮质中多个小的原始卵泡结构。有人推测这是 Gn 受体不敏感或缺陷,或受体前信号缺陷的原因。在雌激素和孕激素序贯治疗数月后,卵巢可能自然恢复排卵和妊娠。也有人认为这是 POF 的先兆征象和过渡阶段。

3.多囊卵巢综合征(见无排卵和多囊卵巢综合征节)

(1)临床表现:①月经稀发、闭经、不孕的持续性无排卵现象;②多毛、痤疮和黑棘皮病等高雄激素血症现象;③肥胖。

(2)超声检查诊断标准:①双侧卵巢各探及 12 个以上的小卵泡排列在卵巢表面,形成"项链征";②卵巢偏大,卵巢髓质部分增多,反光增强。

(3)实验室检查:①血清 LH/FSH 增高 2 倍以上;②雄激素 T、A、DHEA-S 升高,SHBG 降低;③胰岛素水平升高,糖耐量试验(OGTT)和餐后胰岛素水平升高;④PRL 可轻度升高。

(4)经腹或腹腔镜:卵巢体积增大,表面光滑,白色,无排卵痕迹,见表面多枚小卵泡。

(三)Ⅲ度闭经(垂体性闭经)

1.垂体肿瘤和高催乳素血症

(1)概况:由于颅底狭窄的垂体窝空间,垂体良性肿瘤的生长也会造成问题。肿瘤向上生长压迫视神经交叉,产生典型的双颞侧偏盲。如果肿瘤很小则很少出现视野受损。而此区域的其他肿瘤(如颅咽管瘤,影像学上通常以钙化为标志),由于更邻近视神经交叉,会较早导致视力模糊和视野缺损。除了颅咽管瘤,还有其他更少见的肿瘤,包括脑膜瘤、神经胶质瘤、转移性肿瘤、脊索瘤。曾报道,可能由于松果体的囊性病变导致褪黑激素分泌增加,引起青春期延迟。性腺发育不全及青春发育延迟者应检查头颅 MRI。

当 GH 过度分泌导致肢端肥大症,或 ACTH 的过量分泌引起库欣综合征时,会更加怀疑垂体肿瘤的存在。TSH 分泌性肿瘤(不到垂体肿瘤的 1%)引起继发性甲状腺功能亢进,或 ACTH 或 GH 分泌的肿瘤则非常罕见。如果临床表现提示库欣综合征,则须检测 ACTH 水平及 24 小时尿中游离皮质醇水平,以及地塞米松快速抑制试验;如怀疑为肢端肥大症,则应做 GH 的检测。循环中 IGF-1 水平较稳定,随机测定血样中 IGF-1 高水平即可诊断 GH 过度分泌;ACTH 或 GH 分泌性肿瘤都很少见,最常见的两种垂体肿瘤是 PRL 分泌性肿瘤及无临床功能性肿瘤。PRL 分泌性肿瘤也可在青春期前或青春期出现,故可能影响生长发育,并导致原发性闭经。

大多数无临床功能性肿瘤(约占垂体肿瘤的 30%)起源于 Gn 细胞,活跃分泌 FSH 及其游离亚基,但很少分泌 LH,故此类患者仅表现肿瘤占位性症状。所分泌的 FSH 游离亚基可作为一项肿瘤指标。然而由于游离 FSH 亚基增加合并本身 Gn 的升高,在绝经后妇女情况就变得复杂。但并不是所有 Gn 腺瘤都合并有游离 FSH 亚基增加。对于 FSH 升高而 LH 低水平者高度提示为 Gn 分泌性腺瘤。绝经前出现 Gn 分泌性腺瘤的妇女,其特征是卵巢内多发囊性改变(卵巢过度刺激)、E_2 高水平及子宫内膜超常增生。用 GnRHa 治疗通常不能降低 Gn 的分泌,反而可导致 FSH 及其游离亚基的持续升高。然而大多数此类肿瘤患者由于肿瘤对垂体柄的压迫影响了下丘脑 GnRH 向垂体的运输,导致 Gn 分泌下降和闭经,并常因肿瘤的占位阻碍了多巴胺向垂体前叶的运输,PRL 水平的轻度升高。

并非所有蝶鞍内占位都是肿瘤,据报道囊肿、结核病、肉瘤样病及脂肪沉着体也可成为垂体压迫的原因,导致低促性腺素性闭经。淋巴细胞性垂体炎是垂体内少见的自身免疫性浸润,酷似垂体肿瘤,常发生于妊娠期或绝经后的前 6 个月。初期出现高 PRL 血症,接着可发生垂体功能减退症。经蝶骨手术可诊断并治疗这类有潜在致命危险的垂体疾病。在一项大型经蝶骨手术调查中发现,91% 的蝶鞍内及蝶鞍周围占位是腺瘤,与尿崩症无关,但常常伴随着非垂体来源性肿瘤。

垂体周围的病变,如颈内动脉瘤、脑室导水管梗阻也可导致闭经。垂体局部缺血即梗死可导致功能不全,即为产科著名的席汉综合征。

(2)临床表现:①闭经或月经不调;②泌乳;③如较大的垂体肿瘤可引起头痛和视力障碍;④如为空蝶鞍综合征可有搏动性头痛;⑤需排除服药引起的高催乳素血症。

(3)辅助检查:①血清 PRL 升高;②如果为垂体肿瘤或空蝶鞍综合征可经蝶鞍 X 线摄片、CT 或 MRI 检查垂体确诊,应强调增强扫描,以增加检出率。

2.垂体功能衰竭

(1)临床表现:①有产后大出血或垂体手术的病史;②消瘦、乏力、畏寒、苍白,毛发稀疏,产后无乳汁分泌,无性欲,无卵泡发育和月经,生殖道萎缩;③检查为性腺激素低下、甲状腺功能低下和肾上腺功能低下的症状和体征,根据病情程度,功能低下的程度不同,但常见以性腺激素低下为主,其次为甲状腺功能低下,最后为肾上腺功能低下。

(2)辅助检查(根据病情):①血 FSH、LH、E_2、PRL、T 值均低下,血甲状腺激素(FT_3、FT_4)下降促甲状腺素(TSH)升高;②血肾上腺皮质激素(皮质醇,17-羟孕酮)水平低下;③垂体兴奋试验显示垂体反应低下;④空腹血糖和糖耐量试验提示血糖值偏低,反应低下。

(四)Ⅳ度闭经(中枢和下丘脑性闭经)

下丘脑性闭经(促性腺激素不足性性腺功能减退)的患者具有 GnRH 脉冲式分泌的缺陷。在排除了下丘脑器质性病变后,可诊断为功能性抑制,常常是由生活事件所致的心理生理反应,也可与工作或学校中面对的应激状况有关,常见于低体质量及先前月经紊乱的妇女。很多垂体性闭经的妇女也表现为由亚临床饮食障碍引起相似的内分泌、代谢和心理特征。

GnRH 的抑制程度决定了临床表现。轻度抑制可对生育力有微小影响,如黄体期不足;中度抑制可致无排卵性月经失调;重度即表现为下丘脑性闭经。

下丘脑性闭经患者可表现为低或正常水平促性腺激素,正常催乳素水平,正常蝶鞍的影像学表现,雌孕激素撤退性出血试验多为阴性。对这样的患者应每年评估一次,监测指标包括催乳素及蝶鞍的影像学检查。如果几年监测指标均无变化,影像学检查可不必要。与心理应激或体重减轻有关的闭经,大多在6~8年内都自然恢复。83%的妇女在病因(应激、体重减少或饮食障碍)纠正后恢复月经。但仍有一部分患者需持续监测。在饮食障碍的妇女当中,月经往往与体重增加有关。

无明显诱因的下丘脑性闭经的妇女,其下丘脑-垂体-肾上腺轴的活性是存在的,可能是应激反应干扰了生育功能的过程。自发性下丘脑性闭经的妇女其 FSH、LH、催乳素的分泌降低,促肾上腺皮质激素释放激素所致皮质醇的分泌增加。有些患者有多巴胺能抑制的 GnRH 脉冲频率,GnRH 脉冲性分泌的抑制可能与内源性阿片肽及多巴胺的增加有关。功能恢复过程中高皮质醇血症先于卵巢功能恢复正常。

需要告知患者促排卵的有效性及生育的可能性,促排卵仅用于有怀孕需求的妇女。没有证据表明周期性激素补充或是促排卵可以诱导下丘脑恢复正常生理功能。

下丘脑性闭经的诊断依据:①原发性闭经;卵泡存在但不发育;②有的患者有不同程度的第二性征发育障碍;③Kallmann 患者伴嗅觉丧失;④FSH、LH、E_2 均低下;⑤对 GnRH 治疗有反应;⑥可有 X 染色体(Xp22.3)的 KAL 基因缺陷。

功能性下丘脑性闭经的临床表现:①闭经或不规则月经;②常见于青春期或年轻女性,多有节食、精神紧张、剧烈运动及不规律生活史;③体型多瘦弱。

主要的辅助检查:①TSH 水平正常,T_3 和 T_4 较低;②FSH 和 LH 偏低或接近正常,E_2 水平偏低;③超声检查提示卵巢正常大小,多个小卵泡散在分布,髓质反光不增强。

1.体重下降,食欲缺乏和暴食综合征

肥胖可以与闭经有关,但肥胖者闭经时促性腺激素分泌不足的状态不常见,除非这个患者同时有情绪障碍。相反,急剧的体质量降低,可致促性腺激素分泌不足。对下丘脑性闭经的诊断必须先排除垂体瘤。

临床表现从与饮食匮乏所致的间歇性闭经到神经性厌食所致的危及生命的极度衰弱。因为这种综合征的死亡率大概为 6%,因此受到高度重视。也有些研究认为大多数患者都能够复原,而病死率并没有增加。这些结果的差异可能因为被评估的人群不一致。临床医师应该警惕有些患者可能会死于神经性厌食。

(1)神经性厌食的诊断。

主要临床特点:①发病于 10~30 岁;②体质量下降 25% 或是体重低于正常同年龄和同身高女性的 15%;③特殊的态度,包括对自己身体状况的异常认知,对食物奇怪的存积或拒绝;④毳毛的生长;⑤心动过缓;⑥过度活动;⑦偶发的过度进食(食欲过盛);⑧呕吐,可为自己所诱发。

临床表现:①闭经;②无已知医学疾病;③无其他精神疾病。

其他特征:①便秘;②低血压;③高胡萝卜素血症;④糖尿病、尿崩症。

(2)神经性厌食的临床表现:神经性厌食曾被认为多见于中高阶层的低于 25 岁的年轻白人妇女,但现在看来这个问题可出现在社会各阶层,占年轻妇女的 0.5%。厌食一族均期望成功改变形象,其实家庭往往存在严重的问题,父母却努力维持和谐家庭的表象,掩饰或者否认矛盾冲突。根据心理学家的理解,父母一方,私下里对另一方不满,希望获得他们孩子的感情。当一个完美的孩子的角色变得极其困难时,厌食便开始了。病程往往起源于为控制体质量而自行节食,这种感觉带来一种力量和成就感,随即有一种若自我约束松懈则体质量不能控制的恐惧感产生。有观点认为厌食症可以作为一项辨别内在混乱家庭的指标。

青少年时期正常的体质量增加可能被认为过度增加,这可以使青少年患上真性神经性厌食症。过度的体力活动是神经性厌食症的最早信号。这些孩子是典型的过分强求者,他们很少惹麻烦,但很挑剔,要求其他人达到他们苛刻的价值标准,常导致自己在社会上的孤立。

有饮食问题的患者常常表现出滞后的性心理发展,其性行为出现得很晚。由身材苗条判断社会地位的价值观,影响她们的进食。依赖身体苗条的职业及娱乐环境容易使得妇女暴露于神经性厌食及神经性贪食的风险之中。所以通常饮食问题反映的是心理上的困境。

除了痛经,便秘也是其常见的临床表现,常常较为严重并合并腹痛。大量进食低热量食物。低血压、低体温、皮肤粗糙、背部及臀部出现松软汗毛、心动过速及水肿是最常见的并发症。长期利尿剂及泻药的滥用可致明显的低钾。低钾性酸中毒可导致致死性的心律失常。血清胡萝卜素的升高表示机体存在维生素 A 的利用障碍,见于手脚掌的皮肤黄染。

贪食症典型表现在阶段性偷偷地疯狂进食,紧接着便是自己诱发呕吐、禁食,或是服用缓泻药和利尿剂,甚至灌肠剂。尽管贪食行为相对较常见,但临床上真正的贪食症并不常见(在一个大学学生样本中,占女性学生的 1%,男性学生的 0.1%)。贪食症行为常见于神经性厌食症患者(约占一半)。有贪食症行为的患者其抑郁症状或焦虑障碍的发生率较高,而且还会有入店行窃的问题(通常是偷食物)。约 50% 的病例神经性厌食和贪食症行为长期持续。神经性厌食症患者可分为贪食性厌食症和禁食伴过度锻炼者。贪食性厌食症者比较年长,相对更加抑郁、在社交上不太孤立,但家庭问题的发生率较高。单纯贪食症者体重波动较大,但不会减少到厌食症者那么低水平。克服了贪食症的患者可有正常的生育力。

严重的神经性厌食病例经常被内科医师碰到,而临界性神经性厌食病例通常来看妇科医师、儿科医师或家庭医师。厌食症相关的各种问题都代表下丘脑调控的身体功能的障碍:食欲、渴感、水分保持、体温、睡眠、自主平衡及内分泌。FSH、LH 水平下降,皮质激素水平升高,PRL、TSH、T_4 水平正常,但 T_3 水平较低,反式 T_3 水平升高。许多症状可用甲状腺功能减退来解释(如便秘、寒冷耐受不良、心动过缓、低血压、皮肤干燥、基础代谢率低、高胡萝卜素血症)。随着体重的增长,所有的代谢性改变恢复到正常,Gn 的分泌也可恢复到正常水平。有 30% 的患者持续闭经,这是持续性心理冲突的指标。

当体重恢复到正常体重 15% 以下时,即可恢复机体对 GnRH 的反应,方可恢复正常月经。神经性厌食患者的 Gn 持续低水平,与青春期前孩子的水平相似;随着体重的增长,出现 LH 夜间分泌,类似于青春早期的水平;而当完全恢复正常体重时,24 小时 LH 分泌形式就与正常成年人一样,只是峰值有所差异。如果患者 Gn 的浓度低到无法检测的水平时,可检测血中的皮质醇含量。没必要做其他太多的实验室检测。

需要告知患者闭经与低体重之间的紧密联系,以刺激患者恢复正常体重,进而恢复正常月经。有时有必要参与指导患者的每天能量计算方案[每天至少进食 10 920 kJ(2 600 kcal 能量)],以打破患者养成的饮食习惯。如果进展很慢,则可用激素治疗。对于体重低于 45.36 kg(100 磅)的患者,如体重持续下降,需进行心理咨询,进行心理干预。

关于厌食症目前尚无特殊的或新的治疗方法,只能强调在疾病发展到最严重的阶段之前,及早发现并进行心理干预。需要初诊医师、心理医师、营养学医师进行临床会诊帮助患者处理自己情绪的认知行为,必要时也可以加用抗抑郁药治疗。

2.过度运动与闭经

从事女性竞赛运动员、芭蕾、现代舞的专业人员中,月经失调或下丘脑抑制性闭经的发生率较高。多达 2/3 有月经的跑步运动员黄体期较短,甚至无排卵,即使月经正常,周期与周期之间的差异也很大,常常合并有激素功能的下降。如在月经初潮之前就开始过度运动,则月经初潮会延迟长达 3 年之久,随后月经紊乱的发生率较高。对于体重低于 115 kg 的年轻妇女,如在训练中体重下降大于 10 kg 就很可能出现闭经,也支持 Frisch 关于临界体重观念。

临界体重理论描述为:月经正常需要维持在临界水平之上的体重,需达到临界的躯体脂肪含量。可利用 Frisch 的临界体重计算。基于身体总水量占总体重的百分比,计算出躯体脂肪的百分比,为脂肪指数。16 岁时身体总水量占总体重 10% 时相当于脂肪含量为 22%,这是维持月经所需的最低标准,13 岁时身体总水量占总体重 10% 时相当于脂肪含量为 17%,这是发生月经初潮所需的最低标准,减少标准体重的 10%~15% 时就可使躯体脂肪含量下降到 22% 以下,造成月经紊乱。

这种闭经类似于下丘脑功能障碍,剧烈运动减少 Gn 分泌,但促进 PRL、GH、睾酮、ACTH 及肾上腺激素的分泌,同时减低它们的清除率从而增加了这些激素的血浓度。低营养状态妇女的 PRL 一般无改变,相反过度运动者的 PRL 是增加的,但幅度较小,持续时间极短,所以不能用 PRL 的增加来解释月经异常。当闭经运动员与非闭经运动员或非运动员相比较时,她们的 PRL 含量并没有明显差异。另外,月经正常的女性运动员褪黑素水平在白天升高,而闭经运动员褪黑素有夜间分泌。这也可见于下丘脑性闭经的妇女,反映对 GnRH 脉冲分泌的抑制。与低营养状态妇女相反的另一个现象出现在甲状腺轴。运动员的 T_4 水平相对较低,过度锻炼的闭经患者的甲状腺激素都完全受抑制,包括反式 T_3。

运动员经常会有竞赛后或训练后的欣快愉悦感。尚不清楚这究竟是一种心理反应还是由于内源性阿片的增加。大量证据显示,内源性阿片通过抑制下丘脑 GnRH 的分泌来抑制 Gn 的分泌。纳曲酮(一种长效的阿片受体阻滞剂)用于体重下降导致的闭经患者可促使恢复月经,提示内啡肽在应激相关的下丘脑性闭经中的关键作用。运动员不管是否闭经都会出现运动诱导的血内啡肽水平的升高。

下丘脑性闭经(包括运动相关性或饮食失调)妇女由于 CRH 及 ACTH 增加,伴有皮质醇增多症,表明这是应激状态干扰生殖功能。皮质醇水平恢复正常的闭经运动员 6 个月内可恢复正常的月经。

闭经运动员处于能量负平衡的状态,IGFBP-1 水平升高,胰岛素敏感性增强,胰岛素水平下降,IGF-1 不足,以及 GH 水平升高。IGFBP-1 的增加会抑制下丘脑 IGF 的活性,继而抑制 GnRH 的分泌。

瘦素(leptin)对生殖的影响也被视为维持应激反应,月经周期正常的运动员 leptin 水平可显示出正常的昼夜节律,然而闭经患者则不具有昼夜节律。运动员 leptin 水平普遍较低(不到30%),这与身体脂肪含量的减少有关,但在血胰岛素不足及皮质醇增多症者其水平进一步降低。当身体脂肪减少到体重的 15% 以下,以及 leptin 低于 3 ng/mL 的水平时会发生月经紊乱及闭经。

Fries 描绘了饮食障碍连续的 4 个阶段:以美容为目的的忌口;因对饮食及体重神经过敏而忌口;厌食反应;神经性厌食。

厌食反应与真正的神经性厌食之间有几点重要差异,从心理上来说,神经性厌食患者对疾病及自身的问题缺乏认识,她并不认为自己体重过低,毫不担心自己可怕的身体现状及外表,医患之间很难沟通,患者对医师极其不信任。而厌食反应的患者有自我批评的能力,他们知道问题所在,而且能描述出来运动员、过度锻炼的妇女或舞蹈演员都可能发生厌食反应。厌食反应的发生是自觉地有意识的故意努力减少体重。及早发现,给予忠告及自信心的支持可以制止问题的进展。由病理性饮食失调进展到完全综合征仅需 1 年时间。

尽早发现的预后较好,简单地增加体重就可以扭转闭经状态。然而这些患者通常不愿意放弃他们的运动规律。所以应鼓励激素治疗来阻止骨质流失及心血管系统的改变。如正常激素水平仍不足以使骨质密度恢复到正常水平,必须恢复足量的饮食和体重。当患者有生育要求时,推荐其减少运动量并增加一定的体重,有时必须考虑诱导排卵。

3.遗传基因缺陷

导致低促性腺素功能减退症特异性遗传缺陷尚不清楚。然而,随着分子生物学研究的深入,发现 FSH 亚基突变和 Kallmann 综合征的基因缺陷。

(1)闭经、嗅觉丧失、Kallmann 综合征:有一种少见的因 GnRH 分泌不足导致低促性腺素功能减退症,联合嗅觉丧失或嗅觉减退的综合征,亦即 Kallmann 综合征。在女性,这种综合征的特征是原发性闭经、性发育幼稚、低促性腺素,正常女性核型,以及无法感知嗅觉,比如咖啡、香水。她们的性腺对 Gn 有反应。所以可用外源性 Gn 成功地诱导排卵,而氯米芬无效。

Kallmann 综合征与特殊的解剖缺陷有关,MRI 和尸体剖检证实了嗅脑内嗅沟的发育不全或缺失。这一缺陷是嗅觉神经轴突及 GnRH 神经元未能从嗅板中迁移出来的结果。目前已证实有 3 种遗传方式：X 染色体连锁遗传、常染色体显性遗传、常染色体隐性遗传。男性的发病率高出 5 倍，表明 X 染色体连锁遗传是其主要的遗传方式，但在女性患者中，遗传模式为常染色体隐性或常染色体显性遗传。X 染色体连锁遗传的 Kallmann 综合征可联合有其他因 X 染色体短臂远端的邻近基因缺失或易位所致的疾病（如 X 染色体连锁的矮小症或鱼鳞病及硫酸酯酶缺乏症）。

导致这一综合征的 X 染色体连锁基因的突变或缺失包括 X 染色体短臂上（Xp22.3）的一个独立基因（KAL），它编码一种负责神经元迁移的必需蛋白 anosmin-1。这种嗅觉丧失闭经综合征是由于嗅觉神经及 GnRH 神经元未能穿透前脑，组织了成功迁移。同时还可能有其他神经异常，如镜像运动、听觉缺失、小脑性共济失调等，提示泛发的神经缺陷。肾和骨异常、听力缺陷、色盲、唇裂、腭裂（最常见的异常）也可以出现在这些患者中。表明除了下丘脑这一基因突变还可以在其他组织内表达。这一综合征的发生具有家族遗传性及散发性。尚未证实有常染色体的突变。

（2）单纯促性腺激素低下性闭经：单独的 GnRH 分泌不足导致的下丘脑性闭经患者可能有类似于 Kallmann 综合征患者的缺陷，但由于外显率较低，只有 GnRH 神经元的迁移缺陷表达出来。在一些嗅觉正常的闭经患者中，其家族成员有嗅觉丧失的患者。一些 GnRH 分泌不足但嗅觉正常的患者有常染色体遗传形式。然而尚未发现 GnRH 基因缺陷，X 染色体连锁基因的突变也并不常见。

报道一个家族遗传性 GnRH 受体基因突变所致的低促性腺素功能减退症，患者的父母和一个姐妹是正常的杂合子，所以突变是常染色体隐性遗传的。筛选 46 个低促性腺素功能减退症男女，发现有女性患者的家族中，1/14 存在常染色体遗传性 GnRH 受体基因突变，在另一项研究中，证实常染色体隐性遗传嗅觉正常的患者中有 40% 存在 GnRH 受体基因突变。GnRH 受体基因突变会干扰信号传导，导致对 GnRH 刺激抵抗，各种不同的表型反映了特殊突变后基因表达的质与量的差异。GnRH 受体基因突变可能在 20% 的自发性下丘脑性闭经患者中发生。GnRH 受体基因突变导致的低促性腺素功能减退症不容易用 GnRH 治疗，但外源性的 Gn 的反应未受损。由于大多数低促性腺素功能减退症患者对 GnRH 治疗起反应，因此 GnRH 受体基因突变并不常见。只有家族成员有类似表现的患者才值得继续追踪。

四、治疗

闭经的治疗应根据患者的病因、年龄、对生育的要求，采用个体化的方案进行。

（一）雌孕激素疗法

1.雌孕激素序贯疗法

适用于因卵巢早衰、卵巢抵抗综合征、垂体或下丘脑性闭经等情况。对要求生育的患者，雌激素种类的选择应为天然制剂。

2.雌孕激素联合疗法

适用于显著高雄激素血症和没有生育要求的情况。一般可选用避孕药半量或全量。对暂时不需要生育的患者，可长期服用数年。

（二）促排卵治疗

对要求生育的患者，针对不同的闭经原因，个体化地选择适当的促排卵药物和方案。

(三)手术治疗

针对患者病因,采用适当的手术诊断和治疗。对先天性下生殖道畸形的闭经,多有周期性腹痛的急诊情况,需要紧急进行矫形手术,以开放生殖道引流月经血;对多囊卵巢综合征的患者经第一线的促排卵治疗卵巢抵抗者,可通过经腹或腹腔镜进行卵巢打孔术,促进卵巢排卵;对垂体肿瘤的患者,可行肿瘤切除手术。垂体分泌催乳素的腺瘤的患者,在有视神经压迫症状时,可选择手术治疗。

(四)其他治疗

根据患者的具体情况,可针对性地采用适当的治疗方法。

(1)对高催乳素血症的患者用溴隐亭治疗。

(2)对高雄激素血症的患者可应用螺内酯、环丙孕酮等抗雄激素制剂治疗。

(3)对胰岛素抵抗的高胰岛素血症,可用胰岛素增敏剂及减轻体重的综合治疗。

(4)对甲状腺功能减低的患者应补充甲状腺素。

(5)对肾上腺来源的高雄激素血症可用地塞米松口服。

(6)对卵巢早衰、先天性性腺发育不良或 Turner 综合征可采用激素替代,并运用赠卵的辅助生殖技术帮助妊娠。

(五)治愈标准

(1)恢复自发的有排卵的规则月经。

(2)自然的月经周期长于 21 天,经量少于 80 mL,经期短于 7 天。

(3)对于不可能恢复自发排卵的患者,如卵巢早衰等,建立规律的人工周期的阴道出血即可。

闭经是一组原因复杂的临床症状,有一百余种病因,有功能性的,也有器质性的。对闭经的诊断是在病史、体格检查和妇科检查的基础上,根据一套经典的诊断程序逐步作出的。这一诊断程序可以将闭经的原因定位在下丘脑、垂体、卵巢、子宫和生殖道以及其他内分泌腺的部位,以便准确诊断和合理治疗。

因为闭经是由多种不同的原因造成的,所以对闭经的治疗方案也要根据其基础疾病而制订。有的疾病因原因不明,治疗的原则就是调整和维护机体的正常内分泌状态,帮助因闭经而不孕的夫妇怀孕,防止因闭经导致的近期和远期并发症。

(徐燕敏)

第五章

女性盆底功能障碍性及损伤性疾病

第一节　压力性尿失禁

尿失禁是年长妇女的常见症状,类型较多,以压力性尿失禁最常见。压力性尿失禁(SUI)是指增加腹压甚至休息时,膀胱颈和尿道不能维持一定压力而有尿液溢出。

一、临床表现

起病初期患者平时活动时无尿液溢出,仅在腹压增加(如咳嗽、打喷嚏、大笑、提重物、跑步等活动)时有尿液流出,严重者休息时也有尿液溢出。80%的压力性尿失禁患者有膀胱膨出。检查时嘱患者不排尿,取膀胱截石位,观察咳嗽时有无尿液自尿道口溢出。若有尿液溢出,检查者用示、中两指伸入阴道内,分别轻压阴道前壁尿道两侧,再嘱患者咳嗽,若尿液不再溢出,提示患者有压力性尿失禁。

二、病因

病因复杂,主要包括衰老、多产、产程延长或难产及分娩损伤、子宫切除等。排便困难、肥胖等造成腹压增加的因素也可能导致压力性尿失禁。常见于膀胱膨出、尿道膨出和阴道前壁脱垂患者。

三、诊断与鉴别诊断

根据病史、症状和检查可初步诊断。确诊压力性尿失禁必须结合尿动力学检查。尿道括约肌不能收缩,当腹压增加超过尿道最大关闭压力时发生溢尿。目前临床上常用压力试验、指压试验和棉签试验作为辅助检查方法,以排除其他类型尿失禁及尿路感染。

四、治疗

(一)非手术治疗

1.盆底肌锻炼

简单方法是缩肛运动,每收缩5秒后放松,反复进行15分钟,每天3次,4～6周为1个疗程。经3个月锻炼,30%～70%患者能改善症状。

2.药物治疗

选用肾上腺素 α 受体药物,常用药物有丙米嗪、麻黄碱等。不良反应是使血压升高。老年患者特别是高血压患者慎用。

3.电刺激疗法

通过电流刺激盆底肌肉使其收缩,并反向抑制排尿肌活性。

4.尿道周围填充物注射

在尿道、膀胱颈周围注射化学材料,加强尿道周围组织张力的方法,远期效果尚未肯定。

(二)手术治疗

1.阴道前壁修补术

该手术曾为压力性尿失禁标准手术方法,目前仍被广泛用于临床。因压力性尿失禁常合并阴道脱垂和子宫脱垂,该手术常与经阴道子宫切除、阴道后壁修补术同时进行。适用于需同时行膀胱膨出修补的轻度压力性尿失禁患者。

2.耻骨后膀胱尿道固定悬吊术

均遵循 2 个基本原则,即缝合尿道旁阴道或阴道周围组织,提高膀胱尿道交界部位增大尿道后角,延长尿道,增大尿道阻力;缝合至相对结实和持久的结构上,最常见为髂耻韧带,即 Cooper 韧带(称 Burch 手术)。

3.经阴道尿道悬吊手术

可用自身筋膜或合成材料。近年来,中段尿道悬吊术治疗压力性尿失禁的疗效已经得到普遍认同和广泛应用,为微创手术,尤其对老年和体弱的患者增加了手术安全性。

4.经阴道尿道膀胱颈筋膜缝合术

能增强膀胱颈和尿道后壁张力。

(张翠兰)

第二节　外生殖器损伤

外生殖器损伤主要指外阴(包括会阴)和阴道损伤,以前者为多见。在外阴损伤中,又包括处女膜裂伤和外阴血肿或裂伤。本节主要介绍外阴血肿或裂伤。

一、病因

由于外阴部血供丰富且皮下组织疏松,当骑车、跨越栏杆或座椅、沿楼梯扶手滑行、乘公交车突然刹车或由高处跌下时,外阴部直接撞击到硬物,均可引起外阴部皮下血管破裂,而皮肤破裂很小或无裂口时,易形成外阴血肿,特别是当患者合并局部静脉曲张,或者损伤到前庭球或阴蒂静脉时,更易发生外阴血肿。有时外阴血肿很大,或撞击时,外阴皮肤错位撕裂,常合并外阴裂伤。

二、临床表现

外阴血肿或外阴裂伤多发生于未成年少女或年轻女性。受伤后,患者当即感到外阴部疼痛,伴有或不伴有外阴出血。如血肿继续增大,患者除感到外阴剧烈疼痛和行走困难外,还扪及会阴块物。甚至因巨大血肿压迫尿道而导致尿潴留。

检查可见外阴部一侧大小阴唇明显肿胀隆起,呈紫蓝色,有时血肿波及阴阜,压痛明显。血肿伴有裂伤时,可见皮肤黏膜破损、渗血或活动性出血。

三、诊断

患者有明显的外阴撞击史,伤后外阴疼痛,检查外阴局部隆起呈紫蓝色,伴有或不伴有皮肤破损即可诊断外阴血肿或外阴裂伤。但在检查时应特别注意有无尿道、直肠和膀胱的损伤。如外阴为尖锐物体所伤,可引起外阴深部穿透伤。严重者可穿入腹腔、肠道和膀胱。

四、治疗

外阴血肿的治疗应根据血肿大小、是否继续增大及就诊时间而定。

血肿小,无增大趋势,可行保守治疗。嘱患者卧床休息,可采用臀部垫高的方法,降低会阴静脉压。最初24小时内宜局部冷敷(冰敷),以降低局部血流量和减轻外阴疼痛。24小时后,可改用热敷或超短波远红外线等治疗,以促进血肿吸收。血肿形成4～5天后,可在严密消毒情况下抽出血液,以加速血肿的消失。但在血肿形成的最初24小时内,特别是最初数小时内切忌抽吸血液,因渗出的血液有压迫出血点而达到防止继续出血的作用,早期抽吸可诱发再度出血。

血肿大,特别是有继续出血者,应在良好的麻醉条件下(最好骶管麻醉或鞍麻),切开血肿、排出积血,结扎出血点后再缝合。术毕应在外阴和阴道内同时用纱布加压以防继续渗血。同时放置导尿管开放引流。

止血同时,应使用有效抗生素预防感染,适当补液,必要时输血。对合并有脏器损伤者应先治疗关键性的损伤,暂时做简单的生殖器官损伤的止血处理,待重要器官损伤止血处理后,生命体征平稳,再处理外阴损伤。如果同时有多量出血,又可以同时处理者,应进行外阴清创缝合,以免失血过多,手术需在全麻下进行。

(张翠兰)

第三节 子宫损伤

一、子宫穿孔

子宫穿孔多发生于流产刮宫,特别是钳刮人工流产手术时,但诊断性刮宫、安放和取出宫腔内节育器(intrauterine device,IUD)均可导致子宫穿孔。

(一)病因

1.术前未做盆腔检查或判断错误

刮宫术前未做盆腔检查或对子宫位置、大小判断错误,即盲目操作,是子宫穿孔的常见原因之一,特别是当子宫前屈或后屈,而探针、吸引头或刮匙放入的方向与实际方向相反时,最易发生穿孔。双子宫或双角子宫畸形患者,早孕时勿在未孕侧操作,亦易导致穿孔。

2.术时不遵守操作常规或动作粗暴

初孕妇宫颈内口较紧,强行扩宫,特别是跳号扩张宫颈时,可能发生穿孔。此外,如在宫腔内粗暴操作,过度搔刮或钳夹子宫某局部区域,均可引起穿孔。

3.子宫病变

以往有子宫穿孔史、反复多次刮宫史或剖宫产后瘢痕子宫患者,当再次刮宫时均易发生穿孔。子宫绒癌或子宫内膜癌累及深肌层者,诊断性刮宫或宫腔镜检查时,可导致或加速其穿孔或破裂。

4.子宫萎缩

当体内雌激素水平低落,如产后子宫过度复旧或绝经后,子宫往往小于正常,且其肌层组织脆弱、肌张力低,探针很容易直接穿透宫壁,甚至可将 IUD 直接放入腹腔内。

5.强行取出嵌入肌壁的 IUD

IUD 已嵌入子宫肌壁,甚至部分已穿透宫壁时,如仍强行经阴道取出,有引起子宫穿孔的可能。

(二)临床表现

绝大多数子宫穿孔均发生在人工流产手术,特别是大月份钳刮手术时。子宫穿孔的临床表现可因子宫原有状态、引起穿孔的器械大小、损伤的部位和程度,以及是否并发其他内脏损伤而有显著不同。

1.探针或 IUD 穿孔

凡探针穿孔,由于损伤小,一般内出血少,症状不明显,检查时除可能扪及宫底部有轻压痛外,余无特殊发现。产后子宫萎缩,在安放 IUD 时,有时可穿透宫壁将其直接放入腹腔而未察觉,直至以后 B 型超声随访 IUD 或试图取出 IUD 失败时方始发现。

2.卵圆钳、吸管穿孔

卵圆钳或吸管所致穿孔的孔径较大,特别是当穿孔后未及时察觉仍反复操作时,常伴急性内出血。穿孔发生时患者往往感突发剧痛。腹部检查,全腹均有压痛和反跳痛,以下腹部最为明显,但肌紧张多不显著,如内出血少,移动性浊音可为阴性。妇科检查宫颈举痛和宫体压痛均极显著。如穿孔部位在子宫峡部一侧,且伤及子宫动脉的下行支时,可在一侧阔韧带内扪及血肿形成的块物;但也有些患者仅表现为阵发性颈管内活跃出血,宫旁无块物扪及,宫腔内亦已刮净而无组织残留。子宫绒癌或葡萄胎刮宫所导致的子宫穿孔,多伴有大量内、外出血,患者在短时间内可出现休克症状。

3.子宫穿孔并发其他内脏损伤

人工流产术发生穿孔后未及时发现,仍用卵圆钳或吸引器继续操作时,往往夹住或吸住大网膜、肠管等,以致造成内脏严重损伤。如将夹住的组织强行往外牵拉,患者顿感刀割或牵扯样上腹剧痛,术者亦多觉察往外牵拉的阻力极大,有时可夹出黄色脂肪组织、粪渣或肠管,严重者甚至可将肠管内黏膜层剥脱拉出。因肠管黏膜呈膜样,故即使夹出亦很难肉眼辨认其为何物。肠管损伤后,其内容物溢入腹腔,迅速出现腹膜炎症状。如不及时手术,患者可因中毒性休克死亡。

如穿孔位于子宫前壁,伤及膀胱时可出现血尿。当膀胱破裂,尿液流入腹腔后,则形成尿液性腹膜炎。

（三）诊断

凡经阴道宫腔内操作出现下列征象时，均提示有子宫穿孔的可能。

（1）使用的器械进入宫腔深度超过事先估计或探明的长度，并感到继续放入无阻力时。

（2）扩张宫颈的过程中，如原有阻力极大，但忽而阻力完全消失，且患者同时感到有剧烈疼痛时。

（3）手术时患者有剧烈上腹痛，检查有腹膜炎刺激征，或移动性浊音阳性；如看到夹出物有黄色脂肪组织、粪渣或肠管，更可确诊为肠管损伤。

（4）术后子宫旁有块物形成或宫腔内无组织物残留，但仍有反复阵发性颈管内出血者，应考虑在子宫下段侧壁阔韧带两叶之间有穿孔可能。

（四）预防

（1）术前详细了解病史和做好妇科检查，并应排空膀胱。产后三月哺乳期内和宫腔小于6 cm者不放置 IUD。有刮宫产史、子宫穿孔史或哺乳期受孕而行人工流产术时，在扩张宫颈后即注射子宫收缩剂，以促进子宫收缩变硬，从而减少损伤。

（2）经阴道行宫腔内手术若不用超声可视而是完全凭手指触觉的"盲目"操作，故应严格遵守操作规程，动作轻柔，安全第一，务求做到每次手术均随时警惕有损伤的可能。

（3）孕 12～16 周行引产或钳刮术时，术前 2 天分四次口服米菲司酮共 150 mg，同时注射依沙吖啶 100 mg 至宫腔，以促进宫颈软化和扩张。一般在引产第 3 天，胎儿胎盘多能自行排出，如不排出时，可行钳刮术。钳刮时先取胎体，后取胎盘，如胎块长骨通过宫颈受阻时，忌用暴力牵拉或旋转，以免损伤宫壁。此时应将胎骨退回宫腔最宽处，换夹胎骨另一端则不难取出。

（4）如疑诊子宫体绒癌或子宫内膜腺癌而需行诊断性刮宫确诊时，搔刮宜轻柔。当取出的组织足以进行病理检查时，则不应再做全面彻底的搔刮术。

（五）治疗

手术时一旦发现子宫穿孔，应立即停止宫腔内操作。然后根据穿孔大小、宫腔内容物干净与否、出血多少和是否继续有内出血、其他内脏有无损伤，以及妇女对今后生育的要求等而采取不同的处理方法（图 5-1）。

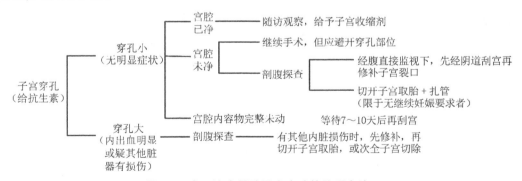

图 5-1 人工流产导致子宫穿孔的处理方法

（1）穿孔发生在宫腔内容物已完全清除后，如观察无继续内、外出血或感染，3 天后即可出院。

（2）凡穿孔较小者（用探针或小号扩张器所致），无明显内出血，宫腔内容物尚未清除时，应先给予麦角新碱或缩宫素以促进宫收缩，并严密观察有无内出血。如无特殊症状出现，可在 7～

10 天后再行刮宫术;但若术者刮宫经验丰富,对仅有部分宫腔内容物残留者,可在发现穿孔后避开穿孔部位将宫腔内容物刮净。

(3)如穿孔直径大,有较多内出血,尤其合并有肠管或其他内脏损伤者,则不论宫腔内容物是否已刮净,应立即剖腹探查,并根据术时发现进行肠修补或部分肠段切除吻合术。子宫是否切开或切除,应根据有无再次妊娠要求而定。已有足够子女者,最好做子宫次全切除术;希望再次妊娠者,在肠管修补后再行子宫切开取胎术。

(4)其他辅助治疗:凡有穿孔可疑或证实有穿孔者,均应尽早经静脉给予抗生素预防和控制感染。

二、子宫颈撕裂

子宫颈撕裂多发生于产妇分娩时,一般均在产后立即修补,愈合良好。但中孕人流引产时亦可引起宫颈撕裂。

(一)病因

多因宫缩过强但宫颈未充分容受和扩张,胎儿被迫强行通过宫颈外口或内口所致。一般见于无足月产史的中孕引产者。加用缩宫素特别是前列腺素引产者发生率更高。

(二)临床表现

临床上可表现为以下 3 种不同类型。

1.宫颈外口撕裂

宫颈外口撕裂与一般足月分娩时撕裂相同,多发生于宫颈 6 或 9 点处,长度可由外口处直达阴道穹隆部不等,常伴有活跃出血。

2.宫颈内口撕裂

内口尚未完全扩张,胎儿即强行通过时,可引起宫颈内口处黏膜下层结缔组织撕裂,因黏膜完整,故胎儿娩出后并无大量出血,但因宫颈内口闭合不全以致日后出现复发性流产。

3.宫颈破裂

凡裂口在宫颈阴道部以上者为宫颈上段破裂,一般同时合并有后穹隆破裂,胎儿从后穹隆裂口娩出。如破裂在宫颈的阴道部为宫颈下段破裂,可发生在宫颈前壁或后壁,但以后壁为多见。裂口呈横新月形,但宫颈外口完整。患者一般流血较多。窥阴器扩开阴道时即可看到裂口,甚至可见到胎盘嵌顿于裂口处。

(三)预防和治疗

(1)凡用依沙吖啶引产时,不应滥用缩宫素特别是不应采用米索前列醇加强宫缩。引产时如宫缩过强,产妇诉下腹剧烈疼痛,并有烦躁不安,而宫口扩张缓慢时,应立即肌内注射哌替啶100 mg 及莨菪碱 0.5 mg 以促使子宫松弛,已加用静脉注射缩宫素者应尽速停止滴注。

(2)中孕引产后不论流血多少,应常规检查阴道和宫颈。发现撕裂者立即用人工合成可吸收缝线修补。

(3)凡因宫颈内口闭合不全出现晚期流产者,可在非妊娠期进行手术矫正,但疗效不佳。现多主张在妊娠 14～19 周期间用 10 号丝线前后各套 2 cm 长橡皮管绕宫颈缝合扎紧以关闭颈管。待妊娠近足月或临产前拆除缝线。

(张翠兰)

第四节 生 殖 道 瘘

生殖道瘘是指生殖道与其邻近器官间有异常通道。临床上尿瘘最多见且常有多种尿瘘并存,称多发性尿瘘,其次为粪瘘。如果尿瘘与粪瘘并存,称混合瘘。此外,还有子宫腹壁瘘。本节仅介绍尿瘘和粪瘘(图 5-2)。

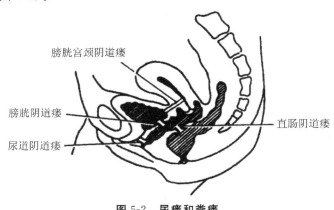

图 5-2 尿瘘和粪瘘

一、尿瘘

尿瘘是指生殖道与泌尿道之间形成的异常通道,表现为患者无法自主排尿。尿瘘可发生在生殖道与泌尿道之间的任何部位,根据泌尿生殖瘘发生的部位,分为膀胱阴道瘘、膀胱宫颈瘘、尿道阴道瘘、膀胱尿道阴道瘘、膀胱宫颈阴道瘘及输尿管阴道瘘等。其中膀胱阴道瘘最多见,有时可同时并存两种或多种类型尿瘘。

(一)病因

导致泌尿生殖瘘的常见病因为产伤和盆腔手术损伤。

1.产伤

多发生在经济、医疗条件落后的地区。国内资料显示产伤引起的尿瘘占 90% 以上。根据发病机制分为坏死型尿瘘:由于骨盆狭窄、胎儿过大或胎位异常所致头盆不称,产程延长,特别是第二产程延长者,阴道前壁膀胱尿道被挤压在胎头和耻骨联合之间,导致局部组织坏死形成尿瘘。损伤型尿瘘:产科助产手术直接损伤,应用缩宫素不当致宫缩过强,胎头明显受阻发生子宫破裂并损伤膀胱等。

2.妇科手术损伤

近年妇科手术所致尿瘘的发生率有上升趋势。经腹手术和经阴道手术损伤均有可能导致尿瘘,通常是由于分离组织粘连时伤及输尿管或输尿管末端游离过度导致的输尿管阴道瘘。

3.其他病因

外伤、放疗后、膀胱结核、晚期生殖泌尿道肿瘤、子宫托安放不当、局部治疗药物注射等均能导致尿瘘。但并不多见。

根据病变程度可分为简单尿瘘、复杂尿瘘和极复杂尿瘘。简单尿瘘指膀胱阴道瘘，瘘孔直径＜3 cm；尿道阴道瘘，瘘孔直径＜1 cm。复杂尿瘘指膀胱阴道瘘，瘘孔直径 3 cm 或瘘孔边缘距输尿管开口＜0.5 cm；尿道阴道瘘，瘘孔直径＞1 cm。其他少见的尿瘘均归类为极复杂尿瘘。

(二)临床表现

1.漏尿

漏尿为主要症状，尿液不能控制地自阴道流出。根据瘘孔的位置，患者可表现为持续漏尿、体位性漏尿、压力性尿失禁或膀胱充盈性漏尿等，如较高位的膀胱瘘孔患者在站立时无漏尿，而平卧时则漏尿不止。瘘孔极小者在膀胱充盈时方漏尿。一侧输尿管阴道瘘由于健侧输尿管的尿液进入膀胱，因此在漏尿同时仍有自主排尿。漏尿发生的时间也因病因不同而有区别，坏死型尿瘘多在产后及手术后 3～7 天开始漏尿。手术直接损伤者术后即开始漏尿。放射损伤所致漏尿发生时间晚且常合并粪瘘。

2.外阴皮炎

由于尿液长期的刺激、局部组织炎症增生及感染等，外阴皮炎表现为外阴部瘙痒和烧灼痛，外阴呈湿疹、丘疹样皮炎改变，继发感染后疼痛明显，影响日常生活。如为一侧输尿管下段断裂而致阴道漏尿，由于尿液刺激阴道一侧顶端，周围组织引起增生，盆腔检查可触及局部增厚。

3.尿路感染

合并尿路感染者有尿频、尿急、尿痛及下腹部不适等症状。

4.闭经及不孕

约 15％的尿瘘患者闭经或月经失调，可能与精神创伤有关。亦因阴道狭窄可致性交障碍，导致不孕。

5.复杂巨大的膀胱尿道阴道瘘

特别是有性生活者，膀胱被用作性交器官，导致膀胱慢性炎症，若向上蔓延至输尿管或肾，可有腰痛、肾区叩痛。

(三)诊断

尿瘘诊断不困难。应仔细询问病史、手术史、漏尿发生时间和漏尿表现。仔细行妇科检查以明确瘘孔部位、大小及其周围瘢痕情况，大瘘孔极易发现，小瘘孔则通过触摸瘘孔边缘的瘢痕组织可明确诊断，阴道检查可以发现瘘孔位置。如患者系盆腔手术后，检查未发现瘘孔，仅见尿液自阴道穹隆一侧流出，多为输尿管阴道瘘。检查暴露不满意时，患者可取胸膝卧位，用单叶拉钩将阴道后壁上提，可查见位于耻骨后或较高位置的瘘孔。较难确诊时，行下列辅助检查。

1.亚甲蓝试验

亚甲蓝试验用于鉴别膀胱阴道瘘、膀胱宫颈瘘或输尿管阴道瘘，并可协助辨认位置不明的极小瘘孔。将100～200 mL亚甲蓝稀释液注入膀胱，若蓝色液体经阴道壁小孔流出为膀胱阴道瘘，自宫颈口流出为膀胱宫颈瘘或膀胱子宫瘘，阴道内为清亮尿液则为输尿管阴道瘘。

2.靛胭脂试验

亚甲蓝试验瘘孔流出清亮尿液的患者，静脉注射靛胭脂 5 mL，5～10 分钟见蓝色液体自阴道顶端流出者为输尿管阴道瘘。

3.膀胱镜、输尿管镜检查

了解膀胱容积、黏膜情况,有无炎症、结石、憩室,明确瘘孔的位置、大小、数目及瘘孔和膀胱三角的关系等。必要时行双侧输尿管逆行插管及输尿管镜检查确定输尿管瘘位置。

4.静脉肾盂造影

限制饮水12小时及充分肠道准备后,静脉注射76%泛影葡胺20 mL,分别于注射后5分钟、15分钟、30分钟、45分钟摄片,根据肾盂、输尿管及膀胱显影情况,了解双侧肾功能及输尿管有无异常,用于诊断输尿管阴道瘘、结核性尿瘘和先天性输尿管异位。

5.肾图

能了解肾功能和输尿管功能情况。

(四)治疗

手术修补为主要治疗方法。非手术治疗仅限于分娩或手术后1周内发生的膀胱阴道瘘和输尿管小瘘孔,经放置导尿管和/或输尿管导管后,2～4周偶有自行愈合可能。年老体弱不能耐受手术者,可使用尿收集器。

1.手术治疗时间的选择

直接损伤的尿瘘一经发现立即手术修补。其他原因所致尿瘘应等3～6个月,待组织水肿消退、局部血液供应恢复正常再行手术。瘘修补失败后至少应等待3个月后再手术。

2.手术途径的选择

手术途径有经阴道、经腹和经阴道腹部联合等。原则上应根据瘘孔类型和部位选择不同途径。绝大多数膀胱阴道瘘和尿道阴道瘘可经阴道手术,输尿管阴道瘘多需经腹手术。手术成功与否不仅取决于手术,术前准备及术后护理是保证手术成功的重要环节。

3.术前准备

术前要排除尿路感染,治疗外阴炎。方法:①术前3～5天用1∶5 000高锰酸钾液坐浴;有外阴湿疹者,在坐浴后局部涂搽氧化锌油膏,待痊愈后再行手术。②老年妇女或闭经患者术前口服雌激素制剂15天,促进阴道上皮增生,有利于伤口愈合。③常规进行尿液检查,有尿路感染应先控制感染,再行手术。④术前数小时开始应用抗生素预防感染。⑤必要时术前给予地塞米松,促使瘢痕软化。

4.术后护理

术后每天补液量不应少于3 000 mL,留置尿管10～14天,增加尿量起冲洗膀胱的作用,保持导尿管引流通畅。发现阻塞及时处理。防止发生尿路感染。放置输尿管导管者,术后留置至少1个月。绝经患者术后继续服用雌激素1个月。术后3个月禁性生活,再次妊娠者原则上行剖宫产结束分娩。

(五)预防

绝大多数尿瘘可以预防,预防产伤所致的尿瘘更重要。提高产科质量是预防产科因素所致尿瘘的关键。经阴道手术助产时,术前必先导尿,若疑有损伤者,留置导尿管10天,保证膀胱空虚,有利于膀胱受压部位血液循环恢复,预防尿瘘发生。妇科手术时,对盆腔粘连严重、恶性肿瘤有广泛浸润等估计手术困难时,术前经膀胱镜放入输尿管导管,使术中易于辨认。即使是容易进行的全子宫切除术,术中也需明确解剖关系后再行手术操作。术中发现输尿管或膀胱损伤,需及时修补。使用子宫托需日放夜取。宫颈癌进行放疗时注意阴道内放射源的安放和固定,放射剂量不能过大。

二、粪瘘

粪瘘是指肠道与生殖道之间有异常通道,致使粪便由阴道排出,最常见的粪瘘是直肠阴道瘘。

(一)病因

1.产伤

与尿瘘相同,分娩时胎头长时间停滞在阴道内,阴道后壁及直肠受压,造成缺血、坏死是形成粪瘘的主要原因。难产手术操作、手术损伤导致Ⅲ度会阴撕裂,修补后直肠未愈合或会阴撕裂后缝线穿直肠黏膜未发现也可导致直肠阴道瘘。

2.先天畸形

先天畸形为非损伤性直肠阴道瘘,发育畸形出现先天直肠阴道瘘,常合并肛门闭锁。

3.盆腔手术损伤

行根治性子宫切除或左半结肠和直肠手术时,可直接损伤或使用吻合器不当等原因均可导致直肠阴道瘘,此种瘘孔位置一般在阴道穹隆处。

4.其他

长期放置子宫托不取出、生殖道癌肿晚期破溃或放疗不当等,均能引起粪瘘。

(二)临床表现

阴道内排出粪便为主要症状。瘘孔大者,成形粪便可经阴道排出,稀便时呈持续外流,无法控制。瘘孔小者,阴道内可无粪便污染,但肠内气体可自瘘孔经阴道排出,稀便时则从阴道流出。

(三)诊断

除先天性粪瘘外,一般均有明确病因。根据病史、症状及妇科检查不难做出诊断。阴道检查时大的粪瘘显而易见,小的粪瘘在阴道后壁见到一颜色鲜红的小肉芽样组织,用示指行直肠指检,可以触及瘘孔,如瘘孔极小,用一探针从阴道肉芽样处向直肠方向探查,直肠内手指可以触及探针。阴道穹隆处小的瘘孔、小肠和结肠阴道瘘需行钡剂灌肠检查方能确诊。

(四)治疗

手术修补为主要治疗方法。手术或产伤引起的粪瘘应即时修补。先天性粪瘘应在患者15岁左右月经来潮后再行手术,过早手术容易造成阴道狭窄。压迫坏死性粪瘘,应等待3～6个月炎症完全消退后再行手术修补。高位巨大直肠阴道瘘合并尿瘘者、前次手术失败阴道瘢痕严重者,应先暂时行乙状结肠造口术,1个月后再行修补手术。术前3天严格肠道准备:少渣饮食2天,术前流质饮食1天,同时口服肠道抗生素、甲硝唑等3天以抑制肠道细菌。手术前晚及手术当日晨行清洁灌肠。每天用1∶5 000高锰酸钾液坐浴1～2次。术后5天内控制饮食及不排便,禁食1～2天后改少渣饮食,同时口服肠蠕动抑制药物。保持会阴清洁。第5天起,口服药物软化大便,逐渐使患者恢复正常排便。

(五)预防

原则上与尿瘘的预防相同。分娩时注意保护会阴,防止会阴Ⅲ度裂伤。会阴缝合后常规进行肛门指检,发现有缝线穿透直肠黏膜,应立即拆除重缝。避免长期放置子宫托不取出。生殖道癌肿放疗时应掌握放射剂量和操作技术。

(张翠兰)

第五节 阴道脱垂

阴道脱垂包括阴道前壁脱垂与阴道后壁脱垂。

一、阴道前壁脱垂

阴道前壁脱垂常伴有膀胱膨出和尿道膨出,以膀胱膨出为主(图5-3)。

(一)病因病理

阴道前壁的支持组织主要是耻骨尾骨肌、耻骨膀胱宫颈筋膜和泌尿生殖膈的深筋膜。

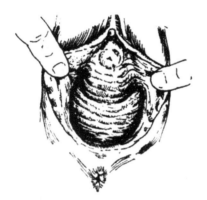

图5-3　阴道前壁脱垂

若分娩时,上述肌肉、韧带和筋膜,尤其是耻骨膀胱宫颈筋膜、阴道前壁及其周围的耻尾肌过度伸张或撕裂,产褥期又过早从事体力劳动,使阴道支持组织不能恢复正常,膀胱底部失去支持力,膀胱及与其紧连的阴道前壁上2/3段向下膨出,在阴道口或阴道口外可见,称为膀胱膨出。膨出的膀胱随同阴道前壁仍位于阴道内,称Ⅰ度膨出;膨出部暴露于阴道口外称Ⅱ度膨出;阴道前壁完全膨出于阴道口外,称Ⅲ度膨出。

若支持尿道的耻骨膀胱宫颈筋膜严重受损,尿道及与其紧连的阴道前壁下1/3段则以尿道外口为支点,向后向下膨出,形成尿道膨出。

(二)临床表现

轻者可无症状。重者自觉下坠、腰酸,并有块物自阴道脱出,站立时间过长、剧烈活动后或腹压增大时,阴道"块物"增大,休息后减小。仅膀胱膨出时,可因排尿困难而致尿潴留,易并发尿路感染,患者可有尿频、尿急、尿痛等症状。膀胱膨出合并尿道膨出时,尿道膀胱后角消失,在大笑、咳嗽、用力等增加腹压时,有尿液溢出,称张力性尿失禁。

(三)诊断及鉴别诊断

主要依靠阴道视诊及触诊,但要注意是否合并尿道膨出及张力性尿失禁。患者有上述自觉症状,视诊时阴道口宽阔,伴有陈旧性会阴裂伤。阴道口突出物在屏气时可能增大。若同时见尿液溢出,表明合并膀胱膨出和尿道膨出。触诊时突出包块为阴道前壁,柔软而边界不清。如用金属导尿管插入尿道膀胱中,则在可缩小的包块内触及金属导管,可确诊为膀胱或尿道膨出,也除外阴道内其他包块的可能,如黏膜下子宫肌瘤、阴道壁囊肿、阴道肠疝、肥大宫颈及子宫脱垂(可同时存在)等。

(四)预防

正确处理产程,凡有头盆不称者及早行剖宫产术,避免第二产程延长和滞产;提高助产技术,加强会阴保护,及时行会阴侧切术,必要时手术助产结束分娩;产后避免过早参加重体力劳动;提倡做产后保健操。

(五)治疗

轻者只需注意适当营养和缩肛运动。严重者应行阴道壁修补术;因其他慢性病不宜手术者,可置子宫托缓解症状,但需日间放置、夜间取出,以防引起尿瘘、粪瘘。

二、阴道后壁脱垂

阴道后壁脱垂常伴有直肠膨出。阴道后壁脱垂可单独存在,也可合并阴道前壁脱垂。

(一)病因病理

经阴道分娩时,耻尾肌、直肠-阴道筋膜或泌尿生殖膈等盆底支持组织由于长时间受压而过度伸展或撕裂,如在产后未能修复,直肠支持组织削弱,导致直肠前壁向阴道后壁逐渐脱出,形成伴直肠膨出的阴道后壁脱垂(图 5-4)。

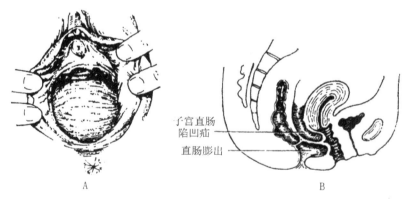

子宫直肠陷凹疝

直肠膨出

A   B

图 5-4 阴道后壁脱垂

A.直肠膨出;B.直肠膨出矢状面观

若较高处的耻尾肌纤维严重受损,可形成子宫直肠陷凹疝,阴道后穹隆向阴道内脱出,内有肠管,称肠膨出。

(二)临床表现

轻者无明显表现,严重者可感下坠、腰酸、排便困难,甚至需要用手向后推移膨出的直肠方能排便。

(三)诊断与鉴别诊断

检查可见阴道后壁呈球形膨出,肛诊时手指可伸入膨出部,即可确诊。

(四)预防

同阴道前壁脱垂。

(五)治疗

轻度者不需治疗,重者需行后阴道壁及会阴修补术。

(张翠兰)

第六节 子宫脱垂

子宫脱垂是子宫从正常位置沿阴道下降，宫颈外口达坐骨棘水平以下，甚至子宫全部脱出阴道口以外。子宫脱垂常伴有阴道前壁和后壁脱垂。

一、临床分度与临床表现

(一)临床分度

我国采用1981年全国部分省、市、自治区"两病"科研协作组的分度，以患者平卧用力向下屏气时，子宫下降最低点为分度标准。将子宫脱垂分为3度(图5-5)。

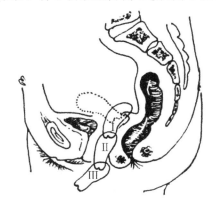

图 5-5　子宫脱垂

Ⅰ度：①轻型，宫颈外口距处女膜缘小于4 cm，未达处女膜缘；②重型，宫颈外口已达处女膜缘，阴道口可见子宫颈。

Ⅱ度：①轻型，宫颈已脱出阴道口外，宫体仍在阴道内；②重型，宫颈及部分宫体脱出阴道口。

Ⅲ度：宫颈与宫体全部脱出阴道口外。

(二)临床表现

1.症状

Ⅰ度：患者多无自觉症状。Ⅱ、Ⅲ度患者常有程度不等的腰骶区疼痛或下坠感。

Ⅱ度：患者在行走、劳动、下蹲或排便等腹压增加时有块状物自阴道口脱出，开始时块状物在平卧休息时可变小或消失。严重者休息后块状物也不能自行回缩，常需用手推送才能将其还纳至阴道内。

Ⅲ度：患者多伴Ⅲ度阴道前壁脱垂，易出现尿潴留，还可发生压力性尿失禁。

2.体征

脱垂子宫有的可自行回缩，有的可经手还纳，不能还纳的，常伴阴道前后壁脱出，长期摩擦可致宫颈溃疡、出血。Ⅱ、Ⅲ度子宫脱垂患者宫颈及阴道黏膜增厚角化，宫颈肥大并延长。

二、病因

分娩损伤,产后过早体力劳动,特别是重体力劳动;子宫支持组织疏松薄弱,如盆底组织先天发育不良;绝经后雌激素不足;长期腹压增加。

三、诊断

通过妇科检查结合病史很容易诊断。检查时嘱患者向下屏气或增加腹压,以判断子宫脱垂的最大程度,并分度。同时注意观察有无阴道壁脱垂、宫颈溃疡、压力性尿失禁等,必要时做宫颈细胞学检查。如可还纳,需了解盆腔情况。

四、处理

(一)支持疗法

加强营养,适当安排休息和工作,避免重体力劳动,保持大便通畅,积极治疗增加腹压的疾病。

(二)非手术疗法

1.放置子宫托

放置子宫托适用于各度子宫脱垂和阴道前后壁脱垂患者。

2.其他疗法

其他包括盆底肌肉锻炼、物理疗法和中药补中益气汤等。

(三)手术疗法

手术疗法适用于国内分期Ⅱ度及以上子宫脱垂或保守治疗无效者。

1.阴道前、后壁修补术

阴道前、后壁修补术适用于Ⅰ、Ⅱ度阴道前、后壁脱垂患者。

2.曼氏手术

手术包括阴道前后壁修补、主韧带缩短及宫颈部分切除术。适用于年龄较轻、宫颈延长、希望保留子宫的Ⅱ、Ⅲ度子宫脱垂伴阴道前、后壁脱垂患者。

3.经阴道子宫全切术及阴道前后壁修补术

经阴道子宫全切术及阴道前后壁修补术适用于Ⅱ、Ⅲ度子宫脱垂伴阴道前、后壁脱垂、年龄较大、无须考虑生育功能的患者。

4.阴道纵隔形成术或阴道封闭术

阴道纵隔形成术或阴道封闭术适用于年老体弱不能耐受较大手术、不需保留性交功能者。

5.阴道、子宫悬吊术

可采用手术缩短圆韧带,或利用生物材料制成各种吊带,以达到悬吊子宫和阴道的目的。

五、预防

推行计划生育,提高助产技术,加强产后体操锻炼,产后避免重体力劳动,积极治疗和预防使腹压增加的疾病。

(张翠兰)

第六章

子宫内膜异位症与子宫腺肌病

第一节　子宫内膜异位症

具有生长功能的子宫内膜组织(腺体和间质)出现在宫腔被覆黏膜以外的部位时称为子宫内膜异位症(EMT),简称内异症。

EMT 以痛经、慢性盆腔痛、不孕为主要表现,是育龄妇女的常见病,该病的发病率近年有明显增高趋势,发病率占育龄妇女的 10%～15%,占痛经妇女的 40%～60%。在不孕患者中,30%～40%合并 EMT,在 EMT 患者中不孕症的发病率为 25%～67%。

该病一般仅见于生育年龄妇女,以 25～45 岁妇女多见。绝经后或切除双侧卵巢后异位内膜组织可逐渐萎缩吸收,妊娠或使用性激素抑制卵巢功能可暂时阻止此病的发展,故 EMT 是激素依赖性疾病。

EMT 虽为良性病变,但具有类似恶性肿瘤远处转移、浸润和种植的生长能力。异位内膜可侵犯全身任何部位,最常见的种植部位是盆腔脏器和腹膜,以侵犯卵巢和宫底韧带最常见,其次为子宫、子宫直肠陷凹、腹膜脏层、直肠阴道隔等部位,故有盆腔 EMT 之称。

一、发病机制

本病的发病机制尚未完全阐明,关于异位子宫内膜的来源,目前有多种学说。

(一)种植学说

妇女在经期时子宫内膜碎片可随经血倒流,经输卵管进入盆腔,种植于卵巢和盆腔其他部位,并在该处继续生长和蔓延,形成盆腔 EMT。但已证实 90%以上的妇女可发生经血逆流,却只有 10%～15%的妇女罹患 EMT。剖宫产手术后所形成的腹壁瘢痕 EMT,占腹壁瘢痕 EMT 的 90%左右,是种植学说的典型例证。

(二)淋巴及静脉播散

子宫内膜可通过淋巴或静脉播散,远离盆腔部位的器官如肺、手或大腿的皮肤和肌肉发生的 EMT 可能就是通过淋巴或静脉播散的结果。

(三)体腔上皮化生学说

卵巢表面上皮、盆腔腹膜都是由胚胎期具有高度化生潜能的体腔上皮分化而来,在反复经血逆流、炎症、机械性刺激、异位妊娠或长期持续的卵巢甾体激素刺激下,易发生化生而成为异位症的子宫内膜。

(四)免疫学说

免疫异常对异位内膜细胞的种植、黏附、增生具有直接和间接的作用,表现为免疫监视、免疫杀伤功能减弱,黏附分子作用增强,协同促进异位内膜的移植。以巨噬细胞为主的多种免疫细胞可释放多种细胞因子,促进异位内膜的种植、存活和增殖。EMT 患者的细胞免疫和体液免疫功能均有明显变化,患者外周血和腹水中的自然杀伤细胞(NK)的细胞毒活性明显降低。病变越严重者,NK 细胞活性降低亦越明显。雌激素水平越高,NK 细胞活性则越低。血清及腹水中,免疫球蛋白 IgG、IgA 及补体 C_3、C_4 水平均增高,还出现抗子宫内膜抗体和抗卵巢抗体等多种自身抗体。因此,个体的自身免疫能力对异位内膜细胞的抑制作用,在本病的发生中起关键作用。

(五)在位内膜决定论

中国学者提出的"在位内膜决定论"揭示了在位子宫内膜在 EMT 发病中的重要作用,在位内膜的组织病理学、生物化学、分子生物学及遗传学等特质,与 EMT 的发生发展密切相关,其"黏附-侵袭-血管形成"过程,所谓的"三 A 程序"可以解释 EMT 的病理过程,又可以表达临床所见的不同病变。

二、病理

EMT 最常见的发生部位为靠近卵巢的盆腔腹膜及盆腔器官的表面。根据其发生部位不同,可分为腹膜 EMT、卵巢 EMT、子宫腺肌病等。

(一)腹膜 EMT

腹膜和脏器浆膜面的病灶呈多种形态。无色素沉着型为早期细微的病变,具有多种表现形式,呈斑点状或小泡状突起,单个或数个呈簇,有红色火焰样病灶,白色透明病变,黄褐色斑及圆形腹膜缺损。色素沉着型为典型的病灶,呈黑色或紫蓝色结节,肉眼容易辨认。病灶反复出血及纤维化后,与周围组织或器官发生粘连,子宫直肠陷凹常因粘连而变浅,甚至完全消失,使子宫后屈固定。

(二)卵巢子宫内膜异位症

卵巢 EMT 最多见,约 80% 的内异症位于卵巢。多数为一侧卵巢,部分波及双侧卵巢。初始病灶表浅,于卵巢表面可见红色或棕褐色斑点或小囊泡,随着病变发展,囊泡内因反复出血积血增多,而形成单个或多个囊肿,称为卵巢子宫内膜异位囊肿。因囊肿内含暗褐色黏糊状陈旧血,状似巧克力液体,故又称为卵巢巧克力囊肿,直径大多在 10 cm 以内。卵巢与周围器官或组织紧密粘连是卵巢子宫内膜异位囊肿的临床特征之一,并可借此与其他出血性卵巢囊肿相鉴别。

(三)子宫骶韧带、直肠子宫陷凹和子宫后壁下段的子宫内膜异位症

这些部位处于盆腔后部较低或最低处,与经血中的内膜碎屑接触机会最多,故为 EMT 的好发部位。在病变早期,子宫骶韧带、直肠子宫陷凹或子宫后壁下段有散在紫褐色出血点或颗粒状散在结节。由于病变伴有平滑肌和纤维组织增生,形成坚硬的结节。病变向阴道黏膜发展时,在阴道后穹隆形成多个息肉样赘生物或结节样疤痕。随着病变发展,子宫后壁与直肠前壁粘连,直肠子宫陷凹变浅,甚至完全消失。

(四)输卵管子宫内膜异位症

内异症直接累及黏膜较少,偶在其管壁浆膜层见到紫褐色斑点或小结节。输卵管常与周围病变组织粘连。

（五）子宫腺肌病

子宫腺肌病分为弥漫型与局限型两种类型。弥漫型的子宫呈均匀增大，质较硬，一般不超过妊娠 3 个月大小。剖面见肌层肥厚，增厚的肌壁间可见小的腔隙，直径多在 5 mm 以内。腔隙内常有暗红色陈旧积血。局限型的子宫内膜在肌层内呈灶性浸润生长，形成结节，但无包膜，故不能将结节从肌壁中剥出。结节内也可见陈旧出血的小腔隙，结节向宫腔突出颇似子宫肌瘤。偶见子宫内膜在肌瘤内生长，称之为子宫腺肌瘤。

（六）恶变

EMT 是一种良性疾病，但少数可发生恶变，恶变率为 0.7%～1%，其恶变后的病理类型包括透明细胞癌、子宫内膜样癌、腺棘癌、浆液性乳头状癌、腺癌等。EMT 恶变 78% 发生在卵巢，22% 发生在卵巢外。卵巢外最常见的恶变部位是直肠阴道隔、阴道、结肠、盆腹膜、大网膜、脐部等。

三、临床表现

（一）症状

1.痛经

痛经是常见而突出的症状，多为继发性，占 EMT 的 60%～70%。多于月经前 1～2 天开始，经期第 1～2 天症状加重，月经净后疼痛逐渐缓解。疼痛多位于下腹深部及直肠区域，以盆腔中部为多，多随局部病变加重而逐渐加剧，但疼痛的程度与病灶的大小不成正比。

2.性交痛

性交痛多见于直肠子宫陷凹有异位病灶或因病变导致子宫后倾固定的患者。当性交时由于受阴茎的撞动，可引起性交疼痛，以月经来潮前性交痛最明显。

3.不孕

EMT 不孕率为 25%～67%。EMT 可使盆腔内组织和器官广泛粘连，输卵管变硬僵直，影响输卵管的蠕动，从而影响卵母细胞的拣拾和受精卵的输送；严重的卵巢周围粘连，可妨碍卵子的排出。

4.月经异常

部分患者可因黄体功能不全或无排卵而出现月经期前后阴道少量出血、经期延长或月经紊乱。内在性 EMT 患者往往有经量增多、经期延长或经前点滴出血。

5.慢性盆腔痛

71%～87% 的 EMT 患者有慢性盆腔痛，慢性盆腔痛患者中有 83% 活检确诊为 EMT；常表现为性交痛、大便痛、腰骶部酸胀及盆腔器官功能异常等。

6.其他部位 EMT 症状

肠道 EMT 可出现腹痛、腹泻或便秘。泌尿道 EMT 可出现尿路刺激症状等。肺部 EMT 可出现经前咯血、呼吸困难和/或胸痛。

（二）体征

典型的盆腔 EMT 在盆腔检查时，可发现子宫后倾固定，直肠子宫陷凹、子宫骶韧带或子宫颈后壁等部位扪及 1～2 个或更多触痛性结节，如绿豆或黄豆大小，肛诊更明显。有卵巢 EMT 时，在子宫的一侧或双侧附件处扪到与子宫相连的囊性偏实不活动包块（巧克力囊肿），往往有轻压痛。若病变累及直肠阴道隔，病灶向后穹隆穿破时，可在阴道后穹隆处扪及甚至可看到隆起的紫蓝色出血点或结节,可随月经期出血。内在性 EMT 患者往往子宫胀大,但很少超过 3 个月妊娠,多为一致性胀大,也可能感到某部位比较突出犹如子宫肌瘤。如直肠有较多病变时,可触及一硬块,甚至误诊为直肠癌。

四、诊断

(一)病史

凡育龄妇女有继发性痛经进行性加重和不孕史、性交痛、月经紊乱等病史者,应仔细询问痛经出现的时间、程度、发展及持续时间等。

(二)体格检查

(1)妇科检查(三合诊)扪及子宫后位固定、盆腔内有触痛性结节或子宫旁有不活动的囊性包块,阴道后穹隆有紫蓝色结节等。

(2)其他部位的病灶如脐、腹壁瘢痕、会阴侧切瘢痕等处,可触及肿大的结节,经期明显。

临床上单纯根据典型症状和准确的妇检可以初步诊断 50% 左右的 EMT,但大约有 25% 的病例无任何临床症状,尚需借助下列辅助检查,特别是腹腔镜检查和活组织检查才能最后确诊。

(三)影像学检查

1.超声检查

超声检查可应用于各型内异症,通常用于 Ⅲ~Ⅳ 期的患者,是鉴别卵巢子宫内膜异位囊肿、直肠阴道隔 EMT 和子宫腺肌症的重要手段。巧克力囊肿一般直径为 5~6 cm,直径 >10 cm 较少,其典型的声像图特征如下。

(1)均匀点状型:囊壁较厚,囊壁为结节状或粗糙回声,囊内布满均匀细小颗粒状的反光点。

(2)混合型:囊内大部分为无回声区,可见片状强回声或小光团,但均不伴声影。

(3)囊肿型:囊内呈无回声的液性暗区,多孤立分布,但与卵巢单纯性囊肿难以区分。

(4)多囊型:包块多不规则,其间可见隔反射,分成多个大小不等的囊腔,各囊腔内回声不一致。

(5)实体型:内呈均质性低回声或弱回声。

2.磁共振(MRI)

磁共振(MRI)对卵巢型、深部浸润型、特殊部位内异症的诊断和评估有意义,但在诊断中的价值有限。

(四)CA125 值测定

血清 CA125 浓度变化与病灶的大小和病变的严重程度呈正相关,CA125≥35 U/mL 为诊断 EMT 的标准,临床上可以辅助诊断并可监测疾病的转归和评估疗效,由于 CA125 在不同的疾病间可发生交叉反应,使其特异性降低而不能单独作为诊断和鉴别诊断的指标。CA125 在监测内异症方面较诊断内异症更有价值。

在 Ⅰ~Ⅱ 期患者中,血清 CA125 水平正常或略升高,与正常妇女有交叉,提示 CA125 阴性者亦不能排除内异症。而在 Ⅲ~Ⅳ 期有卵巢子宫内膜异位囊肿、病灶侵犯较深、盆腔广泛粘连者,CA125 值多升高,但一般不超过 200 U/mL,腹腔液 CA125 的浓度可直接反映 EMT 病情,其浓度较血清高出 100 多倍,临床意义比血清 CA125 大;CA125 结合 EMAb、B 超、CT 或 MRI 可提高诊断准确率。

（五）抗子宫内膜抗体（EMAb）

EMT 是一种自身免疫性疾病，因为在许多患者体内可以测出抗子宫内膜的自身抗体。EMAb 是 EMT 的标志抗体，其产生与异位子宫内膜的刺激及机体免疫内环境失衡有关。EMT 患者血液中 EMAb 水平升高，经 GnRHa 治疗后，EMAb 水平明显降低。测定抗子宫内膜抗体对内异症的诊断与疗效观察有一定的帮助。

（六）腹腔镜检查

腹腔镜检查是诊断 EMT 的金标准，特别是对盆腔检查和 B 超检查均无阳性发现的不育或腹痛患者更是重要手段。在腹腔镜下对可疑病变进行活检，可以确诊和正确分期，对不孕的患者还可同时检查其他不孕的病因和进行必要的处理，如盆腔粘连分解术、输卵管通液及输卵管造口术等。

五、子宫内膜异位症的分期

（一）美国生殖学会子宫内膜异位症手术分期

目前，世界上公认并应用的子宫内膜异位症分期法是 RAFS 分期，即按病变部位、大小、深浅、单侧或双侧、粘连程度及范围，计算分值，定出相应期别。

（二）子宫内膜异位症的临床分期

Ⅰ期：不孕症未能找到不孕原因而有痛经者，或为继发痛经严重者。妇科检查后穹隆粗糙不平滑感，或骶韧带有触痛。B 超检查无卵巢肿大。

Ⅱ期：后穹隆可触及小于 1 cm 的结节，骶韧带增厚，有明显触痛。两侧或一侧可触及<5 cm 肿块或经 B 超确诊卵巢增大者，附件与子宫后壁粘连，子宫后倾尚活动。

Ⅲ期：后穹隆可触及大于 1 cm 结节，骶韧带增厚或阴道直肠可触及结节，触痛明显，两侧或一侧附件可触及大于 5 cm 肿块或经 B 超确诊附件肿物者。肿块与子宫后壁粘连较严重，子宫后倾活动受限。

Ⅳ期：后穹隆被块状硬结封闭，两侧或一侧附件可触及直径大于 5 cm 肿块与子宫后壁粘连，子宫后倾活动受限，直肠或输尿管受累。

对Ⅰ期、Ⅱ期患者选用药物治疗，如无效时再考虑手术治疗。对Ⅲ期、Ⅳ期患者首选手术治疗，对Ⅳ期患者行保守手术治疗预后较差。对此类不孕患者建议在术前药物治疗 2～3 个月后再行手术，以期手术容易施行，并可较彻底清除病灶。

六、EMT 与不孕

在不孕患者中，30%～40%合并 EMT，在 EMT 患者中不孕症的发病率为 25%～67%。EMT 合并不孕的患者治疗后 3 年累计妊娠率低于无 EMT 者；患内异症的妇女因男方无精子行人工授精，成功率明显低于无内异症的妇女。EMT 对生育的影响主要有以下因素。

（一）盆腔解剖结构改变

盆腔内 EMT 所产生的炎性反应及其所诱发的多种细胞因子和免疫反应，均可损伤腹膜表面，造成血管通透性增加，导致水肿、纤维素和血清血液渗出，经过一段时间后，发生盆腔内组织、器官粘连。其粘连的特点是范围大而致密，容易使盆腔内器官的解剖功能异常；一般 EMT 很少侵犯输卵管的肌层和黏膜层，故输卵管多为通畅。但盆腔内广泛粘连可导致输卵管变硬僵直，影响输卵管的蠕动，或卵巢与输卵管伞部隔离，从而影响卵母细胞的拣拾和受精卵的输送，严重者可导致输卵管阻塞。如卵巢周围的严重粘连或卵巢子宫内膜异位囊肿破坏正常卵巢组织,可妨碍卵子的排出。

(二)腹水对生殖过程的干扰

内异症患者腹水中的巨噬细胞数量增多且活力增强,不仅吞噬精子,还可释放白细胞介素-1(IL-1)、白细胞介素-2(IL-2)、肿瘤坏死因子(INF)等多种细胞因子,影响精子的功能和卵子的质量,不利于受精过程及胚胎着床。腹水中的巨噬细胞降低颗粒细胞分泌孕酮的功能,干扰卵巢局部的激素调节作用,使 LH 分泌异常、PRL 水平升高、前列腺素(PG)含量增加,影响排卵的正常进行,可能导致黄体期缺陷(LPD)、黄素化未破裂卵泡综合征(LUFS)、不排卵等。临床发现EMT 患者 IVF-ET 的受精率降低。盆腔液中升高的 PG 可以干扰输卵管的运卵功能,并刺激子宫收缩,干扰着床和使自然流产率升高达 50%。

七、EMT 治疗

国际子宫内膜异位症学术会议(WEC)曾总结提出对于 EMT,腹腔镜、卵巢抑制、三期疗法、妊娠、助孕是最好的治疗。中国学者又明确提出内异症的规范化治疗应达到 4 个目的:减灭和去除病灶、缓解和消除疼痛、改善和促进生育、减少和避免复发。

治疗时主要考虑的因素:①年龄;②生育要求;③症状的严重性;④既往治疗史;⑤病变范围;⑥患者的意愿。

(一)有生育要求的内异症治疗方案

对有生育要求的内异症患者,应首先行子宫输卵管造影(HSG),输卵管通畅者,可先采用抑制子宫内膜异位病灶有效的药物,如避孕药、内美通或 GnRHa 等药物 3～6 个周期,然后给予促排卵治疗,对排卵正常但不能受孕者应行腹腔镜检查以明确有无盆腔粘连或引起不孕的其他盆腔因素。若 HSG 提示病变累及输卵管影响输卵管通畅性或功能,则应行腹腔镜检查确诊病因,在检查的同时完成盆腔粘连分离、异位病灶去除及输卵管矫正手术。EMT 患者手术后半年为受孕的黄金时期,术后 1 年以上获得妊娠的机会大大下降。

有学者认为对 EMT Ⅰ～Ⅱ期不孕患者,首选手术治疗,在无广泛病变或经手术重建盆腔解剖结构后,此时期盆腔内环境最有利于受精,子宫内膜的容受性也最高,应积极促排卵尽早妊娠或促排卵后行人工授精(IUI)3 个周期,仍未成功则行 IVF。对Ⅲ～Ⅳ期内异症不孕患者手术后短期观察或促排卵治疗,如未妊娠,直接 IVF 或注射长效 GnRHa 2～3 支后行 IVF-ET。对病灶残留,内异症生育指数评分低者,术后可用 GnRHa 治疗 3 周期后行 IVF。

(二)无生育要求的治疗方案

对于无生育要求的内异症患者,治疗并控制病灶,以最简便、最小的代价来提高生活质量。治疗方法可分为手术治疗、药物治疗、介入治疗、中药治疗等。手术是第一选择,腹腔镜手术为首选。手术可以明确诊断,确定病变程度、类型、活动状态,进行切除、减灭病变,分离粘连,减轻症状,减少或预防复发。

子宫腺肌症症状较严重者,一般需行次全子宫切除或全子宫切除术。年轻且要求生育者,如病灶局限,可考虑单纯切除病灶,缓解症状,提高妊娠率,但子宫腺肌症的病灶边界不清又无包膜,故不宜将其全部切除。因此复发率较高。疼痛较轻者,可以药物治疗。

(三)手术治疗

手术的目的是切除病灶、恢复解剖。手术又分为保守性手术、半保守性手术及根治性手术。

1.保守性手术

保留患者的生育功能,手术尽量切除肉眼可见的病灶、剔除囊肿及分离粘连。适合年龄较轻、病情较轻又有生育要求者。

2.根治性手术

切除全子宫及双附件及所有肉眼可见的病灶。适合年龄 50 岁以上、无生育要求、症状重或者内异症复发经保守手术或药物治疗无效者。

3.半保守性手术

切除子宫,但保留卵巢。主要适合无生育要求、症状重或者复发经保守手术或药物治疗无效,但年龄较轻希望保留卵巢内分泌功能者。

手术后的复发率取决于病情的严重程度及手术的彻底性。彻底切除或剥除病灶后 2 年复发率大约为 21.5%,5 年复发率为 40%~50%。手术后使用 GnRHa 类药物可用于治疗切除不完全的内异症患者的疼痛,尤其是重度内异症者术后盆腔痛。对于术后想受孕的患者可以不使用该类药物,因为这并不能提高受孕率,而且还会因治疗耽搁怀孕。术后使用促排卵药物,争取术后早日怀孕。如果术后需要使用 GnRHa 类药物,注射第 3 支后 28 天复查 CA125 及 CA19-9,CA125 降至 15 U/mL 以下,CA19-9 降至 20 U/mL 以下,待月经复潮后可行夫精人工授精(IUI)或 IVF-ET。

(四)药物治疗

药物治疗的目的是改善妊娠环境,获得妊娠和止痛。常用药物有以下几种。

1.假孕疗法

长期持续口服高剂量的雌、孕激素,抑制垂体 Gn 及卵巢性激素的分泌,造成无周期性的低雌激素状态,患者产生一种高雄激素性的闭经,其所发生的变化与正常妊娠相似,故称为假孕疗法。各种口服避孕药和孕激素均可用来诱发假孕。

(1)口服避孕药:低剂量高效孕激素和炔雌醇的复合片,抑制排卵,下调细胞增殖,加强在位子宫内膜细胞凋亡,可有效安全地治疗 EMT 患者的痛经。长期连续或循环地使用是可靠的手术后用药,可避免或减少复发。通过阴道环给予雌、孕激素的方式治疗 EMT 相关疼痛效果及依从性良好。近年国外研究认为,避孕药疗效不差于 GnRHa,且经济、便捷、不良反应小,可作为术后的一类用药。

用法:每天 1 片,连续服 9~12 个月或 12 个月以上。服药期间如发生阴道突破性出血,每天增加 1 片直至闭经。

(2)孕激素类:①地诺孕素是一种睾酮衍生物,仅结合于孕激素受体以避免雌激素、雄激素或糖皮质激素活性带来的不良反应。在改善 EMT 相关疼痛方面,地诺孕素与 GnRHa 疗效相当,每天口服 2 mg,连续使用 52 周,对骨密度影响轻微;其安全耐受性很好,对血脂、凝血、糖代谢影响很小;给药方便,疗效优异,不良反应轻微,作为保守手术后的用药值得推荐。②炔诺酮 5.0~7.5 mg/d(每片 0.625 mg),或甲羟孕酮(MPA)20~30 mg/d(每片 2 mg),连服 6 个月;如用药期间出现阴道突破性出血,可每天加服补佳乐 1 mg,或已烯雌酚 0.25~0.5 mg。

由于炔诺酮、甲羟孕酮类孕激素疗效短暂,妊娠率低,复发率高,现临床上已较少应用。

2.假绝经疗法

使用药物阻断下丘脑 GnRHa 和垂体 Gn 的合成和释放,直接抑制卵巢激素的合成,以及有可能与靶器官性激素受体相结合,导致 FSH 和 LH 值低下,从而使子宫内膜萎缩,导致短暂闭经。不像绝经期后 FSH 和 LH 升高,故名假绝经疗法。常用药物有达那唑、内美通等。

(1)达那唑:是一种人工合成的 17α-乙炔睾酮衍生物,抑制 FSH 和 LH 峰,产生闭经;并直接与子宫内膜的雄激素和孕激素的受体结合,导致异位内膜腺体和间质萎缩、吸收而痊愈。

用法:月经第 1 天开始口服,每天 $600\sim800$ mg,分 2 次口服,连服 6 个月。或使用递减剂量,300 mg/d 逐渐减至 100 mg/d 的维持剂量,作为 GnRHa 治疗后的维持治疗 1 年,能有效维持盆腔疼痛的缓解。

达那唑宫内节育器能有效缓解 EMT 有关的疼痛症状,且无口服时的不良反应。达那唑阴道环给药系统有效治疗深部浸润型 EMT 的盆腔疼痛,不良反应非常少见,可以作为术后长期维持治疗。

(2)孕三烯酮(内美通):是 19-去甲睾酮衍生物,有雄激素和抗雌孕激素作用,作用机制类似达那唑,疗效优于达那唑,不良反应较达那唑轻。其耐受性、安全性及疗效不如 GnRHa。

用法:月经第 1 天开始口服,每周 2 次,每次 2.5 mg,连服 6 个月。

3.其他药物

(1)三苯氧胺(他莫昔芬,TAM):一种非甾体类的雌激素拮抗剂,可与雌激素竞争雌激素受体,降低雌激素的净效应,并可刺激孕激素的合成,而起到抑制雌激素作用,能使异位的子宫内膜萎缩,造成闭经,并能缓解因内异症引起的疼痛等症状。但 TAM 治疗中又可出现雌激素样作用,长期应用可引起子宫内膜的增生,诱发卵巢内膜囊肿增大。

用法:每天 $20\sim30$ mg,分 $2\sim3$ 次口服,连服 $3\sim6$ 个月。

(2)米非司酮:能与孕酮受体及糖皮质激素受体结合,下调异位和在位内膜的孕激素受体含量并抑制排卵,造成闭经,促进 EMT 病灶萎缩,疼痛缓解。

用法:月经第 1 天开始口服,每天 $10\sim50$ mg,连服 6 个月。

(3)有前景的药物:芳香化酶抑制剂类,如来曲唑;GnRH 拮抗剂(GnRHa)类药物西曲瑞克;基质金属蛋白酶抑制剂及抗血管生成治疗药物等。

4.免疫调节治疗

EMT 是激素依赖性疾病,性激素抑制治疗已广泛应用于临床并取得了一定的短期疗效,包括达那唑、GnRHa 和口服避孕药等。但是高复发率及长期使用产生的严重药物不良反应影响了后续治疗。研究表明 EMT 的形成和发展有免疫系统的参与,包括免疫监视的缺失,子宫内膜细胞对凋亡和吞噬作用的抵抗,以及对子宫内膜细胞有细胞毒性作用的 NK 细胞活性的降低。因此,免疫调节为 EMT 治疗开辟了新的途径。目前,以下几种药物在 EMT 治疗研究中获得了初步疗效。

(1)己酮可可碱:己酮可可碱是一种磷酸二酯酶抑制剂,它既可以影响炎症调节因子的产生,也可以调节免疫活性细胞对炎症刺激的反应,近年来被认为可能对 EMT 有效而成为 EMT 免疫调节治疗的研究重点。己酮可可碱可以通过提高细胞内的环磷腺苷水平来减少炎症细胞因子的产生或降低其活性,如肿瘤坏死因子 α(TNF-α)。此外,还具有抑制 T 淋巴细胞和 B 淋巴细胞活化,降低 NK 细胞活性,阻断白细胞对内皮细胞的黏附等作用。研究发现己酮可可碱可以调节 EMT 患者腹膜环境的免疫系统功能,减缓子宫内膜移植物的生长,逆转过度活化的巨噬细胞,有效改善 EMT 相关的不孕。己酮可可碱不抑制排卵,对孕妇是安全的,适用于治疗与 EMT 相关的不孕症。

手术后使用己酮可可碱治疗轻度 EMT,800 mg/d,12 个月的妊娠率从 18.5% 提高到 31%,

可以明显减轻盆腔疼痛。但也有研究认为并不能明显改善轻度到重度 EMT 患者的妊娠率,不能降低术后复发率。

(2)抗 TNF-α 治疗药物:TNF-α 是一种促炎症反应因子,是活化的巨噬细胞的主要产物,与 EMT 的形成和发展有关。EMT 患者腹腔液中 TNF-α 水平增高,并且其水平与 EMT 的严重程度相关。抗 TNF-α 治疗除了阻断 TNF-α 对靶细胞的作用外,还包括抑制 TNF-α 的产生。该类药物有己酮可可碱、英夫利昔单抗、依那西普、重组人 TNF 结合蛋白 I 等。

(3)干扰素-α2b:干扰素-α 能刺激 NK 细胞毒活性,并可促使 CD8 细胞表达。无论在体外实验或动物模型中,干扰素-α2b 对于 EMT 的疗效均得以证实。

(4)白细胞介素 12(IL-12):IL-12 的主要作用是调节免疫反应的可适应性。IL-12 可以作用于 T 淋巴细胞和 NK 细胞,从而诱导其他细胞因子的产生。其中产生的干扰素-γ 可以进一步增强 NK 细胞对子宫内膜细胞的细胞毒性作用,以及促进辅助性 T 淋巴细胞反应的产生。小鼠腹腔内注射 IL-12 明显减小异位子宫内膜病灶的表面积和总重量。但目前缺乏临床试验证实其疗效。

(5)中药:中医认为扶正固本类中药多有免疫促进作用,有促肾上腺皮质功能及增强网状内皮系统的吞噬作用,增加 T 淋巴细胞的比值。活血化瘀类中药对体液免疫与细胞免疫均有一定的抑制作用,不仅能减少已生成的抗体,而且还抑制抗体形成,对已沉积的抗原抗体复合物有促进吸收和消除的作用,还有抗炎、降低毛细血管通透性等作用。由丹参、莪术、三七、赤芍等组方的丹莪妇康煎具有增强细胞免疫和降低体液免疫的双向调节作用,疗效与达那唑相似。由柴胡、丹参、赤芍、莪术、五灵脂组方的丹赤坎使 33% 的 EMT 患者局部体征基本消失,NK 细胞活性升高。但是中药的具体免疫调节作用尚缺乏实验室证据的支持,且报道的临床疗效可重复性不强。

5.左炔诺孕酮宫内缓释系统(LNG-IUS,商品名曼月乐)

LNG-IUS 直接减少病灶中的 E_2 受体,使 E_2 的作用减弱导致异位的内膜萎缩,子宫动脉阻力增加,减少子宫血流量,减少子宫内膜中前列腺素的产生,明显减少月经量,改善 EMT 患者的盆腔疼痛,缓解痛经症状。与 GnRHa 相比,LNG-IUS 缓解 EMT 患者痛经疗效相当,减少术后痛经复发。不增加心血管疾病风险,且降低血脂,不引起低雌激素症状,没有减少骨密度的严重不良反应,可长期应用。不规则阴道流血发生率高于 GnRHa。如果 EMT 患者需要长期治疗,可优先选择 LNG-IUS,在提供避孕的同时,是治疗子宫内膜异位症、子宫腺肌病和慢性盆腔痛的有效、安全、便捷的治疗手段之一,尤其适用于合并有子宫腺肌症的 EMT 患者长期维持治疗。

曼月乐含 52 mg 左炔诺孕酮,每天释放 20 μg,可有效使用 5 年。

放置曼月乐一般选择在月经的 7 天以内;如果更换新的曼月乐可以在月经周期的任何时间。早孕流产后可以立即放置,产后放置应推迟到分娩后 6 周。

6.促性腺激素释放激素激动剂(GnRHa)

GnRHa 是目前最受推崇、最有效的子宫内膜异位症治疗药物。连续使用 GnRHa 可下调垂体功能,造成药物暂时性去势及体内 Gn 水平下降、低雌激素状态;由于卵巢功能受抑制,产生相应低雌激素环境,使内异症病灶消退。目前常用的有长效制剂如进口的曲普瑞林、戈舍瑞林、布舍瑞林等;国产的长效制剂有亮丙瑞林(丽珠制药),短效制剂如丙氨瑞林(安徽丰原)。

(1)用法:长效制剂于月经第 1 天开始注射,每 28 天注射 1/2～1 支,注射 3～6 支,最多不超过 6 支。

(2)不良反应:主要为雌激素水平降低所引起的类似围绝经期综合征的表现,如潮热、多汗、血管舒缩不稳定、乳房缩小、阴道干燥等反应,占 90% 左右,一般不影响继续用药。严重雌激素减少，$E_2<734$ pmol/L，可增加骨中钙的吸收，而发生骨质疏松。

（3）反向添加疗法（Add-back）：指联合应用 GnRHa 及雌、孕激素，使体内雌激素水平达到所谓"窗口剂量"，既不影响内异症的治疗，又可最大限度地减轻低雌激素的影响。其目的是减少血管收缩症状及长期使用 GnRHa 对于骨密度的损害。可以用雌、孕激素的联合或序贯方法。

用药方法：应用 GnRHa 3 个月后，联合应用以下药物。①GnRHa＋补佳乐（1～2）mg/d＋甲羟孕酮（2～4）mg/d；②GnRHa＋补佳乐（1～2）mg/d＋炔诺酮 5 mg/d；③GnRHa＋利维爱 2.5 mg/d。

雌二醇阈值窗口概念：血清 E_2 在 110～146 pmol/L 为阈值窗口，在窗口期内可不刺激 EMT 病灶生长，亦能满足骨代谢和血管神经系统对雌激素的需求，故可适当添加激素维持雌激素阈值水平，减少不良反应。适当的反加不影响 GnRHa 疗效，且有效减少不良反应，延长用药时间。

（4）GnRHa 反减治疗：以往采用 GnRHa 先足量再减量方法，近年有更合理的长间歇疗法，延长 GnRH-a 用药间隔时间至 6 周 1 次，共用 4 次，亦能达到和维持有效低雌激素水平，是经济有效且减少不良反应的给药策略，但其远期复发率有待进一步研究。

（五）药物与手术联合治疗

手术治疗可恢复正常解剖关系，去除病灶并同时分离粘连，但严重的粘连使病灶不能彻底清除，显微镜下和深层的病灶无法看到，术后的并发症有时难以避免。手术后的粘连是影响手术效果、导致不孕的主要原因。药物治疗虽有较好的疗效，但停药后短期内病变可能复发，致密的粘连妨碍药物到达病灶内而影响疗效。根据病情程度在手术前后药物治疗。术前应用 GnRHa，在低雌激素作用下，腹腔内充血减轻，毛细血管充血和扩张均不明显，使粘连易于分离，卵巢异位瘤易于剥离，有利于手术的摘除，还可预防术后粘连形成。术后用 1～2 个月的药物，可以抑制手术漏掉的病灶，预防手术后的复发。

八、EMT 的复发与处理

内异症复发指手术和规范药物治疗，病灶缩小或消失及症状缓解后，再次出现临床症状且恢复至治疗前水平或加重，或再次出现子宫内膜异位病灶。内异症总体的复发率高达 50% 以上，作为一种慢性活动疾病，无论给予什么治疗，患者总处于复发的危险之中，特别是年轻的、保守性手术者。实际上，难以区分疾病的再现或复发，还是再发展或持续存在，更难界定治疗后多长时间再出现复发。无论何种治疗很难将异位灶清除干净，尤其是药物治疗。复发的生物学基础是异位内膜细胞可以存活并有激素的维持。这种异位灶可以很"顽强"，在经过全期妊娠已经萎缩的异位种植可能在产后 1 个月复发。亦有报道在经过卵巢抑制后 3 个星期，仅在激素替代 3 天即可再现病灶。复发的主要表现是疼痛及结节或包块的出现，80% 于盆腔检查即可得知，超声扫描、血清 CA125 检查可助诊，最准确的复发诊断是腹腔镜检查。一般以药物治疗的复发率为高，1 年的复发率是 51.6%。保守性手术的每年复发率是 13.6%，5 年复发率是 40%～50%。

EMT 复发的治疗基本遵循初治原则，但应个体化。如药物治疗后痛经复发，应手术治疗。手术后内异症复发可先用药物治疗，仍无效者应考虑手术治疗。如年龄较大、无生育要求且症状严重者，可行根治性手术。对于有生育要求者，未合并卵巢子宫内膜异位囊肿者，给予 GnRHa 3 个月后进行 IVF-ET。卵巢子宫内膜异位囊肿复发可进行手术或超声引导下穿刺，术后给予 GnRHa 3 个月后进行 IVF-ET。

（邹路遥）

第二节　子宫腺肌病

子宫腺肌病是指子宫内膜向肌层良性浸润并在其中弥散性生长,其特征是在子宫肌层中出现异位的内膜和腺体,伴有周围肌层细胞的代偿性肥大和增生。本病有20%～50%的病例合并子宫内膜异位症,约30%合并子宫肌瘤。

目前子宫腺肌病的发病有逐渐增加的趋势,其治疗的方法日趋多样化,治疗方法的选择应在考虑患者年龄、生育要求、临床症状的严重程度、病变部位与范围、患者的意愿等的基础上确定。

一、临床特征

(一)病史特点

(1)详细询问相关的临床症状,如经量增多和进行性痛经。

(2)家族中有无相同病史。

(3)医源性因素所致子宫内膜创伤,如多次分娩、习惯性流产、人工流产、宫腔操作史。

(二)症状

子宫腺肌病的症状不典型,表现多种多样,没有特异性。约35%的子宫腺肌病无临床症状,临床症状与病变的范围有关。

(1)月经过多占40%～50%,一般出血与病灶的深度呈正相关,偶尔也有小病变月经过多者。

(2)痛经:逐渐加剧的进行性痛经,痛经常在月经来潮的前一周就开始,至月经结束。15%～30%的患者有痛经,疼痛的程度与病灶的多少有关,约80%痛经者为子宫肌层深部病变。

(3)其他症状:部分患者可有未明原因的月经中期阴道流血及性欲减退,子宫腺肌病不伴有其他不孕疾病时,一般对生育无影响,伴有子宫肌瘤时可出现肌瘤的各种症状。

(三)体征

妇科检查可发现子宫呈均匀性增大或有局限性结节隆起,质地变硬,一般不超过孕12周子宫的大小。近月经期检查,子宫有触痛。月经期,由于病灶充血、水肿及出血,子宫可增大,质地变软,压痛较平时更为明显;月经期后再次妇科检查发现子宫有缩小,这种周期性出现的体征改变为诊断本病的重要依据之一。合并盆腔子宫内膜异位症时,子宫增大、后倾、固定、骶骨韧带增粗,或子宫直肠陷凹处有痛性结节等。

二、辅助检查

(一)实验室检查

(1)血常规:明确有无贫血。

(2)子宫腺肌病患者血CA125水平明显升高,阳性率达80%,CA125在监测疗效上有一定价值。

(二)影像学检查

(1)B超为子宫腺肌病的常规诊断手段。B超的图像特点:①子宫呈均匀性增大或后壁增厚,轮廓尚清晰;②子宫内膜线可无改变,或稍弯曲;③子宫切面肌壁回声不均匀,有时可见大小不等的无回声区。

(2)MRI 为目前诊断子宫腺肌病最可靠的无创伤性诊断方法,可以区别子宫肌瘤和子宫腺肌病,并可诊断两者同时并存,对决定处理方法有较大帮助,在发达国家中广泛应用。图像表现:①子宫增大,外缘尚光滑;②T_2WI 显示子宫的正常解剖形态扭曲或消失;③子宫后壁明显增厚,结合带厚度>8 mm;④T_2WI 显示子宫壁内可见一类似结合带的低信号肿物,与稍高信号的子宫肌层边界不清,类似于结合带的局灶性或广泛性增宽,其中可见局灶性的大小不等斑点状高信号区,即为异位的陈旧性出血灶或未出血的内膜岛。

(三)其他

(1)宫腔镜检查子宫腔增大,有时可见异常腺体开口,并可除外子宫内膜病变。

(2)腹腔镜检查见子宫均匀增大,前后径增大更明显,子宫较硬,外观灰白或暗紫色,有时浆膜面见突出的紫蓝色结节。

(3)肌层针刺活检:诊断的准确性依赖于取材部位的选择、取材次数,以及病灶的深度和广度,特异性较高,但敏感性较低,而且操作困难,在临床上少用。

三、诊断

子宫腺肌病的诊断一般并不难,最主要的困难在于与子宫肌瘤等疾病的鉴别诊断。子宫腺肌病与子宫肌瘤均是常见的妇科疾病,两种病变均发生在子宫,发病年龄相仿,多见于 30～50 岁的育龄妇女,临床上容易互相混淆。一般来说子宫腺肌病突出症状是继发性逐渐加重的痛经,子宫肌瘤的突出症状却为月经过多及不规则出血,子宫腺肌病时子宫也有增大,但很少超过妊娠 3 个月子宫大小。

四、治疗

(一)治疗原则

由于子宫腺肌病的难治性,目前尚不能使每位患者均获得满意的疗效,应根据患者的年龄、生育要求和症状,实施个体化的多种手段的联合治疗策略。

(二)药物治疗

药物治疗子宫腺肌病近期疗效明显,但只是暂时性的,停药后症状体征常很快复发,对年轻有生育要求者,近绝经期者或不接受手术治疗者可试用达那唑、孕三烯酮或促性腺激素释放激素类似物(GnRHa)等治疗。

1.达那唑

达那唑适用于轻度及中度子宫腺肌病痛经患者。

用法:月经第 1 天开始口服 200 mg,2～3 次/天,持续用药 6 个月。若痛经不缓解或未闭经,可加至 4 次/天。疗程结束后约 90%症状消失。停药后 4～6 周恢复月经及排卵。

不良反应:有恶心、头痛、潮热、乳房缩小、体重增加、性欲减退、多毛、痤疮、声音改变、皮脂增加、肌痛性痉挛等。但发生率低,且症状多不严重。

2.孕三烯酮

19-去甲睾酮的衍生物,有抗雌激素和抗孕激素作用,不良反应发生率同达那唑,但程度略轻。

用法：每周用药 2 次，每次 2.5 mg，于月经第 1 天开始服用，6 个月为 1 个疗程。因为用药量小，用药次数少，其应用近年来增多。孕三烯酮治疗轻症子宫腺肌病具有很好的效果，可达治愈目的，从而可防止其发展为重症子宫腺肌病，减少手术及术后并发症，提高患者生活质量。

3.促性腺激素释放激素激动剂(GnRHa)

其为人工合成的十肽类化合物，能促进垂体细胞分泌黄体生成激素(LH)和促卵泡生成素(FSH)，长期应用对垂体产生降调作用，可使 LH 和 FSH 分泌急剧减少。有研究表明子宫腺肌病导致不孕与化学和免疫等因素有关，而 GnRHa 有调节免疫活性的作用，且使子宫大小形态恢复正常，从而改善了妊娠率。但 GnRHa 作用是可逆性的，故对子宫腺肌病合并不孕的治疗在停药后短期内不能自行受孕者，应选择辅助生殖技术。

4.其他药物

(1)孕激素受体拮抗剂：米非司酮为人工合成 19-去甲基睾酮衍生物，具有抗孕激素及抗皮质激素的活性。用法：米非司酮 10 mg 口服，1 次/天，连续 3 个月，治疗后患者停经，痛经消失，子宫体积明显缩小，不良反应少见。年轻患者停药后复发率高于围绝经期患者，复发者进行长期治疗仍有效。

(2)左旋 18-甲基炔诺酮：Norplant 为左旋 18-甲基炔诺酮皮下埋植剂，可治疗围绝经期子宫腺肌病，治疗后虽子宫体积无明显缩小，但痛经缓解率达 100%。缓释左旋 18-甲基炔诺酮宫内节育器(LNG-IUS,曼月乐)，国内外报道用 LNG-IUS 治疗子宫腺肌病痛经及月经过多有一定效果。

(3)短效口服避孕药：临床研究显示，长期服用短效避孕药可使子宫内膜和异位内膜萎缩，缓解痛经，减少经量，降低子宫内膜异位症的复发率。但是复方口服避孕药存在不良反应，服用后患者可出现点滴出血或突破性出血、乳房触痛、头痛、体重改变、恶心和呕吐等胃肠道反应，以及情绪改变等不良反应，长期应用有血栓性疾病和心血管疾病风险。因此，复方口服避孕药的使用应综合各方面情况进行个体化用药，以使患者获得最大益处。目前国内外还没有关于该疗法用于子宫腺肌病治疗效果大样本的评价。

(4)孕激素：孕激素作用基于子宫内膜局部高剂量的孕酮，可引起蜕膜样变，上皮萎缩及产生直接的血管改变，使月经减少，甚至闭经。目前国外研究显示地屈孕酮是分子结构最接近天然孕酮的一种孕激素，并具有更高的口服生物利用度。地屈孕酮是一种口服孕激素，可使子宫内膜进入完全的分泌相，从而可防止由雌激素引起的子宫内膜增生和癌变风险。地屈孕酮可用于内源性孕激素不足的各种疾病，它不产热，且对脂代谢无影响。极少数患者可出现突破性出血，一般增加剂量即可防止。地屈孕酮也可能发生其他发生在孕激素治疗中的不良反应，如轻微出血、乳房疼痛，肝功能损害极为少见。目前国内外尚无使用地屈孕酮治疗子宫腺肌病的大型随机对照试验。

(三)手术治疗

药物治疗无效或长期剧烈痛经时，应行手术治疗。手术治疗包括根治手术(子宫切除术)和保守手术。

1.子宫切除术

子宫切除术是主要的治疗方法，也是唯一循证医学证实有效的方法，可以根治痛经和/或月经过多，适用于年龄较大、无生育要求者。近年来，阴式子宫切除术应用日趋增多，单纯子宫腺肌病子宫体积多小于 12 孕周子宫大小，行阴式子宫切除多无困难。若合并有内异症，有卵巢子宫内膜异位囊肿或估计有明显粘连,可行腹腔镜子宫切除术。虽然有研究表明腺肌病的子宫有稍多于 10％病变可累及宫颈,但也有研究表明腺肌病主要见于子宫体部,罕见于宫颈部位,只要保证切除全部子宫下段,仍可考虑行子宫次全切除术。

2.保守性手术

子宫腺肌病病灶挖除术、子宫内膜去除术和子宫动脉栓塞术都属于保留生育功能的方法。腹腔镜下子宫动脉阻断术和病灶消融术(使用电、射频和超声等能减少子宫腺肌病量),近年来的报道逐渐增多,但这些手术的效果均有待于循证医学研究证实。

(1)子宫腺肌病病灶挖除术:适用于年轻、要求保留生育功能的患者。子宫腺肌瘤一般能挖除干净,可以明显地改善症状、增加妊娠机会。对局限型子宫腺肌病可以切除大部分病灶,缓解症状。虽然弥散型子宫腺肌病做病灶大部切除术后妊娠率较低,仍有一定的治疗价值。术前使用 GnRHa 治疗 3 个月,可以缩小病灶利于手术。做病灶挖除术的同时还可做子宫神经去除术或子宫动脉阻断术以提高疗效。

(2)子宫内膜去除术:近年来,有报道在宫腔镜下行子宫内膜去除术治疗子宫腺肌病,术后患者月经量明显减少,甚至闭经,痛经好转或消失,对伴有月经过多的轻度子宫腺肌病可试用。子宫内膜切除术虽可有效控制月经过多及痛经症状,但对深部病灶治疗效果较差。远期并发症常见的为宫腔粘连、宫腔积血、不孕、流产、早产等。

(3)子宫动脉栓塞术(UAE):近期效果明显,月经量减少约 50％,痛经缓解率达 90％以上,子宫及病灶体积缩小显著,彩色超声显示子宫肌层及病灶内血流信号明显减少,该疗法对要求保留子宫和生育功能的患者具有重大意义。但 UAE 治疗某些并发症尚未解决,远期疗效尚待观察,对日后生育功能的影响还不清楚,临床应用仍未普及,还有待于进一步积累经验。

(4)子宫病灶电凝术:通过子宫病灶电凝可引起子宫肌层内病灶坏死,以达到治疗的目的。但病灶电凝术中很难判断电凝是否完全,因此不如手术切除准确,子宫肌壁电凝术后病灶被瘢痕组织所代替,子宫壁的瘢痕宽大,弹性及强度降低,故术后子宫破裂风险增加。

(5)盆腔去神经支配治疗:近年来国外学者采用开腹或腹腔镜下骶前神经切除术及子宫神经切除术治疗原发及继发性痛经,取得了较好效果。

(6)腹腔镜下子宫动脉阻断术:子宫动脉结扎治疗子宫腺肌病的灵感来源于子宫动脉栓塞治疗子宫腺肌病的成功经验,但该术式目前应用的病例不多。由于疼痛不能得到完全缓解,多数患者对手术效果并不满意。

五、预后与随访

(一)随访内容

通常包括患者主诉、疼痛评价、妇科检查、超声检查、血清 CA125 检测,如果是药物治疗者,需要检查与药物治疗相关的内容,如肝功能、骨密度等。

(二)预后

除非实施了子宫切除术,子宫腺肌病容易复发。因残留的内膜腺体而发生恶变的较少见,与子宫腺肌病类似的疾病子宫内膜异位症,其恶变率国内报道为 1.5％,国外报道为 0.7％～1.0％,相比之下,子宫腺肌病发生恶变更为少见。

(邹路遥)

第七章

妇科肿瘤

第一节 子宫肌瘤

一、概念与概述

子宫肌瘤是女性生殖系统最常见的良性肿瘤,多见于 30～50 岁的妇女。由于很多患者无症状,或肌瘤较小不易发现,因此,临床报告肌瘤的发生率仅为 4％～11％,低于实际发生率。子宫肌瘤确切的发病因素尚不清楚,一般认为主要与女性激素刺激有关。近年来研究还发现,子宫肌瘤的发生与孕激素、生长激素也有一定关系。

二、分类

按肌瘤生长的部位可分为子宫体肌瘤和子宫颈肌瘤(图 7-1),前者占 92％,后者仅占 8％。子宫体肌瘤可向不同的方向生长,根据其发展过程中与子宫肌壁的关系分为以下三类。

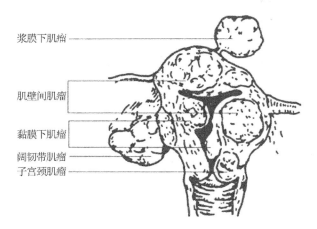

浆膜下肌瘤

肌壁间肌瘤

黏膜下肌瘤

阔韧带肌瘤

子宫颈肌瘤

图 7-1　各型子宫肌瘤示意图

(一)肌壁间子宫肌瘤

其最常见,占 60％～70％。肌瘤位于子宫肌壁内,周围均为肌层包围。

(二)浆膜下子宫肌瘤

这类肌瘤占 20%。肌瘤向子宫体表面生长、突起,上面覆盖子宫浆膜层。若肌瘤继续向浆膜面生长,仅有一蒂与子宫肌壁相连,称带蒂的浆膜下肌瘤。宫体肌瘤向宫旁生长突入阔韧带前后叶之间,称为阔韧带肌瘤。

(三)黏膜下肌瘤

临床较少见,约占 10%。肌瘤向宫腔方向生长,突出于子宫腔,表面覆盖子宫黏膜,称为黏膜下肌瘤。黏膜下肌瘤易形成蒂,子宫收缩使肌瘤经宫颈逐渐排入阴道。子宫肌瘤大多数为多个,称为多发性子宫肌瘤。也可为单个肌瘤生长。

三、病理

(一)巨检

典型的肌瘤为实质性的球形结节,表面光滑,与周围肌组织有明显界限。肌瘤虽无包膜,但由于其周围的子宫肌层受压形成假包膜。切开假包膜后肌瘤突出于切面。肌瘤剖面呈灰白色漩涡状或编织状。纤维组织成分多者肌瘤质硬,肌细胞多者肌瘤偏软。

(二)镜检

肌瘤由平滑肌与纤维组织交叉排列组成,呈漩涡状。细胞呈梭形,大小均匀,核染色较深。

四、继发变性

肌瘤失去原有典型结构和外观时,称为继发变性,可分为良性和恶性两类。

(一)良性变性

1.玻璃样变

最多见,肌瘤部分组织水肿变软,剖面漩涡结构消失,代之以均匀的透明样物质,色苍白。镜下见病变区肌细胞消失,呈均匀粉红色无结构状,与周围无变性区边界明显。

2.囊性变

常继发于玻璃样变,组织液化,形成多个囊腔,也可融合成一个大囊腔。囊内含清澈无色液体,并可自然凝固成胶胨状。囊壁由透明变性的肌瘤组织构成。

3.红色变性

多发于妊娠期或产褥期,其发生原因尚不清。肌瘤体积迅速增大,发生血管破裂。血红蛋白渗入瘤组织,故剖面呈暗红色,如同半熟烤牛肉,有腥臭味,完全失去原漩涡状结构。

其他良性变性还有脂肪变性、钙化等。

(二)恶性变

恶性变即为肉瘤变,占子宫肌瘤的 0.4%~0.8%。恶变后肌瘤组织脆而软,与周围界限不清,切面漩涡状结构消失,呈灰黄色,似生鱼肉,多见于年龄较大、生长较快与较大的肌瘤。对子宫迅速增大或伴不规则阴道流血者,考虑有恶变可能。

五、临床表现

(一)症状

肌瘤的典型症状为月经过多和继发贫血,但多数患者无症状,仅于盆腔检查时发现。症状与肌瘤的生长部位、生长速度及有无变性有关。

1.阴道流血

阴道流血为肌瘤患者的主要症状。浆膜下肌瘤常无出血,黏膜下肌瘤及肌壁间肌瘤表现为月经量过多,经期延长。黏膜下肌瘤若伴有坏死、溃疡,则表现为不规则阴道流血。

2.腹部包块

偶然情况下扪及包块。包块常位于下腹正中,质地硬,形态可不规则。

3.白带增多

肌瘤使子宫腔面积增大,内膜腺体分泌旺盛,故白带增多。黏膜下肌瘤表面感染、坏死,可产生大量脓血性排液。

4.腹痛、腰酸

一般情况下不引起疼痛,较大肌瘤引起盆腔淤血,出现下腹部坠胀及腰骶部酸痛,经期由于盆腔充血,症状更加明显。浆膜下肌瘤发生蒂扭转时,可出现急性腹痛。肌瘤红色变性时可出现剧烈疼痛,伴恶心、呕吐、发热、白细胞计数升高。

5.压迫症状

压迫膀胱可发生尿频、尿急,压迫尿道可发生排尿困难或尿潴留,压迫直肠可发生便秘等。

6.不孕

不孕占 $25\%\sim40\%$,肌瘤改变宫腔形态,妨碍孕卵着床。

7.全身症状

出血多者有头晕、全身乏力、心悸、面色苍白等继发性贫血表现。

(二)体征

1.腹部检查

较大的肌瘤可升至腹腔,腹部检查可扪及肿物,一般居下腹部正中,质硬,表面不规则,与周围组织界限清。

2.盆腔检查

由于肌瘤生长的部位不同,检查结果各异。

(1)浆膜下肌瘤:肌瘤不规则增大,表面呈结节状。带蒂肌瘤有细蒂与子宫体相连,可活动;阔韧带肌瘤位于子宫一侧,与子宫分不开,常把子宫推向对侧。

(2)肌壁间肌瘤:子宫呈均匀性增大,肌瘤较大时,可在子宫表面摸到突起结节或球形肿块,质硬。

(3)黏膜下肌瘤:窥器撑开阴道后,可见带蒂的黏膜下肌瘤脱出于宫颈口外,质实,表面为充血暗红的黏膜包围,可有溃疡及继发感染坏死。宫口较松,手指进宫颈管可触到肿瘤蒂部。如肌瘤尚未脱出宫口外,只能扪及子宫略呈均匀增大,而不能摸到瘤体。

六、诊断及鉴别诊断

根据经量增多及检查时子宫增大,诊断多无困难。对不能确诊者通过探测宫腔、子宫碘油造影、B超检查、宫腔镜及腹腔镜检查等协助诊断。

子宫肌瘤常易与下列疾病相混淆,需加以鉴别。

(一)妊娠子宫

子宫肌瘤透明变性或囊性变时质地较软,可被误认为妊娠子宫,尤其是 40~50 岁高龄孕妇。如忽视病史询问,亦可能将妊娠子宫误诊为子宫肌瘤。已婚生育期妇女有停经史、早孕反应史,结合尿 HCG 测定、B 超检查一般不难诊断。

（二）卵巢肿瘤

卵巢肿瘤多为囊性或囊实性，位于下腹一侧，可与子宫分开，亦可为双侧，很少有月经改变。而子宫肌瘤质硬，位于下腹正中，随子宫移动，常有月经改变。必要时可用 B 超、腹腔镜检查明确诊断。

（三）盆腔炎性包块

盆腔炎性包块与子宫紧密粘连，患者常有生殖道感染史。检查时包块固定有压痛，质地较肌瘤软，B 超检查有助于诊断。抗感染治疗后症状、体征好转。

此外，子宫肌瘤应与子宫腺肌病、子宫肥大症、子宫畸形、子宫颈癌等疾病相鉴别。

七、子宫肌瘤治疗原则

子宫肌瘤（以下简称肌瘤）是女性的常见病和多发病。肌瘤的瘤体大小不一，差异甚大，可从最小的镜下肌瘤至超出足月妊娠大小；其症状也是变化多端，又因生育与否，瘤体生长部位不一，故治疗方法也多种，主要分为随访观察、药物治疗和手术治疗。手术治疗包括保守性手术和根治性手术，手术途径和方法需因人而异，个体化处理。

（一）期待观察

期待观察即静观其变，采用定期随诊的方式观察子宫肌瘤的进展。是否能够采取期待治疗，除了根据患者的年龄，肌瘤的大小、数目、生长部位，是否有月经改变和其他并发症等因素外，患者近期是否有生育要求等个人意愿也是重要的决定因素。

以下情况可考虑期待治疗：肌瘤较小（直径<5 cm）、单发或向浆膜下生长；子宫小于 10 周妊娠子宫大小；无月经量过多、淋漓不尽等改变；无尿频、尿急，无长期便秘等压迫症状；无继发贫血等并发症；不是导致不孕或流产的主要原因；B 超未提示肌瘤变性；近绝经期妇女。

对于有近期生育要求的妇女，考虑到多种激素类药物都对子宫和卵巢功能的影响，孕前不宜长期使用。而子宫肌瘤剥出等手术会造成子宫肌壁、子宫内膜和血管损伤，术后子宫局部瘢痕形成，若短期内妊娠有子宫破裂风险，因此术后需要避孕 6～12 个月。若能排除由于肌瘤的原因导致不孕或流产者，可以带瘤怀孕至分娩。但需要告知患者孕期可能出现肌瘤迅速生长、红色变性等，并有导致流产、胎儿生长受限可能，如果孕期出现腹痛、阴道流血情况及时就诊。

子宫肌瘤是激素依赖性肿瘤，绝经后随着卵巢功能减退后，肌瘤失去了雌激素的支持，部分瘤体会自然萎缩甚至消失，原先增大的子宫也可能恢复正常大小。因此接近绝经的患者，对于无症状、不影响健康的肌瘤可以暂时观察，无须急于手术治疗。

每 3～6 个月复查 1 次。随诊内容：了解临床症状变化；妇科检查；必要时辅以 B 超及其他影像学检测。如果出现月经过多、压迫症状或者肌瘤短期内迅速增大、子宫大于 10 周妊娠大小、肌瘤变性等情况则应及时结束期待治疗，采用手术或其他方法积极治疗。

（二）药物治疗

1.适应证

药物是治疗子宫肌瘤的重要措施，以下情况可考虑药物治疗。

（1）子宫肌瘤小，子宫呈 2～2.5 个月妊娠大小，症状轻，近绝经年龄。

（2）肌瘤大而要求保留生育功能，避免子宫过大、过多切口者。

（3）肌瘤致月经过多、贫血等可考虑手术，但患者不愿手术、年龄在 45～50 岁的妇女。

(4)较大肌瘤准备经阴式或腹腔镜、宫腔镜手术切除者。

(5)手术切除子宫前为纠正贫血、避免术中输血及由此产生的并发症。

(6)肌瘤合并不孕者用药物使肌瘤缩小，创造受孕条件。

(7)有内科并发症且不能进行手术者。

2.禁忌证

(1)肌瘤生长较快，不能排除恶变。

(2)肌瘤发生变性，不能除外恶变。

(3)黏膜下肌瘤症状明显，影响受孕。

(4)浆膜下肌瘤发生扭转时。

(5)肌瘤引起明显的压迫症状，或肌瘤发生盆腔嵌顿无法复位者。

(三)手术治疗

手术仍是子宫肌瘤的主要治疗方法。

(1)经腹子宫切除术：适应于患者无生育要求，子宫≥12周妊娠子宫大小；月经过多伴失血性贫血；肌瘤生长较快；有膀胱或直肠压迫症状；保守治疗失败或肌瘤剜除术后再发，且瘤体大或症状严重者。

(2)经阴道子宫切除术：适合于盆腔无粘连、炎症，附件无肿块者；为腹部不愿留瘢痕或个别腹部肥胖者；子宫和肌瘤体积不超过3个月妊娠大小；有子宫脱垂者也可经阴道切除子宫同时做盆底修补术；无前次盆腔手术史，不需探查或切除附件者；肌瘤伴有糖尿病、高血压、冠心病、肥胖等内科并发症不能耐受开腹手术者。

(3)子宫颈肌瘤剜除术：宫颈阴道部肌瘤若过大可造成手术困难宜尽早行手术(经阴道)；肌瘤较大产生压迫症状，压迫直肠、输尿管或膀胱；肌瘤生长迅速，怀疑恶变者；年轻患者需保留生育功能可行肌瘤切除，否则行子宫全切术。

(4)阔韧带肌瘤剜除术：适合瘤体较大或产生压迫症状者；阔韧带肌瘤与实性卵巢肿瘤鉴别困难者；肌瘤生长迅速，尤其是疑有恶性变者。

(5)黏膜下肌瘤常导致经量过多，经期延长均需手术治疗。根据肌瘤部位或瘤蒂粗细分别采用钳夹法、套圈法、包膜切开法、电切割、扭转摘除法等，也可在宫腔镜下手术，甚至开腹、阴式或腹腔镜下子宫切除术。

(6)腹腔镜下或腹腔镜辅助下子宫肌瘤手术。①肌瘤剜除术：主要适合有症状的肌瘤，单发或多发的浆膜下肌瘤，瘤体最大直径≤10 cm，带蒂肌瘤最为适宜；单发或多发肌壁间肌瘤，瘤体直径最小≥4 cm，最大≤10 cm；多发性肌瘤≤10个；术前已除外肌瘤恶变可能。腹腔镜辅助下肌瘤剜除术可适当放宽手术指征。②腹腔镜下或腹腔镜辅助下子宫切除术：主要适合肌瘤较大，症状明显，药物治疗无效，不需保留生育功能者。但瘤体太大，盆腔重度粘连，生殖道可疑恶性肿瘤及一般的腹腔镜手术禁忌者均不宜进行。

(7)宫腔镜下手术：有症状的黏膜下肌瘤及突向宫腔的肌壁间肌瘤首先考虑行宫腔镜手术。主要适应证为月经过多、异常子宫出血、黏膜下肌瘤或向宫腔突出的肌壁间肌瘤，直径<5 cm。

(8)聚焦超声外科(超声消融)为完全非侵入性热消融术，适应证可适当放宽。上述需要药物治疗和手术治疗的患者均可考虑选择超声消融治疗。禁忌证同药物治疗。

(9)子宫肌瘤的其他微创手术包括微波、冷冻、双极气化刀，均只适合于较小的黏膜下肌瘤；射频治疗也有其独特的适应范围，并非所有肌瘤的治疗均可采用；子宫动脉栓塞也有其适应范围。

总之,各种治疗各有利弊,有其各自的适应证,每种方法也不能完全取代另一种方法,更不能取代传统的手术治疗,应个体化地选用。有关效果、不良反应和并发症尚有待于进一步的观察,不能过早或绝对定论。

(四)妊娠合并子宫肌瘤的治疗原则

1.早孕合并肌瘤

一般对肌瘤不予处理而予以定期观察,否则易致流产。如肌瘤大,估计继续妊娠易出现并发症,孕妇要求人工流产或属计划外妊娠则可终止妊娠。术后短期内选择行子宫肌瘤超声消融术、肌瘤剔除术或人工流产术同时行肌瘤剔除术。

2.中孕合并肌瘤

通常认为无论肌瘤大小、单发或多发,宜首选严密监护下行保守治疗。如肌瘤影响胎儿宫内发育或发生红色变性,经保守治疗无效;或瘤蒂扭转、坏死,瘤体嵌顿,出现压迫症状则行肌瘤剔除术,手术应在怀孕 5 个月之前进行。

3.孕晚期合并肌瘤

通常无症状者可等足月时行剖宫产术,同时行肌瘤剔除术;有症状者先予保守治疗等到足月后处理。

4.产褥期合并肌瘤

预防产后出血及产褥感染。肌瘤变性者先保守治疗,无效者剖腹探查。未行肌瘤剔除者定期随访。如子宫仍>10 孕周,则于产后 6 个月行手术治疗。

5.妊娠合并肌瘤的分娩方式

肌瘤小不影响产程进展,又无产科因素存在可经阴道分娩。若出现胎位不正、宫颈肌瘤、肌瘤嵌顿、阻碍胎先露下降、影响宫口开大,孕前有肌瘤剔除史并穿透宫腔者,B 超提示胎盘位于肌瘤表面,有多次流产、早产史,珍贵儿则可放宽剖宫产指征。如肌瘤大、多发、变性、胎盘位于肌瘤表面,本人不愿保留子宫,可行剖宫产及子宫切除术。肌瘤剔除术后妊娠的分娩方式,由距妊娠、分娩间隔时间,肌瘤深度、部位、术后恢复综合考虑。临床多数选择剖宫产,也可先行试产,有子宫先兆破裂可行剖宫产。

6.剖宫产术中对肌瘤的处理原则

剖宫产同时行肌瘤剔除术适合有充足血源,术中技术娴熟,能处理髂内动脉或子宫动脉结扎术或子宫切除术,术前应 B 超了解肌瘤与胎盘位置以决定切口位置及手术方式。术中一般先做剖宫产,除黏膜下肌瘤外,先缝合剖宫产切口,然后再行肌瘤剔除术。肌瘤剔除前先在瘤体周围或基底部注射缩宫素。

(五)子宫肌瘤与不孕的治疗原则

(1)年龄<30 岁,不孕年限少于 2～3 年,浆膜下或肌壁间肌瘤向浆膜突出,不影响宫腔形态,无月经改变,无痛经,生长缓慢者,输卵管至少一侧通畅,卵巢储备功能良好,可随访 6～12 个月。期间监测排卵,指导性生活,对排卵障碍者可用促排卵药物助孕。

(2)年轻、不孕年限少于 2 年,尚不急于妊娠,卵巢储备功能良好,但有月经多、痛经,子宫如孕 10～12 周大小等可先考虑:①药物治疗,使肌瘤缩小改善症状;②超声消融,肌瘤坏死、体积缩小、改善症状、改善子宫受孕条件,术后避孕 3～6 个月后考虑妊娠;③肌瘤剔除术,术后建议避孕 1 年;黏膜下肌瘤宫腔无损者避孕 4～6 个月后考虑妊娠。妊娠后加强管理,警惕孕中、晚期子宫破裂,放宽剖宫产指征。

(六)子宫肌瘤不孕者的辅助生育技术

辅助生育技术(assisted reproductive technology,ART)一般可采用 IVF-ET,用于肌瘤小、宫腔未变形者。国内外均有不少报道:浆膜下肌瘤对体外受精无不良影响已得到共识。精子卵浆内注射对浆膜下肌瘤者胚胎种植率和临床妊娠率无危害作用。有关行辅助生育技术前子宫肌瘤不孕者是否先做肌瘤剔除术,尚无统一意见;辅助生育技术前超声消融子宫肌瘤改善子宫受孕条件,也在探索研究中。有学者认为手术后可增加妊娠机会;也有认为增加胚胎移植数,可有较满意的效果。我国应结合国情慎重对待。

(七)子宫肌瘤急腹症治疗原则

红色变性以保守治疗为主。若症状加重,有指征剖腹探查时则可做肌瘤剔除术或子宫切除术。肌瘤扭转应立即手术;肌瘤感染化脓宜积极控制感染和手术治疗;肌瘤压迫需手术解除;恶变者尤其是年龄较大的绝经后妇女,不规则阴道流血宜手术切除;卒中性子宫肌瘤较为罕见,宜手术切除。

(八)子宫肌瘤的激素替代治疗原则

有关绝经妇女子宫肌瘤的激素替代治疗(hormone replacement therapy,HRT),多数主张有绝经期症状者可用激素治疗,治疗期间定期 B 超复查子宫肌瘤大小、内膜是否变化,注意异常阴道流血,使用时注意药物及剂量,孕激素用量不宜过大。雌激素孕激素个体化,采用小剂量治疗,当发现肌瘤增大、异常出血可停用。口服比经皮用药对肌瘤的生长刺激作用弱。绝经期子宫肌瘤者使用激素治疗不是绝对禁忌证,而是属慎用范围,强调知情同意和定期检查、随访的重要性。

(九)子宫肌瘤者的计划生育问题

根据 WHO 生殖健康与研究部编写的《避孕方法选用医学标准》中,肌瘤患者宫腔无变形者,复方口服避孕药、复方避孕针、单纯孕激素避孕药、皮下埋植等均可使用,Cu-IUD、曼月乐不能使用,屏障避孕法不宜使用。

(十)弥漫性子宫平滑肌瘤病

弥漫性子宫平滑肌瘤病是良性病理组织学结构,但有恶性肿瘤生物学行为,原则上以子宫切除为宜。因肿瘤弥漫生长,几乎累及子宫肌层全层,也可波及浆膜及内膜,若手术保守治疗易致出血,损伤大,术后粘连、复发,若再次妊娠易发生子宫破裂等。个别年轻、未孕育欲保留子宫及生育功能者宜严密观察,知情同意,告之各种可能情况,此类保守治疗者常分别选用药物促性腺激素释放激素类似物、米非司酮、宫腔镜、栓塞等单一或联合治疗。

子宫肌瘤诊治流程见图 7-2。

八、保留子宫的治疗方案

(一)期待疗法

对于子宫肌瘤小,没有症状者,可以定期随访,若肌瘤明显增大或出现症状时可考虑进一步治疗。绝经后肌瘤多可萎缩甚至消失。如患者年轻未生育,应建议其尽早计划并完成生育。

(二)保守治疗

保守治疗指保留患者生殖功能的治疗方法。

1.药物治疗

子宫肌瘤的药物治疗多为用药期间效果明确,但停药后又症状反复,且不同药物有各自不良反应,故非长期治疗方案选择,应严格掌握其各自适应证。

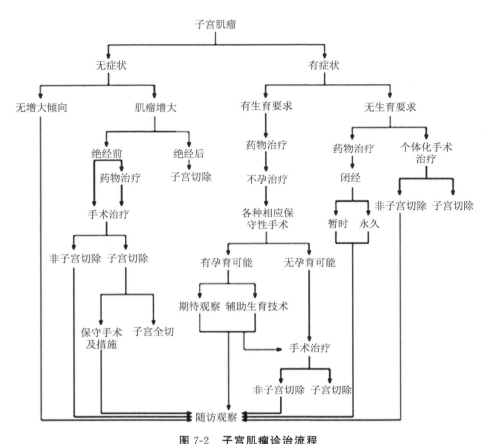

图 7-2 子宫肌瘤诊治流程

本流程根据治疗原则而订,供各级医师临床应用参考,具体处理强调个体化

(1)米非司酮(RU486):在中国药品说明书上现今没有该药对子宫肌瘤治疗的适应证,故有医疗纠纷的隐患,在临床治疗上应慎重,要与患者充分沟通理解后方可使用。

RU486治疗肌瘤的适应证:①症状明显,不愿手术的45岁以上子宫肌瘤患者,以促进其绝经进程,抑制肌瘤生长,改善临床症状;②月经量多、贫血严重、因服用铁剂有不良反应而又不愿输血,希望通过药物治疗使血红蛋白正常后再手术者;③有手术高危因素或有手术禁忌证者;④因患者本身的某些原因希望暂时或坚决不手术者。

RU486用药后3个月可使肌瘤体积缩小30%～50%。有文献结果显示10 mg米非司酮治疗3个月显著减少月经期失血量,提高患者血红蛋白水平并减少子宫肌瘤体积,但有子宫内膜增生的不良反应(无不典型增生)。但RU486停药后有反跳问题。其不良反应为恶心、食欲减退、潮热、性欲低下等,停药可逆转。此外,为防止出现抗糖皮质激素的不良反应,不宜长期使用RU486。

(2)促性腺激素释放激素类似物:其治疗子宫肌瘤的适应证同RU486,但价格昂贵。使用3～6个月可使瘤体缩小20%～77%,但停药后又恢复治疗前大小。促性腺激素释放激素类似物目前多用于术前治疗以减少肌瘤体积,然后实施微创手术。

(3)其他药物治疗:包括达那唑、芳香化酶抑制剂、选择性雌激素受体修饰剂及孕激素受体修饰剂等。这些药物的应用并不广泛,部分尚在试验阶段。

2.子宫肌瘤剔除术

对于要求保留生育功能的年轻子宫肌瘤患者,除外恶性可能以后,子宫肌瘤剔除术是目前最佳的治疗方法。当患者出现以下情况,应考虑手术:①出现明显的症状,如月经过多伴贫血、肌瘤压迫引起的疼痛或尿潴留等;②肌瘤子宫超过妊娠3个月大小;③肌瘤生长迅速,有恶性变可能;④黏膜下肌瘤,特别是已脱出于宫颈口者;⑤肌瘤并发症,如蒂扭转、感染;⑥年轻不孕的肌瘤患者;⑦诊断未明,与卵巢肿瘤不能鉴别者;⑧宫颈肌瘤。子宫肌瘤剔除术又分为开腹、腹腔镜、阴式及宫腔镜等不同途径,其中后三种属微创手术方式,但各种手术自有其适应证。

(1)开腹子宫肌瘤剔除术(transabdominal myomectomy,TAM):适应证最为广泛,适于所有年轻希望生育、具有手术指征的肌瘤患者,它不受肌瘤位置、大小和数目的限制,因此,困难的、难以通过微创路径完成的子宫肌瘤剔除手术均为开腹子宫肌瘤剔除术的指征。对于以下的几种情况一般即是直接行开腹子宫肌瘤剔除术的适应证:①特殊部位肌瘤(如接近黏膜的肌瘤);②多发肌瘤(≥5个),子宫体积>孕12周;③既往采用各种途径剔除术后复发的肌瘤;④合并子宫内膜异位症等疑盆腔重症粘连者。

(2)腹腔镜子宫肌瘤剔除术(laparoscopic myomectomy,LM):与TAM比较具有住院时间短、术后发热率低及血红蛋白数下降少的优点。随着腹腔镜手术器械的不断改进、缝合技术的提高,LM正逐步成为部分TAM的替代手术方法。腹腔镜肌瘤剔除术的具体适应证仍未取得统一意见,一般来讲,LM适用于:①浆膜下或阔韧带子宫肌瘤;②≤4个中等大小(≤6 cm)的肌壁间子宫肌瘤;③直径为7~10 cm的单发肌壁间子宫肌瘤。

手术医师可根据自己的腹腔镜手术技巧适当放宽手术指征。而直径>10 cm的肌壁间肌瘤,数量多于4个或靠近黏膜下的肌瘤及宫颈肌瘤,属于腹腔镜手术的相对禁忌证。因为当肌瘤过大或过多时,腹腔镜手术可能出现以下问题:①手术时间延长、失血量增加,手术并发症增加;②需要转为开腹手术的风险增加;③肌瘤残留导致二次手术概率增加;④缝合欠佳导致子宫肌层愈合不佳,增加孕期子宫破裂风险。

(3)经阴道子宫肌瘤剔除术(transvaginal myomectomy,TVM):治疗子宫肌瘤也具有其明显的优势。①腹部无瘢痕、腹腔干扰小、术后疼痛轻、恢复快;②无设备要求、医疗费用低;③可以通过触摸减少术中小肌瘤的遗漏;④直视下缝合关闭瘤腔更彻底。

目前较为接受的TVM的适应证:①不超过2个(最好单发)直径<7 cm的前后壁近子宫下段的肌瘤;②浆膜下肌瘤;③宫颈肌瘤;④同时要求阴道较宽松,无盆腔粘连、子宫活动度好。

阴式手术也存在一些缺点,如操作空间有限、难以同时处理附件等。因此术前需要评估子宫的大小、活动度、阴道的弹性和容量及有无附件病变。阴式手术尤其适于伴有子宫脱垂、阴道壁膨出的患者。但盆腔炎症、子宫内膜异位症、怀疑或肯定子宫恶性肿瘤、盆腔手术史、附件病变者和子宫阔韧带肌瘤不适合行TVM。

(4)宫腔镜子宫肌瘤剔除术:已成为治疗黏膜下肌瘤的首选治疗方法。目前较为接受的宫腔镜治疗肌瘤的适应证为子宫≤6周妊娠大小、肌瘤直径≤3 cm且主要突向宫腔内。宫腔镜手术的决定因素在于肌瘤位于肌层内的深度。

Wamsteker(1993年)根据子宫肌瘤与子宫肌壁的关系将黏膜下肌瘤分为三型:①0型,完全突向宫腔的带蒂黏膜下肌瘤;②Ⅰ型,侵入子宫肌层<50%,无蒂的黏膜下肌瘤;③Ⅱ型,侵入子宫肌层>50%,无蒂的黏膜下肌瘤。

符合适应证的0型肌瘤几乎都可以通过1次手术切除干净,对于>3 cm、Ⅰ/Ⅱ型黏膜下肌瘤,宫腔镜手术一次性切除有一定困难,若无法一次性切除,则需多次手术治疗。为防止子宫穿孔,通常需在腹腔镜监护下进行。也有学者认为可使用术中超声监测替代腹腔镜,术中超声实时监测可提供关于宫腔镜、肌瘤及子宫壁关系的准确信息,有利于控制切割的深度,避免子宫穿孔。

3.子宫动脉栓塞术

子宫动脉栓塞术(uterine artery embolization,UAE)是近年发展的一种子宫肌瘤的微创治疗方法。至20世纪90年代初,子宫动脉栓塞术治疗子宫肌瘤患者已逾万例,栓塞剂一般选择永久性栓塞剂乙烯醇(polyvinyl alcohol,PVA)颗粒,少数加用钢圈或吸收性明胶海绵。UAE治疗原理为肌瘤结节对子宫动脉栓塞后导致的急性缺血非常敏感,发生坏死、瘤体缩小甚至消失。同时子宫完整性因侧支循环建立而不受影响。UAE的适应证为,症状性子宫肌瘤不需要保留生育功能,但希望避免手术或手术风险大。禁忌证包括严重的造影剂过敏、肾功能不全及凝血功能异常。UAE对于腺肌病或合并腺肌病者效果较差,MRI等影像学检查可帮助鉴别诊断子宫肌瘤与子宫腺肌病。此外,由于UAE无法取得病理诊断,需警惕延误恶性病变的治疗,治疗前需仔细鉴别诊断。

4.高强度聚焦超声消融术

高强度聚焦超声(high intensity focused ultrasound,HIFU)是当前唯一一种真正意义上的无创治疗方法,应用超声引导技术或磁共振成像引导技术,实现人体深部病灶的精确显示和定位,以及治疗全程中的监控。

(1)目前学者比较认同的HIFU治疗子宫肌瘤适应证:①已完成生育;②不愿手术并希望保留子宫的肌壁间肌瘤患者,瘤体<10 cm。

(2)禁忌证:①有恶性肿瘤家族史;②短期内子宫肌瘤生长迅速者;③肌瘤直径>10 cm且有压迫感或子宫大于孕20周;④阴道出血严重;⑤超声聚焦预定的靶区与皮肤距离<1 cm者;⑥腹部有纵行瘢痕,且瘢痕明显阻挡超声通过的患者。

(3)相对禁忌证:①体积较大的后壁肌瘤,易引起皮肤及盆腔深部周围器官的损伤;②黏膜下肌瘤或浆膜下带蒂肌瘤。

值得注意的是同样没有病理诊断的HIFU治疗可能会延误恶变的子宫平滑肌肉瘤治疗,所以治疗前也需要行相关检查除外恶性肿瘤。

九、不保留子宫的治疗方案

对于无生育要求、有手术指征的患者,均可以考虑行子宫切除术。手术范围有全子宫切除术、次全子宫切除术(又称阴道上子宫切除)及筋膜内子宫切除术。如无特殊原因,仍建议行全子宫切除术。

(一)全子宫切除术

全子宫切除术有经腹、经阴道及经腹腔镜三种途径。目前仍以经腹手术为主,腹腔镜及阴式手术比例逐渐增高。经腹途径的优点是暴露清楚、操作简单,多发、巨大肌瘤及腹腔内有粘连仍可进行。

1.经阴道全子宫切除术

如肌瘤和子宫较小、盆腔无粘连、阴道壁松弛者,术者技术熟练时可行阴式全子宫切除术。优点是对腹腔脏器干扰少,术后恢复快,肠粘连、梗阻并发症少,无腹部伤口,尤其适于伴有子宫脱垂、阴道壁膨出的患者。由于阴式手术操作空间有限,难以同时切除附件,术前应除外附件病变可能。

2.腹腔镜下全子宫切除术

腹腔镜下全子宫切除术是以侵入性更小的方式获得腹腔和盆腔更好的暴露。除了有很小的腹部切口外,具备了阴式手术其他优点,还解决了阴式术野暴露有限的问题。因此腹腔镜下全子宫切除术可以用于:①明确诊断及盆腹腔情况,帮助选择最佳的手术方式及范围;②分离粘连;③必要时可以同时切除附件。

(二)次全子宫切除术

次全子宫切除术即为保留宫颈仅切除子宫体的手术方式,其手术简单,危险性小。根据Cochrane数据库的总结,次全子宫切除术与全子宫切除术在术后性功能、排尿及肠道功能方面并无差别。但次全子宫切除术的缺点是宫颈残端仍有发生癌瘤机会,发生后处理较为困难。同时宫颈残端因血运和淋巴回流受阻,易使慢性炎症加重。由于上述的这些原因,目前次全子宫切除术被认为是最后的选择,仅对那些担心有出血或解剖异常者,必须要限制手术范围的患者保留使用。

(三)筋膜内子宫切除术

筋膜内子宫切除术(classic intrafascial SEMM hysterectomy,CISH)是由德国的 Semm 医师于1991年提出并应用于临床的一种术式。该术式于子宫峡部以下在筋膜内进行操作,切除部分宫颈组织包括宫颈移行带和宫颈管内膜。因此可以减少术后宫颈残端病变的可能。此外,由于在筋膜内操作,减少了损伤输尿管、膀胱和肠道的机会。因此,CISH 也是治疗子宫肌瘤时可供选择的一种合理的术式。

对于子宫切除术中是否同时预防性切除卵巢尚存争议,目前在我国一般来讲,40 岁以下妇女无卵巢病变时,尽量保留;45~50 岁未绝经妇女可建议切除一侧或双侧卵巢;绝经后妇女及有卵巢癌、乳腺癌家族史的患者建议同时切除双侧卵巢,但卵巢去留最终应尊重患者的要求。据统计,近年来因良性疾病切除子宫的同时切除双侧附件的比例在升高,但越来越多的证据表明,手术绝经从远期看对心血管、骨质代谢、性心理、认知及精神健康等方面均有负面影响。国外有研究表明,对于无卵巢癌高危因素的女性,将卵巢保留至 65 岁对其远期生存率有益。此外,无论何种方式切除子宫,术前应检查宫颈,除外宫颈病变,尤其宫颈癌的可能。

(王书君)

第二节 子宫肉瘤

子宫肉瘤较少见,占子宫恶性肿瘤的 2%~6%,恶性程度很高。多见于绝经前后妇女。子宫肉瘤可发生于宫颈或宫体,宫体肉瘤较宫颈肉瘤多 5~15 倍。子宫肉瘤的病因迄今尚不明确,有人认为与盆腔放疗史有关。

子宫肉瘤按病理类型分 3 种:子宫平滑肌肉瘤、子宫内膜间质肉瘤和子宫恶性中胚叶混合瘤。其中子宫平滑肌肉瘤最常见,约占 45%;子宫恶性中胚叶混合瘤较常见,约占 40%;子宫内膜间质肉瘤最少,约占 15%。3 种类型的子宫肉瘤的临床病理特征及诊治均不完全相同。

一、子宫平滑肌肉瘤

（一）病理

子宫平滑肌肉瘤约占子宫平滑肌瘤的 0.64％，理论上，子宫平滑肌肉瘤可分为原发性和继发性两种，但临床上很难区别，且病理学上并不主张分为两类，因此本文不再进一步分类。

1.大体检查

（1）肿瘤多数为单个，体积较大，以肌壁间多见，子宫浆膜下和黏膜下少见。

（2）可有清楚的假包膜，也可弥漫性生长，与肌层界限不清。

（3）切面质软，呈鱼肉状，典型的漩涡结构消失，有时有灶性或片状出血或坏死。

2.镜下特征

（1）平滑肌细胞增生，排列紊乱，漩涡状结构消失。

（2）细胞大小形态不一致，核异型性明显，染色质多、深染、分布不均。

（3）根据细胞形态可分为梭形细胞型、圆形细胞型、巨细胞型及混合型。

（4）根据肿瘤组织中核分裂象多少可分为高分化和低分化，以每 10 个高倍视野有核分裂象≥5 个为低度恶性子宫平滑肌肉瘤，以每 10 个高倍视野有核分裂象≥10 个为高度恶性子宫平滑肌肉瘤。

（二）临床分期

子宫平滑肌肉瘤一般按国际抗癌协会子宫肉瘤的分期标准进行临床分期，近年来也有人主张参照 1988 年 FIGO 子宫内膜癌的手术病理分期标准。此处主要介绍国际抗癌协会的分期标准。

（1）Ⅰ期：癌肿局限于宫体。

（2）Ⅱ期：癌肿已累及宫颈。

（3）Ⅲ期：癌肿已超出子宫，侵犯盆腔其他脏器及组织，但仍限于盆腔。

（4）Ⅳ期：癌肿超出盆腔范围，侵犯上腹腔或已有远处转移。

（三）转移途径

子宫平滑肌肉瘤的转移途径主要有 3 种。

1.血行播散

血行播散是主要转移途径，肉瘤可通过血液循环转移到肝脏、肺脏等处，因此，在子宫平滑肌肉瘤，肝、肺等远处转移较多见。

2.直接浸润

肉瘤可直接侵及肌层，甚至到达子宫的浆膜层，引起腹腔内播散和腹水。

3.淋巴结转移

淋巴结转移相对较少，尤其在早期阶段更少，因此，亦有主张不必一律行淋巴结切除术。

（四）临床表现

1.发病年龄

子宫平滑肌肉瘤是最常见的子宫肉瘤，可发生于任何年龄，但多见于围绝经期妇女，一般为 43～56 岁，平均发病年龄为 50 岁，年轻患者似较绝经后患者预后要好。

2.症状

子宫平滑肌肉瘤一般无特殊症状，可表现为类似子宫肌瘤的症状。

（1）不正常的子宫出血是最常见的症状，如月经量增多、经期延长，或不规则阴道出血等，可发生于 2/3 的患者。

（2）腹痛、下坠等不适感，约占半数患者。

（3）部分患者可表现为胃肠道和泌尿系统症状。

（4）腹部包块，约占 1/5 患者。

3.体征

妇科检查很难区别。

（1）子宫平滑肌肉瘤可位于子宫黏膜下、肌层及浆膜下或阔韧带内，比子宫肌瘤质软，可与子宫肌瘤同时存在。

（2）晚期患者可转移到盆腔和腹腔各脏器，可出现腹水。

子宫肉瘤生长迅速，尤其在绝经后，如原有子宫肌瘤生长突然加快，应考虑恶性可能。

（五）诊断

1.病史

（1）子宫平滑肌肉瘤的症状无特异性，与一般女性生殖系统肿瘤症状类似，因此术前诊断颇难。

（2）有子宫肌瘤病史，子宫增大迅速，尤其是绝经后不仅未缩小，反而不断增大，或伴阴道出血、腹痛等症状，应考虑子宫肉瘤的可能性。

2.体征

（1）盆腹腔包块，或有腹水、腹痛和腰痛。

（2）妇科检查很难与子宫肌瘤区别，肿块可硬可软，表面可不平或呈结节样。

（3）晚期可转移至盆腹腔各脏器，并伴血性腹水。

3.辅助检查

B 超检查可以显示子宫肿瘤内部结构、边缘情况及血流信号等。

4.术中剖视标本

子宫平滑肌肉瘤术前确诊较少，术中剖视若发现肌瘤与肌层界限不清，漩涡状结构消失，呈生鱼肉样，应送快速冰冻切片，但仍依靠术后石蜡病理确诊。

（六）鉴别诊断

1.恶性潜能未定型平滑肌瘤

恶性潜能未定型平滑肌瘤的诊断标准如下。

（1）细胞异型性和核分裂象。

（2）每 10 个高倍视野有核分裂≥15 个，但无细胞密集和异型性。

（3）核分裂象较以上 2 种少，但有不正常核分裂和坏死的肿瘤细胞。按目前子宫平滑肌肉瘤诊断标准不能确诊良性或恶性。

2.上皮样平滑肌肿瘤

上皮样平滑肌肿瘤又称平滑肌母细胞瘤或透明细胞平滑肌肿瘤。少数为良性，多数为恶性或潜在恶性，形态上很难区分良恶性，单纯上皮样平滑肌瘤极少，多伴有梭形细胞平滑肌肉瘤，因此，临床上应多作切片检查，常能找到典型的肉瘤病灶。其病理特征如下。

（1）大体像平滑肌瘤，但无编织状结构，界限不清。

（2）瘤细胞多为多角形或圆形，弥漫成片或排列成巢、索或丛状，瘤细胞胞质透明，核圆或卵圆,核形较规则,核分裂象较少,一般每10个高倍视野中少于3个。

(3)瘤细胞可侵犯周围肌层,但很少侵犯血管。

3.黏液样平滑肌肉瘤

黏液样平滑肌肉瘤大体上呈胶样,缺乏平滑肌瘤形态,镜下形态良好,细胞少,间质黏液性变,核分裂少,但肿瘤呈浸润性生长,几乎全是恶性。

4.细胞性平滑肌瘤

细胞密集,但核分裂象少,也称为生长活跃的平滑肌瘤。

5.良性转移性平滑肌瘤

良性转移性平滑肌瘤较罕见,患者同时有多发性平滑肌瘤,肌瘤可转移至肺、腹膜后,纵隔淋巴结,骨和软组织等。最常见的转移部位是肺,肺内有一个或数个平滑肌瘤结节,大者可达10 cm,界限清楚,可有囊性变。亦有学者认为良性转移性平滑肌瘤是一种低度恶性的平滑肌肉瘤,临床上表现为良性过程,但可发生转移。

良性转移性平滑肌瘤与肺内原发性平滑肌瘤相鉴别:①良性转移性平滑肌瘤伴有子宫内多发肌瘤,盆腔内和腹膜后淋巴结转移;②妊娠时缩小,绝经后停止生长,并逐渐萎缩。

6.腹膜弥漫性平滑肌瘤病

腹膜弥漫性平滑肌瘤病较少见,具有以下特点。

(1)盆腹腔脏壁腹膜布满大小不等的平滑肌瘤结节,圆形,腹膜呈结节状或片状增厚。

(2)镜下形态为良性平滑肌瘤,无核异型性和分裂象。

(3)黑人妇女、妊娠、产后和口服避孕药者易发生。

(4)约1/5患者的肌瘤结节附近伴有子宫内膜异位。

(5)妊娠后或卵巢切除后肌瘤能完全或部分消失,说明此病为激素依赖性。

(6)其发病机制可能是腹膜下间质细胞化生转化形成,70%病例为妊娠妇女或用外源性激素者。

7.静脉内平滑肌瘤病

静脉内平滑肌瘤病具有以下特征。

(1)肌瘤主要生长在静脉内,常沿子宫静脉延伸至子宫外静脉,如卵巢静脉、阴道静脉及阔韧带静脉等,部分可达下腔静脉、右心、肺,造成死亡。

(2)子宫较大,肌层增厚,有多发结节状象皮样肿物。

(3)肿瘤呈蚯蚓样位于血管内。

(4)镜下血管内肌瘤表面被覆内皮细胞,肌瘤位于血管腔内或附着于血管壁,肌瘤形态为一般的良性平滑肌瘤或上皮样平滑肌瘤。

(5)肌瘤可伴广泛性水肿变性、黏液变性或玻璃样变。

(七)治疗

1.手术治疗

手术治疗是子宫平滑肌肉瘤的主要治疗方法。

(1)手术适应证:主要适应于Ⅰ、Ⅱ期患者,无严重内科疾病。

(2)手术目的:切除肿瘤,了解肿瘤侵及范围、期别、病理性质,以确定下一步治疗方案。

(3)术中探查:应注意仔细探查盆腔与腹腔脏器,以及盆腹腔淋巴结有无肿大,探查前,应常规留取腹腔冲洗液送细胞病理学检查。

（4）手术范围：全子宫及双附件切除术、盆腔淋巴结和腹主动脉旁淋巴结切除术。若宫颈受侵，则按子宫颈癌的手术范围，行广泛子宫切除术。

关于盆腔淋巴结是否切除，有不同的观点。有人认为，早期子宫平滑肌肉瘤即有盆腔淋巴结转移，应行盆腔淋巴结切除术。也有人认为，淋巴结切除术无助于改善预后，对长期存活率帮助不大，建议术中探查发现淋巴结肿大，可行淋巴结活检或切除术。

关于卵巢是否切除，也存在争论。主张切除者认为，双卵巢切除，有助于切净肿瘤，并可防止因雌激素刺激而导致肿瘤复发。但另一种观点认为，绝经前子宫平滑肌肉瘤若无转移，可以保留卵巢，特别是对于年轻妇女，病变局限、无血管浸润、恶性程度不高者，可以保留卵巢。

2.放疗

子宫平滑肌肉瘤对放疗的敏感性较低，一般主张尽量手术治疗，术后可辅助放疗，有助于预防盆腔复发，提高 5 年生存率。一般采用盆腔外照射和阴道后装。对于复发或转移的晚期患者，可行姑息性放疗。

3.化学治疗（以下简称化疗）

子宫平滑肌肉瘤对化疗的敏感性不高，一般认为子宫平滑肌肉瘤的化疗敏感性高于子宫内膜间质肉瘤和子宫中胚叶混合瘤，化疗对肺转移的效果好于盆腹腔及肝转移，但疗效不肯定，可作为综合治疗措施之一。常用化疗方案如下。

（1）HDE 方案：羟基脲、达卡巴嗪、依托泊苷联合化疗。羟基脲 500 mg 口服，每 6 小时 1 次，第 1 天；达卡巴嗪 700 mg/m² 静脉滴注，第 2 天；依托泊苷 100 mg/m² 静脉滴注/腹腔滴入，第 2～4 天。间隔 3 周重复化疗

（2）DD 方案：顺铂和柔红霉素联合化疗。顺铂 75 mg/m² 静脉滴注；柔红霉素 40 mg/m² 静脉滴注（为 1 天化疗，间隔 3 周重复化疗，应用顺铂治疗时应水化）。

（3）VAC 方案：长春新碱、放线菌素 D 和环磷酰胺联合化疗。

二、子宫内膜间质肉瘤

子宫内膜间质肉瘤是来源于子宫内膜间质细胞的肿瘤，占子宫肉瘤的 10%～30%，根据肿瘤的组织学和临床特征将其分为两类，即低度恶性子宫内膜间质肉瘤和高度恶性子宫内膜间质肉瘤，两者的临床病理特征及治疗和预后并不相同，现分述如下。

（一）病理

1.低度恶性子宫内膜间质肉瘤

（1）大体检查：①肿瘤形成息肉状或结节自子宫内膜突向宫腔或突至宫颈口外，肿瘤体积比一般息肉大，蒂宽，质软脆，表面光滑或破溃而继发感染；肌层内肿瘤呈结节或弥漫性分布。②肿瘤切面呈鱼肉样，棕褐至黄色，可有出血、坏死及囊性变。③肌层和子宫外盆腔血管内有蚯蚓样瘤栓。

（2）镜下特征：①瘤细胞象增殖期子宫内膜间质细胞，大小一致，卵圆形或小梭形；②每 10 个高倍视野的核分裂象≤5 个；③肿瘤内血管较多，肿瘤沿扩张的血管淋巴管生长，呈舌状浸润周围平滑肌组织；④部分肿瘤含 Call-Exner 小体样结构，部分肿瘤含上皮样分化区，形成子宫内膜样腺体、小管、细胞巢及条索，如果这些成分较多，则形成卵巢性索样成分，这种成分呈波形蛋白、结蛋白、肌动蛋白阳性，说明其为肌样分化成分，而非上皮成分；⑤雌激素受体和孕激素受体可阳性，DNA 倍体多为二倍体。

2.高度恶性子宫内膜间质肉瘤

(1)大体特征:与低度恶性子宫内膜间质肉瘤相似,但肿瘤体积更大,出血坏死更明显,有的病灶类似子宫内膜癌和子宫中胚叶混合瘤,可有肉眼侵肌。

(2)镜下特征:①瘤细胞呈梭形或多角形,大小不一,异型性明显,可找到瘤巨细胞;②每10个高倍视野中核分裂象≥10个;③瘤细胞可排列成上皮样细胞巢、索和片状;④瘤细胞可沿淋巴窦或血窦生长或侵入肌层。

(二)分期

见子宫平滑肌肉瘤的分期。

(三)转移

低度恶性子宫内膜间质肉瘤的宫旁血管内瘤栓及肺转移尤为多见,其次为局部浸润和淋巴转移。高度恶性子宫内膜间质肉瘤局部侵袭性强,常有肌层浸润及破坏性生长。

(四)临床表现

1.年龄

子宫内膜间质肉瘤发病年龄为45～50岁,低度恶性者发病年龄较年轻,多为绝经前妇女,平均发病年龄为35岁,而高度恶性者多为绝经后妇女,平均年龄为50岁。

2.症状

主要有不规则阴道出血、月经增多、贫血、下腹痛等。

3.体征

可于宫颈口或阴道内发现软脆、易出血的息肉样肿物,如肿物破溃合并感染,可有极臭的阴道分泌物,也常合并贫血,子宫增大,盆腔肿物。

(五)诊断

子宫内膜间质肉瘤诊断主要有以下几个方面。

1.临床表现

子宫内膜间质肉瘤可有不规则阴道出血,或宫颈及阴道内息肉样肿物。妇科检查子宫增大等,应考虑子宫内膜间质肉瘤的可能。

2.诊刮

术前诊刮对子宫内膜间质肉瘤有一定价值。文献报道,其诊刮阳性率达80%,高于子宫平滑肌肉瘤的40%,但低于子宫恶性中胚叶混合瘤的80%～90%。也有人认为子宫内膜间质肉瘤息肉样病变基底部宽,诊刮有一定的局限性,建议宫腔镜下行活组织检查。

3.彩色多普勒检查

用彩色多普勒测定子宫及肿物的血流信号及血流阻力,有助于诊断。有报道若血流阻力指数小于0.42,要高度怀疑子宫肉瘤。

4.大体标本检查

肿瘤形成息肉状或结节自子宫内膜突向宫腔或突至宫颈口外,肿瘤体积比一般息肉大,蒂宽,质软脆,肌层内肿瘤呈结节或弥漫性分布,但界限不清,不易完整剔除;肿瘤切面呈鱼肉样,可有出血、坏死及囊性变。对可疑病例,应行冰冻切片检查,但最终诊断还要依赖石蜡切片检查。

(六)鉴别诊断

低级别和高级别恶性子宫内膜间质肉瘤存在许多不同之处,临床上常难区别,主要依靠病理学检查进行鉴别,详见表7-1。

表 7-1 低级别子宫内膜间质肉瘤和高级别子宫内膜间质肉瘤的鉴别诊断

	低级别子宫内膜间质肉瘤	高级别子宫内膜间质肉瘤
年龄（岁）	35	50
月经状态	绝经前	绝经后
细胞形态	大小一致	大小不一，异型性明显
核分裂象	每 10 个高倍视野下有 3～5 个	每 10 个高倍视野下＞10 个
DNA 倍体	2 倍体	多倍体、异倍体
激素受体	雌激素受体、孕激素受体阳性	雌激素受体、孕激素受体阴性
激素治疗	有效，尤其含卵巢性索成分时	效果差
治疗	首选全子宫＋双附件次广切除	次广泛或广泛子宫＋双附件切除＋盆腔及腹主动脉旁淋巴结切除术
预后	好	差（易复发）

（七）治疗

1.手术治疗

手术治疗是主要治疗方法，手术范围同子宫平滑肌肉瘤。

（1）低级别恶性子宫内膜间质肉瘤：易发生宫旁直接浸润及宫旁血管瘤栓，部分病例手术时病灶已超出子宫体，手术后易复发，因此，多主张行双附件切除术，有助于切净肿瘤，还可以防止因雌激素刺激而导致肿瘤复发。有学者认为，对于低级别恶性子宫内膜间质肉瘤，即使发生广泛转移，仍应将病灶尽可能切净，肺转移患者行肺叶切除术，术后行放疗和化疗，预后良好。

（2）高级别恶性子宫内膜间质肉瘤：术后易复发，再次手术效果不好，因此，对晚期患者，可做姑息性手术，以缓解症状。

2.放疗

子宫内膜间质肉瘤对放疗的敏感性要好于子宫中胚叶混合瘤和子宫平滑肌肉瘤。一般认为手术后辅助放疗要比单纯放疗的疗效好，对于 II 期以上患者，放疗可减少局部复发，延缓复发时间。放疗的剂量和方法同子宫平滑肌肉瘤。

3.化疗

低级别恶性子宫内膜间质肉瘤术后或复发后化疗，预后良好，化疗多用以顺铂（25 mg/m² 静脉滴注，第 1 天）或异环磷酰胺（1.5 g/m²，第 1～5 天，每 3 周重复）为主的联合化疗方案。而高级别恶性子宫内膜间质肉瘤化疗效果较差，有用异环磷酰胺＋多柔比星＋顺铂方案治疗有效的报道：异环磷酰胺 4 g/m² 静脉滴注（同时应用美司钠 0.8 g/m² 化疗后 0、4、8 小时分 3 次给药）；多柔比星 30～40 mg/m² 静脉滴注；顺铂 75 mg/m² 静脉滴注/腹腔滴入。1 天化疗，每 3 周重复（应用顺铂治疗时应水化）。

4.孕激素类药物治疗

低级别恶性子宫内膜间质肉瘤孕激素受体、雌激素受体多阳性，对于受体阳性患者，孕激素类药物有较好的反应，故认为其属于激素依赖性肿瘤。对于术后复发患者，孕激素类药物仍有效。目前常用药物有孕激素类制剂醋酸甲羟孕酮（每天 250～500 mg，口服），甲地孕酮（每天40～80 mg，口服）；有主张对孕激素受体阴性者，先应用他莫昔芬（10 mg，每天 2 次，口服），增加肿瘤对孕激素类药物的敏感性，然后再应用醋酸甲羟孕酮/甲地孕酮。一般主张应用孕激素类药物 1 年以上。

三、子宫恶性中胚叶混合瘤

子宫恶性中胚叶混合瘤亦称恶性苗勒管混合瘤或癌肉瘤,它来源于苗勒管衍生物中分化最差的子宫内膜间质组织,能够分化成黏液样组织、结缔组织、软骨组织、横纹肌组织及平滑肌组织,可同时含有恶性的上皮成分和恶性的间质成分,即癌和肉瘤成分。

(一)病理

1.大体特征

(1)肿瘤有内膜长出,形成较宽基底的息肉状肿物突入宫腔,表面光滑或有糜烂和溃疡,质软。

(2)切面呈鱼肉状,有出血、坏死和囊性变,有的含有骨和软骨,则质硬或砂感。

(3)肿瘤有不同程度的侵肌,可侵及深肌层。

2.镜下特征

(1)癌和肉瘤混合存在。

(2)癌的成分主要有腺癌和鳞癌,而绝大多数是腺癌(95%),且主要是子宫内膜腺癌,少部分是透明细胞癌、浆液性或黏液性腺癌,极少数为鳞癌(5%),且与腺癌混合。

(3)肉瘤成分有同源性和异源性,同源性肉瘤中典型的是梭形细胞肉瘤,异源性肉瘤除梭形细胞肉瘤外,还含有横纹肌肉瘤(横纹肌母细胞)、成骨肉瘤(瘤性骨)、软骨肉瘤(瘤性软骨)或脂肪肉瘤,也可有神经胶质成分,上述各种成分可混合存在。

(4)肿瘤可侵及肌层,宫旁及盆腔血管可有瘤栓。

(二)临床分期

见子宫平滑肌肉瘤的分期。

(三)转移

子宫恶性中胚叶混合瘤转移特征为经淋巴或直接蔓延至盆腔及腹腔脏器。有报道子宫恶性中胚叶混合瘤初次手术时盆腔淋巴结转移约占 1/3,腹主动脉旁淋巴结转移约 1/6,部分病例存在盆腹腔脏器转移,常侵犯大网膜、腹膜、肠管表面、直肠和膀胱,类似于子宫内膜浆液性乳头状腺癌。

(四)临床表现

(1)多发生于绝经后妇女,平均发病年龄 57 岁。

(2)常与肥胖、高血压、糖尿病等伴发。

(3)主要症状为绝经后阴道出血或不正常阴道排液。

(4)体征:肿瘤多发生在子宫内膜,形如息肉,常充满宫腔,使子宫增大、变软;肿瘤可突出阴道内,或侵入子宫肌层。

(5)恶性程度高,病情发展快,预后差。

(五)诊断

1.病史

子宫恶性中胚叶混合瘤的症状无特异性,与一般女性生殖系统肿瘤症状类似,因此术前诊断颇难。多表现为绝经后阴道出血、腹痛等症状。

2.体征

盆腹腔包块，或有腹水、腹痛和腰痛。妇科检查可见子宫增大，可硬可软，晚期可转移至盆腹腔各脏器，并伴血性腹水。

3.诊刮

术前诊刮对子宫内膜间质肉瘤有一定价值。文献报道，其诊刮阳性率达 80%～90%。也有学者报道仅为 30%～40%，建议宫腔镜下行活组织检查。

4.术中冰冻切片

术中剖视标本，对可疑者行快速冰冻切片，基本可初步诊断，但确诊仍靠术后石蜡病理检查。

(六)治疗

1.手术治疗

子宫恶性中胚叶混合瘤首选手术治疗。手术方式多主张参照卵巢癌，行全子宫/次广泛子宫＋双附件＋大网膜＋盆腹腔病灶＋盆腔淋巴结＋腹主动脉旁淋巴结切除术，若手术无法切净所有病灶，可用氩气束电凝术处理残存病灶，争取做到理想的肿瘤细胞减灭术。

因其多伴有盆腹腔病灶或癌性腹水，术中可同时行腹腔化疗或留置腹腔化疗管。

2.化疗

化疗对子宫恶性中胚叶混合瘤有一定的疗效，尤其是对Ⅱ期以上患者，具有重要作用。若有盆腹腔病灶或癌性腹水，可考虑行全身＋腹腔联合化疗。一般认为顺铂可能更有效，常用方案如下。

(1)异环磷酰胺、顺铂、依托泊苷联合化疗：异环磷酰胺 1.5 g/m²，静脉滴注(同时应用美司钠 0.3 g/m²，化疗后第 0、4、8 小时分 3 次静脉注射)；顺铂 60～75 mg/m²，静脉滴注；依托泊苷 100 mg/m²，静脉滴注/腹腔滴入(为 1 天化疗，每 3 周重复 1 次)。

(2)顺铂、达卡巴嗪联合化疗：顺铂 75 mg/m²，静脉滴注/腹腔滴入，达卡巴嗪 700 mg/m²，静脉滴注，每 3 周重复 1 次。

3.放疗

子宫恶性中胚叶混合瘤对放疗的敏感性低于子宫内膜间质肉瘤，高于子宫平滑肌肉瘤，一般主张对Ⅱ期以上患者，在完成一定疗程的化疗后，行放疗，可防止局部复发。但有报道放疗无助于改善预后。

四、子宫肉瘤的预后

子宫肉瘤复发率高，预后差。文献报道，5 年生存率为 20%～38%，复发率高达 60%。子宫肉瘤预后相关因素有以下几方面。

(一)组织类型

低级别恶性子宫内膜间质肉瘤预后较好，其次为子宫平滑肌肉瘤，高级别恶性子宫内膜间质肉瘤和子宫恶性中胚叶混合瘤的预后最差。有报道以上 4 种类型子宫肉瘤的 5 年生存率分别为 100%、16%、25% 和 14%。

(二)临床期别

临床分期愈晚，预后愈差。有报道肿瘤仅限于宫体者，2 年生存率为 53%，超出宫体者，2 年生存率仅为 8.5%；有学者分析临床期别和预后的关系，Ⅰ、Ⅱ、Ⅲ、Ⅳ期的 5 年生存率分别为 58%、33%、13% 及 0。

（三）宫旁血管淋巴管受侵

宫旁血管淋巴管受侵与预后密切相关。文献报道,宫旁血管淋巴管受侵是唯一的子宫肉瘤预后的独立指标,若发生宫旁血管淋巴管受侵,则复发转移率明显上升。

（四）核分裂象

肿瘤组织中核分裂象多少与预后有关,一般认为,每 10 个高倍视野下核分裂象≥10 个,预后差,核分裂象<5 个预后好,核分裂象为 5～10 个则介于二者之间,核分裂象的多少是决定肉瘤预后的一个重要因素。

（五）子宫肌层受侵

子宫肌层是否受侵及受侵程度与预后有关。有报道,Ⅰ期子宫恶性中胚叶混合瘤浅肌层浸润的存活率为 58%,浸润达 1/2 肌层者,存活率为 29%。

（六）月经状态

绝经后预后比绝经前差。有报道,绝经前子宫肉瘤 5 年存活率为 66.7%,绝经后则为 17.6%。绝经后患者预后差的原因,可能是绝经后患者常到出现阴道出血或排液时才就诊,而绝经前患者经常行妇科检查,能够早期发现,及时治疗;此外,绝经后患者所患肿瘤多为恶性程度较高的子宫恶性中胚叶混合瘤及高度恶性子宫内膜间质肉瘤,因此,预后较差。

（七）雌、孕激素受体状态

子宫肉瘤的雌、孕激素受体多为阴性,但低级别恶性子宫内膜间质肉瘤则多为阳性,应用孕激素类药物治疗有效,预后较好。而受体阴性者则孕激素治疗效果较差,预后不佳。

（田晓晖）

第三节　子宫颈癌

一、子宫颈癌诊断

（一）诊断

根据患者提供的病史（症状）、临床表现,配合辅助检查人乳头瘤病毒检测、细胞学和阴道镜下活组织病理检查可确诊。确诊为子宫颈癌后,根据具体情况做 X 线胸片、盆腹腔 MRI 检查,静脉肾盂造影,膀胱镜及直肠镜检查等。

（二）临床诊断步骤

可供参考的标准:①阴道分泌物增多,从浆液、黏液性,中晚期多呈淘米水样或脓血样,具有特殊臭味;②接触性出血或阴道不规则出血,尤其是绝经后阴道点滴或不规则出血;③细胞学检查,人乳头瘤病毒检测、子宫颈细胞刮片或液基细胞学检查,采用 TBS 分类;④阴道镜下的活检,最好是在该诊治医院活检的结果,最好是有 6 个点的活检;⑤子宫颈癌灶大小、宫旁、盆腔及远处转移灶;⑥CT 扫描或 MRI 可显示病变的大小、外侵范围及程度。

（三）病理诊断

1.按组织学来源分类

（1）鳞状上皮癌。

（2）腺癌。

（3）混合癌：此型有两种情况，一型是鳞腺癌，一型是腺棘皮癌。

（4）毛玻璃细胞癌。

2.按组织分化的程度分为3级

（1）Ⅰ级（高分化鳞癌）：指癌细胞达到子宫颈表层细胞的最高成熟程度。

（2）Ⅱ级（中分化鳞癌）：指癌细胞达到子宫颈上皮中层细胞的成熟程度。

（3）Ⅲ级（低分化鳞癌）：指癌细胞处于子宫颈上皮基层细胞的不成熟程度。

（四）相关检查

1.阴道细胞学检查

该检查一般作为子宫颈癌普查筛选的首要方法。

阴道细胞学检查（巴氏涂片，1943年由 G.N.Papanicolaou 提出）是子宫颈癌早期诊断很有价值的方法。在子宫颈移行带区取材，行染色和镜检。由于癌细胞代谢快，凝聚力差，容易脱屑，取材及检查方法简便，准确率高，初筛普查诊断的正确率达84%～93%。为了克服细胞学的假阴性，提倡采用重复多次涂片，双份涂片法。在制片及读片中加强质量控制。以专用"小脚板"等工具，刮取子宫颈表面及子宫颈管的细胞并涂片，经细胞学医师诊断，此法简便易行，诊断正确率高。巴氏五级分类法被广泛认可，作为子宫颈细胞学的常规检查方法，沿用至今，是一种分级诊断的报告方式。

随着阴道细胞学的发展，认为巴氏涂片细胞堆积，影响检查的结果，2000年以后，随着液基细胞学的引入，被列为子宫颈癌检查的突破进展，2001年 TBS 系统分类的描述性细胞病理学诊断的报告方式，TBS 分类中有上皮细胞异常时，均应重复刮片检查并行阴道镜下子宫颈活组织检查。

2.碘试验

该方法是将2%碘溶液涂在子宫颈和阴道黏膜上，观察其染色变化的情况，正常子宫颈上皮吸碘后呈棕褐色，未着色区呈芥末黄为病变区，在染不上色的部位采取多点活体组织检查，以提高诊断的准确性，适合于边远地区和条件简陋地区的可疑癌，而又无阴道镜设备时。文献报道显示在碘不染区多点活检的癌漏诊率约为4.3%。

3.醋白试验

该方法也是基层医院运用的方法之一，以5%醋酸染色后直接肉眼观察子宫颈的反应情况，如果出现醋白上皮边界清晰、质厚、致密、表面不平为阳性，正常子宫颈涂抹醋酸后无明显白色改变，低度子宫颈上皮内瘤变（CINⅠ）为淡而浅的白色改变，鳞柱上皮交界区或交界外，白色病变消失较快。高度子宫颈上皮内瘤变（CINⅡ～Ⅲ）为厚的白色上皮，边界明显，肉眼可见其中一侧总在鳞柱上皮交界上；癌症时白色病变表面不规则，出现厚而脆的肿块。在印度、南美洲和我国山西进行的研究中，醋白试验的结果判定只分为阴性、阳性和癌。以操作者未观察到白色病变判定为阴性。

4.阴道镜检查

阴道镜可放大10～60倍，观察子宫颈上皮及血管的细微形态变化，发现子宫颈局部的组织异常，提示可疑病变的部位，提高活体组织检查的检出率。在子宫颈刮片细胞学检查巴氏Ⅲ级以上、TBS 法鳞状上皮内病变者，均应在阴道镜下观察子宫颈表面病变状况，选择可疑癌变的区域行活组织检查，提高诊断准确率。阴道镜下取活检的癌漏诊率为5.5%。

5.子宫颈管内膜刮取术

为明确子宫颈管内有无癌灶,刮取子宫颈管内膜并送病理学检查,可及早发现细胞学检查发现癌细胞或可疑,但阴道镜检查没有发现病变部位者。碘不染色区域多点活检加子宫颈管内膜刮取活检的漏诊率为 3.1%。

6.子宫颈锥切术

当细胞学检查结果与阴道镜下活体组织检查结果,或子宫颈管内膜刮取术病理检查的结果不一致时;要明确原位癌有无早期浸润及病变的范围,患者年轻,有生育要求,可以做子宫颈锥切术,既可作为诊断,也可以作为部分子宫颈上皮内瘤变和原位癌的治疗。子宫颈锥切术的癌漏诊率为 1.8%。近来也有学者以阴道镜下活体组织检查加子宫颈管刮取代替子宫颈锥切术,作为诊断,病理结果与子宫颈锥切术标本检查结果一致。

(五)鉴别诊断

1.子宫颈外翻

子宫颈外翻的黏膜过度增生,肉眼也可见子宫颈表面呈现高低不平,较易出血。但外翻的子宫颈黏膜弹性好,边缘较整齐,子宫颈细胞学检查或活检有助鉴别。

2.子宫颈糜烂

认为是子宫颈柱状上皮外移和裸露的结果,部分患者出现月经间期出血,或在妇科检查和性生活时有接触性出血,阴道分泌物增多。妇科检查时,子宫颈外口周围有草莓状鲜红色小颗粒,棉签拭擦后也可以出血,有时难以与早期子宫颈癌鉴别。通过子宫颈细胞学检查或活体组织检查以帮助诊断。

3.子宫颈息肉

可有月经期出血,或接触性出血,或白带带血。但子宫颈息肉一般表面光滑,弹性好,多呈孤立状,病理可明确诊断。

4.子宫颈湿疣

可有阴道不规则出血,接触性出血,检查见子宫颈赘生物,在子宫颈表面堆积,表面多凹凸不平,有时融合成菜花状,可进行活检以鉴别。

5.其他子宫、子宫颈的良性病变

子宫黏膜下肌瘤、子宫颈结核、阿米巴性子宫颈炎等,多可有类似子宫颈癌的临床表现,可借助活检与子宫颈癌鉴别。

6.子宫内膜癌

表现为阴道不规则出血,阴道分泌物增多,累及子宫颈,检查时颈管内可见到有癌组织堵塞,确诊须作分段诊断性刮宫送病理检查。

二、子宫颈癌的分期

肿瘤分期的目的是对不同医院、不同方法治疗的结果有一个统一的评定标准,以使统计资料有可比性,从而让相同分期的患者采用相同的、规范的、标准的治疗方法。子宫颈癌目前采用的是临床分期,为什么 FIGO 对子宫颈癌至今仍然采用临床分期而不采用更为准确的手术病理分期是有一定理由的。

(一)子宫颈癌的 FIGO 分期的历史

FIGO 肿瘤分期是妇科恶性肿瘤应用最广泛的分期系统。妇科恶性肿瘤 FIGO 分期的历史要追溯到 20 世纪 20 年代的欧洲,那时候放疗医师希望能够对放疗和手术治疗的子宫颈癌患者的预后进行比较,提出恶性肿瘤分期的设想。于是,日内瓦的国际健康组织癌症委员会下属的放疗分会在 1928 年开始对子宫颈癌治疗结果的数据进行统计并鼓励各种机构用相同的方式来报道自己的数据。这样做的最初目的是想用一个统一的方法来评价肿瘤的范围以利于对治疗结果进行比较。从那时起,肿瘤委员会开始定期更新和修订各种妇科肿瘤的分期。国际联盟的第一份报道于 1929 年发布,并只包括几个中心,1934 年在健康组织的会议上,开始有子宫颈癌放疗的年度报告的提议,第一份报告发布于 1937 年,其后几份报告陆续不规律发表。从 1937 年始,年度报告每 3 年在 FIGO 会议上发表 1 次,1950 年把 1937 年的分类和分期系统进行修订,FIGO 的子宫颈癌分期系统开始首次应用。1950 年,FIGO 的年度报告编委会于国际妇科大会期间在纽约举行会议,决定在国际上采用一个统一的分期系统即"子宫颈癌国际分期"。1958 年 FIGO 成为年度报告的正式发布者,随着进展,分期逐渐包括其他的恶性癌症包括宫体癌、卵巢癌、外阴癌、阴道癌、输卵管癌和滋养细胞疾病。从那时起到现在,FIGO 子宫颈癌分期经历了多次修订,最近的 1 次是在 2018 年。

1.子宫颈癌 FIGO 临床分期(2018 年修订)

FIGO 的 2018 年子宫颈癌分期与 2009 年分期相比,主要有以下不同:①因存在取材和病理"伪影"误差,微小浸润癌的分期不再考虑病变宽度。②ⅠB 期根据子宫颈病变的最大直径细分为 ⅠB1、ⅠB2 和 ⅠB3 期。③由于淋巴结受累其预后更差,所有伴淋巴结转移的病例归为Ⅲc 期,若仅有盆腔淋巴结阳性,则为Ⅲc1 期;若腹主动脉旁淋巴结也受累,则为Ⅲc2 期,分期规则还指出,添加符号标明影像学评估为"r",已获得病理学确诊的为"p"。因此,FIGO 的 2018 年子宫颈癌分期规则为临床结合影像学及病理学诊断结果的分期。

遵照 FIGO 的 2018 年分期原则,子宫颈癌 FIGO 临床分期见表 7-2,TNM 分期采用美国癌症联合会第 9 版,具体见表 7-3。

表 7-2 子宫颈癌的临床分期(FIGO,2018 年)

分期	描述
Ⅰ	癌症仅局限于子宫颈(扩散至子宫体者不予考虑)
ⅠA	显微镜下诊断的浸润癌,最大浸润深度≤5.0 mm
ⅠA1	间质浸润深度≤3.0 mm
ⅠA2	间质浸润深度>3.0 mm 而≤5.0 mm
ⅠB	最大浸润深度>5.0 mm 的浸润癌(大于 ⅠA 期的范围);病变局限在子宫颈,病变大小为肿瘤最大直径
ⅠB1	间质浸润深度>5.0 mm 而最大径线≤2.0 cm 的浸润癌
ⅠB2	最大径线>2.0 cm 而≤4.0 cm 的浸润癌
ⅠB3	最大径线>4.0 cm 的浸润癌
Ⅱ	子宫颈癌侵犯至子宫外,但未扩散到阴道下 1/3 或骨盆壁
ⅡA	累及阴道上 2/3,无子宫旁浸润
ⅡA1	浸润癌最大径线≤4.0 cm
ⅡA2	浸润癌最大径线>4.0 cm
ⅡB	子宫旁浸润,但未达骨盆壁

分期	描述
Ⅲ	癌症累及阴道下 1/3 和/或扩散到骨盆壁和/或导致肾积水或无功能肾和/或累及盆腔和/或腹主动脉旁淋巴结
Ⅲ_A	癌症累及阴道下 1/3,未扩散到骨盆壁
Ⅲ_B	扩散到骨盆壁和/或肾积水或无功能肾(明确排除其他原因所致)
Ⅲ_C	盆腔和/或腹主动脉旁淋巴结受累(包括微小转移),不论肿瘤的大小与范围(采 r 与 p 标注)
Ⅲ_{C1}	只有盆腔淋巴结转移
Ⅲ_{C2}	腹主动脉旁淋巴结转移
Ⅳ	癌症已扩散超出真骨盆或已累及膀胱或直肠黏膜(活检证实)。出现泡状水肿不足以诊断为Ⅳ期
Ⅳ_A	扩散至邻近的器官
Ⅳ_B	转移至远处器官

注:所有的分期,都可以利用影像学和病理学检查结果来辅助临床所见而判定肿瘤的大小与浸润深度。病理学检查结果优于影像学与临床判别。脉管受累不改变分期。不再考虑病灶的横向范围。孤立的肿瘤细胞不改变分期,但需要记录下来。r 与 p 的加入是为了标注诊断Ⅲ_C期的依据来源。例如,假如影像提示盆腔淋巴结转移,则分期为Ⅲ_{C1r}期,当病理检查确诊后,就成为Ⅲ_{C1p}期。影像学的检查手段、病理学诊断技术都应该记录下来

表 7-3　美国癌症联合会(第 9 版)TNM 分期

原发肿瘤(T)	淋巴结转移(N) 远处转移(M)	描述
T_X		原发肿瘤不能评估
T_{is}		原位癌
T₁		肿瘤局限于子宫颈
T_{1a}		镜下可见浸润性癌,浸润深度≤5.0 mm
T_{1a1}		浸润深度≤3.0 mm
T_{1a2}		浸润深度>3.0 mm,但≤5.0 mm
T_{1b}		临床可见的局限于子宫颈的肿瘤;或镜下可见超出 T_{1a} 的范围(淋巴脉管侵犯不改变分期,水平浸润宽度不再纳入分期)
T_{1b1}		肿瘤间质浸润>5.0 mm 和肿瘤最大径≤2.0 cm,肿瘤最大径>2.0 cm,但≤4.0 cm
T_{1b2}		肿瘤最大径>4.0 cm
T₂		肿瘤侵犯超出子宫颈,但未达到盆壁或者阴道下 1/3
T_{2a}		肿瘤侵犯阴道上 2/3,无子宫旁浸润
T_{2a1}		肿瘤最大径≤4.0 cm
T_{2a2}		肿瘤最大径>4.0 cm
T_{2b}		有子宫旁浸润,但未达盆壁
T₃		肿瘤侵犯至盆壁,和/或阴道下 1/3,和/或引起肾积水或无功能肾
T_{3a}		肿瘤侵犯阴道下 1/3,但未达到盆壁
T_{3b}		肿瘤侵犯盆壁,和/或引起肾积水或无功能肾

原发肿瘤（T）	淋巴结转移（N）	远处转移（M）	描述
T_4			活检证实侵犯膀胱或直肠黏膜或肿瘤扩散至邻近器官（大疱性水肿病例不列为IV_A期）
	N_0		区域淋巴结中的孤立肿瘤细胞≤0.2 mm或单个淋巴结横截面中的单个肿瘤细胞或肿瘤细胞簇≤200个
T_X,T_0,T_1-T_3	N_1		仅盆腔淋巴结转移
	N_{1mi}		盆腔区域淋巴结转移（>0.2 mm,但最大径≤2.0 mm）
	N_{1a}		盆腔区域淋巴结转移（最大径>2.0 mm）
T_X,T_0,T_1-T_3	N_2		腹主动脉旁淋巴结转移,含或者不含盆腔淋巴结转移
	N_{2mi}		腹主动脉旁区域淋巴结转移（>0.2 mm,但最大径≤2.0 mm）,含或者不含盆腔淋巴结转移
	N_{2a}		腹主动脉旁区域淋巴结转移（最大径>2.0 mm）,含或者不含盆腔淋巴结转移
任何T	任何N	M_1	
		cM_1	远处转移（包括腹股沟淋巴结转移、腹腔内病灶、肺、肝或骨转移;不包括盆腔或主动脉旁淋巴结或阴道转移）
		pM_1	显微镜下证实远处转移（包括腹股沟淋巴结转移、腹腔内病灶、肺、肝或骨转移;不包括盆腔或主动脉旁淋巴结或阴道转移）

2.UICC（国际抗癌联盟）分期

UICC（国际抗癌联盟）分期系统是以 TNM 分期系统为基础建立的另外一个最常用的分期系统,广泛应用在除妇科肿瘤以外的几乎其他的所有恶性肿瘤。UICC 分期系统也是建立在20 世纪 50 年代,一直以来,它都把多数妇科肿瘤的 FIGO 分期纳入自己的系统中。但是因为FIGO 分期是一个临床分期,所以子宫颈癌的 FIGO 分期通常不包括淋巴结状态,而 UICC 分期时,如果淋巴结的状态已知,它会把它纳入自己的分期中去。所以,淋巴结阳性的病例,UICC 会把它归到III_B期。

（二）肿瘤分期的目的和原则

1.分期的目的

用以评定肿瘤的严重程度,统一认识,可对比治疗结果和肿瘤进展,判断预后和指导制订治疗方案。

2.分期应考虑的问题

应考虑分期简明与精确性及可重复性,进行分期的风险和花费与受益的比较,实践性和完美结合,可接受性和专业性,不同期别要明显影响生存率。

3.分期的原则

（1）根据该肿瘤的患病人数的多数适用而决定,并有共同理解的基础,能够比较结果和发展过程,并判断预后,能指导治疗。应简单、准确有效,并且经济实用,安全性好,完美可行,虽然特殊但能接受,有助于提高生存率,不能经常改变。

（2）临床分期应根据仔细地临床检查,由有经验的医师于治疗前确定,盆腔检查、三合诊检查具特殊重要性。分期之前必须具备病理确诊。

(3)分期必须指的是原发位置和组织学类型,除非特殊情况下,如滋养细胞疾病很少进行手术治疗。可以不需要组织病理学诊断,不是继发部位。

(4)FIGO 的临床和手术分期均取决于肿瘤的位置和扩散的程度。

(5)一旦分期在治疗前(手术中)确定,不能因放疗或化疗效果(肿瘤缩小或增大恶化)而改变。

(6)当无法确定具体分期或对分期有争议时,应将分期定为低一级的分期或较早的期别。可疑直肠、膀胱受累者,要有病理学检查证实。

(7)其他检查,如膀胱镜、直肠镜、静脉肾盂造影、肺及骨的 X 线检查,血管造影、淋巴造影等,对确定治疗方案有帮助,但对所发现的问题不作为确定分期的依据。

(8)复发病例仍诊断保持原分期,不得再分期。

(三)FIGO 妇科肿瘤委员会对子宫颈癌临床分期的规定

(1)子宫颈癌的临床分期一经确定就不能改变,以治疗前的盆腔检查为准。即使手术后发现与术前不一致,也以术前检查为准,不能改变原定分期。

(2)分期根据盆腔检查确定,淋巴受累不影响分期,术后病理结果不能改变原分期,可另作报道。

(3)分期应由两位有经验医师同时检查后作出,必要时在麻醉下作盆腔检查。

(4)子宫颈癌临床分期中几个特殊问题:①Ⅰ$_A$期诊断的准确性。虽然子宫颈癌是临床分期,但Ⅰ$_A$期的诊断是在显微镜下作出的,并且需要有经验的妇科肿瘤临床病理医师作出诊断。②Ⅱ$_B$期的确诊。盆腔三合诊检查有宫旁增厚,但有弹性、光滑、无结节感多为炎症,如宫旁增厚、无弹性、结节感多为癌浸润,必要时作阴道 B 超及 MRI 或盆腔穿刺活检确诊。③输尿管梗阻及无功能肾未发现其他原因者为Ⅲ$_B$期。

(四)子宫颈癌临床分期与手术病理分期的优缺点比较

子宫颈癌临床分期与手术病理分期的优缺点比较包括手术分期与临床分期的争论;淋巴受侵犯的状况;相关检查的意义;Ⅰ$_A$分期实际上是病理分期(由病理学家确定而不是由临床医师确定)。Ⅱ$_A$亚分期;Ⅱ$_B$和Ⅲ$_B$亚分期问题。

(1)临床分期:检查局部病变。

Ⅰ$_A$期需要低风险的简单操作来进行病理分期,一般易接受,经济可承受。

Ⅰ$_B$期用三合诊简单的盆腔检查,确定子宫颈大小、阴道和宫旁是否受浸润及其程度。

但子宫颈癌临床分期的不精确性,相比有许多手术分期确定为更高级:Ⅰ$_B$期(24%),Ⅱ期(49%～55%),Ⅲ期(44%～50%),Ⅳ期(67%)临床分期最大缺点是不能检查淋巴受累的情况,而淋巴受累和分期的关系密切。

临床分期评估淋巴结播散除了腹股沟和锁骨上淋巴结外,其他淋巴结很难临床检查,而且简单的辅助检查没有用处,但淋巴结转移在子宫颈癌预后中有重要影响,特别是早期子宫颈癌伴淋巴结转移预后较差。

淋巴结在其他妇科肿瘤中的评估,如子宫体癌、卵巢癌和外阴癌都用手术病理分期。

新的影像技术使淋巴结的评估得到提高,如对比各种检查方法的敏感性:CT 为 25%～67%;MRI 为 86%;淋巴造影为 22%～79%;超声为 80%;PET 为 82%～91%;细针穿刺的细胞学病理确诊还有争议。

（2）手术分期：早期患者、手术治疗可以很好地评估子宫颈肿瘤大小，阴道和宫旁有没有累及，在不能手术的晚期患者评估子宫颈肿瘤大小和宫旁很困难，但可以评估盆腔播散。

子宫颈癌手术分期的优点：对确定淋巴结转移敏感并特异；可切除大的淋巴结；评价疾病真正的严重程度；确定影响预后的因素。但是否提高生存率还不能肯定，而且在不能手术的晚期患者是否应进行手术淋巴评估更没有取得同意。

（3）子宫颈癌手术分期的局限性：只能对有限的患者可受益，提高生存率；与手术有关的并发症率增加并增加放疗的危险性；延误化疗和放疗时间。

虽然目前的临床分期方法所定的不同期别有明显不同，但近 80% 的子宫颈癌发生在发展中国家，并且大多数是晚期，不适宜采用手术分期。由妇科肿瘤委员会提议，手术分期在大多数子宫颈癌中并不方便、不实用、并不优越，因此不被推荐，所以 FIGO 决定子宫颈癌继续采用临床分期。

（4）不同意对一个患者有临床和病理的双重分期，强调子宫颈癌的必要检查。可行组织细胞学分级；临床触诊和简单的检查；血常规、肝肾功能；静脉肾盂造影或超声波肾脏检查。胸部X线检查对子宫颈癌患者可选择性进行的检查：膀胱镜；钡剂灌肠透视；乙状结肠镜；淋巴管造影；计算机 X 线分层扫描（CT）；磁共振（MRI）；正电子发射断层扫描（PET）等。

FIGO 建议可选择代替以往推荐的检查：在精神较紧张患者盆腔检查中可能会遗漏宫旁浸润，可在全麻彻底放松情况下做盆腔检查，可得到满意的效果。必要情况下可以做膀胱镜检查，乙状结肠镜检查。考虑在需要时患者可做 MRI，在英国 MRI 是作为常规检查，优点是可以较好地检测软组织病变，便于测量肿瘤的大小，但对于检测有无宫旁组织浸润价值不大。不作为常规检查。

FIGO 建议可以用 MRI 来评估肿瘤的大小，但并不改变临床分期，也可以用来计划治疗和预测预后，但这样做需要大量资源，因此不可作强制性作为必需的评估，而应该习惯用治疗指南中的常规盆腔检查代替不断变化的分期。

（5）子宫颈癌 Ⅰ$_A$ 分期：间质浸润深度≤5.0 mm。间质浸润深度≤5.0 mm 是从上皮的基底层量起，即从表皮或腺体开始测量。脉管浸润即静脉管或淋巴管受侵犯不改变分期。Ⅰ$_{A1}$ 期间质浸润深度≤3.0 mm。Ⅰ$_{A2}$ 期间质浸润深度>3.0 mm 但≤5.0 mm。

微浸润癌 Ⅰ$_A$ 分期中的问题：怎样划分多病灶浸润，而每个病灶均小于 5 mm×7 mm。是否应该将所有的微浸润点加起来判定浸润的程度。如果>7 mm 则作为 Ⅰ$_B$ 期治疗，困难在于选定多少个浸润点，而且是否所有的浸润点在诊断时都被切除，对于怎样相加所测不同的浸润点，也很难达成共识，仍被病理学家们所争论。

脉管浸润有着较差的预后，并且与淋巴结的浸润有关，困难在于判断有主观性，可能通过对血管壁特殊的免疫组化染色会有所帮助，侵及不同的脉管有着不同的意义，怎样确定其意义和怎样完全找到它。

病理学家大部分不支持将所有的微浸润点加起来判定浸润的程度，脉管浸润的判定更有难度。

（五）子宫颈癌 FIGO 分期的争议

1.手术分期和临床分期、淋巴结的状态

FIGO 分期的依据是肿瘤解剖学的扩散范围，即局部的、淋巴结和血液的扩散范围。恶性肿瘤 FIGO 分期的基本原则是 Ⅰ 期代表肿瘤局限在原发器官内，Ⅱ 期代表肿瘤扩散到相邻的组织或器官,Ⅲ期代表肿瘤扩散到区域淋巴结或者超出相邻的组织或器官,Ⅳ期表示存在远处转移。子宫颈癌的FIGO分期,Ⅰ期代表癌灶局限在子宫颈,Ⅱ期代表癌灶侵及子宫外,但未扩散到阴道下1/3或骨盆壁,Ⅲ期代表癌灶侵及下1/3阴道或者侵及盆壁,Ⅳ期代表癌灶侵及膀胱或直肠,或者存在远处转移。与其他的妇科恶性肿瘤不同,子宫颈癌采用的仍旧是临床分期(Ⅰ$_A$期除外)。

临床分期的主要不足是它的不准确性,特别是当有微小宫旁浸润存在时常会导致Ⅰ$_B$期患者分期升高或者Ⅱ或Ⅲ期患者分期降低。因为存在这个限制,目前FIGO分期的四期患者的生存率差异曲线并不令人满意。但是,患者的治疗方案是否已经根据预后因素进行了调整应该是主要的影响因素,需要进一步研究。

另一个不足是遗漏了一个重要的预后因素即淋巴结转移,2009年的FIGO分期不包含这项内容。这引起了对于要求用手术分期来代替临床分期的质疑和争论。在发达国家这种要求更为强烈,因为大多数早期子宫颈癌都是在发达国家发现的。实际上盆腔淋巴结状态对患者预后的影响很大。在Ⅰ期患者中,盆腔淋巴结阳性的患者的生存率下降接近一半。虽然腹腔镜或腹膜外途径的手术分期可能会在并发症更少的情况下,对晚期子宫颈癌患者的淋巴结状态有一个更好的评价,但它是否能够对宫旁浸润进行准确评估以帮助区分Ⅱ$_B$和Ⅲ$_B$,目前尚不明确,因为Ⅱ$_B$或Ⅲ$_B$期的患者通常会接受放疗。腹腔镜或开腹手术时切除宫旁组织行活检是否能够有效提高分期的准确性,目前尚不确定。而且,对转移淋巴结没有很有效的治疗手段。对于晚期患者,手术分期时并发症的危害要大于其提供的额外信息带来的益处。由于影像技术的发展,有人提出了不通过手术而把淋巴结状态纳入分期的观点。在2018年的FIGO分期中,把影像学检查结果纳入了分期。对Ⅰ$_{B3}$、Ⅱ$_{A2}$、Ⅳ$_A$期的子宫颈癌患者,可采用影像学评估分期,来决定下一步治疗方案。

需要接受FIGO分期不能够容纳所有预后因素的事实,在给患者制订初次和后续的治疗方案及预测患者预后时,应该需要考虑不包含在分期之中的其他影响预后的因素。

2.微小浸润

另一个存在很多争议的地方是关于微小浸润的定义。多年来,FIGO微小浸润的标准不断变化,从1 mm到2 mm,又到3 mm,最后将浸润深度≤3 mm定义为Ⅰ$_{A1}$,≤5 mm定义为Ⅰ$_{A2}$。浸润深度>7 mm时被定义为播散性传播。这引起了临床医师对于多个病灶累积深度>7 mm的微小浸润的危险性的关心。医师可能会倾向于把这类子宫颈癌当作Ⅰ$_B$期来处理。因此有要求把这一类子宫颈癌也进行分期。病理学家们经过争论后认为对其分期没有实际意义,因为微浸润灶的数目和宽度乃至深度都与标本的准备和切割情况相关。因此,在2018年的FIGO分期中,因存在取材和病理"伪影"误差,微小浸润癌的分期不再考虑病变宽度。

3.淋巴血管浸润

又一个争论是关于是否将淋巴血管浸润纳入分期系统。目前的数据表明存在淋巴血管浸润的子宫颈癌患者的预后更差。病理学家关心的是淋巴血管浸润的准确性和再现性有多少。淋巴血管浸润常常是一个十分主观的诊断。虽然必要时可以用专门针对血管或淋巴管内皮的免疫组织化学染色来进一步确定自己的评估和确保更好的计数,但是对淋巴血管浸润的诊断进行标准化仍然比较困难。同时,如果在组织病理学评估时还需要做特定的免疫组织化学染色,这就需要一笔额外的费用。因此,大家普遍同意不把淋巴血管浸润纳入分期系统。但是,FIGO鼓励把淋巴血管浸润的相关数据提交给年度报告编委会办公室以利于以后进行数据分析。

4.宫旁组织受侵

宫旁组织双侧受侵的ⅡB和ⅢB期子宫颈癌患者预后要比单侧受侵的患者差,基于这个发现,有人要求把宫旁组织受侵情况也纳入子宫颈癌分期系统。这个发现虽然是事实,但是有关临床上对宫旁受累的判断到底准确性有多高的争论引起了对其可行性的关注。众所周知,临床分期时对于宫旁组织受侵的判断非常不准确。炎症反应导致的宫旁组织增厚或者缩短常会造成宫旁浸润的假阳性而导致过度分期。另一个考虑是不管单侧还是双侧宫旁组织受侵,ⅡB和ⅢB期的患者大多都是行放疗,因此区分单侧还是双侧受侵不会对治疗方法造成影响。为了保持分期系统的简单和实用,决定不把这个因素纳入。

(六)对子宫颈癌分期的可能解决办法

(1)如果选用放疗或化疗,可用影像和细针穿刺细胞病理检查确定浸润范围和淋巴转移。

(2)如果选择手术治疗,需要外科病理确诊。

两种方法均可考虑,对疾病范围提供更好的估计,从而对制订治疗方案有很大帮助。

可以预见,把更多与预后相关的因素纳入分期体系中去的要求将会不断增加。实际上,国际抗癌联盟正在寻找一种新的评价预后的方法以代替传统的解剖和组织病理学方法。医师在临床上广泛应用一种可能与预后相关的指标之前,特别需要对其分子生物学评估方法的标准化进行更多的研究。但目前仍决定采用临床分期,并对临床分期和手术病理分期还需积累更多经验,今后再研究决定。

三、子宫颈癌的放疗

(一)治疗原则的选择

子宫颈癌的主要治疗是放疗、手术及综合治疗。各种治疗方法,虽然有各自的适应范围,但根据肿瘤情况、一般状态、设备条件和技术力量的不同,适应范围亦略有差异。治疗方案的选择应根据下列两方面来全面考虑:①肿瘤的情况如临床分期、肿瘤范围、病理类型。早期患者(Ⅰ～ⅡA期)以手术治疗为主。中晚期则以同步放、化疗为主,对不宜手术的早期患者亦可采用放疗。化疗则适用于晚期及复发患者的综合治疗或姑息治疗。②患者的年龄、全身状况、重要器官功能及对拟采用的治疗方法的承受能力。总之对每一位患者均应根据其具体情况及治疗设备采用个体化的治疗原则。

(二)放疗原则

放疗可用于子宫颈癌各期的治疗,但主要用于中、晚期子宫颈癌的治疗。

1.早期子宫颈癌

早期子宫颈癌指Ⅰ～ⅡA期,单纯根治性手术与单纯根治性放疗两者治疗效果相当,5年生存率、病死率、并发症概率是相似的。

(1)术前放疗:对于巨块型子宫颈癌直接进行手术或放疗或手术后辅助放疗其远期疗效都不理想,Lehman等及Peters等报道约35%患者治疗后出现复发,有些学者对于局部肿瘤巨大的早期子宫颈癌患者行术前放疗,其目的是通过术前放疗,降低癌细胞活力或减少种植和扩散的概率;缩小肿瘤范围,提高手术切除率;杀伤亚临床病灶,降低局部复发率。术前放疗可选择体外放疗、腔内放疗或体外联合腔内放疗。目前大多数学者认为术前体外联合腔内近根治量或近2/3根治量放疗增加术后并发症,Paley等及Morice等报道各种瘘的发生率较高,因此多采用腔内放疗。腔内放疗可缩小局部病灶,提高手术切除率,但对盆腔淋巴转移无显著改善,剂量一般为全程腔内放疗剂量的 1/3～1/2,20～30 Gy。还有一些学者给予全量腔内放疗和/或体外放疗剂量的 1/2(30 Gy 左右),通常都低于根治量。姚洪文等 2009 年分析了中国医学科学院肿瘤医院收治的 77 例 Ⅰ$_{B2}$～Ⅱ$_A$期(局部肿瘤＞4 cm)巨块型子宫颈癌患者术前腔内放疗联合手术的疗效,术前给予阴道施源器阴道内腔内放疗,阴道黏膜下 0.5 cm 的剂量 12～30 Gy,放疗结束后10～14 天评价疗效并行广泛性子宫切除＋盆腔淋巴结清扫±腹动脉旁淋巴结清扫术,结果显示术前放疗后子宫颈肿块均有不同程度的缩小,完全缓解4 例,部分缓解 28 例,全组仅 5 例放疗后出现1、2 级血液及胃肠道不良反应,全组 5 年生存率为 83％,盆腔复发率为 12％,有学者认为术前腔内后装放疗联合手术治疗 Ⅰ$_{B2}$～Ⅱ$_A$期(局部肿瘤＞4 cm)巨块型子宫颈癌生存率较高而且并未增加术后并发症发生率。

总之,术前放疗主要采用腔内放疗,适用于:①子宫颈较大外生型肿瘤;②Ⅱ$_A$期阴道侵犯较多。一般剂量给予全量腔内放疗 1/3～1/2。对于术前放疗的方式、剂量及对生存率的影响均有待进一步研究。

(2)术后辅助放疗/同步放、化疗:早期子宫颈癌术后具有不良预后因素的患者预后仍较差,五年生存率可下降至 50％,甚或更低。目前公认的影响早期子宫颈癌术后预后因素是宫旁浸润、切缘阳性、淋巴结转移、子宫颈局部肿瘤体积巨大(≥4 mm)、淋巴脉管间隙受侵、子宫颈间质浸润深度≥外 1/3 等。FIGO 及 NCCN 临床诊治指南中自 2005 年明确提出了子宫颈癌术后病理发现淋巴转移、切缘阳性或宫旁受侵者需术后辅助同步放、化疗;子宫颈局部肿瘤体积巨大(≥4 mm)、淋巴脉管间隙受侵、子宫颈间质深度浸润术后辅助放疗±以顺铂为基础的同步化疗。GOG-92 比较了 Ⅰ$_B$期子宫颈癌患者在根治性子宫切除和盆腔淋巴结清扫术后辅助放疗和无治疗的生存率,患者入组条件是至少具备下列高危因素中的 2 种:①间质浸润＞1/3;②血管或淋巴间隙受累;③子宫颈肿瘤＞4 cm。结果术后放疗者的复发率明显低于术后无治疗者(15％ vs. 28％),2 年无复发生存率分别为 88％和 79％。术后放疗可降低局部复发风险,但是预防或推迟远处转移的作用甚微。

2.中晚期子宫颈癌

中晚期子宫颈癌指Ⅱ$_B$、Ⅲ、Ⅳ期,在过去传统治疗中公认的首选方法是放疗。近年来,随着国内外大量的有关子宫颈癌同步放、化疗与单纯放疗的随机分组临床研究的开展,结果表明以顺铂为基础的同步放、化疗较单纯放疗提高了生存率、降低了死亡风险,同步放、化疗已成为中晚期子宫颈癌治疗的新模式。

(三)体外放疗

放疗是子宫颈癌的主要治疗手段,适应范围广,各期均可应用,疗效好。

子宫颈癌规范的根治性放疗是体外放疗联合腔内放疗。腔内放疗主要照射子宫颈癌的原发区域,体外放疗主要照射子宫颈癌的盆腔蔓延和转移区域。FIGO 对分期为Ⅱ$_B$～Ⅳ$_A$的子宫颈癌提出临床治疗指南。

1.放射野的确定

(1)盆腔矩形野界限。上界,L$_5$上缘水平;下界,闭孔下缘(Ⅲ$_A$期患者除外);外界,在真骨盆最宽处外 1.5～2.0 cm。

(2)四野箱式界限:FIGO 推荐前后界根据不同患者具体肿瘤情况而定。上界:在 L$_4$～L$_5$ 间隙。下界:闭孔下缘或肿瘤下界以下至少 2.0 cm。前界:根据不同患者具体肿瘤情况而定。后界:根据不同患者具体肿瘤情况而定。

（3）盆腔六边形野界限或延伸野。上界：$L_3 \sim L_4$ 水平。下界：闭孔下缘（III_A 期患者除外）。外界：在真骨盆最宽处外 1.5～2.0 cm。

有文献报道：盆腔野上界在 $L_5 \sim S_1$，38.7% 髂总分叉淋巴结和 98.9% 腹主动脉旁淋巴结漏照。如放射野上界在 $L_3 \sim L_4$，包括全部髂总分叉淋巴结和部分腹主动脉旁淋巴结。

FIGO 推荐：放射野范围由触诊和 CT 扫描确定的肿瘤边界＋2 cm 边缘。

2.常规分割

每天 1 次，每次 DT 1.8～2.0 Gy，每周 5 次，每周剂量 DT 9～10 Gy。

3.射线能量选择

采用前后对穿照射应采用高能 X 射线（要求防护高），四野箱式照射或多野等中心照射，可以采用低能 X 射线如 6MV-X 射线。

4.放疗技术

放疗技术随着计算机技术和医学影像技术的发展，从最初手工划线的源皮距照射，发展到目前的精确放疗，经历了等中心照射、适形放疗、调强适形放疗和图像引导放疗等精确放疗的历程。适形放疗是使高剂量区分布的形状在三维方向上与病变（靶区）的形状一致。为达到剂量分布的三维适形，必须满足下述的必要条件：①在照射方向上，照射野的形状必须与病变（靶区）的形状一致；②要使靶区内及表面的剂量处处相等，必须要求每一个射野内诸点的输出剂量率能按要求的方式进行调整。满足上述两个必要条件的第一个条件的三维适形治疗称之为经典（或狭义）适形治疗；同时满足上述两个必要条件的三维适形放疗，称为调强（或广义）适形放疗（intensity-modulated radiation therapy，IMRT）。

在运用这些精确放疗时，临床医师必须了解一些概念：肿瘤区（gross target volume，GTV），即通过临床或影像检查可发现的肿瘤范围，包括转移的淋巴结和其他转移的病变。临床靶区（clinical target volume，CTV），指按一定的时间剂量模式给予一定剂量的肿瘤的临床灶（肿瘤区）、亚临床灶及肿瘤可能侵犯的范围。计划靶区（planning target volume，PTV），为了在治疗过程中满足器官生理位移、患者移动、疗程中肿瘤的缩小、射野及摆位误差的需求而提出的一个静态的几何概念。

子宫颈癌的 GTV 应包括受侵的阴道、子宫颈、子宫体、宫旁组织和转移淋巴结，因此，实施放疗计划时除必须认真进行妇科检查外，还需做 CT、MR 或 PET-CT 等相关影像学检查。对于子宫颈、宫体和宫旁组织 GTV 的确定 MRI 较临床检查、CT 或超声检查更为准确，用于放疗计划的 CT 不能显示子宫体和子宫颈的内部结构，对淋巴结转移的准确性 MRI 与 CT 相当，阴道侵犯情况 MRI 不如临床检查准确，需参考妇科检查情况。

子宫颈癌的 CTV 包括 GTV、宫旁、子宫体和阴道，对于阴道病变的勾画根据妇科检查，如阴道无肉眼可见病变，一般在子宫颈下 2 cm（阴道上 1/3），如阴道上 1/3 可见病变，下界应至阴道 1/2，如阴道下 1/3 以下可见病变，全阴道均在照射范围内。对于淋巴引流区的勾画，目前尚无统一的标准，Taylor 等 2005 年利用 MRI 分析了子宫颈癌与子宫内膜癌患者的淋巴结分布情况，入组 20 名患者，全部接受普通 MRI 扫描及注射超微氧化铁粒子（ultrasmall particles of iron oxide，USPIO）后 MRI 扫描，有学者沿盆腔血管外扩 3 mm、5 mm、7 mm、10 mm 和 15 mm，分析所得出的淋巴引流区对淋巴结的覆盖情况，分析结果显示除了最难覆盖的髂外外侧组和骶前组，盆腔血管外扩 10 mm 可以覆盖 100% 的淋巴结，外扩 7 mm 也可以覆盖＞95% 的淋巴结，因此有学者建议：盆腔血管外扩 7 mm，髂外血管对应外侧界向后与盆壁平行延伸至与髂内血管对应的外侧界,以覆盖闭孔组淋巴结,髂外动脉对应的边界沿髂腰肌向外扩 10 mm,以覆盖髂外外侧组淋巴结,骶骨向前外扩 10 mm,以覆盖骶前淋巴结。

子宫颈癌的 PTV 是为保证 CTV 得到足量照射而设定的,因要考虑患者的生理位移、治疗中患者移动、疗程中肿瘤缩小、射野及摆位误差等因素,目前也没统一标准,Ahmed 等 2004 年报道了他们的研究结果,有学者将 CTV 分为原发肿瘤 CTV 和淋巴结区 CTV,原发肿瘤 CTV 包括原发肿瘤 GTV、子宫、子宫旁组织和阴道上 1/3,淋巴结区 CTV 包括淋巴结 GTV 和非区域淋巴结,原发肿瘤 CTV 周围外放 15 mm 边界,淋巴结区 CTV 周围外放 10 mm 扩建 PTV,对周围重要器官产生更全面的保护作用。Ahamad 等 2005 年对 10 例全子宫切除术后患者进行分析 CTV 包括阴道 CTV 和区域淋巴结 CTV,以外放 5～10 mm 形成 PTVA、PTVB、PTVC,处方剂量给予 97%PTV 45 Gy,通过剂量-体积直方图比较 IMRT 与两野、四野适形放疗对受照器官的保护,结果显示 IMRT 较两野、四野适形放疗小肠、直肠和膀胱受量均减少,边缘越大,正常组织受照体积减小的越少。黄曼妮等 2008 年对 PTV 外放距离进行比较,他们对 10 例常规体外和腔内放疗的 ⅡB～ⅢB 子宫颈癌患者,放疗前行 CT 扫描并勾画靶区,临床靶区(CTV)包括子宫、子宫颈、阴道等原发肿瘤区域及髂总、髂外、髂内、闭孔、骶前淋巴结等区域和其周围组织(距血管约 7 mm),计划靶区(PTV)以 CTV 为基础向外放不同距离形成 PTVA、PTVB、PTVC 和 PTVD,通过剂量-体积直方图与传统前后两野等中心照射技术对比,了解随着计划靶区的变化,危险器官受照容积的变化,结果显示膀胱和小肠接受 30 Gy、40 Gy、45 Gy 剂量的体积采用 IMRT 技术均小于前后两野照射技术,随着靶区的扩大,受照体积随之增加($P = 0.000$)。但是,与前后两野对比,IMRT 计划并非均能很好地保护直肠,靶区向后扩展≤10 mm,直肠受照体积的变化才具有统计学差异($P = 0.001$),靶区扩展至 15 mm 时,直肠受照体积无论是低剂量或是高剂量 IMRT 计划均大于前后两野照射。有学者认为采用 IMRT 技术代替常规体外放疗能减少膀胱、小肠和直肠受照体积,其优势随着计划靶区的扩大而减少,靶区的精确勾画和定位的高度重复性,以及对内在器官运动的了解,是 IMRT 的基础。

5.治疗时间

Girinsky(1993 年)报道:治疗总时间＞52 天,局部控制率和生存率每天减少 1%;Petereit(1995 年)报道:治疗总时间＜55 天的局部控制率为 87%,≥55 天为 72%($P = 0.006$),5 年生存率分别为 65% 和 54%($P = 0.03$)。

FIGO 推荐:总治疗时间为 6～7 周。

6.总量

DT 45～50 Gy(30 Gy 后分野照射);每次量:DT 1.8～2.0 Gy;每周 5 次,腔内治疗当天一般不给体外照射。

FIGO 推荐:体外加腔内照射放射生物剂量,A 点为 85～90 Gy,B 点为 55～60 Gy。

7.体外照射剂量参考点

多年来均以"A"点为子宫颈癌腔内照射量的计算点。"B"点为子宫颈癌体外照射量的计算点。

A 点:放射源末端上 2 cm,外 2 cm。B 点:放射源末端上 2 cm,外 5 cm(相当于 A 点外 3 cm)。Fletcher 提出了淋巴区梯形定位法:从耻骨联合上缘中点至骶骨 1～2 中点连线,在此线中点与第 4 腰椎前中点连成一线,在此线中点平行向两侧延伸 6 cm,此点为髂外淋巴区域。在第 4 腰椎前中点平行向两侧延伸 2 cm,此点为腹主动脉旁淋巴区域。髂外区与腹主动脉旁区连线的中点为髂总淋巴区。

Chassagne 等提出：以髋臼上缘最高点作一平行线与髋臼外缘的垂直线交叉为盆壁参考点，代表宫旁组织盆壁端及闭孔淋巴结的区域。

(四)腔内放疗

1.近距离照射与体外照射的区别

近距离照射与体外照射有 3 个基本区别（表 7-4）。

表 7-4　近距离照射与体外照射的区别

区别项目	近距离照射	体外照射
放射源强度	弱	强
照射强度	近	远
照射体积	小	大
剂量均匀度	不均匀	相对均匀
正常组织损伤	辐射损伤很少	在照射范围内的组织和器官都有损伤

2.近距离照射

将密封的放射源直接放入人体的天然管腔内（如子宫腔、阴道等）为腔内照射。放射源直接放入肿瘤组织间进行照射为组织间照射，二者统称为近距离照射。子宫颈癌的腔内放疗有其自然的有利条件，子宫颈、宫体及阴道对放射线耐量高、放射源距肿瘤最近，以小的放射体积量可取得最大的放疗效果。腔内放疗采用的是后装技术。

(1)后装腔内治疗机的分类。后装腔内治疗机根据其对"A"点放射剂量率的高低可分为 3 类：①低剂量率后装腔内治疗机"A"点剂量率在 $0.667 \sim 3.33$ cGy/min。②中剂量率后装腔内治疗机"A"点剂量率在 $3.33 \sim 20$ cGy/min。③高剂量率后装腔内治疗机"A"点剂量率在 20 cGy/min 以上者属高剂量率后装腔内治疗机。目前腔内放疗应用最广泛。

(2)腔内放疗剂量的计算及参考点：传统的腔内放疗的剂量是以毫克·小时表示，毫克是重量单位，小时是时间单位，两者都不是放射剂量单位，所以毫克·小时只是经验剂量，它不能确切反映肿瘤剂量。后装腔内放疗剂量是以"A"点为参考点计算的。"A"点作为参考点只用于子宫颈癌的腔内放疗，对宫体癌及阴道癌则不适用。

A 点：放射源末端上 2 cm，外 2 cm。

B 点：放射源末端上 2 cm，外 5 cm（相当于 A 点外 3 cm）。

子宫颈口参考点：放射源末端。

宫底参考点：放射源顶端延长线外 1 cm。

膀胱参考点：侧位片为通过球心的垂直线与充盈球后壁的交点，正位片为球心。

直肠参考点：宫腔源末端垂直线与阴道壁的交界处下方 0.5 cm。参考体积（ICRU38♯报告规定）：A 点等剂量面包绕的体积（容器、放射源配置不同，参考体积的形状、大小不同），用长、宽、高三个径线描述。

(3)三维腔内放疗概念：由于每次治疗时放射源的位置不可能完全相同，肿瘤体积亦经常变化。理论上的"A"点剂量与实际剂量相差甚远。肿瘤是立体的，只用一点的剂量来表示也同样不能反映出肿瘤的真正受量，因此，2004 年 GEC-ESTRO 成立了工作组，专门研究以 3D 影像为基础的子宫颈癌近距离治疗计划设计问题，目的是提出可供交流比较的 3D 近距离治疗的基本概念和术语。在研究时考虑了近距离治疗主要作为子宫颈癌治疗的一部分,靶区在诊断时、近距离治疗开始时和治疗期间的变化,按照肿瘤负荷和复发的危险程度,分为三个CTV:高危CTV(high risk CTV,HR CTV),中危CTV(intermediate risk CTV,IR CTV)和低危CTV(low risk CTV,LR CTV)。需要在诊断和每次近距离治疗时系统描述GTV和CTV。其提出的GTV和CTV的概念与体外照射的概念不同。GTV在三维近距离治疗计划中可分为诊断时的GTV(GTVD)和近距离治疗时的GTV(GTVB)。当患者只进行近距离治疗时,GTVB等于GTVD。

GTVD指在治疗前诊断时由临床检查和影像学资料,特别是MRI和/或PET-CT所见到的肿瘤范围。

GTVB指在每次近距离治疗前检查所见的GTV,表示为GTVB1,GTVB2等。

HR CTV指每次近距离治疗时表示高肿瘤负荷区,为肉眼可见肿瘤区,包括全部子宫颈和近距离治疗前认定的肿瘤扩展区。其剂量按肿瘤体积、分期和治疗方式确定。

IR CTV指每次近距离治疗时明显的显微镜下肿瘤区,是包绕HR CTV的5~10 mm的安全边缘区。此安全边缘的确定需要参考原肿瘤大小、位置、有可能的肿瘤扩展区和肿瘤治疗后的缩小情况以及治疗方式。

LR CTV指可能的显微镜下肿瘤播散区,可用手术或外照射处理,在近距离治疗时不具体描述。

2006年该工作组提出了在三维近距离治疗中使用剂量-体积直方图来评估各治疗靶区的累积受量。对于GTV、HR CTV、IR CTV的评估采用D90和D100,即分别为覆盖90%和100%靶区的最小剂量,用V150和V200来评价高剂量体积,即分别为受量为150%和200%处方剂量的覆盖体积,对危及器官的评估,因为空腔脏器直结肠、膀胱受照射的组织壁体积的最高剂量与远期反应密切相关,故评估最接近施源器的受照射的0.1 cm³、1 cm³、2 cm³体积或5 cm³、10 cm³体积的最小剂量。此报道对即将广泛应用的子宫颈癌三维计划近距离技术起很重要的作用,将从根本上改变过去妇科近距离后装治疗的剂量学观念。

依靠影像学资料设计近距离治疗计划是目前近距离放疗领域最热门的研究之一,子宫颈癌的研究主要是将传统的技术结合了新的影像技术。放疗的成功与失败在很大程度上取决于靶区照射剂量的准确性,改变放射剂量、时间等因素也成为提高放疗疗效的一条重要途径。三维近距离放疗更有利于确定靶区剂量的精确性,使研究子宫颈癌腔内后装治疗中靶区和正常组织相互关系以及剂量分布变得精确和直观,实现了后装治疗的三维剂量优化,个体化和可视化。由于子宫颈癌腔内后装治疗的主要并发症有放射性直肠炎和放射性膀胱炎,采用三维后装治疗计划系统就能明显减少直肠、膀胱并发症。Viswanathan等报道10例患者应用CT和MRI/兼容性施源器置入后,进行断层影像扫描,在三维影像上勾画CTV和OAR,CTV包括肿瘤、高风险(HR)和中级风险(m)区域;处方剂量包括90%和100%体积(D90和D100)的最小剂量;用剂量-体积直方图分析判断,肿瘤体积在高度和厚度CT1轮廓(CTStd)与MRI/轮廓相比无显著差异,宽度在HR CTV(CTStd)存在统计学差异;证实了CT和MRI均可以用于近距离放疗的计划设计。Lin等对15例子宫颈癌应用PET影像进行近距离治疗计划的设计,在植入施源器后进行PET扫描,用CMS Focus治疗计划设计,随访24个月,发现PET显示病灶体积较大者(>187 mm³)和100%覆盖肿瘤的等剂量曲线剂量小者复发率较高。

(4)腔内治疗操作注意事项:①严格无菌操作;②宫腔管要求放置至宫底;③根据肿瘤具体情况、仪器设备选择适宜的阴道容器与宫腔管;④认真填塞纱布,将膀胱和直肠推开,使之远离放射源;⑤阴道源与宫腔源的布源要合理,照顾阴道、子宫颈、宫底肿瘤,尽量减少膀胱和直肠受量。

(五)综合治疗

由于放疗技术及化疗药物的迅速发展,手术治疗走向个别化或缩小手术范围配合以放疗和/或化疗,并已取得良好的效果。

术前辅助近距离腔内放疗,达到减少肿瘤负荷,创造手术条件,但远期生存率未见提高。对于具有高危因素的早期子宫颈癌患者术后辅助放、化疗仍被大多数人所采用。

1999 年先后报道了由 GOG、SWOG、RTOG 进行的 5 组以顺铂为基础的同步放、化疗大样本前瞻性随机对照临床研究结果,尽管各研究组内临床期别、放射剂量、放射方法及含顺铂的化疗方案不尽相同,但结果都证明同步放、化疗能明显改善生存率,使死亡危险下降 30%～50%,因而奠定了同步放、化疗在子宫颈癌综合治疗中的地位,被美国国立癌症研究所推荐为子宫颈癌治疗的新标准。

放、化疗同步进行必将增加治疗并发症的风险,如出现Ⅰ～Ⅱ度并发症,给予积极的对症处理;如出现Ⅲ度以上并发症,首先考虑化疗减量(一般减 25%),必要时停化疗,甚至放、化疗均停止治疗,同时给予积极的对症处理。

(六)治疗中及治疗后处理

放疗的反应主要是在造血系统、消化系统和泌尿系统。造血系统的反应主要表现为白细胞计数减少、血小板减少等,消化系统反应多表现为食欲缺乏、恶心、呕吐、腹泻等,泌尿系统反应多表现为尿频、尿急、尿痛等。对这些患者应积极对症处理,一般都能够使患者在最大限度地保持在良好状态下,按计划完成放疗。治疗过程中应定期做化验检查及查体,一般情况下每周查白细胞 1 次。疗程中、治疗结束及随诊时,均应做全面查体,血、尿常规和胸部透视检查,其他检查根据需要进行。发现并发症应及时处理,以免影响疗效。自治疗开始起即应坚持阴道冲洗,每天或隔天 1 次,直至治疗结束后半年以上,无特殊情况可改为每周冲洗 1～2 次,坚持 2 年以上为好,以减少感染、促进上皮愈合、避免阴道粘连。按计划完成治疗后,如检查局部肿瘤消失、子宫颈原形恢复、质地均匀、硬度正常、宫旁组织硬结消失、质地变软、弹性好转,则可认为治疗结果满意,可以结束治疗。治疗后恢复期,亦应保证营养和休息。治疗后 2～3 周行第 1 次随诊检查,6～8 周行第 2 次随诊检查,并决定是否需要补充治疗。以后根据检查情况 3～6 个月随诊 1 次。治疗后 2 年以上者,6 个月～1 年随诊 1 次。如有可疑情况,可提前随诊。

(七)放疗结果

1.生存率

综合国内外报道的材料,各期子宫颈癌放疗的五年生存率(表 7-5)。

表 7-5　各期子宫颈癌放疗的五年生存率(%)

	期别	Ⅰ	Ⅱ	Ⅲ	Ⅳ	合计
综合国外资料	例数	35 480	45 844	36 286	6 195	123 805
	五年生存率(%)	79.2	58.1	32.5	8.2	54.1
综合国内资料(13 单位)	例数	616	5 005	3 767	82	9 470
	五年生存率(%)	86.2	66.6	48.7	19.5	60.1
中国医学科学院肿瘤医院	例数	320	2 028	5 509	199	8 056
	五年生存率(%)	93.4	82.7	63.6	26.6	68.7

2.放疗并发症

(1)早期并发症:包括治疗中及治疗后不久发生的并发症。

感染:感染对放疗效果有明显的影响,应积极处理。

骨髓抑制:同期化疗将加重骨髓抑制,最常见是白细胞计数下降,应给予注射重组人粒细胞集落刺激因子,必要时调整放疗计划。

胃肠反应:多发生在体外照射时,轻者对症处理,重者调整放疗计划。

直肠反应:是腔内照射较常见的早期并发症。直肠反应的主要表现为里急后重、大便疼痛、甚至有黏液便等;有直肠反应者,应减少对直肠的刺激、避免便秘、保证供应充足的营养和水分、预防感染。直肠反应在治疗期间很少出现,如出现则应暂缓放疗,积极处理,待症状好转后再恢复照射,必要时修改照射计划。

机械损伤:主要发生在腔内照射的操作过程中,最多见的是子宫穿孔及阴道撕裂。在宫腔操作时发现患者突然下腹痛或探宫腔已超过正常深度而无宫底感时,应考虑为子宫穿孔。这时应立即停止操作、严密观察、预防感染、严禁反复试探宫腔。如有内出血,应及时手术处理。行阴道腔内照射时,阴道狭窄或阴道弹性不佳者,由于阴道容器过大、操作粗暴,均可造成阴道裂伤。操作过程中如发现有突然出血或剧痛,应检查有无阴道损伤,如有裂伤应即刻终止治疗、充分冲洗阴道、局部用抗生素、避免感染、促进愈合;如裂伤较深或有活动性出血,应及时缝合。

(2)晚期并发症。

皮肤及皮下组织的改变。

生殖器官的改变:体外照射和腔内照射对生殖器官都有影响。放疗后可引起照射范围内组织纤维化表现包括:阴道壁弹性消失、阴道变窄;子宫颈及宫体萎缩变小;子宫颈管引流不畅引起宫腔积液,合并感染可造成宫腔积脓;卵巢功能消失而出现绝经期症状;纤维化严重者,可引起循环障碍或压迫神经导致下肢水肿或疼痛。

消化道的改变:受影响最多的肠道是小肠(主要是回肠)、乙状结肠及直肠。可引起肠粘连、狭窄、梗阻、溃疡甚至瘘,临床表现为腹痛、腹泻、里急后重感、肛门下坠疼痛、黏液便甚至血便等。常表现为直肠镜检可见肠黏膜水肿、充血、溃疡甚至成瘘,尤以直肠为多见。放射性直肠炎80%在完成放疗后6个月至2年间出现,大部分在3年内可望恢复。肠道的放射损伤很难治疗,主要是对症处理,重要的是预防。

泌尿系统的改变:最多见的是放射性膀胱炎,但发生率低于放射性直肠炎。出现时间在放疗后1~6年出现,大部分在4年内恢复。主要表现为尿频、尿急、血尿甚至排尿困难。膀胱镜检查可见:膀胱黏膜充血、水肿、弹性减弱或消失、毛细血管扩张、甚至出现溃疡。处理只能对症、预防感染、止血、大量补充液体等,出血严重者需在膀胱镜下电灼止血。需手术止血者罕见。放疗对宫旁组织及输尿管的影响均可导致输尿管不同程度的梗阻,进而出现不同程度的肾盂积水及输尿管积水。肾盂积水患者主诉常为腰痛,检查为患侧肾区叩痛,通过B超、放射性核素肾图或肾盂造影即可确诊。

对骨骼的影响:盆腔体外照射可以影响骨盆及股骨上段。

放射致癌:子宫颈癌放疗后发生恶性肿瘤的发生率为0.52%,发生部位最多的是子宫体,其次为直肠、膀胱、卵巢软组织及骨骼等。放射癌的诊断原则:①有放疗史;②在原放射区域内发生的恶性肿瘤,并能排除原肿瘤的复发、转移;③组织学证实与原发癌不同;④有相当长的潜伏期。

3.影响预后的因素

除临床分期对疗效有明显的影响以外,还有一些因素也不同程度地影响子宫颈癌放疗的预后。

(1)贫血:子宫颈癌的长期慢性失血或急性大出血,均可导致贫血。血红蛋白的高低与放疗疗效直接有关。中国医学科学院肿瘤医院对子宫颈癌Ⅱ、Ⅲ期患者分析显示:放疗前血红蛋白在80 g/L以下者比120 g/L以上者5年生存率低30%左右。

(2)宫腔积脓:子宫颈癌合并宫腔积脓的5年生存率比无宫腔积脓者低10%左右。

(3)盆腔感染:包括附件炎、宫旁组织炎、盆腔腹膜炎及盆腔脓肿等。Ⅲ、Ⅳ期子宫颈癌合并盆腔感染者比无盆腔感染的放疗5年生存率低18%。

(4)输尿管梗阻:子宫颈癌向宫旁扩展,可压迫输尿管造成输尿管梗阻,继而发生输尿管或肾盂积水。子宫颈癌合并轻度肾盂积水者和肾盂积水治疗后好转者,其预后与无肾盂积水无差异,而重度肾盂积水者、治疗后肾盂积水加重者或治疗后出现肾盂积水者预后不佳,其5年生存率比无肾盂积水者低13%。

(5)组织类别:一般认为腺癌对放射线的敏感性低于鳞状细胞癌。

(6)剂量和疗程:适当的剂量和疗程可以提高"治疗比例",使放射线给肿瘤以最大的破坏,使正常组织的损伤减少到最低限度,因而放疗的剂量与疗程都可以影响疗效。剂量过小或疗程过长,达不到对肿瘤的最大破坏作用,当然影响疗效。剂量过大或疗程过短,可破坏肿瘤周围的屏障和局部组织的修复能力,也会降低治愈率。

四、子宫颈腺癌

(一)简介

子宫颈癌依照病理学上的分类与排名显示,目前最多的还是鳞状上皮细胞癌,约占所有子宫颈癌的80%。排名第二位的是由子宫颈内颈部位所长出的子宫颈腺癌和鳞状腺癌,占所有子宫颈癌的10%～15%,这里所要讨论的即是这种常发生在较年轻女性、预后略差、常有淋巴结侵犯、不易经由子宫颈抹片检查发现,以至于发生率逐年上升的特别子宫颈癌症。

(二)子宫颈腺癌的发生率

子宫颈腺癌和鳞状腺癌,占所有种类子宫颈癌的10%～15%。最近许多大规模的公共卫生与流行病学研究的结果发现,子宫颈腺癌的发生率有逐年上升的趋势,尤其在年轻女性的身上更容易发现这个趋势。在一个大规模的系列研究中,统计从1962—1991年的60个癌症登录系统数据并加以分析后发现,在总数达到175 110个子宫颈癌的患者资料中,约有19 960个子宫颈腺癌和鳞状腺癌的个案,约占总体个案数的11.4%(根据地区性与国家的因素,其子宫颈腺癌和鳞状腺癌比率为4.2%～21.7%,发生率随着地区的不同而有所差别)。这个世代研究报道出来的发生率是每年、每十万个妇女中<2个。然而子宫颈腺癌和鳞状腺癌近年来比较特别的是,在发达国家的年轻妇女中,即使这些国家已经有完整的子宫颈抹片检查或公共卫生筛检政策之下,发生率上还是观察到有上升的现象。

(三)子宫颈腺癌筛检的方法

传统的抹片检查仍然是目前在筛检子宫颈癌及子宫颈、阴道上皮病变(癌前病变、CIN)最被重视的方法。传统的细胞学上,用以判断子宫颈腺状细胞病变的特征如下。

(1)子宫颈原位癌的细胞学特征,包括柱状上皮细胞、细胞中的细胞核增大、细胞核内深度浓染、具有分裂的特性,然而却不具备有侵犯的细胞学特征。

（2）对照起真正的子宫颈腺癌细胞学特征,虽然和子宫颈原位癌的细胞学发现上有相重叠的部分,然而却特别具备侵犯的特征,例如,二维或三维的细胞重叠丛聚、肿瘤细胞坏死的特异现象。

（3）使用传统的子宫颈抹片和新柏式子宫颈液态薄层抹片,在观察子宫内颈腺癌的细胞形态学上,其实并无差别。然而,事实上有学者认为,与其使用传统的抹片检查方法来检查难以正确判读的子宫颈腺癌,倒不如直接使用细胞散布较均匀的新柏式液态薄层抹片来做筛检子宫颈腺癌,姑且不论患者的年纪为何,一旦腺癌的细胞学特征可以在液态薄层抹片上观察到时,就可以直接确定诊断为腺癌。

（4）然而目前的困难是,子宫颈细胞学抹片纯粹用以筛检鳞状上皮癌及子宫颈上皮病变的确是存在不错的敏感度与特异度。但是一旦用在子宫内颈腺状上皮病变的检出率、敏感度时,不管在采样的准确度,或细胞学家的判读上,仍存在着困难。事实上,针对子宫内颈腺体细胞异常部分,抹片检查的敏感度的确不如子宫外颈的鳞状上皮异常。以抹片检查当初的目的,本是为了发现子宫颈外颈鳞状上皮的异常,但在采样的细胞中,可能因为采样的方式或子宫颈细胞移行区位置的不良,玻片上缺乏子宫颈内颈的细胞,或是细胞检验师、细胞病理学家缺乏对子宫颈内颈腺状细胞在判读上的准确度,故在临床报道中,细胞病理学家在判读子宫颈内颈腺状细胞的准确度上,仅有 $45\%\sim76\%$。除此之外,人为判读的伪阴性率竟然可以达 $40\%\sim50\%$。在一个回溯性的研究中发现,约只有 1/3 在阴道镜下具有子宫颈内颈病变的患者,可以在抹片检查上出现疑似腺状上皮细胞异常的检查结果。

（四）人乳头瘤病毒和子宫颈腺癌的相关性

目前的流行病学研究已经发现人类乳头状瘤病毒和子宫颈腺癌之间有着非常密切的相关性。而人类乳头状瘤病毒的存在早已被证明是子宫颈腺癌的必备致病因子。整体说来,90%以上的子宫颈侵袭性腺癌为人类乳头状瘤病毒阳性,子宫颈原位癌的人类乳头状瘤病毒阳性率甚至接近 100%。在最近的 1 篇研究中已证实患者罹患子宫颈腺癌,查体检出人类乳头状瘤病毒存在的概率高达 97.5%。因为人类乳头状瘤病毒和子宫颈腺癌之间存在高敏感度,我们可以用来排除来自其他,或是转移到子宫颈上的腺癌,例如,转移到子宫颈上的子宫内膜腺癌、胃肠道腺癌等。子宫颈腺癌的查体,若是人类乳头状瘤病毒测试呈阴性,有学者认为这些腺癌并不是原发于子宫颈的腺癌,或许一开始可能就是诊断上的错误所造成。虽然这些腺癌以往常被认为是原发于子宫颈的腺癌,但事实上,或许这些腺癌从本质上来说是来自子宫内膜、大肠（结肠）或是原发于腹膜之上的腺癌。

人类乳头状瘤病毒第 16 型和第 18 型在子宫颈原位癌中的发现率可以达到 93.5%,子宫颈腺癌中发现率更高达 94.8%。根据对于特定型别的高危险群人类乳头状瘤病毒研究其子宫颈感染后发展成子宫颈腺癌的研究结果而言,第 18 型病毒存在时,患者罹患此疾病的危险倍数上升为 410 倍,第 16 型为 164 倍,第 59 型为 163 倍,第 33 型为 117 倍。除此之外,研究上亦与子宫颈腺癌密切相关的人类乳头状瘤病毒还有第 35 型、第 45 型、第 51 型和第 58 型。

子宫颈腺癌和高危险群的人类乳突病毒感染间的关联,经过近来的公共卫生研究后,依据子宫颈腺癌和子宫颈腺状鳞状细胞癌的不同,和高危险群人类乳头状病毒间的相对危险倍数,经过重新调整后的结果如下:第 16 型为 149（95% CI＝65～346）和 177（95% CI＝49～644）。第 18 型为 334（95% CI＝129～867）和 585（95% CI＝145～无穷大）。第 35 型为 28（95% CI＝3～279）

和 52(95％CI＝4～669)。第 45 型为76(95％CI＝20～293)和 34(95％CI＝3～380)。而和子宫颈腺癌完全无关的人类乳突病毒族群为：第 39、52、56、68、73 和 82 型。仅有 1 例患者是因为第 31 型人类乳头状瘤病毒感染所造成。

综合以上的数据，第 18 型的人类乳头状瘤病毒在造成子宫颈腺癌，亦或是鳞状腺癌上，有着密切与牢不可分的关系，这正是目前的人类乳突病毒疫苗所强调并且保护的部分，希望在疫苗普遍使用之后，可以降低因感染第 18 型病毒所引发的子宫颈腺癌与鳞状腺癌。

（五）子宫颈腺癌在病理学上的分类

子宫颈腺癌是子宫颈上皮性肿瘤的其中一种，原发性子宫颈腺癌是从子宫颈内颈的上皮所长出。其病理上的次分类尚可包括子宫内颈型黏液性癌、类子宫内膜型癌、透明细胞癌、浆液乳突型癌、间肾皮质癌、微移性腺癌及绒毛腺管状腺癌等。

1.子宫颈内颈黏液性癌

这是最常见的子宫颈腺癌种类，约占整体子宫颈腺癌的 80％。所具备的病理学特征和胃肠道所长出之腺癌极为相似，几乎在显微镜底下无法区分，且存在有杯状细胞。有时会因为这个特征，而无法区别是否由肠胃道转移而来。

2.类子宫内膜型癌

显微镜之下和子宫内膜癌里的类子宫内膜型癌相同特征。有时这型的肿瘤被认为是由子宫颈上的内膜异位组织所长出，甚至有人认为此种类型的子宫颈腺癌根本就是子宫内膜癌转移到子宫颈形成。目前可以考虑使用人类乳头状瘤病毒的脱氧核糖核酸（HPV DNA）检测来区分这种难以界定的子宫颈癌，子宫颈癌一般 HPV DNA 呈现阳性，而子宫内膜癌一般呈现阴性。

3.透明细胞癌

这是和卵巢清亮癌、子宫内膜清亮细胞癌及阴道清亮细胞癌具备相同细胞类型的子宫颈癌。病理学上的特征：嗜伊红性的细胞质、腺体状的构造和图钉状的细胞。

4.乳突浆液性癌

这是一种和子宫内膜浆液乳头突状癌或卵巢浆液性低度恶性瘤具有相同病理学特征的子宫颈癌。一般而言，浆液乳突性细胞癌不论出现在子宫内膜癌、或出现在卵巢上，都是比较恶性度高的肿瘤。原发性的浆液乳突性子宫颈癌会出现不正常的 P53 蛋白增加的现象，因此比起传统的子宫颈癌，一般仍认为是恶性度较高的癌症。

5.间皮肾细胞癌

这是非常少见的一种细胞型，此种肿瘤细胞是由子宫颈上残余退化不全的中肾管上皮长出。目前世界上仅有约 40 个案例。关于这种肿瘤的预后因子、最适当的治疗方式目前因案例太少，暂无法有详尽的认识。目前有些专家认为此种肿瘤的恶性度并不高、肿瘤较不活化，然而，还是曾有人观察到此种细胞型的子宫颈癌合并多发的远处转移复发、疾病快速恶化的案例。统计上而言，复发时间是在治疗后的 2.1 年（中位数）及 3.6 年（平均数），且绝大多数的患者一旦复发，不论如何治疗，均会在 1 年内死亡。

6.微移性腺癌

这是一种高度分化且极罕见的子宫颈腺癌（占所有子宫颈腺癌 1％以下），一般而言，患者通常会分泌大量的子宫颈黏液，然而却合并正常的阴道镜检查结果。病理学上可以发现在子宫颈腺体的底层藏有黏液分泌细胞，并常有子宫颈基质被侵犯的现象。由于不易于抹片中及内诊之下发现，一般在发现之时，通常是患者接受子宫颈圆锥状切除或子宫切除之后才偶然被发现。临床上,此种肿瘤归于恶性度较高的肿瘤。

7.绒毛腺体型腺癌

这是一种分化良好的子宫颈腺癌,预后极佳。世界各地的报道均呈现极低的复发率与极高的治愈率。

(六)子宫颈腺癌的治疗

子宫颈腺癌占子宫颈癌的比率仅有 1/5 左右,为数较少的子宫颈腺癌和数目较多的子宫颈鳞状上皮癌之间,虽然有许多不尽相同之处,然而,为了真正了解这类患者的危险因子、有效的治疗方式、转移的可能及预后,大规模研究常常必须包括子宫颈腺癌与鳞状腺癌的患者,而使得纯粹子宫颈腺癌的分析统计受到限制。也因为案例数量的不足,统计与预后因子的探究十分困难。在 2010 年最新的子宫颈腺癌的治疗回顾文献上,目前已有最新的整理结果可供治疗上参考。

目前子宫颈腺癌的标准治疗和子宫颈鳞状上皮癌的治疗准则是完全相同的。早期的子宫颈腺癌患者(FIGO 分期 $I_{A1} \sim I_{B1}$,II_{A1}),倾向于手术切除治疗。而早期巨大肿瘤(FIGO 分期 I_{B2} 或 II_{A2})或是局部晚期肿瘤(FIGO 分期 $II_B \sim IV_A$)放射线照射协同化疗仍为首选的治疗。远处转移的子宫颈癌(FIGO 分期 IV_B)则必须接受化疗。针对分期的不同,详细说明如下。

1.早期的子宫颈腺癌患者(FIGO 分期 $I_{A1} \sim I_{B1}$,II_{A1})

I_{A1} 期的腺癌或原位癌患者、经过特别挑选下,可以选择生育保留的手术方式(如子宫颈切除手术)。可是这类的患者若是已经不再需要生育,仍然建议单纯性的子宫切除手术。治疗 I_{A2} 期以上患者的共识是,患者如果经由仔细筛选之后,根除性子宫切除手术仍然是第一选择。而如果手术之前已经经由影像学检查确认(或怀疑)有淋巴结转移的可能时,化疗协同放射线治疗无可避免地就一定成为首选治疗方式。化疗协同放射线治疗可以用于不适合接受手术的患者的首选治疗。至于早期子宫颈腺癌患者在接受手术后,再给予放射线照射来预防疾病的复发是否可行,根据 2010 年实证医学数据库对于早期子宫颈腺癌的治疗方式所做的系统性回顾,曾提及一个随机性病例研究上有大多数接受手术治疗的患者在术后接受了纯粹的放射线治疗(非放射线照射协同化疗),然而却得到了极多的并发症。目前的研究,普遍认为放疗协同化疗的疾病局部控制率较传统纯粹的放疗为佳。依照目前情况,因为影像诊断技术日新月异,例如,使用磁共振摄影,或正电子计算机断层照影,往往都有助于找出及选择出没有淋巴结转移的早期腺癌患者来接受手术治疗,以此避免因为手术加上术后放疗对患者造成的双重伤害。

2.早期巨大肿瘤(FIGO 分期 I_{B2} 或 II_{A2})

使用每周注射卡铂的化疗协同放疗依然是最佳的选择,这些患者若选择根除性子宫切除手术,不可避免的,约 20% 的患者会因为病理上存在危险因子而需要术后的放疗。如上所述,双重治疗所造成的并发症一向较多。然而临床上常认为这种巨大的腺癌有放射线抵抗性,放疗的肿瘤反应一向较差,此部分仍待临床统计的证据证明。

3.局部晚期型或晚期的子宫颈腺癌

治疗方式将比照一般的子宫颈鳞状上皮癌,每周注射卡铂的化疗协同放疗为最佳的治疗方式。

4.远处转移的子宫颈癌(FIGO 分期 IV_B)

此种患者则必须接受化疗。目前,因为化疗在子宫颈癌上扮演的角色并不显著,鼓励这类患者加入临床化疗药物研究、针对其症状给予缓和治疗、或处理其疾病所造成的并发症,提升患者生活质量,才是重点。

5.复发的子宫颈腺癌

一般而言这类的患者存活率极差,治疗的方式应该要个别化,并依照复发的部位不同或视之前的治疗不同而不同。

(七)子宫颈腺癌的预后

绝大多数的临床统计研究都发现,子宫颈腺癌和子宫颈鳞状上皮癌之间的预后并没有太大的差别。然而一些比较小型的研究指出,腺癌的预后比其同分期的其他上皮性子宫颈癌来得差一些,例如,以 5 年存活率来说,Ⅰ期、Ⅱ期、Ⅲ期的 5 年存活率约为 84%、50%、9%。依照期数与期数相对的比较上,子宫颈腺癌的预后明显较鳞状上皮癌的患者差。

某些文献统计子宫颈癌 5 年的存活率,子宫颈腺癌的预后感觉上较鳞状上皮癌差 10%～20%。然而更进一步分析后发现,真正影响疾病预后的因素,还是应该和疾病本身的临床期别及淋巴结的转移有关。据统计的结果,愈大的局部肿瘤体积,也会使治疗的结果变差,可能的因素主要有以下几种。

(1)较大的肿瘤通常有比较多的淋巴结转移概率,淋巴结转移,一般在子宫颈癌的预后上,算是一个最重要的危险因子。手术中一旦发现有淋巴结转移,在手术后患者都必须接受放疗来控制淋巴结转移。然而,腺癌的患者出现淋巴结转移时,是一个会大大降低预后的重要因子,也就是有淋巴结转移的子宫颈腺癌,其预后变得相当差,主动脉旁淋巴结转移、远程转移(如肺部的转移)的概率大幅增加,也间接大幅下降了子宫颈腺癌患者的存活率。临床上观察,可以发现子宫颈腺癌有较多的子宫体下段肌肉层侵犯、卵巢转移的情形,也因此,腺癌常有跳跃病灶发生,且一旦有子宫肌肉层的侵犯或是子宫旁附属器的转移,也会大幅上升主动脉旁淋巴结转移的概率、甚至肺部、锁骨下淋巴结的远距离转移,对预后是相当不利的因素。早期的子宫颈腺癌,似乎有发生较多的远程转移情况,所以在安排腺癌患者的治疗时,全身性的筛检肿瘤可能的转移,将是非常重要的。

(2)在放疗中,较大的子宫颈腺癌一般为内缩性、桶状或向子宫体部内侧侵犯的形式出现,对放射线的照射上,近接治疗穿透肿瘤的深度有限、肿瘤中较多的缺氧细胞也造成了子宫颈腺癌的临床放射线抵抗性。相较之下,子宫颈鳞状上皮癌一般是向外长出的形式,较容易接受到近接治疗的照射而治愈。对于放疗,同时治疗 FIGO 分期 Ⅰ$_{B2}$ 和 Ⅱ$_{A2}$ 的患者,也就是肿瘤大小＞4 cm 的子宫腺癌和鳞状上皮癌,可以发现虽然两者的局部疾病控制率相差无几,可是腺癌患者的病死率明显较高,追根究底,或许和腺癌细胞的淋巴结转移率较高有关。

(3)腺癌预后较差的因素或许是统计的问题:有一部分的统计研究将鳞状腺癌纳入子宫颈腺癌的族群中加以统计,发现腺癌这组的预后比起鳞状上皮癌差。可是,或许因为鳞状腺癌的预后远较鳞状上皮癌和非鳞状腺癌的一般腺癌来得差,因此才有这种统计的差异存在。若是腺癌剔除鳞状腺癌这组后,其实一般腺癌与鳞状上皮癌的预后,在没有淋巴结转移的基础之上,是相差不多的。

(八)结论

子宫颈腺癌是一种特别的子宫颈癌,不但没有因为公共卫生政策的普及、抹片筛检的增加而减少,近年来反而有患者人数逐渐上升与患病年龄年轻化的趋势。也因为预后较一般鳞状上皮癌略差,因此,积极的预防和治疗非常重要。除了一般常知的安全性行为外,人类乳头状瘤病毒疫苗的出现,将对于预防这种因为高危险群人类乳头状瘤病毒(第 16、18 型)所引起的疾病,将有莫大的帮助。

（张利荣）

第八章

妇科疾病的中医辨治

第一节 痛 经

凡在经期或经行前后出现周期性小腹疼痛,或痛引腰骶,甚至剧痛晕厥者,称为痛经,亦称"经行腹痛"。

汉代张仲景《金匮要略·妇人杂病脉证并治》曾有本病的相关描述,如"带下,经水不利,少腹满痛,经一月再见"。隋代巢元方《诸病源候论》立有"月水来腹痛候",已将本病作为一个独立病症进行论述。宋代以后,对本病的论述日臻完善,如宋代陈自明《妇人大全良方》说:"妇人经来腹痛,由风冷客于胞络冲任,……用温经汤。"简要阐述了本病的病因和治法。而明代张景岳《景岳全书·妇人规》则认为:"经行腹痛,证有虚实。实者或因寒滞,或因血滞,或因气滞,或因热滞;虚者有因血虚,有因气虚。然实痛者多痛于未行之前,经通而痛自减;虚痛者多痛于既行之后,血去而痛未止,或血去而痛益甚。大都可按可揉者为虚,拒按拒揉者为实。"张氏不仅较为详细地归纳了本病的常见病因,且提出了据疼痛时间、性质、程度"辨虚实之大法",对后世临证多有启迪。至清代,很多妇科专著,在此基础上又有所发展,如《医宗金鉴·妇科心法要诀》指出,痛经有寒、热、虚、实之不同,应加鉴别。其后《傅青主女科》认为痛经涉及肝、脾、肾三脏,病因主要有肝郁、寒湿、肾虚。治疗有解郁、化湿、补肾三大方法,并分别立宣郁通经汤、温脐化湿汤、调肝汤等,这些方剂今天仍为妇科临床所常用。

西医学将痛经分为原发性痛经和继发性痛经。原发性痛经又称功能性痛经,是指生殖器官无器质性病变者;继发性痛经则是由于生殖器官器质性疾病,如子宫内膜异位症、子宫腺肌症、盆腔炎、子宫发育异常、子宫过度前曲或后倾、宫颈狭窄、膜样排经等所导致。原发性痛经以青少年多见,继发性痛经则常见于育龄期妇女。本节讨论的痛经,包括西医学的原发性痛经和继发性痛经。

一、病因病机

痛经一证有情志所伤、起居不慎、六淫伤害等不同致病因素。在经期、经期前后特殊的生理状态下,受到上述致病因素的影响,导致冲任瘀阻或寒凝经脉,使气血运行不畅,胞宫气血流通受阻,"不通则痛";或冲任胞宫失于煦濡,"不荣则痛"。其病位在冲任、胞宫,病变在气血,表现为痛证。其所以随月经周期发作,是与经期及经期前后气血变化有关。经期或经期前后,血海由满盈而外溢,气血盛实而骤虚,冲任胞宫气血变化较平时急剧,致病因素乘时而作,即可发生痛经。其常见病机有气滞血瘀、寒湿凝滞、湿热瘀阻、气血虚弱、肝肾亏损等。

(一)气滞血瘀

平素性情抑郁或恚怒伤肝,肝郁气滞,血行失畅,瘀滞冲任;或因经期产后(包括堕胎小产),余血内留,蓄而成瘀,经行之际气血下注冲任,胞脉气血壅滞更甚,"不通则痛",于是发为痛经。诚如《张氏医通》所云:"经行之际……若郁怒则气逆,气逆则血滞于腰腿心腹背肋之间,遇经行时则痛而重。"

(二)寒湿凝滞

经期产后,感受寒邪,或过食寒凉生冷,或久居寒湿之地,寒湿客于胞中,与血相搏,以致气血凝滞不畅,临经气血下注,胞宫胞脉气血更加壅滞,而为痛经,此亦"不通则痛"。

(三)湿热瘀阻

素体温热内蕴,或经期产后,摄生不慎感受湿热,与血相搏,流注冲任,蕴结胞中,当经前经期气血下注之时,胞宫胞脉气血壅滞更甚,致使经行腹痛。

(四)气血虚弱

素体虚弱,气血不足;或大病久病,耗伤气血;或脾胃虚弱,化源匮乏,气血不足,经后冲任气血愈虚,不能濡养胞宫、胞脉,故使痛经,此所谓"不荣作痛"。《宋氏女科秘书》所说"经行后作痛者,气血虚也,治当调养气血",即指此类病证。

(五)肝肾亏损

先天肾气不足,或房劳过度,或多次堕胎小产,伤及肝肾,导致精血亏虚,冲任不足,经后血海愈加空虚,胞宫、胞脉失养,"不荣则痛",因而痛经。故《傅青主女科》谓:"妇人有少腹疼于行经之后者,……是肾气之涸。"

综上所述,痛经的发病机理主要是气血失调,经脉不利。病位主要在冲任二脉、胞宫,与肝肾有关。病性有实有虚。虚者,主要因气血虚弱、肝肾亏损而起;实者主要由气滞血瘀、寒湿凝滞、湿热瘀阻所致。各种致病因素可单独成因,也可相兼为病,临证常见相互转化。发作时实证多虚证少,非发作期有实有虚,也有虚实夹杂者。

二、诊断要点

(一)病史

经行腹痛,随月经周期而发作。

(二)症状

经期或经行前后小腹疼痛,痛及腰骶,甚则晕厥。好发于青年未婚女子。

(三)检查

1.腹部触诊

腹软,一般无反跳痛。

2.妇科检查

功能性痛经者,妇科检查多无阳性体征,部分患者可有子宫极度屈曲或宫颈口狭窄。子宫内膜异位症多有痛性结节,子宫粘连、活动受限,或伴有卵巢囊肿;子宫腺肌症的患者子宫多呈均匀性增大,局部有压痛;慢性盆腔炎有盆腔炎症的征象。

3.辅助检查

基础体温测定呈双相曲线;血清前列腺素测定显示有异常增高;超声检查原发性痛经多无盆腔器质性病变;腹腔镜、子宫输卵管碘油造影、宫腔镜检查有助于明确痛经的原因。

三、鉴别诊断

(一)辨明原发性痛经与继发性痛经

原发性痛经多见于初潮后及青年未婚未育的女性,妇科检查无明显生殖器官器质性病变;继发性痛经多发于已婚或经产妇,以子宫内膜异位症引起者为多见。鉴别明确,有助于针对病因治疗。

(二)与异位妊娠相鉴别

若患者有短暂停经史,又见腹痛、阴道流血,应与异位妊娠鉴别。异位妊娠多有停经史和早孕反应,妊娠试验阳性;B超检查可见子宫腔外有孕囊或包块存在;后穹隆穿刺或腹腔穿刺阳性;内出血严重时,患者有休克、血色素下降。痛经可出现剧烈的腹痛,但无上述妊娠征象。

(三)与胎动不安相鉴别

胎动不安也有停经史和早孕反应,妊娠试验阳性。妇科检查,子宫体增大如停经月份,变软,B超检查可见子宫腔内有孕囊和胚芽,或见胎心搏动。痛经无停经史和早孕反应,妊娠试验阴性,妇科检查及B超也无妊娠征象。

痛经还须与发生在经期或于经期加重的内、外、妇诸科引起腹痛症状的疾病如急性阑尾炎、结肠炎、膀胱炎、卵巢囊肿蒂扭转等鉴别。尤其是患者疼痛之性质、程度明显有别于既往经行腹痛征象时,或腹部见肌紧张或反跳痛体征者,更需审慎,注意详问病史,结合妇科检查及相关辅助检查,作出诊断与鉴别。

四、辨证

痛经主要依据临床表现,结合疼痛性质及月经情况进行辨证。①首先辨痛经发生的时间:一般而言,痛在经前或经期,多属实证;痛在月经将净或经后,多属虚证。②继辨疼痛的性质、程度:若为隐痛、喜揉喜按者属虚;掣痛、绞痛、刺痛、拒按者属实;灼痛得热反剧属热,冷痛得热痛减属寒;痛甚于胀,持续作痛为瘀;胀甚于痛,时痛时止属气滞。③再辨痛之部位:痛在少腹多属气滞,病在肝;痛在小腹多与血瘀有关;若痛及腰脊多病在肾。④最后辨经量、经色、经质:经行不畅,色暗有块,块下痛减者为血瘀;经色淡、质稀为气血虚弱;经色深红、质稠多为湿热壅滞。此为辨证之大要,临证需结合兼症、舌脉及体质因素和病史,综合分析、详细审辨。

(一)气滞血瘀

证候:经前或经期小腹胀痛拒按,或伴乳胁胀痛,经血量少不畅,色紫暗有块,块下痛减,舌质紫暗或有瘀点,脉沉弦或涩。

分析:肝郁气滞,冲任胞宫气血瘀滞,经行之际气血下注冲任,胞脉气血壅滞更甚,故经前或经期小腹胀痛拒按,经血量少,行而不畅;经血瘀滞,故色紫暗有块;块下瘀滞稍通,故腹痛暂减;肝气郁滞,经脉不利,故乳胁胀痛。舌紫暗或有瘀点、脉沉弦或涩为气血瘀滞之征。

(二)寒湿凝滞

证候:经行小腹冷痛,得热则舒,经量少,色紫暗有块,或见形寒肢冷,小便清长,苔白,脉细或沉紧。

分析:寒湿伤及下焦,客于胞中,气血凝滞不畅,故经行小腹冷痛;寒得热化,瘀滞暂通,故得热痛减;血被寒凝,行而不畅,因而经血量少,色暗有块;寒邪内盛,阻遏阳气,故形寒肢冷,小便清长。苔白、脉细或沉紧为寒湿凝滞之候。

(三)湿热瘀阻

证候:经前或经期小腹疼痛,或痛连腰骶,或感腹内灼热,月经量多质稠,色鲜红或紫,有小血块,或伴小便短赤,带下黄稠。舌质红,苔黄腻,脉滑数。

分析:湿热蕴结冲任,气血失畅,经期气血下注冲任,胞宫、胞脉气血壅滞更甚,故经前或经期小腹疼痛,痛连腰骶,有灼热感;湿热伤于冲任,迫血妄行,故经量多,色鲜红或紫,质稠有血块;湿热下注,伤及带脉,则带下黄稠;湿热熏蒸下焦,故小便短少黄赤。舌红、苔黄腻、脉滑数均为湿热之象。

(四)气血虚弱

证候:经期或经后小腹隐痛喜按,经行量少质稀,形寒肢疲,头晕眼花,心悸气短。舌质淡,苔薄,脉细无力。

分析:气血本虚,经行后冲任气血更虚,胞宫、胞脉失养,故经期或经后小腹隐痛喜按;气血亏虚,冲任不足,血海不充,故经量少,色淡质清稀;气血亏虚,不能上荣头面、温养四肢,故形寒肢疲,头晕眼花;血虚心神失养,故心悸气短。舌淡、苔薄、脉细弱均为气血虚弱之象。

(五)肝肾亏损

证候:经期或经后小腹绵绵作痛,经量少,色红无块,腰膝酸软,头晕耳鸣。舌淡红,苔薄,脉细弦。

分析:肝肾亏损,精血不足,行经之后,血海空虚,胞脉失养,故经期或经后小腹绵绵作痛;精亏血少,故经行量少,色红无块;肾虚精亏,清窍失养,故头晕耳鸣;腰为肾之府,膝为筋之府,肝肾亏虚,则腰膝酸软。舌淡红、苔薄、脉细弦为肝肾亏损之征。

五、治疗

(一)中药治疗

1.气滞血瘀

治法:理气行滞,化瘀止痛。

处方:膈下逐瘀汤。

方中香附、乌药、枳壳、延胡索行气止痛;五灵脂、当归、川芎、桃仁、红花、赤芍、丹皮活血化瘀;甘草调和诸药。痛甚,加血竭化瘀止痛;恶心呕吐,加吴茱萸、半夏、陈皮和胃降逆;若肝郁化热,见口苦、经质黏稠者,加夏枯草、栀子清泻肝火。

另外,可选用益母草膏,每次 10 g,每天 3 次。

2.寒湿凝滞

治法:温经散寒,化瘀止痛。

处方:少腹逐瘀汤。

方中官桂、干姜、小茴香温经暖宫;当归、川芎、赤芍活血祛瘀;蒲黄、五灵脂、没药、延胡索化瘀止痛。诸药合用,可温经散寒,活血祛瘀,使寒散血行,冲任、子宫血气调和流畅,自无疼痛之虞。若痛甚而厥、冷汗淋漓者,加附子、细辛回阳散寒;冷痛甚者,加艾叶、吴茱萸、沉香行气止痛;带多湿重者,宜加苍术、茯苓、薏苡仁以散寒除湿;恶心呕吐者,去没药,加藿香、半夏、陈皮和胃降逆。

若伴神疲气短、面色无华、痛欲呕恶、舌淡、脉沉等症,可用温经汤益气养血、温阳散寒。

另外,可选用痛经丸,每次 6~9 g,每天 1~2 次。

3.湿热瘀阻

治法:清热利湿,化瘀止痛。

处方:清热调血汤加车前子、薏米、败酱草。

方中黄连清热燥湿;牡丹皮、生地黄、白芍清热凉血,当归、川芎、桃仁、红花、莪术活血化瘀,延胡索、香附行气活血止痛,车前子、薏苡仁、败酱草以清热除湿。诸药合用,清热利湿,化瘀止痛。若经量多或经期长者,去莪术、川芎,酌加地榆、槐花、黄芩凉血止血;带下黄稠者,加黄柏、土茯苓、椿白皮清热除湿止带;若湿浊不化,口腻纳少,加佩兰、藿香、神曲等芳香化湿。

4.气血虚弱

治法:益气养血,调经止痛。

处方:圣愈汤加鸡血藤、桂枝、艾叶、甘草。

方中人参、黄芪补气生血,熟地、白芍、当归养血和血,川芎、鸡血藤、桂枝、艾叶温经止痛,炙甘草和中缓急。全方共奏补气养血、温经止痛之功。若腰酸不适,加菟丝子、杜仲补肾壮腰;纳呆、脘腹痞闷者,加木香、砂仁行气醒脾;疼痛明显者,加延胡索以行气止痛;精血虚甚者,加菟丝子、山茱萸、枸杞子补养精血。

另外,可选用八珍益母丸,每次 9 g,每天 2 次。

5.肝肾亏损

治法:补益肝肾,养血止痛。

处方:调肝汤加黄芪、熟地。

方中巴戟天、山茱萸补肾益精,当归、熟地黄、阿胶滋肝养血,黄芪、山药补脾生血,白芍、甘草缓急止痛。诸药合用,共奏调肝补肾、益精养血、缓急止痛之效。腰骶酸痛,加菟丝子、桑寄生、杜仲补肾强腰;经血量少、色暗,加鹿角胶、枸杞子滋阴养血填精;头晕耳鸣,健忘失眠,酌加枸杞子、制何首乌、酸枣仁、柏子仁养血安神;夜尿多,小便清长者,加益智仁、桑螵蛸、补骨脂补肾固涩。若属先天不足,发育不良者,可选加减苁蓉菟丝子丸以益气养血、补肾益冲。

另外,可选用六味地黄丸,每次 9 g,每天 2~3 次。

(二)针灸治疗

基本处方:关元、三阴交、地机、次髎。

关元属任脉经穴,为任脉与足三阴经交会穴,可温经散寒、行气活血、补益肝肾、调补冲任;三阴交为肝、脾、肾三经交会之处,可调理全身气血;地机是足太阴脾经郄穴,为血中之气穴,可调血通经止痛;次髎可调气活血,为治疗痛经的经验效穴。

加减运用:气滞血瘀,加合谷、太冲,诸穴均用泻法,以调气活血,通经止痛;寒湿凝滞,加水道,诸穴均用补法,并加灸法,可达散寒除湿、温经止痛之效;湿热瘀阻,加中极、行间,诸穴均用泻法,以清湿热;气血虚弱,加足三里、血海、脾俞、气海,诸穴均用补法,可加灸法,以补气血,益冲任;肝肾亏损,加肾俞、肝俞、足三里,诸穴均用补法,以补肝肾,益精血,精血充沛,胞脉得濡而痛经可除。

痛经的治疗时间,一般宜在经前 3~5 天开始,连续 3 个周期以上,平时应针对病因调理。

另外可选用:①耳针,取内分泌、神门、内生殖器、交感、肾,每次选 2~3 穴,留针 15~30 分钟,留针期间,捻转 1~3 次,也可用耳穴埋针、耳穴贴压法;②穴位注射疗法,取关元、中极、三阴交、足三里、肾俞、次髎,每次选 2～3 穴,用当归、丹参、红花注射液或 0.25％普鲁卡因注射液、维生素 B$_{12}$注射液,每穴注药 1～2 mL,每天 1～2 次;③灸法,取关元、气海、子宫,艾条灸,每穴 10～20 分钟;④腕踝针,取双下,留针 20～30 分钟,也可固定后留针 1～2 天。

(李彦俐)

第二节 闭 经

　　温带地区,女子年逾 18 岁,月经尚未初潮;或月经周期已正常建立,又连续中断 6 个月以上,排除生理性停经者,称闭经。前者称原发性闭经,后者称继发性闭经。妊娠期、哺乳期、绝经期停经,属生理性停经,不属闭经范畴。有的少女初潮后两年内月经未能按时而至,或有的妇女由于生活环境突然改变,偶见一、两次月经不潮,又无其他不适者,可暂不作病论。本节所言闭经包括了中枢神经、下丘脑、垂体前叶、卵巢、子宫的功能性或部分器质性病变所引起的月经闭止。至于先天性发育异常,如无子宫、无阴道、无卵巢或处女膜闭锁等器质性病变所致闭经,非药物治疗所能奏效,不属本节讨论范围。

　　中医学对闭经的认识大约可划分为四个阶段。第一阶段为医学创始时期至隋代,此阶段主要是对病因病机探索。《黄帝内经》许多章节对闭经原因进行论述,认识到闭经可由纵欲、大脱血、心理失调等因素,导致心、脾、肝、肾功能紊乱而引起,还提出了"以四乌贼骨-芦茹丸"治疗血枯经闭。东汉张仲景《金匮要略》提出,闭经是"妇人之病,因虚、积冷、结气为诸经水断绝"。隋巢元方《诸病源候论》指出,血枯是由于"劳伤血气""劳伤过度""唾血、吐血、下血"。

　　第二阶段为唐宋金元,主要是对治疗的探讨,各医家根据自己实践经验,独树治疗风格,总结出仍适用于今天临床的验方。唐代孙思邈仅《备急千金要方》便列举了治疗闭经的药方 31 首。宋陈自明的《妇人大全良方》对闭经从病因、病机至辨证治疗做了较为系统的综合,他认为养气益血才是治疗的根本,批评有些医家盲目使用活血通经药,"譬犹索万金于乞丐之人,虽捶楚并下,不可得也。但服以养气益血诸药,天癸自行。"

　　金元时期四大家对闭经的认识及治疗上都有独特之处。刘河间在"河间六书"把闭经的原因也主要归结于"火"。张子和把吐、下法用于治疗闭经。如用吐法,"妇人月事不来,室女亦同,心火盛,可用茶调散吐之"。如用下法,"妇人月事沉滞,数月不行……急宜服桃仁承气汤加当归,大作剂料服,不过三服立愈"。李东垣《东垣十书》提出经闭有三,把脾胃久虚列为首要原因。朱丹溪对闭经的治疗并不拘泥于养阴,主张"治宜生血补血""宜调心气,通心经"。并首次提出痰阻经乃"躯脂满闭经,治以导痰汤加黄连、川芎"。

　　第三阶段,明代,是总结提高阶段。明李梴在《医学入门》中,把错综复杂的闭经病因病机统分虚实两类。概括"凡此变证百出,不过血滞与枯而已",并进一步拟定治疗原则,血滞经闭或推陈出新,或清之宣之,或开郁行气等法;而血枯经闭,则列举补中益气、十全大补之类。张景岳的《景岳全书·妇人规》以虚实为纲,把闭经分血枯与血隔两类,指出"阻隔者,因邪气之隔滞,血有所逆也。枯竭者,因冲任之亏败,源断其流也"。强调对血枯治疗,"欲其不枯,无如养营;欲以通之,无如充之"。并注重冲任亏败、肾气虚弱在闭经病理环节中的作用。

　　第四阶段,清代,为继续发展阶段。傅青主的《傅青主女科》明确提出"肾气本虚,又何能盈满而化经水外泄耶"。叶天士对闭经重奇经八脉,冲任用药上主张用血肉有情之品;重精神因素,善于调肝,怡悦情怀;重调脾胃,采用"扶持中土,望其加谷";充分认识干血痨的严重性,并认为"极难调治";还提出血蛊闭经。

一、主要病机

月经正常来潮是肾气盛、天癸至、任脉通、冲脉盛、胞宫出纳精气的完整生理过程。这过程以肾气盛、天癸至为根本,以脏腑气血为基础。因此,凡是引起肾、冲任、胞宫本身功能下降,或破坏它们之间功能协调,都可产生闭经。

闭经的病理机制虽然复杂,但概括起来可分虚实两类。

虚者多由于精亏血枯,无经可下。可由于先天禀赋不足、多产房劳、哺乳过久,或可由于脾胃虚弱生化不足,也可由于劳瘵引致肺燥阴伤,中焦虚火引致津枯,失血引致血枯,上述诸种因素若导致肾气虚、肾精亏、天癸不至或至而不充、血海空虚、任脉不通、冲脉不盛,则胞宫无经可下,而产生闭经。

实者多由于阻滞血隔,经行受阻。如感受风冷,寒凝血滞;忧愁郁怒、气机郁结;躯肥脂满,痰湿壅塞;症瘕积聚,瘀血内阻等,导致肾郁而开合失司、天癸不至、冲任阻滞、胞宫闭塞,产生闭经。

虚实两类在一定条件下可发生转化,或兼杂而见。

现代研究表明,引起闭经的原因有全身性疾病、下丘脑-垂体两者功能失调或器质性病变、卵巢功能失调或器质性病变、子宫性、药源性及其他内分泌功能紊乱等。

全身性疾病:主要有营养不良、慢性消耗性疾病、结核、糖尿病等。

下丘脑闭经:可有功能性和器质性两大类。功能性的可由特发性因素、精神神经因素及运动、体重等引起的;器质性有退行性损害、肿瘤、脑膜炎、脑炎等。

垂体性闭经:垂体前叶器质性病变或功能失调,如西蒙-席汉综合征、垂体肿瘤等。

卵巢性闭经:先天性卵巢发育不全或缺如,如 Turner 综合征;卵巢早衰,卵巢组织破坏及卵巢肿瘤等。

子宫性闭经:子宫发育不良、幼稚型子宫、子宫内膜遭受严重破坏或严重感染、子宫腔粘连等。

其他内分泌功能紊乱:肾上腺皮质功能失调、甲状腺功能失调及糖尿病性闭经。

此外,尚有高催乳素血症及多囊卵巢综合征亦可出现闭经。

二、诊断与鉴别诊断

(一)诊断要点

闭经的诊断依据是女子年逾 18 周岁,月经尚未初潮;或女子已行经而又中断 6 个月以上,排除了妊娠期、哺乳期、绝经期等生理性停经。诊断并不很困难,但要确定引起闭经的原因、病变的部位及诊断程序却有一定难度。因此,在诊断时既要注意闭经的出现,又要观察全身症状;既要进行一般的妇科检查,又要进行特殊的辅助检查。并且在检查过程中要注意循序渐进,探本求源的顺序。

1.病史

(1)月经史:有无初潮,初潮时间,月经期、量、色、质的状况,本次停经时间,伴随停经所出现症状。

(2)孕产史:有无流产史,流产过程的异常情况;有无生育史,过程是否顺利,出血多寡;有无避孕及避孕措施等。

（3）既往史：身体生长发育过程，如营养状况，有无罹患过某些急慢性疾病，如结核、糖尿病；接受过哪些药物治疗，有无精神刺激、环境改变及工作学习紧张等诱因。

2.临床表现

注意下腹部有无周期性进行性胀痛，有无择食、恶心、晨吐等早孕反应，有无溢乳、头胀痛、视力障碍等症状。

3.检查

（1）全身检查：注意第二性征发育表现，精神、营养状况，身高、体重、四肢躯干比例、五官生长特征、毛发分布、有无畸形，乳房发育及挤压乳头有无溢乳，颈部及腹股沟有无肿块等。

（2）妇科检查：注意外生殖器发育是否正常，阴道是否通畅、黏膜色泽性状；子宫大小，有无压痛，活动度如何；附件有无包块结节，包块性状与邻近器官的关系等。

4.辅助检查

检查原则应由简及繁，由易及难，由一般到特殊。

（1）子宫功能检查：主要了解子宫、子宫内膜状态及功能。

药物撤退试验：先作孕激素试验，若阴性反应，应进一步作雌激素试验。

诊断性刮宫：刮取子宫内膜作病理学检查，可了解子宫内膜对卵巢激素的反应，刮出物同时可作结核菌培养。

子宫输卵管碘油造影：用以诊断生殖系统发育不良、畸形、结核及宫腔粘连等病变。

子宫镜检查：诊断有无宫腔粘连，可疑结核病变，应常规取材送病理学检查。

（2）卵巢功能测定：通过基础体温测定、阴道脱落细胞检查、宫颈黏液结晶检查、血甾体激素测定，可了解体内性激素水平，从而提示卵巢功能是否正常，有无衰竭等。

（3）垂体功能检查：若雌激素试验阳性提示患者体内雌激素水平低落，为确定原发病因在卵巢、垂体或下丘脑，需做以下检查。

血 FSH、LH、PRL 放射免疫测定：了解垂体功能，及提示引起卵巢功能减退的原因可能在垂体或下丘脑。

垂体兴奋试验：将 LHRH 静脉注射后，用放射免疫法测定 LH 含量，通过 LH 值变化，区别下丘脑或垂体病变。

（4）血清自身免疫抗体测定：最近有报道用 ELISA（enzyme linked immunsorbent assay）方法测定抗卵巢抗体、抗 FSH 受体抗体、抗甲状腺抗体，以协助诊断卵巢早衰及其原因。

5.影像学检查

为确定蝶鞍区占位病变，往常行头颅侧位 X 线摄片，现用电子计算机断层扫描（CT），或磁共振成像（MRI），以诊断空泡蝶鞍、垂体微小腺瘤等。

6.其他检查

疑有先天性畸形者，应进行染色体核型分析及分带检查。考虑闭经与甲状腺功能异常有关时测定血 T_3、T_4、TSH。闭经与肾上腺功能有关时可作尿 17-酮、17-羟类固醇或血皮质醇测定。

（二）鉴别诊断

隐经是体内有正常性周期变化，但由于下生殖道先天性异常或后天性损伤而出现阴道阻塞，经血不能外流；常见于处女膜闭锁、阴道横隔或子宫粘连综合征等。隐经常伴有周期性下腹痛，药物撤退性试验阴性，但基础体温测定、宫颈黏液结晶检查及阴道脱落细胞涂片检查，均显示卵巢功能正常。可在反复人工流产或刮宫术后出现闭经。

三、因证辨治

引起闭经原因颇为复杂,证候繁多,可分虚实两纲,虚证多由于肾虚、气血亏损、阴虚血燥,实证多由于气滞血瘀、痰湿阻滞。

辨证要点:从病因辨,虚证多由于先天不足,或后天失调,久病伤身,气血精津液耗损。实证多由于外界环境刺激,精神抑郁,或病理产物壅塞。从全身症状辨,虚证多见形体单薄,全身羸弱,气血虚衰,脏腑功能低下。实证多见形体壮实。从闭经病程辨,虚证常见月经后期、稀发、量少、色淡质薄而渐闭止的病理过程。实证多是月经突然闭止。

治疗闭经总则为通补兼施,视其虚实而选择重补轻通,重通轻补,先补后通或先通后补。治疗程序为先审其病因,继而审其病位,再审其虚实,一般而论,虚证宜补而通之。首用补法,待补到一定程度,病者感腹胀腰酸、乳房胀、白带多而稠时,再把握时机,寓通于补,适当加入活血通经药物,可望经血来潮。实证宜通而调之;首审其病因病机而渐消症结。但亦要寓补于通,切忌滥用通破,适当加入补益之品。否则,不仅不能通经,反而易耗伤气血,使病情更加复杂。

(一)肾虚证

病因病机:肾气为月经来潮原动力,如先天禀赋不足,或幼时多病,身体羸弱,肾气未能按时充盛化生天癸,天癸未能按时而至,任脉不通,冲脉不盛,则月经迟迟未能来潮,称原发性闭经。或天癸曾至,而因身体诸脏病久及肾;或生活调摄失节,房劳过度,堕胎产密损伤肾气,天癸至而复止,冲任无由激发而月经停闭;或经来渐迟、量少,最终闭止。

主要证候:年逾 18 岁月经仍未至,或月经周期曾正常建立,而渐后期、稀发、色淡质稀而停闭。全身发育欠佳,第二性征较差,性欲低下。偏肾气虚者,尚见反应迟钝,面色苍黄无华或晦暗,表情呆滞,腰酸腿软,倦怠乏力,畏寒脚冷,尿多或夜尿;舌质淡、苔薄白或白滑,脉沉细。偏肾阴虚者,尚见五心烦热,午后潮热,头晕耳鸣腰酸,舌质红,苔白干,脉细数。

辨证依据:有先天发育不良及后天伤肾耗精病史;原发性闭经,或病程较长,可有经量渐少,经期延长以至停闭史,第二性征发育不良,性功能下降,头晕耳鸣,腰腿疲软;若兼见倦怠乏力,畏寒脚冷,尿多或夜尿,舌质淡,苔白滑,脉沉细为肾阳虚;若兼见五心烦热,午后潮热,舌质红,苔白干,脉细数为肾阴虚。

治法:补肾益精、养血调经。

方药归肾丸(见"月经先期"节)加鸡血藤、首乌。

偏肾阳虚者,加巴戟、紫河车、鹿角霜。偏肾精不足者,加阿胶、龟甲、生地黄、麦冬。服用一段时间后,若患者感腰酸、下腹胀、白带增多,加用四物汤及活血之品助其通经。

(二)气血亏损证

病因病机:引起气血亏损原因不外两途。一是失血过多,入不敷出;一是生化不足,无源无流。失血过多多见于长期慢性失血,或急性大出血,尤其多产、堕胎小产或产后出血,虫蛊耗血,血亏未能填充肾精,冲任血海无由充盈,精血亏少而致闭经。生化不足多由于饮食营养匮乏,血液生化无源;或因饮食劳倦损伤脾胃,运化失职未能化水谷精微为营血。仓廪薄,肾精乏源补充,天癸竭少,冲任不盈,血海不满,以致月经由后期量少而渐停闭。需注意的是,尽管月经主要成分是血,但月经是否停闭,经量多少与血液贫盛并不是简单正比关系,只有在气血亏损,殃及肾精之化生、天癸之至盛、血海之充盈时才会影响月经。

主要证候：大失血后，月经骤然停止。或经量渐少，色淡质薄，经来延期、稀发，以至停闭。身体羸弱，面色苍白无华，言语低微，动则气喘，头晕目眩，心悸健忘，失眠多梦，甚则毛发脱落不泽，肌肤干燥，乳房松软，性欲低下，阴道干涩，带下稀少。舌质淡，苔薄白，脉细无力。

辨证依据：有大失血、贫血及慢性消耗疾病病史；继发性闭经，大失血后月经骤停，或病程较长，有经量渐少，经期延长以至停闭，第二性征退化，面色不荣，头晕目眩，心悸气短，神疲乏力；舌质淡，苔薄白，脉细无力。

治法：益气养血，健脾补肾调经。

方药：人参养荣汤。白芍、当归、陈皮、黄芪、肉桂、人参、白术、甘草、熟地黄、五味子、茯苓、远志。

此型闭经虽由气血虚弱引起，但由于精生血、血化精，精血同源而互生，故亦有肾虚冲任不足之病理过程，因此，治疗时尚需加补肾益精之品，如淫羊藿、巴戟天、肉苁蓉、枸杞子等。若大失血后见毛发脱落，神志淡漠，阴道干涩，尤需添加补肾之品，如鹿茸、紫河车、鹿角霜等。服用一段时间后，若见诸证均见改善，白带增多，可适当加强活血补血类，如鸡血藤、丹参、益母草、川芎之类，旨在通经。此外，尚需审气血亏损之因而治之；因慢性失血者，宜止其血；因脾虚者，宜加强健脾；因虫积者，亦要治虫。

（三）阴虚火旺证

病因病机：可因劳瘵灼金或胃火消烁。若骨蒸潮热，火刑肺金，阴虚肺燥，金水不能相资，且虚火亦可直灼肾阴，肾精亏虚，无精化血，月经源流衰少而渐至不行。又因足阳明胃经乃水谷之海，冲脉之所系。若素体阴虚或病中消，胃火炽盛，灼烁煎熬，津液枯竭，中焦乏源取汁化气，冲任枯竭，不能化生月经而致月水不行。

主要证候：经来困难、量少、渐而闭止。骨蒸潮热、盗汗，五心烦热，咳嗽，唾血，咯血，口燥咽干，形体消瘦，气短喘促，甚则肌肤甲错，下腹胀满按之如揉面状，阴道干涩，白带干少。舌红苔少，脉细数。

辨证依据：有结核，或其他慢性消耗性疾病、内分泌功能紊乱病史；经来困难、量少、渐而闭止；第二性征退化，五心烦热，潮热盗汗，口干舌燥；舌红苔少，脉细数。

治法：养阴清热调经。

方药：加减一阴煎（生地黄、熟地黄、白芍、知母、麦冬、地骨皮、甘草）加黄精、丹参、枳壳。

骨蒸潮热甚者，加青蒿、鳖甲。咳嗽甚者，加川贝、百合、五味子。咯血、唾血者，加阿胶、白及。病程日久，病情严重者，加龟甲胶、鳖甲胶、桑椹子、女贞子。有月经征兆时，加牡丹皮、赤芍、茺蔚子以助通经。

（四）气滞血瘀证

病因病机：气郁血滞，忧愁恼怒，情怀不畅；或生活环境改变，机体尚难适应；或精神紧张等因素，令致肝气郁结，气郁及肾，肾郁不宣，天癸亦郁而难至。气为血帅，气机失畅，血滞不行，冲任受阻，经闭不通；亦可寒凝血瘀，经期产后，调摄失宜，感受寒凉，寒气客于血室，肾阳被郁，气乱血凝，冲任通盛受阻而致月水不下。

主要证候：常先见经来困难疼痛，先后不定期，后渐至停闭，或骤然闭经。精神抑郁，烦躁易怒，胸胁胀闷，喜叹息，下腹胀痛。或畏寒肢冷，下腹冷痛，得温则舒。舌紫黯有瘀点，脉沉涩或沉弦。

辨证依据：有精神刺激、生活紧张或生活环境突然变化、遇感风寒雨冷史；原发或继发性闭经,经闭骤然,或经来困难疼痛,先后不定期,渐至停闭;精神紧张,易于激惹,胸胁胀满,小腹胀痛,精神抑郁;舌质紫黯,脉沉涩或沉弦。

治法:理气解郁,温经活血。

方药:逍遥散。

气滞甚,加青皮、木香、香附。血瘀甚,加桃仁、红花,或改用血府逐瘀汤。偏寒凝,加桂枝、小茴香。若治疗一段时间,效果不著,月经未见复潮,则宜健脾理气调理,寓补于通。尤需注意的是,气郁者首重精神调养,注重心理因素,先解其郁。

(五)痰湿阻滞证

病因病机:饮食失节,劳倦内伤,脾阳不运,聚湿生痰;或肾虚气化不利,水液失调,停聚而致痰湿。痰脂湿浊蕴集子宫,胞脉不通,月事不来。此外,尚有症瘕积聚,血瘀阻滞,或手术损伤,经血通道闭塞不通而致闭经。

主要证候:月经后期量少而渐停闭。形体肥胖或四肢粗壮,呕恶痰多,胸脘满闷或面目浮肿,神疲倦怠,头晕目眩,带下量多而清稀。舌质淡,苔白滑,脉弦滑。

辨证依据:有寒凉刺激、饮冷伤脾史,原发或继发性闭经,闭经前可有后期量少而渐停闭过程;性欲下降,形体肥胖,神疲嗜睡,头晕目眩,胸闷泛恶多痰,带下量多;苔白腻,脉濡或滑。

治法:豁痰除湿,调气活血通经。

方药:苍附导痰丸。

究其痰湿壅滞,多与脾肾虚气化不良有关,是本虚标实。因此,兼脾虚者,加白术、党参、扁豆。除湿祛痰后,亦有必要佐入补肾治本,如菟丝子、补骨脂、仙茅、巴戟天、淫羊藿类。服药一段时间,见腰酸、下腹似有月经征兆时,加用川牛膝、鸡血藤、茺蔚子、益母草助其通经。

四、多种疗法

(一)心理疗法

医师主动热情关心患者,了解患者生活经历、个性特征和心理状态,分析引起闭经精神因素,引导患者克服精神障碍,解除精神负担,把心理治疗结合到各种治疗中去。

(二)西医疗法

1.人工周期疗法

适用于先天性卵巢发育不全、卵巢功能减退性闭经。

2.促排卵治疗

用于下丘脑、垂体性闭经。

3.溴隐亭应用

多用于高催乳激素血症伴垂体肿瘤。

4.皮质激素使用

对于卵巢早衰而血清自身免疫抗体阳性者,常用肾上腺糖皮质激素类药物,可给予可的松口服,每天 15～50 mg,或泼尼松,每天 5～10 mg,同时加用小剂量雌激素口服,如炔雌醇,每天 0.01～0.04 mg,或已烯雌酚,每天 0.5～1 mg,连服 3 周,停药 1 周后再开始新的周期,连续 3 个周期,有恢复排卵及妊娠报道,但亦有认为尚无肯定疗效,不宜长期服用。

(三)手术疗法

对于垂体腺瘤,仍主张用溴隐亭治疗,若服用药品效果不明显时,也有考虑经蝶窦切除肿瘤的手术治疗。近年来采用伽马刀治疗垂体微腺瘤,效果更好而损伤极小。由于子宫颈和子宫腔受损粘连,导致闭经,可采用分离术。对于粘连严重者可在术后放置宫内节育器。

(四)效验方

1.促排卵汤

成分:菟丝子、淫羊藿、巴戟天、枸杞子、熟地黄、熟附子、当归、党参、甘草。

功用:补肾益精,培本调经。

适应证:肾虚经闭。

阴虚者,加用干地黄、女贞子、桑椹子、五味子等;阳虚者,加用桂枝、仙茅、补骨脂、艾叶等。适时选用川芎、丹参、鸡血藤、牛膝等活血通经之品。

2.健脾益肾消脂汤

成分:炒当归、生地黄、白芍、川芎、淫羊藿、巴戟肉、仙茅、石菖蒲、白芥子、生山楂、茯苓、炒白术、怀牛膝。

功用:健脾益肾、化痰消脂调经。

适应证:痰湿闭经。

3.资肾通经汤

成分:柏子仁、川续断、黄柏、熟地黄、淫羊藿、当归、赤芍、丹参、泽泻、牛膝、茺蔚子。

功用:温脾肾,清虚热,通胞脉,交心肾。

适应证:肾阴虚闭经,伴见虚烦不眠、心悸健忘、头晕咽干等症。

(五)中成药

1.滋肾育胎丸

功用:补肾益精、调经种子。

适应证:肾虚闭经。

2.乌鸡调经丸

功用:补肾益气、养血调经。

适应证:虚证闭经。

(六)食疗法

(1)益母草干品 15 g 或鲜品 60 g,红糖 30 g,煎水服,每天 1 剂,连用 4～6 剂。

(2)红花 9 g,黑豆 90 g,红糖 60 g,水煎服。

(3)当归 9 g,鲜益母草 60 g,大枣 6 枚,黑糯米 1 把熬粥。每天服,连服 4～6 天。

(七)针灸治疗

1.体针

取三阴交、关元,虚证配足三里、血海、肾俞;实证配太冲、中极。

2.耳针

子宫、内分泌、卵巢、皮质下、神门、交感等穴。

（李彦俐）

第三节 经间期出血

在两次月经中间，出现周期性的少量阴道流血者，称为"经间期出血"。其特点是阴道流血发生在经间期，即排卵之时，在基础体温（BBT）低温相与高温相交替期，一般在高温相时流血自止，少数可延续到高温相后数天，甚至至月经来潮，一般量甚少，也有流血较多者，甚至如平素经量；可偶然出现，也可反复发作，迁延多时。常与带下伴见。

排卵期中医称为"氤氲之时""的候""真机"，明代王肯堂《证治准绳·女科·胎前门》引"袁了凡先生云：天地生物，必有氤氲之时。万物化生，必有乐育之时。此天然之节候，生化之真机也。……丹溪云：一月止有一日，一日止有一时。凡妇人一月经行一度，必有一日氤氲之候，……此的候也，……顺而施之则成胎矣。"已认识到此期是女子易受孕期，即"排卵期"。西医的围排卵期出血可参照本病治疗。

一、病因病机

本病的发生与月经周期中的气血阴阳消长转化有密切关系。主要病因病机是阴虚、湿热、血瘀或阳虚的因素，使阴阳转化不协调，损伤阴络，冲任不固，血溢脉外，遂发生经间期出血。

月经的周期演变是以月为准，《本草纲目·月水》中指出："女子，阴类也，以血为主，其血上应太阴，下应海潮。月有盈亏，潮有朝夕，月事一月一行，与之相符，故谓之月水、月信、月经。经者常也，有常轨也。"《景岳全书·妇人规》亦指出："月以三旬而一盈，经以三旬而一至，月月如期，经常不变，故谓之月经。"月经周期包括月经期（行经之时）、经后期（经净后至排卵前）、经间期（排卵期）、经前期（排卵后至行经前）。

月经周期中气血阴阳的消长转化具有月节律，周而复始，循环往复。月经的来潮标志着一个新的周期开始，因月经来潮后，阴血偏虚，故经后期是阴长之期，此期精血渐充（卵泡生长），阴血渐复（子宫内膜增生）。经间期即排卵期，此期精血已达充盛（卵泡成熟），阴长至极，达重阴之状（子宫内膜增厚疏松，宫颈黏液稀薄呈拉丝状），阴阳互根互用，重阴转阳，阳由阴生，气由精化，氤氲之状萌发，"时候"到来，卵子排出，是月经周期中阴阳转化的重要时期。此时，若阴阳顺利转化，则达到新的平衡；若转化不利，阴阳失衡，血海扰动，则有动血出血之虞。

（一）肾阴虚

先天禀赋不足，天癸未充，或欲念不遂，阴精暗耗，或房劳多产，精血耗损，肾阴不足，阴虚火旺，虚火偏盛，氤氲之时，阳气内动，虚火与阳气相煽（虚火借萌动之阳气之势），损伤冲任，扰动血海，迫血妄行，出现经间期出血。若阴虚日久，阴损及阳，统摄无权，血海不固，则反复发作。

（二）湿热

情怀不畅，肝气郁结，横逆犯脾，脾失运化，水湿停滞，流注下焦，蕴而生热，或感湿化热，或湿热侵袭，经间期阳气内动，引动湿热，损伤冲任，扰动血海，以致出血。

（三）血瘀

经期产后，失于调摄，瘀血内留，或寒凝血瘀，或热灼血瘀，或七情所伤，气机阻滞，血行不畅，久而成瘀，致瘀血阻滞冲任胞脉，氤氲之时，阳气内动，瘀血与之搏于冲任，血不循经，以致出血。

(四)肾阳虚

经间阴阳转化期阴精不足,阴虚及阳,或阴阳两虚而偏阳虚,则血液未能得到有力统摄。此外,肾阳不足无以蒸腾肾阴,化生肾气,影响胞宫的固藏,故致出血。

肾阴不足是经间期出血的基本病机,阴虚不能重阴转阳,排卵不利,可兼湿热及瘀血。

二、诊断要点

(一)病史

多为育龄期女性,可有月经不调史,如月经先期、经期延长,或堕胎、小产史。

(二)症状

在两次月经中间,一般是周期的第 12～16 天出现少量阴道流血,持续 2～3 天或数天则自止,也可迁延多日,甚至至月经来潮,或偶然出现,或反复发作,或点滴流血,或流血较多,甚至如平素经量。可伴带下增多,质黏透明如蛋清样,或赤白带下,腰酸,一侧少腹胀痛,乳房胀痛。

(三)检查

1.妇科检查

宫颈黏液透明,呈拉丝状,夹有血丝。

2.其他检查

测量基础体温,在低、高温相交替时出血,一般在基础体温升高后则出血停止,亦有高温相时继续出血,甚者至经潮者;血清雌、孕激素水平通常偏低。

三、鉴别诊断

本病属于西医的围排卵期出血。主要应与月经不调中的月经先期、月经过少,以及带下病中的赤带相鉴别。

(一)月经先期

月经先期的特点是月经周期的缩短,或经量正常,或伴有经量过多、过少,在基础体温由高温下降时出血;而经间期出血一般较月经量少,出血时间有规律地发生于基础体温低高温交替时。

(二)月经过少

月经过少的特点是每次月经量均明显减少,甚或点滴而下;经间期出血则发生在两次正常月经的中间,可与正常月经呈现为阴道流血量一次多一次少的规律。

(三)赤带

赤带主要指宫颈出血,无周期性,持续时间较长或反复发作。妇科检查可见宫颈接触性出血、宫颈赘生物等;经间期出血有周期性,一般 2～3 天可自行停止。

四、治疗

(一)辨证论治

本病的辨证要点是根据阴道流血的量、色、质,结合全身症状与舌脉辨虚实。若阴道流血量少,色鲜红,质黏者,多为肾阴虚证;若阴道流血量稍多,赤白相兼,质稠者,多为湿热证;若阴道流血量时多时少,色黯红,或紫黑如酱,则为血瘀证;若阴道流血量稍多,色淡红,质稀者,多为肾阳虚证。临证时还需参考体质情况。治疗原则以补肾阴,平衡肾中阴阳为主,促进阴阳的顺利转化。根据阴阳互根的关系,要注意阳中求阴,使阴得阳升而泉源不竭,补阴不忘阳,使阴精的充盛有阳气的蒸腾化生而源源不断。治疗时机重在经后期。一般以滋肾养血为主,虚者补之,热者清之,湿者除之,瘀者化之,出血时可适当配伍一些固冲止血药物。

1.肾阴虚证

(1)主要证候:两次月经中间阴道少量流血,色鲜红,质黏,头晕耳鸣,夜寐不宁,五心烦热,腰膝酸软,大便秘结。舌红,苔少,脉细数。

(2)证候分析:肾阴不足,阴虚火旺,虚火内生,经间期氤氲之时,阳气内动,虚火借萌动之阳气,损伤冲任,扰动胞宫,冲任不固,胞宫不宁,则阴道少量流血,虚火灼伤阴液,故阴道流血色鲜红而质黏;虚火上扰清窍,则头晕耳鸣;虚火扰心,则夜寐不宁,五心烦热;腰为肾之府,肾主骨,肾虚则腰膝酸软。舌红,脉细数为肾阴不足之征。

(3)治法:滋肾养阴,固冲止血。

(4)方药。

两地汤(《傅青主女科》)合二至丸(《医方集解》)。

两地汤成分:生地黄,玄参,白芍,麦冬,阿胶,地骨皮。

二至丸成分:女贞子,墨旱莲。

两地汤中生地黄、玄参清热养阴凉血,生地还能凉血止血,麦冬、白芍、阿胶滋阴养血,阿胶还能养血止血,地骨皮清虚火。二至丸中女贞子滋补肝肾之阴,清退虚热,墨旱莲养阴止血。两方合用,共奏滋肾养阴,清热凉血,固冲止血之效。

若阴虚及阳,阴阳两虚,经间期出血反复不愈,量稍多,色淡红,质稀,神疲乏力,夜尿频数,舌淡红,苔白,脉细者,治宜滋肾助阳,固摄止血。方用大补元煎(《景岳全书》)。

大补元煎成分:人参,山药,熟地黄,杜仲,当归,山茱萸,枸杞,炙甘草。

方中人参大补元气,熟地黄、山茱萸、山药肾肝脾三阴并补,枸杞补益肝肾,当归养血和血,人参与熟地黄相配,即是景岳之两仪膏的组成,大补精气,杜仲温肾助阳,甘草调和诸药。诸药配合,功能滋肾助阳,阴阳双补,固摄冲任以止血。

(5)临床研究:运用二至丸加减治疗经间期出血的临床研究较多,多为疗效观察的研究,或配合两地汤,或配合六味地黄丸,或配合逍遥散,或配合八正散,均取得较好疗效,也有运用两地汤合一贯煎治疗的临床疗效研究。对于阴虚体质者可用左归丸治疗。

2.湿热证

(1)主要证候:两次月经中间阴道少量流血,色深红,质黏腻,平时带下量多,色黄,小腹作痛,神疲乏力,胸胁满闷,口苦纳呆,溺黄便溏。舌红,苔黄腻,脉滑数。

(2)证候分析:湿热蕴结于任带下焦,经间期重阴转阳,阳气内动,引动湿热,扰动冲任,胞宫不宁,固藏失职,则阴道少量流血;湿热与血搏结,则色深红,质黏腻;湿热蕴结胞宫,气机阻滞,不通则痛,则小腹作痛;湿热下注,损伤任带,任带失约,则带下量多而色黄;湿性重浊,则神疲乏力;湿热熏蒸,则胸胁满闷,口苦纳呆。舌红,苔黄腻,脉滑数,均为湿热之象。

(3)治法:清利湿热。

(4)方药。

清肝止淋汤(《傅青主女科》)去阿胶、红枣,加小蓟、茯苓。

成分:当归,白芍,生地黄,牡丹皮,黄柏,牛膝,制香附,阿胶,黑豆,红枣。

方中当归、白芍、生地黄养血柔肝;牡丹皮清肝泻火;香附疏肝解郁;黄柏清热燥湿;黑豆补肾;阿胶、红枣养血,因其滋腻温燥,易恋湿生热,故去之;牛膝引药下行。加小蓟以清热止血,茯苓以利水渗湿,增强清利湿热止血之功。

若出血增多,宜去牛膝、当归,加侧柏叶、荆芥炭以止血;带下多而黄稠,则加马齿苋、椿根皮以清热化湿。

(5)临床研究:湿热证经间期出血的临床研究中,清肝止淋汤、易黄汤、八正散合二至丸均能取得较好疗效。

3.血瘀证

(1)主要证候:经间期出血量时或稍多,时或甚少,色暗红,或紫黑如酱,少腹胀痛或刺痛;情志抑郁,胸闷烦躁。舌暗或有瘀斑,脉细弦。

(2)证候分析:瘀血阻滞于冲任,经间期重阴转阳,阳气内动,与之相搏,损伤脉络,络伤血溢,血不循经,则经间期出血;瘀血内阻,则出血量时或稍多,时或甚少,色紫暗;血瘀气滞,不通则痛,则少腹胀痛或刺痛;气机不畅,故情志抑郁;舌暗或有瘀斑,脉细弦,均为血瘀之征。

(3)治法:化瘀止血。

(4)方药。

逐瘀止血汤(《傅青主女科》)。

成分:生地黄,大黄,赤芍,牡丹皮,当归尾,枳壳,桃仁,龟甲。

方中当归尾、桃仁、赤芍活血祛瘀;大黄、牡丹皮清热祛瘀;枳壳行气散结,生地黄、龟甲养阴止血。全方有活血祛瘀,养阴止血之效。

若出血偏多时,宜去赤芍、当归尾,合失笑散(蒲黄、五灵脂)以祛瘀止血,或大黄改大黄炭;若少腹痛甚,则加延胡索、香附以行气止痛;若兼湿热,带下黄者,加红藤、败酱草以清利湿热;若兼脾虚,纳呆便溏者,去生地黄、桃仁、大黄,加白术、陈皮、砂仁以健脾和胃;若兼肾虚,腰膝酸软者,加续断、桑寄生以补益肾气。

(5)临床研究:逐瘀止血汤治疗血瘀型经间期出血,可取得较好疗效。临床常用活血化瘀法与滋阴法、温肾法、清热法等配合治疗。

4.肾阳虚证

(1)主要证候:经间期出血,量少,色淡,质稀,腰痛如折,畏寒肢冷,小便清长,大便溏薄,面色晦暗。舌淡暗,苔薄白,脉沉弱。

(2)证候分析:经间期氤氲之时,重阴转阳,阳气欲动,然肾阳不足,命门偏弱,冲任不固,胞宫固藏失职,则阴道少量流血,色淡而质稀;腰为肾之府,阳虚则腰痛如折;阳气不足,失其温煦之功,则畏寒肢冷;肾阳虚,主司二便之功失健,则小便清长、大便溏薄。舌淡暗,苔薄白,脉沉弱为肾阳不足之征。

(3)治法:补肾益阳,固冲止血。

(4)方药。

健固汤(《傅青主女科》)合二至丸加减。

健固汤成分:人参,白术,茯苓,薏苡仁,巴戟天,女贞子,墨旱莲。

方解:方中人参、巴戟天温补肾阳;女贞子、墨旱莲养阴清热止血;白术、茯苓、薏苡仁健脾益气,以后天补先天,固摄冲任。全方共奏补益肾阳,固冲止血之效。

方药:肾气丸《金匮要略》。

成分:干地黄,山药,山茱萸,茯苓,泽泻,牡丹皮,桂枝,附子(炮)。

方解:桂枝、炮附子温阳祛寒;地黄、山茱萸补益肾阴,以助重阴之功,得桂枝、炮附子辛热之性,重阴转阳,阳气萌动,桂附得地黄、山茱萸滋阴之功,引动阳气,促阴阳顺利转化;山药、茯苓健脾渗湿,泽泻泄肾中水邪;牡丹皮清肝胆相火;均使补而不滞。诸药合用,共成补肾益阳之效。

(5)临床研究:经间期出血属肾阳虚证的临床研究不多,主要为临床个案报道。

(二)中成药

1.六味地黄丸

适应证:肾阴虚型经间期出血。

2.左归丸

适应证:肾阴虚型经间期出血。

3.肾气丸

适应证:肾阳虚型经间期出血。

4.宫血宁胶囊

适应证:湿热型、血瘀型经间期出血。

5.云南白药胶囊

适应证:血瘀型经间期出血。

(三)针灸疗法

1.体针疗法

(1)主穴:关元、曲池、合谷、血海、阴陵泉、足三里、三阴交、公孙、太冲、内庭、隐白、肾俞、子宫穴。

(2)操作:三阴交、公孙、足三里,用补法,其余诸穴可用泻法,或平补平泻,留针30分钟,肾阳虚证可用灸法。月经中期前1周开始治疗,每天1次,7天为1个疗程,连续2个疗程。

2.耳针疗法

取子宫、内分泌、卵巢、肝、脾、肾等。每次取2~3穴,中等刺激,留针15~20分钟,隔天一次,也可耳穴贴压。

3.三棱针疗法

(1)取穴:在阳关穴至腰俞穴间任选一点,以位置较低者为好。

(2)操作:用三棱针挑刺,挑刺深0.1~0.15 cm,其范围不宜过大,挑治后用消毒敷料覆盖,每月1次,连续挑刺3次为1个疗程。

五、临证思路

经间期是月经周期中阴阳转化的重要阶段。此期阴长至重,阳气萌发,从而由阴转阳,呈氤氲之状,是受孕之真机的候,亦即排卵期。若阴阳不能顺利转化,氤氲之状加剧,则可导致这一时期出血。因此,经间期出血往往是阴未盛,阳偏亢,阴阳转化不顺之征。

若经间期出血仅见点滴,1~2天即净,偶尔发生1~2次,且无其他症状者,对生育尚无影响。如果出现有规律地反复发生,迁延不愈,或出血稍多,时间稍长,并伴有其他症状,基础体温呈不典型双相,从低温相向高温相转变期体温波动较大,可影响生育,应进行积极调治。

对于经间期出血的治疗,其重要意义不在于止血,而是经间期之前预防调理,促进阴阳的顺利转化,亦即是促进顺利排卵,从而避免经间期再次发生出血。因经间期出血,一般出血不多,止血法不是主法和常法,只占次要地位,本病在临床上以肾阴虚证最为常见,经间期出血的阴虚是指阴分随着经后期的后移而不能逐步充盈达到最高峰,或即便能达到高峰,但不能维持。另外,在阴分高涨或持续高涨时,湿浊就显得较盛;祛除湿浊有利于冲任血气的活动和制约,所以利湿浊、调气血也是经间期出血的主要治法。只有气虚出血偏多者,才考虑运用止血的方法。

滋养肾阴,务求使阴精充盛,天癸按期而至,然补阴者,常须配伍补阳之品,所谓"善补阴者,必于阳中求阴,则阴得阳升而泉源不竭"。在滋阴之中,加入少许补气温阳益精之品,如菟丝子、鹿角霜等,以利于阴阳转化。血瘀证可单独出现,亦可与阴虚或阳虚证相兼并见。瘀阻冲任,多挟热而动血,调治奇经,须通涩并用,逐瘀止血汤中以龟甲养阴止血,大黄活血化瘀,即有此意。湿热证有湿偏重或热偏重之别。湿浊偏重者,阻滞气机,影响气血的流畅,当以利湿化浊为主;热偏重者,易伤胞脉,当以清热养血为先,固冲止血。本病虽有阴虚、湿热、血瘀或阳虚等证候之别,却多有热象,且多种证候错杂出现,如阴虚的同时伴见湿热、血瘀,或阴虚的同时兼有阳虚、血瘀,故临证往往需多种治法灵活配合使用,不可拘于一法一方。其病因虽有不同,但往往受情志影响而发病,治疗过程中应注意情志疏导,舒缓紧张情绪。解郁清热可选加钩藤、莲子心、郁金等清心安神之品。饮食宜清淡,忌滋腻、辛燥,以提高疗效。该病的治疗可在经期或月经干净后开始治疗,并连续3个周期,以巩固疗效。

六、预后转归

本病经适当治疗,多数预后良好。若迁延日久,出血量增加、持续时间延长者,可发展为月经不调、崩漏,亦可影响受孕,引起不孕症。

(李彦俐)

第四节 经期延长

月经周期正常,行经期超过7天以上,甚或淋漓不净达半月之久者,称为"经期延长",又称"月水不断"或"经事延长"。

本病应与崩漏相鉴别。

西医妇科学中排卵型功能失调性子宫出血的黄体萎缩不全、盆腔炎、子宫内膜炎、子宫内节育器和输卵管结扎术后引起的经期延长等可参照本病辨证论治。

一、病因病机

本病的主要发病机制是气虚冲任不固,虚热血海不宁,血瘀血不循经,使经血失于制约而致经期延长。

(一)气虚

素体脾虚,或劳倦伤脾,中气不足,统摄无权,冲任不固,不能制约经血而致经期延长。《妇人大全良方》曰:"妇人月水不断,淋漓腹痛,或因劳损气血而伤冲任。"

(二)虚热

素体阴虚,或多产房劳,或久病伤阴,阴血亏耗,虚热内生,热扰冲任,血海不宁,故致经期延长。王孟英曰:"有因热而不循其常度者。"

（三）血瘀

素体抑郁，或郁怒伤肝，气郁血滞，或经期产后，摄生不慎，邪与血搏，结而成瘀，瘀阻胞脉，经血妄行，以致经期延长。

二、辨证论治

经期延长应根据月经量、色、质的不同辨虚实。

治疗重在固冲止血调经，常用养阴、清热、补气、化瘀等治法，不宜过用苦寒以免伤阴，亦不可概投固涩之剂，以免致瘀。

（一）气虚证

证候：行经时间延长，经量多色淡质稀，神疲体倦，气短懒言，面色㿠白，纳少便溏。舌质淡，苔薄白，脉缓弱。

分析：气虚冲任不固，经血失于制约，故行经时间延长，量多；气虚火衰，血失气化，故见经色淡质稀；气虚阳气不布，则神疲体倦，气短懒言，面色㿠白；中气虚不运，则纳少便溏；舌淡苔薄白，脉缓弱，为脾虚气弱之象。

治法：补气摄血调经。

方药：举元煎。

若经量多者，可加阿胶养血止血，乌贼骨固冲止血，姜炭温经止血，炒艾叶暖宫止血；若失眠多梦者，酌加炒枣仁、龙眼肉以养心安神；若伴腰膝酸痛，头晕耳鸣者，酌加炒续断、杜仲、熟地黄以补肾益精。

（二）虚热证

证候：经行时间延长，量少质稠色鲜红，两颧潮红，手足心热，咽干口燥。舌红少苔，脉细数。

分析：阴虚内热，热扰冲任，血海不宁，则经行时间延长；阴虚水亏故经量少；火旺则经色鲜红质稠；阴虚阳浮，则两颧潮红，手足心热；虚火灼津，津液不能上承，故见咽干口燥；舌红少苔，脉细数，均为阴虚内热之象。

治法：养阴清热调经。

方药：两地汤。

若月经量少者，加枸杞、丹参、鸡血藤养血调经；潮热不退者，加白薇、麦冬滋阴退虚热；若口渴甚者，酌加天花粉、葛根、芦根以生津止渴；若见倦怠乏力，气短懒言者，酌加太子参、五味子以气阴双补而止血。

（三）血瘀证

证候：经行时间延长，经量或多或少，色紫暗有块，小腹疼痛拒按，舌质紫暗或有瘀斑，脉弦涩。

分析：瘀血内阻，冲任不通，血不归经，而致经行时间延长，量或多或少；瘀阻胞脉，气血不畅，不通则痛，故经色紫暗，有血块，经行小腹疼痛拒按；舌质紫暗或有瘀斑，脉涩，亦为血瘀之象。

治法：活血祛瘀止血。

方药：桃红四物汤合失笑散。

若经行量多者，加乌贼骨、茜草固涩止血；若见口渴心烦，溲黄便结，舌暗红，苔薄黄者，为瘀热之征，酌加生地黄、黄芩、马齿苋、牡丹皮以清热化瘀止血。

三、其他疗法

(一)中成药

(1)功血宁胶囊：每服 1～2 粒，每天 3 次。用于血热证。

(2)归脾丸：每次 1 丸，每天 2 次。用于气虚证。

(3)补中益气丸：每次 1 丸，每天 2 次。用于气虚证。

(4)云南白药：每服 0.25～0.5 g，每天 3 次。用于血瘀证。

(二)针灸治疗

主穴：关元、子宫、三阴交。

配穴：肾俞、血海、足三里、太溪。

方法：每次取 3～4 穴，虚证用补法加灸，留针 30 分钟；实证平补平泻，留针 15 分钟。

（李彦俐）

第五节 月 经 过 多

月经周期及带经期正常，经量明显多于以往者，称"月经过多"，亦称"经水过多"，或"月水过多"。本病进一步可发展为崩漏。

古籍中关于月经过多的记载虽有很多，但多是作为症状来描述的。"经水过多"最早见于《素问病机气宜保命集·妇人胎产论》："妇人经水过多，别无余证，四物加黄芩、白术各一两。"

本病相当于西医学排卵性月经失调引起的月经过多。宫内节育器所致的月经量多，可参照本病治疗。

一、病因病机

本病的主要病机为冲任损伤，经血失于制约。因素体脾气虚弱，或饮食失节、忧思过度、大病久病，损伤脾气，脾虚冲任不固，统摄失常；或素体阳盛，或肝郁化热、外感热邪、过食辛辣助热之品，热扰冲任，迫血妄行；或素性抑郁，而致气滞血瘀，瘀血阻滞冲任，新血不得归经，均可导致月经过多。

二、诊断

(一)病史

素体虚弱，或情志不遂，或嗜食辛辣，或工作、生活环境过热，或病发于宫内节育器或人工流产术后。

(二)临床表现

月经量较以往明显增多，而周期、经期基本正常。

(三)检查

1.妇科检查

盆腔无明显器质性病变。

2.辅助检查

B超了解盆腔情况、宫内节育器位置等;卵巢功能检查了解性激素水平,基础体温测定多为双相;宫腔镜检查明确有无子宫内膜息肉和子宫黏膜下肌瘤。

三、鉴别诊断

主要与崩漏鉴别。月经过多与崩漏均可见到阴道大量出血,但崩漏的出血无周期性,同时伴有经期延长,淋漓日久常不能自行停止。而月经过多仅是经量的增多,有周期性,其带经时间也正常。若癥瘕导致的月经过多,则有症可查,通过妇科检查和B超可协助诊断。

四、辨证要点

辨证主要根据月经色、质的变化。如经色淡,质稀,多属气虚;经色深红,质稠,多属血热;经色紫黯有块,多属血瘀。并结合兼证及舌脉进行辨证。

五、治疗

本病的治疗原则是急则治其标,在经期以止血为主,务在减少血量;平时治本以调经。

(一)辨证论治

1.气虚证

主要证候:月经量多,经色淡,质稀,神疲肢倦,小腹空坠,气短懒言,纳少便溏,面色无华,舌淡红,苔薄白,脉缓弱。

证候分析:气虚血失统摄,冲任不固,而月经过多;气虚火衰,不能化血为赤,故经色淡,质稀;气虚阳气不布,则神疲肢倦,小腹空坠,气短懒言,纳少便溏,面色无华;脉缓弱亦为气虚之征。

治法:补气固冲止血。

方药:安冲汤加升麻。

成分:黄芪、白术、生龙骨、生牡蛎、生地黄、白芍、海螵蛸、茜草根、续断。

方解:黄芪、白术、升麻补气升提,固冲摄血;生龙骨、生牡蛎、海螵蛸、续断固冲收敛止血;生地黄、白芍凉血敛阴;茜草根止血不留瘀。全方补气升提,固冲摄血。

加减:用煅龙牡易生龙牡,收涩效果更佳。若伴经期小腹疼痛或经血有块,为气虚运血无力,血行迟滞,加益母草以祛瘀止血;若兼肾气虚,见腰骶酸痛者,酌加山萸肉、桑寄生以补肾固冲。

2.血热证

主要证候:月经量多,经色深红、质稠,心烦面赤,口渴饮冷,尿黄便结。舌红,苔黄,脉滑数。

证候分析:热扰冲任,迫血妄行,故月经过多;血为热灼,故经色深红、质稠;热伤阴液,故口渴饮冷,尿黄便结;热扰心神,则心烦;面赤、舌红、苔黄,脉滑数,均为血热之征。

治法:清热凉血止血。

方药:保阴煎加炒地榆、槐花。

成分:生地黄、熟地黄、黄芩、黄柏、白芍、怀山药、续断、甘草。

方解:黄芩、黄柏、生地黄清热凉血;熟地黄、白芍养血敛阴;山药、续断补肾固冲;炒地榆、槐花凉血止血;甘草调和诸药。全方共有清热凉血止血之效。

加减:热甚伤阴,舌干口渴甚者,加沙参、玄参清热生津止渴;热灼血瘀,经血中夹有血块者,加三七粉、益母草祛瘀止血;热结便秘者,加知母、大黄泻热通便止血。

3.血瘀证

主要证候:月经过多,经血紫暗、有块,经行小腹疼痛拒按。舌紫暗或有瘀点,脉涩。

证候分析:瘀血内阻冲任,新血不得归经,故月经过多;瘀血内结,故经血紫暗、有块;瘀阻冲任,不通则痛,故小腹疼痛拒按;舌紫暗或有瘀点、脉涩,均为瘀血阻滞之征。

治法:祛瘀止血。

方药:失笑散加三七粉、茜草、益母草。

方解:失笑散活血化瘀,止痛止血;三七粉、茜草、益母草祛瘀止血而不留瘀。全方共奏祛瘀止血之功。

加减:血瘀挟热,兼口渴心烦者,酌加黄芩、黄柏、炒地榆以清热凉血止血;经行腹痛甚者加乳香、没药、延胡索化瘀行气止痛。

(二)中成药

1.补中益气丸

每次 6 g,每天 2~3 次,口服。功能补中益气,升阳举陷。用于气虚证。

2.人参归脾丸

每次 1 丸,每天 2 次,口服。功能益气补血,健脾养心。用于气虚证。

3.云南白药胶囊

每次 0.25~0.5 g,每天 3 次,口服。功能化瘀止血,活血止痛,解毒消肿。用于血瘀证。

4.宫血宁胶囊

每次 1~2 粒,每天 3 次,口服。功能凉血,收涩,止血。用于血热证。

5.荷叶丸

每次 1 丸,每天 2~3 次,口服。功能凉血止血。用于血热证。

(三)其他疗法

1.针灸疗法

(1)耳针:主穴可选肾、子宫、内分泌、卵巢、皮质下;气虚配脾,血热配耳尖,血瘀配膈。针刺或埋豆。

(2)灸法可选穴隐白、百会。

2.食疗

乌骨鸡250 g,去内脏,与黄芪 60 g 同放锅中,加适量清水,先武火煮沸,再改用文火慢煮2~3 小时至烂熟,调味后服食,连服 3~5 天,每天 1 次。功能补气摄血。用于气虚证。

3.西医对症治疗

可选用卡巴克洛、酚磺乙胺、氨基己酸、氨甲环酸等,有减少出血量的辅助作用。

(李彦俐)

第六节 月 经 过 少

月经周期基本正常,经量明显少于以往,甚或点滴即净;或带经期不足 2 天者,称为"月经过少",亦称"经水涩少""经量过少"。

本病最早见于晋代王叔和的《脉经》,称"经水少",病机为"亡其津液";明代《万氏妇人科》结合患者体质来辨虚实;《医学入门》认为"内寒血涩可致经水来少,治以四物汤加桃仁、红花、丹皮……"。

西医学月经过少多由子宫发育不良、子宫内膜结核、子宫内膜粘连、刮宫过深等引起,严重者可发展为闭经。

一、病因病机

月经过少分虚实两端。虚者多因素体虚弱,或脾虚化源不足,或多产房劳,肾气亏虚等,导致精血不足,冲任血海满溢不多;实者多因血为寒凝,或气滞血瘀,或痰湿等邪气阻滞冲任,经血不得畅行。

二、诊断

(一)病史

素体虚弱,月经初潮较迟,或情志不遂;询问有无感受寒冷,多次流产、刮宫,长期口服避孕药,以及是否有失血过多、结核病等病史。

(二)临床表现

月经量明显减少,或带经期不足 2 天,月经周期基本正常。

(三)检查

1.全身检查

了解机体整体情况、营养状态及毛发分布情况。

2.妇科检查

检查第二性征发育情况,如乳房发育、有无溢乳、阴毛多少与分布;了解子宫发育情况等。

3.辅助检查

(1)卵巢功能测定:基础体温、阴道脱落细胞检查、宫颈黏液结晶等,了解有无排卵及雌、孕激素水平。

(2)蝶鞍摄片(或 CT、核磁共振)除外垂体肿瘤。

(3)催乳激素(PRL)除外高催乳素血症。

(4)必要时行子宫内膜活检,除外子宫内膜结核。

(5)近期有刮宫史者,可行宫腔探查术,除外宫腔粘连。

(6)B 超检查了解子宫、卵巢发育情况。

三、鉴别诊断

(一)激经

激经是妊娠早期仍按月有少量阴道出血而无损于胎儿的一种特殊生理现象,与月经过少有类似之处,但激经可伴有恶心欲吐等早孕反应。通过妊娠试验、B 超、妇科检查等可以确诊。

(二)经间期出血

经间期出血亦为有规律的少量阴道出血,但月经过少的出血发生在基础体温低温相的开始阶段,出血量每次都一样。而经间期出血发生在基础体温低、高温相交替时,并与月经形成一次多一次少相间隔的表现。

(三)胎漏

妊娠期间有少量阴道出血,但无周期性,且有早孕反应,妊娠试验阳性,B超提示早孕活胎。

四、辨证要点

主要根据月经色、质的变化及发病的情况进行辨证。如经色淡,质稀,多属虚证;经色紫黯有块,多属血瘀;经色淡红,质稀或黏稠,夹杂黏液,多属痰湿;如经量逐渐减少,多属虚证,若突然减少,多属实证。并结合兼证及舌脉进行辨证。

五、治疗

本病虚多实少,或虚实夹杂,治法重在濡养精血,慎不可妄投攻破,以免重伤气血,使经血难以恢复正常。

(一)辨证论治

1.肾虚证

主要证候:月经量少,经血色淡、质稀,腰酸腿软,头晕耳鸣,夜尿多。舌淡,苔薄白,脉沉细。

证候分析:肾虚精亏,冲任血海满溢不足,故月经过少,经血色淡、质稀;肾虚腰膝、清窍失养,则腰酸腿软,头晕耳鸣;肾虚膀胱之气不固,则夜尿多;舌淡,脉沉细,亦为肾虚之象。

治法:补肾养血调经。

方药:归肾丸(见月经先期)。

加减:肾阳不足,形寒肢冷者,加肉桂、淫羊藿以温肾助阳;夜尿频数者加益智仁、桑螵蛸以补肾缩尿;若经色红,手足心热,舌红少苔,脉细数,属肾阴不足者,去杜仲,加女贞子以滋补肾阴。

2.血虚证

主要证候:月经量少,色淡红、质稀,头晕眼花,心悸失眠,面色萎黄,或经行小腹空坠。舌淡,苔薄白,脉细无力。

证候分析:营血衰少,冲任血海满溢不足,故月经量少,经血色淡红、质稀;血虚失养,则头晕眼花,心悸失眠,面色萎黄,小腹空坠;舌淡,脉细无力亦为血虚之象。

治法:补血益气调经。

方药:滋血汤。

成分:人参、山药、黄芪、白茯苓、川芎、当归、白芍、熟地黄。

方解:方中四物汤补血养营;人参、山药、黄芪、茯苓补气健脾,以资生化之源。全方共奏补血益气调经之效。

加减:若子宫发育不良,或经行点滴即净,为精血亏少,加紫河车、枸杞子、制首乌以补益精血;若脾虚纳呆,加陈皮、砂仁理气醒脾;心悸失眠者,加炒枣仁、首乌藤以养心安神。

3.血瘀证

主要证候:月经过少,经色紫暗,有小血块,小腹疼痛拒按。舌暗红,或有瘀点,脉弦或涩。

证候分析:瘀血阻滞冲任,经血不得畅行,故月经过少,经色紫暗,有小血块;瘀血阻滞,不通则痛,则小腹疼痛拒按;舌暗红,或有瘀点,脉弦或涩,亦为瘀血内阻之象。

治法:活血化瘀调经。

方药:桃红四物汤。

加减:若腹冷痛喜暖,为寒凝血瘀,加肉桂、小茴香以温经散寒;若腹胀痛,胸胁胀满,为气滞血瘀,加延胡索、川楝子以行气止痛。

4.痰湿证

主要证候:月经过少,经色淡红,质稀或黏稠,夹杂黏液;形体肥胖,胸闷呕恶,或带下量多黏稠。舌淡胖,苔白腻,脉滑。

证候分析:痰湿阻滞冲任,经血不得畅行,故月经过少,经色淡红,黏腻;痰湿壅阻中焦,则胸闷呕恶;痰湿流注下焦,损伤任、带二脉,则带下量多;苔白腻,脉滑,亦为痰湿内停之象。

治法:燥湿化痰调经。

方药:苍附导痰丸合佛手散。

成分:茯苓、法半夏、陈皮、甘草、苍术、香附、胆南星、枳壳、生姜、神曲、当归、川芎。

方解:方用二陈汤燥湿化痰,理气和中;苍术燥湿健脾;枳壳、香附理气行滞助痰行;胆南星清热豁痰;生姜、神曲和胃止呕;佛手散养血活血调经。痰湿消除而经血得通。

加减:若脾虚疲乏倦怠,加白术、山药健脾利湿。

(二)中成药

1.八珍益母丸

每次9 g,每天2次,口服。功能补气血,调月经。用于血虚证。

2.妇科得生丹

每次9 g,每天2次,口服。功能行气活血。用于血瘀证。

3.复方益母草膏(口服液)

膏剂每次20 mL,口服液每次2支,每天2次,口服。功能活血行气,化瘀止痛。用于血瘀证。

4.二陈丸

每次9～15 g,每天2次,口服。功能燥湿化痰,理气和胃。用于痰湿证。

5.五子衍宗口服液

每次10 mL,每天3次,口服。功能补肾益精。用于肾虚证。

(三)其他疗法

1.针灸疗法

(1)体针:虚证取脾俞、肾俞、足三里,用补法,并灸;实证取合谷、血海、三阴交、归来,用泻法,一般不灸。

(2)耳针:取穴内分泌、卵巢、肝、肾、子宫,每次选2～3穴,中、强刺激,留针20分钟,也可耳穴埋豆。

2.单方

紫河车粉每次3 g,每天2次,口服;或新鲜胎盘(牛、羊胎盘亦可),加工制作后随意饮食。用于虚证。

3.食疗

猪瘦肉120 g,洗净切片,与鸡血藤、黑豆各30 g共放入锅中,加清水适量,武火煮沸后,文火煲约2小时,调味后服用。功能养血活血,调经止痛。用于血瘀证。

(李彦俐)

第七节 月 经 先 期

月经周期提前7天以上,甚则一月两次,连续两个月经周期以上者,称为"月经先期",亦称"经行先期""经期超前""经早"。如果每次只提前3～5天,或偶尔提前一次,下一周期又恢复正常者,均不作本病论。

一、中医病因病机

本病发生的机理主要是冲任不固,经血失于制约,月经先期而至。引起冲任不固的原因有气虚、血热之分。气虚之中又有脾气虚弱、肾气不固之分,血热之中又有实热、虚热之别。此外,尚有因瘀血阻滞,新血不安,而致冲任不固,月经先期者,临床亦不鲜见。

(一)脾气虚弱

体质虚弱,或饮食失节,或劳倦过度,或思虑过多,损伤脾气,脾伤则中气虚弱,不能摄血归源,使冲任不固,经血失于统摄而妄溢,遂致月经先期来潮,脾为心之子,脾气虚则夺母气以自救,日久则心气亦伤,发展为心脾气虚。

(二)肾气不固

青年肾气未充,或绝经前肾气渐衰,或多次流产损伤肾气,使肾气不固,冲任失于约制,经血下溢而为月经先期。肾气不足,久则肾阳亦伤,发为肾阳虚,如阳虚不能温运脾阳则脾阳亦衰,发展为脾肾阳虚。

(三)阳盛血热

素体阳盛,或过食辛燥助阳之品,或外感邪热,或妇常在高温环境工作,以致热伏冲任,迫血下行,月经先期而至。

(四)肝郁血热

情志不畅,郁怒伤肝,木火妄动,下扰血海,冲任不固,血遂妄行,以致经不及期先来。此即《万氏女科·不及期而经先行》说:"如性急躁,多怒多妒者,责其气血俱热,且有郁也。"若肝气乘脾,脾土受制,则又可发展为肝脾气郁。

(五)阴虚血热

素体阴虚,或失血伤阴,或久病阴亏,或多产房劳耗伤精血,以致阴液亏损,虚热内生,热扰冲任,血海不宁,月经先期而下。《傅青主女科》说:"先期而来少者,火热而水不足也。"正是指的此类病机。

(六)瘀血停滞

经期产后,余血未尽,或因六淫所伤,或因七情过极,邪与余血相结,瘀滞冲任,瘀血内停,则新血不安而妄行,以致先期而至。

二、诊断与鉴别诊断

(一)诊断要点

(1)本病以月经周期提前7天以上、14天以内,连续两个或两个以上月经周期,既往月经基本规律,作为诊断依据。亦可伴有经期、经色、经质的改变。

(2)检查:妇科内诊检查,排除炎性、肿瘤等器质性病变;测量基础体温;检测血中 E₂、P、FSH、LH、T 的水平;B 超检查;诊断性刮宫取子宫内膜病检。

(二)鉴别诊断

本病以周期提前为特点。但若合并经量过多或经期延长,应注意与崩漏鉴别。若周期提前十多天一行,应注意与经间期出血鉴别。

1.崩漏

崩漏的诊断依据为月经不按周期妄行,出血量多如崩,或量少淋漓不尽,不能自止。

2.经间期出血

经间期出血常发生在月经周期的 12~16 天(但不一定每次月经中间均出血),持续 1~2 小时至2~3 天,流血量一般较少。而月经先期的量、色、质和持续时间一般与正常月经基本相同。

三、治疗

(一)中医辨证论治

本病辨证,着重于周期的提前及经量、经色、经质的情况,结合形、气、色、脉,辨其虚、实。一般以周期提前或兼量多(亦可有经量少),色淡,质稀薄,唇舌淡,脉弱的属气虚。如周期提前兼见量多,经色鲜红或紫红,质稠黏,唇舌红,脉数有力的属阳盛血热(实热)。质稠,排出不畅,或有血块,胁腹胀满,脉弦,属肝郁血热。周期提前,经量减少(亦可有量正常或增多),色红,质稠,脉虚而数,伴见阴虚津亏证候者属虚热。周期提前伴见经色暗红,有血块,小腹满痛,属血瘀。本病若伴经量过多,可发展为崩漏。临证时应重视经量的变化。

本病的治疗原则,应按其疾病的性属,或补或泻,或养或清。如虚而夹火,则重在补虚,当以养营安血为主。或脉证无火,而经来先期者,则应视病位所在,或补中气,或固命门,或心脾同治,或脾肾双补,切勿妄用寒凉,致犯虚虚之戒。

1.脾虚型

证候特点:月经周期提前,经量或多或少,经色淡红,质清稀。神疲乏力,气短懒言,小腹空坠,纳少便溏,胸闷腹胀。舌质淡,苔薄白,脉细弱。

治法:补脾益气,摄血固冲。

方药:可选用补中益气汤、归脾汤。

(1)补中益气汤成分:人参、黄芪、甘草、当归、陈皮、升麻、柴胡、白术。

加减:若经血量多,去当归之"走而不守,辛温助动",加炮姜炭、乌贼骨、牡蛎止血;腰膝酸软、夜尿频多,配用菟丝子、杜仲、乌药、益智仁益肾固摄;气虚失运,血行迟滞以致经行不畅或血中见有小块,酌加茜草、益母草、三七粉等活血化瘀。

(2)归脾汤成分:人参、白术、黄芪、茯神、龙眼肉、当归、酸枣仁、远志、木香、炙甘草、生姜、大枣。

2.肾气不固型

证候特点:月经提前,经量或多或少,舌暗淡,质清稀,腰膝酸软,夜尿频多,色淡,苔白润,脉沉细。

本证常见于初潮不久的少女或将近绝经期妇女。由于青春期肾气未盛,绝经前肾气渐衰,肾

233

虚封藏失职,冲任不固,月经先期而潮。

治法:补肾气,固冲任。

方药:归肾丸、龟鹿补冲汤。

(1)归肾丸成分:熟地黄、山药、山茱萸、茯苓、当归、枸杞子、杜仲、菟丝子。

加减:经色暗淡、质清稀、肢冷畏寒者,宜加鹿角胶、淫羊藿、仙茅,温肾助阳,益精养血。量多者,加补骨脂、续断、焦艾叶补肾温经,固冲止血。神疲乏力,体倦气短者,加党参、黄芪、白术。夜尿频多者,配服缩泉丸。

(2)龟鹿补冲汤成分:党参、黄芪、鹿角胶、艾叶、龟甲、白芍、炮姜、乌贼骨、炙甘草。

3.阳盛血热型

证候特点:月经提前,量多或正常,经色鲜红,或紫红,质稠黏,面唇色红,或口渴,心烦,小便短黄,大便干结。舌质红,苔黄,脉数或滑数。

治法:清热凉血,固冲调经。

方药:清经散、清化饮。

(1)清经散成分:牡丹皮、地骨皮、白芍、生地黄、青蒿、茯苓、黄柏。

加减:若经量甚多者,去茯苓以免渗利伤阴,并酌加炒地榆、炒槐花、仙鹤草等凉血止血;若经来有块,小腹痛,不喜按者为热邪灼血成瘀,酌加茜草、益母草以活血化瘀。

(2)清化饮成分:白芍、麦冬、牡丹皮、茯苓、黄芩、生地黄、石斛。

加减:如经量过多者,酌加地榆、大小蓟、女贞子、墨旱莲清热养阴止血;量少、色鲜红、有块、小腹痛而拒按者为热结血瘀,加丹参、益母草活血化瘀止血。

4.肝郁血热型

证候特点:月经提前,量或多或少,经色深红或紫红,质稠,排出不畅,或有血块;烦躁易怒,或胸胁胀闷不舒,或乳房、小腹胀痛,或口苦咽干。舌质红,苔薄黄,脉弦数。

治法:疏肝清热,凉血固冲。

方药:丹栀逍遥散。

成分:牡丹皮、栀子、当归、白芍、柴胡、白术、茯苓、煨姜、薄荷、炙甘草。

加减:如气滞而血瘀,经行不畅,或夹血块者,酌加泽兰、丹参或益母草活血化瘀;两胁或乳房、少腹胀痛,酌加川楝子炭、延胡索疏肝行气,活血止痛;经量过多去当归。

5.阴虚血热型

证候特点:月经提前,量少或正常(亦有量多者),经色深红、质稠。两颧潮红,手足心热,潮热盗汗,心烦不寐,或咽干口燥。舌质红苔少,脉细数。

治法:滋阴清热固冲。

方药:两地汤。

成分:生地黄、地骨皮、玄参、麦冬、阿胶、白芍。

加减:若阴虚阳亢,兼见头晕、耳鸣者,可酌加刺蒺藜、钩藤、夏枯草、龙骨、牡蛎、石决明等平肝潜阳;若经量过多者,可加女贞子、旱莲草、炒地榆以滋阴清热止血。

6.血瘀型

证候特点:月经周期提前,经量少而淋漓不畅,色暗有块,小腹疼痛拒按,血块排出后疼痛减轻,全身常无明显症状。有的可见皮下瘀斑,或舌质暗红,舌边有瘀点,脉涩或弦涩。或小腹冷痛不喜揉按,肢冷畏寒,或胸胁胀满、小腹胀痛。

治法：活血化瘀，调经固冲。

方药：桃红四物汤、通瘀煎。

(1)桃红四物汤成分：当归、熟地黄、白芍、川芎、桃仁、红花。

加减：如经量增多，或淋漓不尽者，酌加三七粉、茜草炭、炒蒲黄等化瘀止血；小腹胀痛者，加香附、乌药行气止痛。

(2)通瘀煎成分：当归尾、山楂、香附、红花、乌药、青皮、木香、泽泻。

加减：瘀阻冲任、血气不通的小腹疼痛，加蒲黄、五灵脂化瘀止痛。小腹冷痛，不喜揉按，得热痛缓或肢冷畏寒者，宜加肉桂、小茴香、细辛温经散寒，暖宫止痛。如血量多，酌加茜草、大小蓟、益母草化瘀止血。血瘀而致月经先期，活血化瘀不宜选用峻猛攻逐之品，恐伤冲任，反致血海蓄溢紊乱，化瘀之剂亦不可过用，待月经色质正常，腹痛缓解，即勿再服。若瘀化而经仍未调，当审因求治以善其后。

(二)其他疗法

1.体针疗法

(1)曲池、中极、血海、水泉。针刺行泻法，不宜灸。适用于阳盛血热证。肝郁血热证可配行间、地机。

(2)足三里、三阴交、气海、关元、脾俞。针刺行补法，并施灸。适用于脾气虚弱证。

(3)肾俞、关元、中极、阴谷、太溪。针刺行补法，可灸。适用于肾气不固证。

(4)气海、三阴交、地机、气冲、冲门、隐白。针刺行泻法，可灸。适用于血瘀证。气滞血瘀者，加太冲、期门。因寒凝致瘀，重用灸法。

2.耳针

卵巢、肾、内分泌、子宫。

3.头针

双侧生殖区。适用于脾气虚弱及肾气不固证。

四、预后

本病治疗得当，多易痊愈。其中伴有经血过多者可发展为崩漏，使病情反复，久治难愈，故应积极治疗。

五、预防与调护

平素特别是经期、产后须注意适寒温，避免外邪入中，勿妄作劳，以免耗气伤脾，保持心情舒畅，使血气安和，重视节制生育和节欲以蓄精养血。

月经先期又见量多者，经行之际勿操劳过度，以免加剧出血，亦不宜过食辛辣香燥，以免扰动阴血。对于情志所伤者，给予必要的关怀、体谅、安慰和鼓励，同时注意经期勿为情志所伤。经期用药，注意清热不宜过于苦寒，化瘀不可过用攻逐，以免凝血、滞血或耗血、动血之弊。

（李彦俐）

第八节 月经后期

月经周期延长 7 天以上,甚至 3～5 个月一行,连续出现两个周期以上者称为月经后期,亦称"月经错后""月经延后""经水过期""经迟"等。月经初潮后 1 年内,或进入更年期,周期时有延后,但无其他证候者,不作病论。

月经后期,医籍记述较多,诸如汉代《金匮要略》称其为"至期不来",并用温经汤治疗。唐代《备急千金要方·妇人方》有"隔月不来""两月三月一来"的证治。宋代《妇人大全良方·调经门》据王子亨所论,认为"过于阴"或"阴不及",即阴寒偏盛或阴精亏虚均可引起月经后期。到了明代,对于月经后期的认识和治疗实践都有长足的发展,如《普济本事方·妇人诸疾》谓"盖阴胜阳则胞寒气冷,血不运行……故令乍少,而在月后",而寒邪之来,《景岳全书·妇人规》更明确提出既有"阳气不足,则寒从内生",又有"阴寒由外而入"。同时张景岳还认识到"阴火内烁,血本热而亦每过期者。此水亏血少,燥涩而然",说明血热阴伤,也可引起月经后期。《万病回春·妇人科》认为月经过期而来,紫黑有块者为气郁血滞。在这一时期,月经后期的治法方药也很丰富,如张景岳主张血少燥涩,治宜"清火滋阴",无火之证治宜"温养血气",寒则多滞,宜在温养血气方中,加"姜、桂、吴茱萸、荜茇之类"。薛己、万全等还提出了补脾养血、滋水涵木、开郁行气、导痰行气等治法。到了清代,《医宗金鉴·妇科心法要诀》《女科撮要》等,在总结前人经验的基础上,又有所发挥,使对月经后期病因病机的认识,以及辨证治疗渐臻完善。

西医学功能失调性子宫出血,出现月经错后可参照本病治疗。

一、病因病机

月经后期的发生有虚实之不同。虚者多因阴血不足,或肾精亏虚,使冲任不充,血海不能如期满溢而致;实者多因血寒、气滞等导致血行不畅,冲任受阻,血海不能按时满盈,而使月经错后。

(一)血虚

素体虚弱,营血不足,或久病失血,或产乳过多,耗伤阴血,或饮食劳倦,损伤脾胃,生化无源,均可致阴血不足,血海空虚,不能按时满溢,以使月经周期错后。

(二)肾虚

先天禀赋不足,或房劳多产,损伤肾精,精亏血少,冲任不足,血海不能如期满溢,以致月经后期。

(三)血寒

素体阳虚,或久病伤阳,寒从内生,脏腑失于温养,生化不及,气虚血少,冲任不足,血海不能按期满盈;或经期产后,寒邪内侵,或调摄失宜,过食生冷,或冒雨涉水,感受寒邪,搏于冲任,血为寒凝,经脉受阻,故月经后期。

(四)气滞

素多抑郁,或忿怒忧思,情志内伤,气机郁滞,血行不畅,阻滞冲任,血海不能按时满溢,则经行延迟。

二、诊断要点

（一）病史

可有情志不遂,饮冷感寒史,或有不孕史。

（二）症状

月经周期延后 7 天以上,甚至 3～5 个月一行,连续发生两个周期以上。

（三）妇科及辅助检查

妇科检查子宫大小正常或略小。基础体温、性激素测定及 B 超等检查有助于本病诊断。

三、鉴别诊断

本病应与早孕、月经先后无定期、妊娠期出血病证相鉴别。

（一）早孕

育龄期妇女月经过期,应排除妊娠。早孕者,有早孕反应,妇科检查宫颈着色,子宫体增大、变软,妊娠试验阳性,B 超检查可见子宫腔内有孕囊。

（二）月经先后无定期

月经先后不定期月经周期虽有延长,但又有先期来潮,而与月经后期仅月经延期不同。

（三）妊娠期出血病证

假如以往月经周期正常,本次月经延后又伴有少量阴道出血,或伴小腹疼痛者,应注意与胎漏、异位妊娠相鉴别。

四、辨证

月经后期的辨证,主要根据月经的量、色、质及全身症状辨其虚、实。若月经后期量少、色淡、质稀,头晕心悸者为血虚;量少、色暗淡、质清稀,伴腰酸腿软者为肾虚;量少、色暗或夹有血块,小腹冷痛喜温者为血寒;量少,色暗红,或夹有块,小腹胀痛而拒按为气滞。

（一）血虚

证候:经行错后,经血量少,色淡质稀,经行小腹绵绵作痛,面色苍白或萎黄,皮肤爪甲不荣,头晕眼花,体倦乏力,心悸失眠。舌淡苔薄,脉细弱。

分析:营血亏乏,冲任不充,血海不能按时满盈,则经行错后,经血量少、质稀、色淡;血虚胞宫、脉络失养,则小腹绵绵作痛;血虚不能上荣,则头晕眼花;血虚肌肤四肢失润,则面色苍白、萎黄,皮肤爪甲不荣;血虚气弱,则肢倦乏力;血虚心神失养,则心悸失眠。舌淡、脉细弱皆为血虚之征。

（二）肾虚

证候:月经周期延后,经量少,色暗淡,质清稀,或白带多而稀,腰膝酸软,头晕耳鸣,面色晦暗。舌淡,苔薄白,脉沉细。

分析:肾虚精亏血少,冲任不充,血海不能如期满溢,则月经周期延后,经量少;肾虚命门火衰,血失温煦,故色暗淡,质清稀;肾虚水失温化,湿浊下注,带脉失约,故白带清稀;肾虚外府失养,故腰膝酸软;精血亏虚,不荣于上,故头晕耳鸣,面色晦暗。舌淡,苔薄白、脉沉细均为肾虚之征。

(三)血寒

证候:经行错后,经血量少,色暗有块,经行小腹冷痛,喜温拒按,面色青白,畏寒肢冷,小便清长。舌暗红,苔白,脉沉紧或沉迟。

分析:阳虚寒盛,血少寒凝,经血运行不畅,则经行延迟,经血量少,色暗有块;寒凝阳伤,胞脉失煦,则少腹冷痛,喜温拒按;寒盛阳不外达,则面色青白,畏寒肢冷;膀胱失温,气化失常,则小便清长。舌脉均为寒盛之征。

(四)气滞

证候:月经延后,经血量少,色暗红有块,小腹胀痛,或胸胁、乳房胀痛不适,精神抑郁,喜太息。舌暗红,苔薄白或微黄,脉弦或涩。

分析:情志内伤,气机郁结,血为气阻,运行迟滞,则经行延后,经血量少,色暗有块;气机阻滞,气血运行不畅,则小腹、胸胁、乳房胀痛;情志所伤,气机不利,故精神抑郁,喜太息。舌脉所见为气机阻滞之征。

五、治疗

月经后期治疗以调整周期为主,应遵循"虚则补之,实则泻之,寒则温之"原则施治。虚证治以养血补肾,调补冲任,实证治以温经散寒,和血行滞,疏通经脉。

(一)中药治疗

1.血虚

治法:补血益气调经。

处方:大补元煎。

方中人参大补元气,气生则血长;山药、甘草补脾气,助人参以资生化之源;当归养血活血调经;熟地黄、枸杞、山茱萸、杜仲滋肝肾,益精血。诸药合用,大补元气,益精养血。若气虚乏力、食少便溏,去当归,加砂仁、茯苓、炙黄芪、白术以增强补脾和胃之力;心悸失眠,加炒枣仁、远志、五味子以宁心安神;血虚便秘,加肉苁蓉益精补血,润肠通便。

若阴虚血少,五心烦热,口干舌燥,可用小营煎,滋养肝肾,补益精血。

2.肾虚

治法:补肾填精,养血调经。

处方:当归地黄饮。

方中以当归、熟地黄养血育阴;山茱萸、山药、杜仲补肾填精;牛膝通经血,强腰膝,使补中有行;甘草调和诸药。全方重在补益肾气,填精养血。若肾气不足,日久伤阳,症见腰膝酸冷者,可酌加菟丝子、巴戟天、淫羊藿等以温肾助阳,强腰膝;白带量多者,酌加鹿角霜、金樱子温肾止带;若肾阴不足,精血亏虚,而见头晕耳鸣,加枸杞子、制首乌、龟甲、龙骨滋阴潜阳。本证也可服用肾气丸,每次1丸,每天2～3次。

3.血寒

治法:温经散寒,行血调经。

处方:温经汤。

方中肉桂温经散寒,当归养血调经,川芎行血中之气,三药温经散寒调经;人参甘温补元,助归、芎、桂宣通阳气而散寒邪;莪术、牡丹皮活血祛瘀,牛膝引血下行,加强活血通经之功;白芍、甘草缓急止痛。全方有温经散寒、益气通阳、行血调经之功。若经血量少,加卷柏、鸡血藤行血调经；腹痛明显，加五灵脂、蒲黄活血祛瘀止痛；若中阳不足便溏者，加白术、山药、神曲健脾益气；若阳虚较重，形寒肢冷者，加巴戟天、淫羊藿温肾助阳。

4.气滞

治法：理气行滞，活血调经。

处方：加味乌药汤加当归、川芎。

方中乌药、香附疏肝理气行滞；砂仁、木香健脾和胃消滞；延胡索、槟榔利气宽中止痛；甘草调和诸药；加当归、川芎和血通经。诸药共奏疏肝行气、活血调经、止痛之功。若经量过少、有血块者，加鸡血藤、丹参以活血调经；若胸胁、乳房胀痛明显者，酌加柴胡、川楝子、王不留行以疏肝解郁，理气通络止痛；若月经量多，色红，心烦者，为肝郁化火，行经期酌加茜草炭、地榆、焦栀子清热止血。

(二)针灸治疗

基本处方：气海，归来，血海，三阴交。

方中气海位于任脉，有调和冲任、补肾益气的作用；归来位于下腹部，可活血通经，使月水归来；血海和血调经；三阴交为足三阴经之会，益肾调血，补养冲任。

加减运用：肾虚者，加灸肾俞、太溪，补肾填精，养血调经，诸穴均针用补法；血虚者，加足三里、脾俞、膈俞，调补脾胃以益生血之源，诸穴均针用补法；血寒者，加天枢、中极灸之以温通胞脉，活血通经；气滞者，加行间、太冲疏肝解郁，理气行血，诸穴均针用泻法。一般于经前5～7天开始治疗，至月经来潮，连续治疗3～5个周期。

另外，可选用耳针，取内分泌、肝、脾、肾、内生殖器等，每次取2～3穴，毫针刺，中等刺激，留针15～20分钟，隔天1次，也可用耳穴贴压法。另外，若为血寒者，可取气海、关元温针灸，或用太乙膏穴位贴敷。

(李彦俐)

第九节　月经先后无定期

月经不按周期来潮，时提前时错后在7天以上，并且连续出现3次以上者，称为月经先后无定期，亦称"经乱""月经衍期""经水先后无定期"。

本病相当于西医学排卵性功能失调性子宫出血。若见周期紊乱，并伴有经量过多或经期延长，则可发展为崩漏。初潮不久或临近绝经者，如无其他不适，可不作病论。

一、病因病机

(一)肝郁

情志不遂，抑郁忿怒，则损伤肝气，疏泄不利。肝气郁结，气滞则血凝，冲任不畅则月经错后；若肝气横逆，疏泄太过，则血随气行，而月经先期而至。

(二)肾虚

素体虚弱，肾气不足；或房事不节、孕产过多，损伤肾气；或久病失养，或年近七七，肾气虚衰。从而导致肾失封藏，气血失调，血海蓄溢失常，故而病发月经先后无定期。

二、辨证论治

本病辨证应参照月经的量、色、质及全身证候进行分析。若经量或多或少,经色暗红,有血块,伴胸胁少腹乳房胀痛者,当属肝郁;若经量少,色淡暗,质清稀,腰膝酸软,或眩晕耳鸣者,当属肾虚。

(一)肝郁

1.证候

月经先后无定期,经量或多或少,色正常或暗红,经行不畅或有块,经前乳房或小腹胀痛,经来痛减,精神抑郁,心烦易怒,时胸闷太息,两胁不适。舌质偏红,苔薄黄,脉弦或弦数。

2.证候分析

肝失疏泄,血海蓄溢无度,故月经先后无定期,经量或多或少;气血郁滞,经行不畅,故经色暗红,有血块;气机不利,经脉受阻,则肝脉循行之处,如胸胁、少腹、乳房胀痛,并兼胸闷不舒,善太息;舌质偏红,苔薄黄,脉弦均为肝气郁滞之象。

3.治法

疏肝理气调经。

4.方药

逍遥散加减。若经量多色红质稠者,加牡丹皮、栀子、茜草炭,去炮姜;若脘闷纳呆者,加陈皮、厚朴、神曲;小腹、乳房胀痛甚者,加青皮、川楝子。

(二)肾虚

1.证候

月经周期时先时后,量少色淡质清,带下清稀量多,头晕耳鸣,腰膝酸软,小腹空痛,夜尿频多。舌淡苔白,脉沉细弱。

2.证候分析

肾失封藏,开阖不利,血海蓄溢无度,故月经先后无定期;肾阳不足则经色淡、质清稀;肾虚髓少,腰府、脑窍失于荣养,故腰膝酸软、眩晕耳鸣;气化失职,则夜尿频多;舌淡苔白,脉沉细弱,均为肾虚之征。

3.治法

补肾调经。

4.方药

固阴煎加减。若经量或多或少,腰膝酸软,乳房胀痛者,为肝郁肾虚,治宜补肾疏肝,用定经汤。

三、预防与护理

保持心情舒畅,避免或减少过分紧张、焦虑、激动、恼怒等情绪刺激,使气血通畅肝气条达。计划生育,房事有节,劳逸结合,病后早期治疗,防止肾气损伤。

(李彦俐)

第十节 带 下 病

带下量明显增多或减少,色、质、气味异常,或伴有全身或局部症状者,称带下病,古代又称为"白沃""赤沃""白沥""赤沥""下白物"等。本病首见于《素问·骨空论》:"任脉为病,女子带下瘕聚"。带下有广义和狭义之分,广义带下泛指经、带、胎、产等多种妇科疾病,因其多发生在带脉以下而名,故古人称妇产科医师为带下医。狭义带下指妇女阴中分泌的一种阴液。又有生理和病理之别,生理性带下是指女性发育成熟后,阴道内分泌的少量无色无臭的黏液,有润泽阴道的作用。妇女在月经期前后、经间期、妊娠期带下稍有增多者,或绝经前后带下减少而无明显不适者,均为生理现象,不作疾病论。带下病是妇科的常见病、多发病,常缠绵反复,不易速愈,且易并发月经不调、阴痒、闭经、不孕、症瘕等病证。临床上带下过多以白带、黄带、赤白带、五色带为常见,但也有带下过少者,亦属带下病的范畴。本节所讨论的是带下病中的带下过多。

西医学的"阴道炎""宫颈炎""盆腔炎"等所致的白带增多,属于本病范畴。

一、病因病机

本病主要病因是湿邪为患,伤及任、带二脉,使任脉不固,带脉失约而致。湿邪又有内湿、外湿之分。内湿主要涉及脾、肾、肝三脏,脾虚失运,水湿内生;肾阳虚衰,气化失常,水湿内停;肝郁侮脾,湿热下注等均可产生内湿。外湿多因久居湿地,或冒雨涉水或不洁性交等感受湿邪引起。

(一)脾虚湿困

素体脾虚,或劳倦过度,或饮食所伤,或思虑太过,皆可损伤脾气,致其运化失职,水液不运,聚而生湿。湿性趋下,流注下焦,伤及任带,使任脉不固,带脉失约,故致带下过多。

(二)肾虚

先天禀赋不足,或年老体虚,或房劳过度,或早婚多产,或久病伤肾,致肾阳亏虚,命门火衰,寒湿内生,使带脉失约,任脉不固,而为带下病;或因肾气亏损,封藏失职,阴精滑脱,而致带下过多;亦有素体肾阴偏虚,或年老真阴渐亏,或久病伤阴,相火偏旺,虚热扰动,或复感湿邪,湿郁化热,伤及任带,任带约固失司,而为带下病。

(三)湿热下注

经行产后,胞脉空虚,摄生不洁,或淋雨涉水,居处潮湿等,皆可感受湿邪,蕴久化热;或因脾虚生湿,湿蕴化热;或肝气郁结,久而化热,肝郁乘脾,肝热脾湿,湿热互结,流注下焦,损伤任带二脉,而为带下过多。

(四)热毒蕴结

经期产后,胞脉空虚,摄生不慎,或房室不禁,或阴部手术消毒不严,或手术损伤,感染热毒,或湿热蕴久成毒,热毒损伤任带二脉,而为带下过多。

二、诊断要点

(一)临床表现

带下量明显增多,并伴带下色、质、气味的异常,或伴有阴部瘙痒、灼热、疼痛、坠胀,或兼有尿频、尿痛、小腹痛、腰骶痛等局部和全身症状。

（二）妇科检查

可见各类阴道炎、宫颈炎症、盆腔炎性疾病等炎症体征，也可发现肿瘤。

（三）辅助检查

外阴及阴道炎患者因病原体不同，阴道分泌物特点、性质也不一样，可通过阴道分泌物涂片检查以区分滴虫性阴道炎、外阴阴道假丝酵母菌病、细菌性阴道病等。怀疑盆腔肿瘤或盆腔炎症者，可做宫颈刮片、B超等项检查以明确诊断。急性或亚急性盆腔炎时，血白细胞计数增高。

三、鉴别诊断

（1）带下呈赤色时，应与经间期出血、漏下鉴别。①经间期出血：经间期出血是在两次月经之间出现周期性的阴道少量出血，一般持续2～3天能自行停止；赤带者，绵绵不断而无周期性，且为似血非血之黏液。②漏下：漏下是对经血非时而下，量少淋漓不断，无正常月经周期而言；赤带者，是似血非血的赤色黏液，且月经周期正常。

（2）带下呈赤白带或黄带淋漓时，应与阴疮、子宫黏膜下肌瘤鉴别。①阴疮：阴疮为阴户生疮，伴有阴户红肿热痛，或积结成块，溃破时可有赤白样分泌物，甚至疮面坚硬肿痛、臭水淋漓等；带下浓浊似脓者，仍是由阴中分泌而由阴道而出的一种黏液，分泌物的分泌部位不相同，且无阴疮的局部症状。②子宫黏膜下肌瘤：子宫黏膜下肌瘤突入阴道时，可见脓性白带或赤白带，或伴臭味，与黄带、赤带相似。可通过妇科检查、B超检查加以鉴别。

（3）带下呈白色时，应与白淫、白浊鉴别。①白淫：指欲念过度，心愿不遂时，或纵欲过度，过贪房事时，突然从阴道内流出的白色液体，有的偶然发作，有的反复发作，与男子遗精相类似。②白浊：指由尿窍流出的混浊如米泔样物的液体，多随小便排出，可伴有小便淋漓涩痛；而带下过多出自阴道。此外，带下五色间杂，如脓似血，臭秽难闻者，应警惕宫颈癌、宫体癌、或输卵管癌。可借助妇科检查，阴道细胞学检查，或宫颈、子宫内膜病理检查，B超、宫腔镜、腹腔镜等检查作出鉴别。

四、辨证论治

本病主要以带下的量、色、质、气味的异常情况为依据，并结合全身症状、舌脉来辨清虚、实、寒、热。一般而论，量多、色淡、质稀者，多属虚、属寒；量多、色黄、质稠、有臭秽者，多属实、属热；带下量多、色黄或赤白带下，或五色带、质稠如脓、有臭味或腐臭难闻者，多为热毒。

治疗以除湿为主。一般治脾宜运、宜升、宜燥；治肾宜补、宜涩；治肝宜疏、宜达；湿热和热毒宜清、宜利。还可配合其他疗法以提高疗效。

（一）脾虚湿困

1.主要证候

带下量多，色白或淡黄，质稀薄，或如涕如唾，绵绵不断，无气味。面白无华，四肢不温，腹胀纳少，便溏，肢倦，或肢体浮肿。舌淡胖、苔白或腻，脉缓弱。

2.证候分析

脾虚运化失职，水湿下注，伤及任带，使任脉不固，带脉失约，故致带下量多，色白或淡黄，质稀薄，或如涕如唾，绵绵不断；脾虚中阳不振，则见面白无华，四肢不温；脾虚失运，化源不足，机体失养，则肢倦，腹胀纳少，便溏，或肢体浮肿；舌淡胖、苔白或腻，脉缓弱，皆为脾虚湿困之征。

3.治法

健脾益气,升阳除湿。

4.方药

完带汤(《傅青主女科》):白术、山药、人参、白芍、苍术、甘草、陈皮、黑芥穗、柴胡、车前子。

方中重用白术、山药以健脾益气止带;人参、甘草补气扶中;苍术健脾燥湿;白芍、柴胡、陈皮舒肝解郁,理气升阳;车前子利水除湿;黑芥穗入血分,祛风胜湿。全方脾、胃、肝三经同治,寓补于散之内,寄消于升之中,补虚而不滞邪,以达健脾升阳,除湿止带之效。

若肾虚腰痛者,加杜仲、菟丝子、鹿角霜、覆盆子等温补肾阳;若兼见四肢不温,畏寒腹痛者,加黄芪、香附、艾叶、小茴香以温阳益气,散寒止痛;若带下日久,正虚不固者,加金樱子、芡实、乌贼骨、白果、莲肉、龙骨之类以固涩止带;纳呆者,加砂仁、厚朴以理气醒脾;便溏、肢肿者,加泽泻、桂枝以助阳化气利水。若脾虚湿郁化热,症见带下量多,色黄,质稠,有臭味者,宜健脾祛湿,清热止带,方用易黄汤(《傅青主女科》)。

(二)肾虚

1.肾阳虚

(1)主要证候:带下量多,清冷如水,绵绵不断。腰膝酸软冷痛,形寒肢冷,小腹冷感,面色晦黯,小便清长,或夜尿增多,大便溏薄。舌淡、苔白润,脉沉弱,两尺尤甚。

(2)证候分析:肾阳亏虚,命门火衰,气化失职,寒湿内生,任带不固,故见带下量多,质稀;腰为肾之府,肾虚腰膝失于温养,则腰膝酸软冷痛;阳虚寒盛,则形寒肢冷;小腹为胞宫所居之处,胞络系于肾,肾阳虚,胞宫失于温煦,故小腹有冷感;肾阳虚不能上温脾阳,下暖膀胱,则见大便溏薄,小便清长,或夜尿增多;面色晦暗,舌淡、苔白润,脉沉弱,两尺尤甚,为肾阳不足之象。

(3)治法:温肾助阳,固任止带。

(4)方药:内补丸(《女科切要》)。鹿茸、菟丝子、沙苑子、黄芪、肉桂、桑螵蛸、肉苁蓉、制附子、白蒺藜、紫菀茸。

方中鹿茸、菟丝子、肉苁蓉温肾阳、益精髓,固任止带;黄芪益气固摄;沙苑子、桑螵蛸涩精止带;肉桂、制附子温肾壮阳;白蒺藜疏肝祛风;紫菀茸温肺益肾。全方共奏温补肾阳,涩精止带之效。

若便溏者,去肉苁蓉,加补骨脂、肉豆蔻、炒白术以补肾健脾,涩肠止泻;若小便清长或夜尿增多者,加益智仁、乌药、覆盆子以温肾缩尿;若畏寒腹冷甚者,加艾叶、小茴香以温中止痛;若带下如崩者,加人参、鹿角霜、煅牡蛎、巴戟天、金樱子以补肾益气,涩精止带。

2.肾阴虚

(1)主要证候:带下量或多或少,色黄或赤白相兼,质稠,或有臭气。阴部干涩,有灼热感或瘙痒,腰膝酸软,头晕耳鸣,五心烦热,咽干口燥,失眠多梦,或面部烘热。舌质红、苔少或黄腻,脉细数。

(2)证候分析:肾阴不足,虚火内生,复感湿邪,损伤任带二脉,故致带下量较多,带下色黄或赤白相兼,质黏稠,有臭气;阴精亏虚,阴部失荣,则阴部干涩、有灼热感或瘙痒;腰为肾之府,脑为髓海,肾阴虚腰膝、清窍失养,则腰膝酸软,头晕耳鸣;肾阴不足,虚热内生,故见五心烦热,咽干口燥;虚热扰乱心神,则失眠多梦;阴虚不能制阳,虚阳上扰,则见面部烘热;舌红、苔少或黄腻,脉细数,为阴虚夹湿之征。

(3)治法:滋阴益肾,清热止带。

(4)方药:知柏地黄丸(《医宗金鉴》)加芡实、金樱子。

成分:熟地黄、山茱萸、山药、牡丹皮、茯苓、泽泻、知母、黄柏。

知柏地黄丸原方可滋阴降火,再加芡实益肾固精,健脾祛湿;金樱子固涩止带。诸药合用,共奏滋肾清热,除湿止带之功。

若兼失眠多梦者,加柏子仁、酸枣仁、远志、麦冬以养心安神;若咽干口燥甚者,加麦冬、沙参、玄参以养阴生津;若五心烦热甚者,加地骨皮、银柴胡以清退虚热;兼头晕目眩者,加旱莲草、女贞子、白菊花、龙骨以滋阴清热,平肝潜阳;带下较多者,加乌贼骨、桑螵蛸固涩止带。

(三)湿热下注

1.主要证候

带下量多,色黄或呈脓性,质黏稠,有臭气,或带下色白质黏,如豆腐渣状。外阴瘙痒,小腹作痛,脘闷纳呆,口苦口腻,小便短赤。舌质红、苔黄腻,脉滑数。

2.证候分析

湿热蕴积于下,或湿毒之邪直犯阴器胞宫,损伤任带二脉,故见带下量多,色黄或呈脓性,质黏稠,有臭气,或带下色白,质黏,如豆腐渣状,阴痒;湿热阻遏气机,则小腹作痛;湿热阻于中焦,则见脘闷纳呆,口苦口腻;湿热郁于膀胱,则小便短赤;舌红、苔黄腻,脉滑数,均为湿热内盛之征。

3.治法

清热利湿止带。

4.方药

止带方(《世补斋·不谢方》):猪苓、茯苓、车前子、泽泻、茵陈、赤芍、牡丹皮、黄柏、栀子、牛膝。

方中茯苓、猪苓、泽泻利水渗湿止带;赤芍、牡丹皮凉血活血;车前子、茵陈清热利水,使湿热之邪从小便而泄;黄柏、栀子泻热解毒,燥湿止带;牛膝引诸药下行,直达病所,以除下焦湿热。

若带下有臭气者,加土茯苓、苦参以清热燥湿;腹痛者,川楝子、延胡索以理气活血止痛;兼阴部瘙痒者,加苦参、蛇床子以清热杀虫止痒。若肝经湿热下注,带下量多,色黄或黄绿,质黏稠,呈泡沫状,有臭气,阴部瘙痒,烦躁易怒,头晕目眩,口苦咽干,便结尿赤,舌边红、苔黄腻,脉弦滑数。治宜清肝除湿止带,方用龙胆泻肝汤(《医宗金鉴》)。

(四)热毒蕴结

1.主要证候

带下量多,黄绿如脓,或赤白相兼,或五色杂下,质黏稠,气臭秽。小腹疼痛拒按,腰骶酸痛,口苦咽干,大便干结,小便短赤。舌质红、苔黄或黄腻,脉滑数。

2.证候分析

热毒损伤任带二脉,故带下量多,赤白相兼,或五色杂下;热毒蕴蒸,则带下质黏如脓,且有臭气;热毒蕴结,瘀阻胞脉,则小腹、腰骶疼痛;热毒伤津,则见口苦咽干,大便干结,小便短赤;舌质红、苔黄或黄腻,脉滑数,均为热毒内蕴之象。

3.治法

清热解毒。

4.方药

五味消毒饮(《医宗金鉴》)加半枝莲、白花蛇舌草、土茯苓、薏苡仁、败酱草。

成分:蒲公英、金银花、野菊花、紫花地丁、紫背天葵子。

方中蒲公英、金银花、野菊花、紫花地丁、紫背天葵子清热解毒；加半枝莲、白花蛇舌草、土茯苓、薏苡仁、败酱草既能清热解毒，又可利水除湿。全方合用，共奏清热解毒，除湿止带之功。

若热毒炽盛，可酌加牡丹皮、赤芍以凉血化瘀；若腰骶酸痛，带下恶臭难闻者，加穿心莲、半枝莲、鱼腥草、椿根白皮以清热解毒除秽；若小便淋痛，兼有白浊者，加土牛膝、虎杖、车前子、甘草梢以清热解毒，利尿通淋。必要时应中西医结合治疗。

五、其他疗法

(一)外治法

(1)洁尔阴、妇炎洁等洗剂外洗，适用于黄色带下。

(2)止带栓塞散成分：苦参 20 g，黄柏 30 g，威灵仙 30 g，百部 15 g，冰片 5 g，蛇床子 30 g，雄黄5 g。共为细末调匀，分 30 等份。每份用纱布包裹如球状，用长线扎口备用。用前消毒，每晚睡前，将药球纳入阴道内，线头留置于外，第 2 天拉出药球。经期禁用。适用于黄色带下。

(3)川椒 10 g，土槿皮 15 g。煎水坐浴。适用于白色带下。

(4)蛇床子 30 g，地肤子 30 g，黄柏 15 g。煎水坐浴。适用于黄色带下。

(二)热熨法

电灼、激光等作用于宫颈病变局部，使病变组织凝固、坏死、脱落、修复、愈合而达到治疗的目的。适用于因宫颈炎而致带下过多者。

(三)针灸疗法

(1)体针：主穴取关元、气海、归来。配穴根据肝郁、肾虚、脾虚之不同，分别取肝俞、肾俞、脾俞等穴。快速进针，用补法，得气之后不留针，每天 1 次，10 次为 1 个疗程。

(2)艾条灸：取穴隐白、大都。将艾条点燃，靠近穴位施灸，灸至局部红晕温热为度。每穴施灸 10 分钟左右，隔天 1 次，10 次为 1 个疗程。适用于治疗脾肾阳虚的带下病。

(四)中成药

(1)乌鸡白凤丸，每次 1 丸，每天 2 次，口服。10 天为 1 个疗程。适用于脾肾虚弱者。

(2)愈带丸，每次 3～4 片，每天 3 次，口服。10 天为 1 个疗程。适用于湿热下注者。

(3)知柏地黄丸，每次 5 g，每天 2 次，口服。10 天为 1 个疗程。适用于阴虚夹湿者。

六、预防与调摄

(1)注意个人卫生，保持外阴清洁干燥，勤换内裤。经期产后勿冒雨涉水或久居阴湿之地，以免感受湿邪。

(2)饮食有节，不宜过食肥甘厚味或辛辣之品，以免滋生湿热。

(3)调节情志，积极消除不良情志因素的刺激。

(4)避免房劳多产及多次人工流产等。

(5)定期进行妇科普查，发现病变及时治疗。

(6)反复发作者，应检查性伴侣有无感染，如有交叉感染，应同时接受治疗。

(7)医务人员应严格执行消毒隔离常规，以避免医源性交叉感染。

(李彦俐)

第十一节　盆腔炎性疾病

女性内生殖器及其周围的结缔组织、盆腔腹膜发生炎症,称盆腔炎性疾病。

盆腔炎性疾病是指女性上生殖道的一组感染性疾病,主要包括子宫内膜炎、输卵管炎、输卵管卵巢脓肿、盆腔腹膜炎等。炎症可局限于一个部位,也可同时累及几个部位。以输卵管炎、输卵管卵巢炎最常见。盆腔炎性疾病若未能得到及时、彻底治疗,可能发生一系列的后遗症,如可导致不孕、输卵管妊娠、慢性盆腔痛及炎性反复发作等。

本节仍按中医对急、慢性盆腔炎的辨证论治方法介绍于下。

一、急性盆腔炎

急性盆腔炎是指女性生殖器官及其周围结缔组织和腹膜的急性炎症。其初期的临床表现与古籍记载的"热入血室""产后发热""妇人腹痛"相似。

(一)病因病机

急性盆腔炎的发病与阴部卫生习惯不良或房事不节或手术不慎,感受热毒、湿热之邪有关,或由邻近脏器病变,累及子宫等而发病。

急性盆腔炎的主要病机为湿热瘀阻于子宫、胞络,致冲任带三脉功能失常;或素有宿疾,日久不愈,内结症瘕,复因劳累、重感外邪而触发。

1.热毒壅盛

正值经期,或流产、分娩后,体弱胞虚,若房事不节,或手术消毒不严,热毒内侵,客于胞宫、胞络等,邪热与气血相搏,滞于冲任,化热酿毒,正邪交争,致高热、腹痛、阴道分泌物增多。

2.湿热瘀结

经行产后,余血未尽,湿热之邪乘虚侵入,与余血相搏,客于子宫、胞络;或急性盆腔炎后,邪气未尽,遇房劳、寒热之邪等感触而复发,湿热之邪与气血相搏,致使气机不利,经络气血受阻,冲任带脉功能失常而致病。

(二)诊断要点

1.临床表现

呈急性病容,下腹部疼痛,甚至剧痛难忍,高热不退,白带增多,呈脓性,秽臭。若在月经期发病,可出现月经量增多,甚至如脓血,经期延长,或伴恶心呕吐,腹胀、腹泻、尿频、尿急等症状。

2.妇科检查

下腹部肌紧张,有压痛、反跳痛;阴道充血,内有大量脓性分泌物;宫颈充血水肿,抬举痛;子宫大小正常或略大,压痛明显,活动受限;双侧附件压痛明显,可触及增粗的输卵管或包块;必要时做后穹隆穿刺,可吸出脓液。

3.辅助检查

血常规检查白细胞数明显升高,中性升高;血沉加快;分泌物或血培养阳性;B超检查可见后穹隆游离液体,输卵管增粗并有积液,或附件脓肿;必要时做腹腔镜检查。

（三）鉴别诊断

1.急性阑尾炎

两者均以发热、下腹痛为主要症状。急性阑尾炎疼痛多局限于右下腹部，麦氏点压痛、反跳痛。而盆腔炎痛在下腹两侧，病位较低，再通过病史以及体格检查等即可鉴别。

2.异位妊娠、卵巢囊肿蒂扭转、黄体囊肿破裂、卵巢巧克力囊肿破裂

此类疾病都有下腹疼痛，但急性盆腔炎伴有发热。体格检查、B超检查或妇科盆腔检查，亦可资鉴别。

（四）辨证论治

急性盆腔炎发病急，病情重，病势凶险。一般属热、属实。

治疗以清热解毒为主，活血化瘀为辅。治疗必须及时彻底，常常需中西医结合治疗。若盆腔炎性疾病未得到及时正确的治疗，可能发生一系列的后遗症，如输卵管阻塞、输卵管增粗；输卵管卵巢粘连形成输卵管卵巢肿块；输卵管积水或输卵管卵巢囊肿；子宫固定等。

1.热毒壅盛

（1）主要证候：发热头痛或高热、寒战，下腹剧痛拒按，或下腹有包块，带下量多，色黄或赤白相兼，质黏稠如脓血，臭秽，若值经期可出现经量增多、经期延长，全身乏力，口干欲饮，大便干结，小便短赤。舌质红、苔黄，脉滑数。

（2）证候分析：热毒内侵，客于胞宫、胞络，热毒与气血相搏，邪正交争，营卫不和，故发热寒战；血被热毒煎熬成瘀，瘀滞下焦，故下腹痛而拒按有块；任带损伤，则带下量多；冲任失调，可见月经紊乱，经血量多；热盛中焦，热灼津液，故口干欲饮；下焦热毒盛，故大便干结，小便短赤。舌红、苔黄，脉滑数，亦为热毒壅盛之征。

（3）治法：清热解毒，凉血化瘀。

（4）方药：黄连解毒汤（《胎产秘要》）。黄芩、黄连、黄柏、栀子，加生地黄、牡丹皮、乳香、没药。

方中黄芩清上焦肺热；黄连清中焦脾胃实热；黄柏泻下焦膀胱实热；栀子泻三焦实火，加生地黄、牡丹皮滋阴清热凉血；乳香、没药活血化瘀止痛。全方共奏清热解毒，凉血化瘀之效。

若带下量多而秽臭者，加车前草、椿根白皮、茵陈以清热利湿；盆腔形成脓肿者，加冬瓜仁、红藤、皂角刺、败酱草、生薏苡仁以清热排脓；腹胀甚者，加厚朴、枳实以行气导滞；兼经量多、经期长者，加大黄、地榆、生地黄、大蓟等以清热泻火、凉血止血；兼便秘者，加大黄、桃仁通腑泄热。

若症见高热神昏，下腹痛加重，烦躁谵语，斑疹隐隐，舌红绛、苔黄燥，脉弦细而数，为热邪已入营分，宜清营解毒，活血消瘀。方用清营汤（《温病条辨》）加减。同时，应结合西医治疗，合理选用抗生素。若经过上述保守治疗仍高热不退，腹痛不减，盆腔脓肿形成时，可考虑手术治疗。

2.湿热瘀结

（1）主要证候：低热起伏，下腹坠胀，或有灼热感，或疼痛拒按，痛连腰骶，带下量多、色黄、质稠、臭秽，胸闷，食欲缺乏，小便频急、色黄，大便溏薄伴里急后重。舌质红、苔黄腻，脉弦滑或滑数。

（2）证候分析：湿热之邪结于下焦，与气血相搏，气血运行失常，则下腹坠胀或疼痛拒按；邪正交争，病势进退，故见低热起伏；湿热留于任带二脉，致任带失约，见带下量多、色黄、质稠、臭秽；湿热下注膀胱，故小便频急、短黄；湿热滞于大肠，故大便溏薄伴里急后重；湿热阻于中焦，故见胸闷纳呆。舌质红、苔黄腻，脉弦滑，亦为湿热内结之征。

（3）治法：清热利湿，化瘀止痛。

(4)方药:清热调血汤(《古今医鉴》)。当归、川芎、白芍、生地黄、黄连、香附、桃仁、红花、莪术、延胡索、牡丹皮,去白芍,加败酱草、红藤、薏苡仁、栀子。

方中黄连清热解毒;当归、桃仁、红花、莪术、川芎活血散瘀;香附、延胡索行气止痛,气行血活,湿热之邪自无留滞之所;牡丹皮、生地黄清血分之热,加红藤、栀子增强清热解毒之力;薏苡仁、败酱草清利湿热,解毒排脓。诸药配合,共奏清热利湿,化瘀止痛之功。

若正值经期,兼见经量增多、经期延长者,上方去当归、川芎、红花,酌加槐花、地榆、马齿苋清热利湿止血;兼腹痛剧者,酌加木香、天台乌药增加理气止痛之力。

二、慢性盆腔炎

慢性盆腔炎是指女性内生殖器及其周围结缔组织和盆腔腹膜的慢性炎症。古人描述散见于"腹痛""带下病""不孕"等病证中。最近西医妇科学称之为"盆腔炎性疾病后遗症"。

(一)病因病机

慢性盆腔炎常因急性盆腔炎未得到及时正确的治疗,或患者体质虚弱,病程迁延引起。主要病机为湿瘀之邪蕴于子宫、胞络,致冲任带脉功能失调而致。

1.气滞血瘀

素有宿疾,瘀血内阻;或因七情内伤,肝气郁结,气滞血瘀;或外感湿热之邪,滞留冲任胞宫。均致胞脉血行不畅而发病。

2.寒凝气滞

于经期、产后,感受寒邪,或过食苦寒生冷,寒湿之邪与胞宫内余血浊液相结,凝结瘀滞;或素有宿疾,病程迁延日久,正气虚弱,致使阳气不振,气血失于温运而瘀滞。

3.脾虚瘀浊

脾气素弱,或过服苦寒之品,损伤脾胃,运化失职,湿浊内停,下注冲任,致气血运行不利,郁久成瘀。瘀血与湿浊互结,滞于下焦,伤及冲任带脉而致病。

(二)诊断要点

1.临床表现

下腹痛或坠胀,或痛连腰骶,于劳累、性交后及月经前后加剧,白带量多、色黄、味臭,月经不调,或低热,甚至不孕。

2.妇科检查

若为盆腔结缔组织病变,子宫常呈后倾后屈,子宫大小可正常,活动受限或粘连固定,宫骶韧带常增粗、变硬,有触痛;若输卵管病变,在子宫一侧或两侧触到呈条索状增粗的输卵管,并有轻度压痛;若为输卵管积水或输卵管卵巢囊肿,则可扪及囊性肿块。

3.辅助检查

腹腔镜检查可见盆腔内炎性病变及粘连,盆腔B超、子宫输卵管造影有助诊断。

(三)鉴别诊断

子宫内膜异位症、盆腔瘀血症、卵巢囊肿、慢性阑尾炎、慢性结肠炎、肠粘连等疾病均有程度不同的慢性下腹痛,可通过询问病史、体格检查,必要时结合B超、腹腔镜、结肠镜等辅助检查进行鉴别。

(四)辨证论治

本病病程较长,以慢性、持续性下腹痛为主要症状,或反复急性发作,或并发异位妊娠,或不孕。临床表现以实证多、虚证少,即使是虚证,也是虚中夹实。辨证时必须参以全身症状、舌脉等以辨寒热虚实。

治疗以活血理气、化瘀散结为主。本病多以局部症状为主,常需采取内服与外治、整体与局部相结合的综合治疗。

1.气滞血瘀

(1)主要证候:少腹一侧或双侧坠胀疼痛,腰骶酸痛,劳累后或经期更甚,经期延长,或经量增多,有血块,块下痛减,带下量多,色黄或白,有气味,或婚久不孕。舌质暗、苔薄,脉细弦。

(2)证候分析:情志内伤,肝气郁结,气血运行失畅,瘀血结于子宫胞脉,则少腹疼痛、坠胀;经期或劳累后瘀滞加重,故疼痛更甚;气血瘀结,伤及任带二脉,故带下异常;伤及肝肾,则腰骶酸痛;血瘀内阻,新血难安,故经期延长,或月经量多、有血块;胞脉闭阻,两精不能结合,故不孕。舌质暗、苔薄,脉细弦,亦为气滞血瘀之征。

(3)治法:活血化瘀,理气止痛。

(4)方药:血府逐瘀汤(《医林改错》)。当归、生地黄、桃仁、红花、枳壳、赤芍、柴胡、甘草、桔梗、川芎、牛膝,加红藤。

方中含桃红四物汤活血祛瘀;配柴胡、枳壳、芍药、甘草疏肝理气,气行则血行;桔梗开胸膈之结气;牛膝导瘀血下行,加红藤清热解毒。诸药合用,共具理气行滞,化瘀止痛之功。

兼见低热者,加败酱草、蒲公英、黄柏以清热解毒;若腹痛较甚,加蒲黄、五灵脂以化瘀止痛;兼见经量多,加地榆、茜草、三七化瘀止血;兼带下多者,加黄柏、白芷、薏米清热利湿;兼神疲乏力,加党参、白术健脾益气;兼腰酸者加杜仲、桑寄生、续断补肾壮腰;兼有包块者加夏枯草、甲片、皂角刺以软坚散结。

2.寒湿凝滞

(1)主要证候:小腹冷痛,遇热痛减,经行腹痛加重,腰骶坠胀觉冷,带下量多、色白,月经后期、量少、色暗有块,神疲乏力,婚久不孕。舌质淡暗,苔白腻,脉沉迟。

(2)证候分析:寒湿之邪入侵子宫,胞脉,与气血相结,气血运行不畅,故小腹冷痛,得热则减,月经后期、量少;湿邪下注,损伤任带二脉,则致带下量多;寒伤阳气,阳气不振,脏腑失温,故见神疲乏力,腰骶坠胀觉冷,宫寒不孕。舌淡暗,苔白腻,脉沉迟,亦为寒湿凝滞之征。

(3)治法:温经散寒,化瘀止痛。

(4)方药:少腹逐瘀汤(《医林改错》)。小茴香、干姜、生蒲黄、五灵脂、延胡索、没药、当归、川芎、赤芍、肉桂,加茯苓、白术。

方中小茴香、肉桂、干姜温经散寒止痛;当归、赤芍、川芎养血活血;蒲黄、五灵脂、没药、延胡索化瘀止痛,加茯苓、白术健脾渗湿。诸药合用,共奏温经散寒,健脾化湿,活血化瘀之效。

若少腹冷痛甚,加艾叶、细辛、吴茱萸温经止痛;兼肿块者,加桃仁、三棱、莪术化瘀消癥;兼腰酸者,加川续断、寄生、杜仲温肾强腰。

若寒邪渐散,但湿邪留滞。症见带下量多、色白、质黏腻,胸脘痞闷,口淡腻,四肢沉重,腰骶重坠,苔白腻,脉缓。方用参苓白术散(《太平惠民和剂局方》)加桂枝、仙茅益气健脾,理气化湿。

3.脾虚瘀浊

(1)主要证候:小腹胀痛,缠绵日久,痛连腰骶,经前、经期尤甚,面色无华,精神疲倦,四肢乏力,食少纳呆,大便溏薄,月经后期,经量或多或少,带下量多、色白黏稠。舌胖淡暗或舌边有齿印、苔薄白,脉细缓或弦缓。

(2)证候分析:脾虚湿浊内停,阻滞冲任、胞络,气血运行不畅,郁久成瘀,故小腹胀痛;经前、经期胞血满溢,瘀血随下,故小腹胀痛加重;脾虚气血生化之源不足,故面色无华,精神疲倦,四肢乏力;脾虚运化不利,则食少纳呆,大便溏薄;脾虚瘀浊内停,阻滞冲任,则月经不调;脾虚湿浊下注,故带下量多、色白黏稠。舌体胖、边有齿印、质淡暗、苔薄白,脉细缓或弦缓,亦为脾虚瘀浊之征。

(3)治法:健脾化浊,祛瘀通络。

(4)方药:香砂六君子汤(《名医方论》)。党参、白术、茯苓、甘草、半夏、陈皮、木香、砂仁、生姜、大枣;合桂枝茯苓丸(《金匮要略》):桂枝、牡丹皮、赤芍、桃仁,去桃仁,加丝瓜络。

方中香砂六君子汤芳香醒脾,健运化湿;桂枝茯苓丸活血化瘀,因大便溏薄,去桃仁,加丝瓜络行气通络。二方合用,共奏补脾健运,活血通络之功。

若小腹胀痛明显,加乌药、延胡索行气止痛;兼经量过少者,酌加丹参、益母草、泽兰活血调经;兼经量过多者,经期去桂枝、赤芍,加三七、蒲黄、荆芥炭化瘀止血。若久病及肾,兼见夜尿多者,可于上方加桑螵蛸、乌药、益智仁补肾缩尿。

(五)其他疗法

1.中药保留灌肠

(1)复方红藤汤(《新编妇科秘方大全》):红藤、败酱草、蒲公英、丹参各 30 g,金银花、连翘、鸭趾草各 20 g,紫花地丁 25 g。将上方水煎浓缩至 100 mL 保留灌肠。以晚上睡眠前进行为佳,月经干净后 3～5 天开始治疗,每天 1 次,10 天为 1 个疗程,一般持续 2～3 个疗程。适用于急性盆腔炎湿热蕴结证。

(2)金银花 30 g,蒲公英 20 g,地丁 20 g,红藤 30 g,败酱草 20 g,连翘 20 g,三棱 15 g,莪术 15 g,丹参 20 g,赤芍 20 g。浓煎至 100 mL 保留灌肠,每天 1 次,10 天为 1 个疗程,一般持续 2～3 个疗程。适用于急性盆腔炎湿瘀内结证。

(3)化瘀解毒汤(《新编妇科秘方大全》):败酱草 20～30 g,三棱、莪术、赤芍、牡丹皮、红藤、木香、槟榔、昆布、大黄各 10～15 g。上药浓煎成 100 mL,缓慢灌肠,每天 1 次,10 天为 1 个疗程。适用于慢性盆腔炎湿热互结证。

(4)三棱、莪术、延胡索、五灵脂各 20 g,金银花、桃仁、红花、连翘各 20 g,荔枝核、皂角刺、丹参、赤芍各 10 g。浓煎成 100 mL,缓慢灌肠,每天 1 次,10 天为 1 个疗程。适用于慢性盆腔炎气滞血瘀证。

2.中药外敷

(1)鲜蒲公英适量,捣烂如泥,加白酒调匀,外敷下腹部。适用于急性盆腔炎各证型。

(2)金黄膏外敷下腹部,每天 1 次。适用于急性盆腔炎湿热蕴结证。

(3)外熨消症散(《新编妇科秘方大全》):血竭 5 g,乳香、没药、白芥子、莱菔子各 30 g,桃仁、红花、麻黄、小茴香各 15 g,附子、吴茱萸各 45 g,冰片 10 g,炒食盐 60 g。上方除冰片外,其余药物均捣为粗末,取醋 1 000 mL 于铁锅内煎沸后加入食盐煮 10 分钟,加入药末,煎炒至半干后取出,晾一天,加入冰片和匀。装入布袋备用,睡前放置小腹部,上压热水袋热敷,每天 1～2 次,每次 30 分钟,1 个月为 1 个疗程,一袋药可热敷 3 个月。适用于慢性盆腔炎气滞血瘀证。

(4)乌头、艾叶、肉桂、鸡血藤、红花、川芎、延胡索、五灵脂、当归、皂角刺各 20 g。切成细末,入布袋内,蒸后热敷下腹部,每天 1～2 次。适用于慢性盆腔炎寒湿凝滞证。

3.中成药

(1)金刚藤糖浆,每次 15～20 mL,口服,每天 3 次。4 周为 1 个疗程。适用于急、慢性盆腔炎。

(2)妇科千金片,每次 4 片,口服,每天 2～3 次,连服 4 周。适用于急、慢性盆腔炎。

(六)预防与调摄

(1)注意个人卫生保健,积极锻炼身体,增强体质。

(2)急性盆腔炎、阴道炎、淋病者应及时彻底治愈。

(3)正确处理分娩及宫腔手术,严格执行无菌操作。凡有可能感染者,应及时进行预防性治疗。

(4)慢性盆腔炎病程较长,应正确认识疾病,解除思想顾虑,增强治疗的信心。

(李彦俐)

第十二节 崩 漏

崩漏是以经血非时暴下或淋沥不尽为主要表现的一种月经周期、经期、经量严重失常的病证。其中经血暴下者称"崩",也称"崩中";经血淋沥不尽者称为"漏",也称"漏下"。崩与漏出血情况虽然不同,但二者常相互转化,且其病机基本一致,故概称"崩漏",诚如《济生方》所云:"崩漏之疾,本乎一症,轻者谓之漏下,甚者谓之崩中。"

有关崩的记载,最早见于《素问》,其"阴阳别论"说:"阴虚阳搏谓之崩。"明确指出崩是以阴虚阳亢为其发病机理。漏,始见于汉代《金匮要略·妇人妊娠病脉证并治》。隋代巢元方《诸病源候论》首列"漏下候""崩中候",指出崩中、漏下属非时经血,明确了崩漏的概念,并概括其病机是"伤损冲任之脉……冲任气虚,不能制约经血"。同时指出:"崩而内有瘀血,故时崩时止,淋沥不断,名曰崩中漏下。"说明崩、漏可互相转化。元代李东垣在《兰室秘藏》中指出:"肾水阴虚,不能镇守胞络相火,故血走而崩也。"至明代,医家对崩漏有了更充分的认识,如《景岳全书·妇人规》对崩漏的论述尤为精辟,指出:"崩淋之病,有暴崩者,有久崩者。暴崩者其来骤,其治亦易。久崩者其患深,其治亦难。且凡血因崩去,势必渐少,少而不止,病则为淋。此等证候,未有不由忧思郁怒,先损脾胃,次及冲任而然者。"阐明了崩漏的病因病机,进而提出"凡治此之法,宜审脏气,宜察阴阳。无火者求其脏而培之、补之;有火者察其经而清之、养之"的治则,并出具了各证型之方药。而方约之在《丹溪心法附余》中提出治崩三法:"初用止血以塞其流,中用清热凉血以澄其源,末用补血以还其旧。"其"塞流""澄源""复旧"治疗崩漏三法,至今仍为临床医家所推崇。清代唐容川在《血证论》中云:"崩漏者……脾不摄血,使以崩溃,故曰崩中,示人治崩必治中州也。"提出了崩漏的治疗当需重脾的见解。《张氏医通》又认为:"血崩之病……或因肝经有火,血热妄行,或因怒动肝火,血热沸腾。"提出血热致崩的观点。清代《傅青主女科》则提出"止崩之药,不可独用,必须于补阴之中行止崩之法",创制治疗气虚血崩的"固本止崩汤"和治血瘀致崩的"逐瘀止血汤",均为后世临床常用。而《妇科玉尺》则较全面地概括崩漏的病因为"究其源则有六大端,一由火热、二由虚寒、三由劳伤、四由气陷、五由血瘀、六由虚弱"。历代医家论治崩漏的经验,至今仍对临床有重要指导意义。

西医学中的功能失调性子宫出血病(简称功血),归属本病范畴论治,同时生殖器炎症和某些生殖器肿瘤,可参照本节辨证论治。

一、病因病机

崩漏的主要病机是冲任损伤,不能制约经血,使胞宫蓄溢失常,经血非时妄行。导致崩漏的常见病因有虚、热、瘀。虚则经血失统,热则经血妄行,瘀则经血离经。

(一)血热内扰

素体阴虚或久病伤阴;或素体阳盛血热;或素性抑郁,郁久化热;或湿热内蕴,均可因热扰冲任,迫血妄行,而为崩漏。

(二)气不摄血

脾胃素虚、中气不足;或饮食劳倦,损伤脾气,以致脾虚统摄无权,冲任不固,不能制约经血,而成崩漏。

(三)肾气(阳)不足

先天禀赋不足;或房劳多产损伤肾气;或久病大病伤及于肾;或绝经前后肾气渐衰,天癸渐竭,引起肾失封藏,冲任不固,经血失约,发为崩漏。若素体阳虚,命门火衰,或病程日久,气损及阳,阳不摄阴,精血失固,亦可导致崩漏。

(四)肾阴亏虚

素体肾阴亏虚,或多产房劳耗伤真阴,或失血伤阴、元阴不足,则虚火动血,迫血妄行,遂致崩漏。

(五)瘀滞胞宫

七情内伤,气滞血瘀;或经期产后余血未净,又感外邪,壅滞经脉,内生瘀血;或崩漏日久,离经之血为瘀,均可因瘀血阻滞胞宫,血不归经而妄行,形成崩漏。

综上所述,崩漏的原因很多,但概括来说,不外乎虚、热、瘀三种,但由于发病并非单一,故崩漏的发生发展常气血同病、多脏受累、因果相干,互相转化,所以病机错综复杂。

二、诊断要点

(一)病史

注意患者的月经史、孕产史,有无生殖器炎症和生殖器肿瘤病史,有无宫内节育器及输卵管结扎术史等。

(二)症状

月经周期紊乱,行经时间超过半月以上,甚或数月淋沥不止;常有不同程度的贫血。

(三)检查

1.妇科检查

功能性子宫出血患者,无明显的器质性病变。

2.辅助检查

主要是排除生殖器肿瘤、炎症或全身性疾病(如再生障碍性贫血等)引起的阴道出血,可根据病情需要选作基础体温测定、宫腔镜检查、诊断性刮宫、阴道细胞学检查、宫颈黏液检查、B超、内分泌激素测定、腹腔镜检查。

三、鉴别诊断

本病应与月经不调、经间期出血、赤带、胎产出血、外阴阴道外伤性出血及出血性内科疾病相鉴别。

(一)月经先期、月经过多、经期延长

月经先期是周期缩短,月经过多是经量过多如崩,经期延长是行经时间长似漏。三种病症的出血有一定的周期性,而且经期延长与月经过多者出血在2周之内自然停止,但崩漏的出血是持续出血不能自然停止,周期长短不一。

(二)月经先后无定期

月经先后无定期其周期长短不一,但应在1~2周内波动,即提前或延后在7天以上2周以内,经期、经量基本正常,与崩漏无规律性的阴道出血显然有别。

(三)经间期出血

崩漏与经间期出血都是非时而下,但经间期出血发生在两次月经中期,且出血时间持续2~3天,量少而能自然停止,而崩漏是周期、经期、经量的严重失常,出血不能自止。

(四)赤带

赤带与漏下通过询问病史和妇科检查多能鉴别。赤带以带中有血丝为特点,月经正常。

(五)胎产出血

崩漏应与妊娠早期的出血疾病如胎漏、胎动不安、小产,尤其是异位妊娠相鉴别。通过询问病史、妊娠试验、B超检查可以明确诊断。

(六)生殖系器质性病变

生殖系炎症(如慢性宫颈炎、子宫内膜炎等)和生殖系肿瘤(如子宫肌瘤、腺肌病、子宫内膜癌、宫颈癌和卵巢功能性肿瘤等)均可引起不规则阴道出血。上述病症,通过妇科检查和诊断性刮宫、宫腔镜、B超等辅助检查可做鉴别。

(七)外阴、阴道外伤出血

外阴、阴道外伤出血有外阴、阴道外伤病史如跌仆损伤、暴力性交等,询问病史和妇科检查可鉴别。

(八)宫内节育器及避孕药物

上节育环后出现不规则阴道出血及长期服用避孕药物可引起月经紊乱,往往在停用或停药后月经多可恢复正常。通过询问和做B超可鉴别。

此外,还须与内科疾病所导致的不正常子宫出血相鉴别。如心血管、肝脏疾病和血液病等导致的经血量过多,甚则暴下如注,或淋沥不净。通过询问病史、体格检查、妇科检查、血液分析、肝功能,以及凝血因子的检查或骨髓细胞分析可与崩漏相鉴别。

四、辨证

崩漏一证,有虚实之分。虚者多因脾虚、肾虚;实者多因血热、血瘀。临证以无周期性的阴道出血为主要症状,主要依据出血时间、血量、血色、血质特点,辨明病证的寒、热、虚、实属性。一般而言,出血非时暴下,量多势急,色鲜红或深红,质稠者,多属热证;出血非时暴下或淋沥难尽,色淡质稀者,多属虚证;经血非时而至,时出时止,时多时少,色紫暗有块或伴腹痛者,多属血瘀;暴崩不止,或久崩久漏,血色淡暗,质稀者,多属寒证。另外,还须结合全身脉症和必要的检查综合分析。

（一）血热内扰

证候：经来无期，量多如崩，或淋沥不净，色深红或紫红，质黏稠，面赤头晕，烦躁易怒，口干喜饮，便秘尿赤。舌质红，苔黄，脉弦数或滑数。

分析：热扰冲任，迫血妄行，故经来无期，量多如崩，或淋沥不净；血为热灼，故血色深红或紫红，质黏稠；邪热上扰，则面赤头晕；热扰心神，故烦躁易怒；热灼阴伤，故口干喜饮，便秘尿赤。舌红、苔黄、脉弦数或滑数均为血热之征。

（二）气不摄血

证候：经血非时暴下不止，或淋沥不净，量多、色淡、质稀，神疲懒言，面色萎黄，动则气促，头晕心悸，纳呆便溏。舌质淡胖边有齿痕，苔薄润，脉细无力。

分析：脾气虚弱，血失统摄，冲任不固，故经血暴下不止，或淋沥不净；气虚血失温化，故经色淡、质稀；脾气虚弱，中阳不振，故神疲懒言，面色萎黄，动则气促，头晕心悸，纳呆便溏。舌质淡胖边有齿痕、苔薄润、脉细无力均为脾虚之象。

（三）肾气（阳）不足

证候：经乱无期，出血量多，或淋沥不净，色淡质稀，精神不振，面色晦暗，腰膝酸软，甚则肢冷畏寒，小便清长，舌质淡，苔薄润，脉沉细。

分析：肾气不足，封藏失职，冲任不固，故经乱无期，量多或淋沥不净；肾气亏虚，血失温化，故色淡质稀；肾虚外府失荣，故腰膝酸软；若肾阳不足，形体失于温养，膀胱失于温化，则肢冷畏寒、小便清长。舌质淡、苔薄润、脉沉细均为肾气（阳）不足之征。

（四）肾阴亏虚

证候：经乱无期，经血时多时少，淋沥不净，或停闭数月又暴下不止，色鲜红，头晕耳鸣，五心烦热，夜寐不安。舌质红或有裂纹，苔少或无苔，脉细数。

分析：肾阴不足，虚火内动，迫血妄行，故经乱无期，经血时多时少，淋沥不净，或停闭数月又暴下不止；阴虚内热，故血色鲜红；肾阴亏虚，精血衰少，不能上荣清窍，故头晕耳鸣；阴虚内热，热扰心神，故五心烦热，夜寐不安。舌红、少苔、脉细数均为肾阴亏虚之象。

（五）瘀滞胞宫

证候：经乱无期，淋沥漏下，或骤然崩中，色暗有块，小腹疼痛，块下痛减。舌质紫暗或边有瘀斑，脉涩。

分析：瘀血停滞，阻滞冲任，血不循经，故经乱无期，淋沥漏下，或骤然崩中；冲任瘀滞，经血运行不畅，故经血色暗有块；瘀阻胞中，不通则痛，故小腹疼痛；血块下后，瘀血暂通，故块下痛减。舌质紫暗或边有瘀点、脉涩均为血瘀之征。

五、治疗

（一）中药治疗

1.血热内扰

治法：清热凉血，固冲止血。

处方：清热固经汤。

方中黄芩、栀子清热泻火；生地黄、地榆、地骨皮凉血止血；龟甲、牡蛎育阴潜阳，固摄冲任；阿胶养阴止血；陈棕炭、藕节收涩止血；生甘草调和诸药。若兼见少腹或小腹疼痛，苔黄腻者，为湿热阻滞冲任，加黄柏、晚蚕沙以清热利湿；若经血质稠有块者，加蒲黄炭以活血止血。

若肝郁化火,兼见心烦易怒,胸胁胀痛,口干苦,脉弦数,用丹栀逍遥散加蒲黄炭、血余炭以平肝清热止血。

若经治火势渐衰,但阴血已伤,或起病即属阴虚内热,热扰冲任血海,经血量少,色红、淋沥不止,面红潮热者,可用上下相资汤以养阴清热,益气固冲。

另外,可选用十灰散,每次 9 g,每天 2 次。

2.气不摄血

治法:补气摄血,固冲止崩。

处方:固本止崩汤加升麻、山药、乌贼骨。

方中人参、黄芪、升麻大补元气,升阳固本;白术、山药健脾摄血;熟地黄、当归滋阴养血,佐黑姜可引血归经,并能温阳收敛;乌贼骨固涩止血。全方气血两补,共收益气升阳、固冲止血之效。若久漏不止者,加藕节、炒蒲黄以固涩止血;若血虚者,加制首乌、白芍、枸杞子以滋阴养血;若气虚成瘀者,加三七、益母草以化瘀止血。

若暴崩如注,肢冷汗出,昏厥不省人事,脉微欲绝者,为气随血脱之危急证候。宜补气回阳固脱,急用独参汤;或用生脉散,以益气生津,敛阴固脱。

若症见四肢厥逆,冷汗淋漓,是为亡阳之候,用参附汤以回阳固脱。病势缓解,善后调理可用补肾固冲丸以脾肾双补。

3.肾气(阳)不足

治法:补益肾气,固冲止血。

处方:加减苁蓉菟丝子丸加黄芪、党参、阿胶。

方中熟地甘温滋肾养血、填精益髓;配肉苁蓉、菟丝子、覆盆子、桑寄生补肝肾、益精气;当归、枸杞、阿胶、艾叶养肝血、益冲任;加黄芪、党参补气摄血;若量多势急者,加仙鹤草、乌贼骨以止血;若为青春期功血,加紫河车、仙茅、淫羊藿以温肾益气。若肢冷畏寒,小便清长,肾阳不足者,应温阳益肾,固冲止血,方选右归丸加减;若四肢不温,纳少便溏,脾肾阳虚者,合用理中汤以温经止血。

4.肾阴亏虚

治法:滋肾益阴,固冲止血。

处方:左归丸合二至丸。

方中熟地黄、山茱萸、山药滋补肝肾;龟甲胶、鹿角胶峻补精血,调补肾中阴阳;枸杞子、菟丝子、二至丸补肝肾,益冲任;川牛膝补肝肾,且引诸药直达下焦。全方共收壮水填精、补益冲任之效。若头晕目眩者,加夏枯草、刺蒺藜、牡蛎以平肝潜阳;出血量多者,加地榆、大黄炭、生地黄以凉血止血。若肾阴虚不能上济心火,或阴虚内热,见心烦失眠,惊悸怔忡,可加黄连、枣仁以清心安神。

5.瘀滞胞宫

治法:活血化瘀,固冲止血。

处方:逐瘀止血汤。

方中重用生地黄清热凉血;归尾、桃仁、赤芍祛瘀止血;牡丹皮、大黄凉血逐瘀止血,配枳壳下气,加强涤荡瘀滞之功;龟甲养阴化瘀。若出血量多,加三七粉、益母草、乌贼骨、茜草以化瘀止血;若因寒致瘀,见肢冷畏寒,小腹冷痛者,加艾叶、桂心、炮姜以散寒行瘀;若因热致瘀,兼见经色紫红、质稠有块,心烦唇红者,加黄芩、牡丹皮、赤芍以清热凉血;若出血日久,气随血耗,症见气短乏力者,可合用生脉散以益气养血。

另外,可选用云南白药,每次 0.2～0.3 g,每 4 小时服 1 次。

（二）针灸治疗

基本处方:关元、三阴交、血海、膈俞、隐白。

方中关元为任脉经穴,又是足三阴经之会,可调冲任、理经血;三阴交为足三阴经交会穴,可调补三阴而益气固冲;膈俞为八会穴中的血会,血海为治血之要穴,共奏调经养血止血之功;艾灸隐白可止血治崩,为治疗崩漏的效穴。

加减运用:若血热内扰,加大敦、行间、太冲,针用泻法,以清泻血热,固冲止血;气不摄血,加脾俞、气海、足三里,针用补法,以健脾益气,固冲止血;肾气不足,加百会、气海、命门、肾俞,针用补法,加灸法,以补益肾气,收摄经血;肾阴亏虚,加肾俞、太溪、阴谷,针用补法,以滋肾益阴,宁冲止血;瘀滞胞宫,加地机、太冲、合谷,针用泻法,以理气化瘀止血。

另外,还可选用:①耳针,取内生殖器、内分泌、神门、皮质下、肝、脾、肾,针刺中等强度,留针 1～2 小时,每天 1 次,或耳穴压丸或埋针;②挑刺疗法,在腰骶部督脉或足太阳经上寻找红色丘疹样反应点,每次 2～4 个点,用三棱针挑破 0.2～0.3 cm 长、0.1 cm 深,将白色纤维挑断,每月 1 次,连续挑刺 3 次;③皮肤针,取腰骶部督脉、足太阳经,下腹部任脉、足少阴经、足阳明经、足太阴经,下肢足三阴经,由上而下反复叩刺 3 遍,中度刺激,每天 1～2 次;④穴位注射,取气海、血海、三阴交、足三里,每次选 2～3 穴,用维生素 B_{12} 或黄芪、当归注射液,每穴注射 2 mL,每天 1 次。

（李彦俐）

第十三节　经前期综合征

经前期综合征是指出现在月经来潮前数天的一系列症状,如乳房胀痛、烦躁易怒、胸闷、头晕、头痛、四肢面目浮肿、失眠或嗜睡、倦怠无力、盆腔沉重感、腰背部钝性疼痛等。一般在月经来潮前 7～14 天出现,经前 2～3 天加重,月经来潮后症状随之消失。大多数妇女有轻度的经前期综合征,少数患者有精神症状及性格和行为的改变,以至影响生活和工作。

本病与中医学月经前后诸症、经行乳房胀痛等相似。

一、病因病机

在月经周期中,由于雌雄激素比例失调、雌激素相对过高可使血液内液体进入组织,也使抗利尿激素和醛固酮升高,致使水钠潴留而引起水肿、头痛、烦躁、乳房胀痛等症状。精神紧张也可通过内分泌调节引起醛固酮分泌增加,加重水钠潴留。平素情绪紧张、急躁、忧郁的妇女反应更明显。

中医学认为本病的发生由肝气郁滞、脾肾阳虚、肝肾阴虚等引起。

（一）肝气郁结

情志抑郁,肝失条达,气机失畅,经脉不通。若肝郁日久,肝火上炎。

（二）脾肾阳虚

素体阳虚,或久病体弱,脾肾不足,气血亏虚,水湿停留。

（三）肝肾阴虚

素体阴虚，或久病房劳伤肾，阴虚阳亢。

二、辨证

经前精神神经症状见情绪激动，精神紧张，忧郁，不安，烦躁易怒，失眠或嗜睡，疲乏，注意力不集中，健忘等。水钠潴留则引起全身浮肿（以足踝、眼睑部明显）或体重增加，胃肠功能紊乱、食欲缺乏、腹胀、腹泻，下腹和腰骶部坠痛、盆腔沉重感，头痛、偏头痛、鼻塞、咳嗽和个别患者哮喘发作，全身疼痛、乳房胀痛（并有触痛性结节）。这些症状周期性地于经前期出现，在经期内多数减轻或消失。有些患者可能伴有舌炎、颊部黏膜溃疡、外阴瘙痒、湿疹、荨麻疹及痤疮样疹等。

（一）肝气郁结

证候：经前紧张或抑郁，胸胁胀满，乳房胀痛，舌淡苔薄，脉弦。若肝火上炎，可见头痛，烦躁易怒，小便短黄，吐衄血。舌红苔黄，脉弦数。

治法：疏肝解郁，清肝泻火。

（二）脾肾阳虚

证候：经前肢体面目浮肿，嗜睡，倦怠乏力，身痛，腰膝酸痛，食欲缺乏，腹胀腹泻，舌淡，脉沉细。

治法：温补脾肾。

（三）肝肾阴虚

证候：经前心烦不安，头痛头晕，潮热盗汗，心悸失眠。舌红，苔少，脉细数。

治法：滋养肝肾。

三、针灸治疗

（一）刺灸

1.肝气郁结

取穴：太冲、内关、膻中、三阴交。

随症配穴：乳房胀痛者，加阳陵泉；头痛者，加百会；烦躁易怒者，加行间。

刺灸方法：针用泻法。

方义：太冲可疏肝理气解郁；内关、膻中宽胸理气；三阴交调经通络。

2.脾肾阳虚

取穴：脾俞、肾俞、关元、中脘、足三里、三阴交。

随症配穴：腹胀腹泻者，加天枢；面浮足肿者，加三焦俞、水分。

刺灸方法：针用补法，可加灸。

方义：脾俞、肾俞温补脾肾；关元可温阳利水；中脘、足三里健脾益气化湿；三阴交可补脾肾，调冲任。

3.肝肾阴虚

取穴：肝俞、肾俞、太溪、阴郄、三阴交。

随症配穴：头痛者，加行间、风池；潮热盗汗者，加复溜、合谷；心悸失眠者，加神门。

刺灸方法：针用补泻兼施法。

方义：肝俞、肾俞滋补肝肾；太溪可滋肾养阴；阴郄可养阴清热；三阴交可补肝肾，调冲任。

（二）耳针

取内分泌、皮质下、神门、心、肝、肾、脾、内生殖器,每次选2～4穴,毫针中度刺激,或埋籽压迫刺激。

四、推拿治疗

（一）基本治法

取穴:印堂、神庭、太阳、风池、百会、内关、神门、心俞、肝俞、膈俞、脾俞等。

手法:一指禅推、按、揉、擦等法。

操作:患者坐位,用一指禅推或揉印堂、神庭、太阳,抹前额数遍;按揉风池、百会、内关、神门;擦胸胁,以透热为度。

患者俯卧位,用一指禅推肺俞、心俞、膈俞、肝俞、脾俞、胃俞,按揉三阴交,用小鱼际擦法直擦背部督脉和膀胱经第一侧线,以温热为度。

（二）辨证加减

肝气郁结者,加按揉章门、期门、膻中、太冲,搓两胁。肝火旺者,加颞部扫散法,击百会数次,拿肩井。脾肾阳虚者,加摩腹,按揉脾俞、肾俞、命门,横擦腰骶、擦四肢,透热为佳。肝肾阴虚者,加按揉肝俞、肾俞、心俞、太溪、阴郄,横擦腰骶,擦涌泉。

（李彦俐）

第十四节　绝经前后诸证

妇女在更年期前后可出现一系列因性激素减少所致的症状,包括自主神经功能失调的症状,称为更年期综合征,其突出表现为潮热和潮红,易出汗,情绪不稳定,头痛失眠等。更年期为妇女卵巢功能逐渐直至完全消失的一个过渡时期,在更年期的过程中月经停止来潮,称绝经,一般发生于45～55岁之间。绝经为妇女一生中的一个生理过程,正常的卵巢遭到破坏或手术切除,也可能提前绝经,更年期综合征也随之发生。更年期综合征的持续时间因人而异,可持续数月至3年或更长。

本病相当于中医学的经断前后诸证或绝经前后诸证。

一、病因病机

本病是因卵巢功能衰退、体内雌激素水平降落所直接产生的,且与机体老化也密切相关,它们共同引起神经血管功能不稳定的综合征。

中医认为本病由肝肾阴虚、肾阳亏虚引起。

（一）肝肾阴虚

素体阴虚,或房劳多产伤肾,天癸将竭,肾阴益亏,阳失潜藏。

（二）肾阳亏虚

素体阳虚,或劳倦过度,大病久病,过用寒凉,日久伤肾,肾阳不足,天癸渐竭,元阳更虚,经脉五脏失于温养。

二、辨证

由于绝经前无排卵周期的增加,月经开始紊乱。表现为月经周期延长,经量逐渐减少,乃至停闭;或周期缩短,经量增加,甚至阴道大出血,或淋漓不断,或由月经正常而突然停止来潮。常见潮红或潮热、汗出、眩晕、心悸、高血压等心血管症状,往往有抑郁、忧愁、多疑、失眠、记忆力减退、易激动,甚至喜怒无常等精神神经症状。因雌激素逐渐减少,外阴及阴道萎缩,分泌物减少可产生老年性阴道炎、外阴瘙痒或灼热感、性交时疼痛、阴道血性分泌物等。常伴骨质疏松,可造成腰部疼痛,易发生骨折或关节痛。因活动减少及新陈代谢改变易致肥胖,消化功能改变产生肠胃胀气及便秘,内分泌改变致水钠潴留而出现浮肿等。实验室检查见促性腺激素中促卵泡素(FSH)和促黄体生成素(LH)的含量均增加,但 FSH 的增加比 LH 多。血中的雌激素水平很低。阴道细胞学检查,涂片中出现中层及低层细胞。

(一)肝肾阴虚

证候:经行先期,量多色红或淋漓不绝,烘热汗出,五心烦热,口干便艰,腰膝酸软,头晕耳鸣,舌红少苔,脉细数。兼肝旺者,多见烦躁易怒。兼心火旺者,可见心悸失眠。

治法:滋养肝肾,育阴潜阳。

(二)肾阳亏虚

证候:月经后期或闭阻不行,行则量多,色淡质稀,或淋漓不止,神萎肢冷,面色晦暗,头目晕眩,腰酸尿频,舌淡,苔薄,脉沉细无力。兼脾阳虚者,可见纳少便溏,面浮肢肿。兼心脾两虚者,可见心悸善忘,少寐多梦。

治法:温肾助阳,调理冲任。

三、针灸治疗

(一)刺灸

1.肝肾阴虚

取穴:肝俞、肾俞、太溪、三阴交、神门、太冲。

随症配穴:烦躁易怒者,加行间。心悸失眠者,加内关。潮热汗出者,加复溜、合谷。月经量多者,加地机。外阴瘙痒者,加蠡沟。

刺灸方法:针用补泻兼施法。

方义:取肝俞、肾俞调补肝肾。太溪补肾滋阴。三阴交交通肝、脾、肾经,调理冲任。神门养心安神。太冲补可柔肝养血,泻可疏肝解郁。

2.肾阳亏虚

取穴:肾俞、关元、命门、三阴交。

随症配穴:腰酸者,加腰阳关。纳少便溏者,加脾俞、足三里。少寐者,加神门。神疲肢冷者,加灸关元。

刺灸方法:针用补法,可加灸。

方义:针补艾灸肾俞、关元、命门可益肾助阳。三阴交为足三阴经交会穴,可健脾益肾,调理冲任。

(二)耳针

取内分泌、内生殖器、肾、肝、神门、皮质下,每次选 2～4 穴,毫针中度刺激,留针 30～40 分钟,或用埋针、埋籽刺激。

四、推拿治疗

(一)基本治法

取穴:中脘、气海、关元、阴陵泉、三阴交、足三里、太阳、攒竹、百会等。

手法:一指禅推、摩、按、揉、拿、擦法。

操作:患者仰卧位,用一指禅推法推中脘、气海、关元,然后掌摩腹部。按揉阴陵泉、三阴交、足三里。

患者俯卧位,用拇指按揉厥阴俞、肝俞、脾俞、肾俞、命门,然后用小鱼际蘸取少许冬青油膏直擦背部督脉及膀胱经第一侧线,横擦肾俞、命门,以透热为度。

患者坐位,用一指禅推前额部,拇指按揉太阳、攒竹、迎香、百会。五指拿头顶约 5 次,拿风池、肩井各约 10 次。

(二)辨证加减

肝肾阴虚者,着重按揉肝俞、肾俞、心俞、期门、内关、太溪、照海,擦涌泉。肾阳亏虚者,着重按揉肾俞、脾俞、胃俞、章门、关元。

(李彦俐)

第十五节　功能失调性子宫出血

功能失调性子宫出血(简称功血)是指由于神经内分泌机制失常引起的异常子宫出血,需排除全身及内外生殖器官器质性病变存在,或指下丘脑-垂体-卵巢轴调节功能失常导致异常子宫出血,而非直接由全身及内外生殖器器质性病变引起的异常子宫出血。功血是妇科常见病,可发生于月经初潮至绝经间的任何年龄。临床主要表现为月经周期、经期、经量的异常,如月经周期长短不一、经期延长、经量过多或不规则阴道流血。临床分为无排卵性功血和排卵性功血两类,无排卵性功血约占 80%,其中 90% 见于青春期和绝经前期,即生殖功能开始发育和衰退过程中生殖内分泌功能波动大的两个阶段,少数发生于生育期,如流产后、产后需要重新恢复排卵功能的阶段。无排卵性功血的特点为月经周期和月经量的异常,表现为月经周期紊乱、经期延长、经量多或淋漓不净。排卵性功血多见于育龄期妇女,常需与器质性病变相鉴别。其月经周期相对有规律,主要表现为月经周期缩短、经量异常增多、经期延长、经间期出血等。

功血属中医"崩漏""月经先期""月经过多""经期延长""经间期出血"范畴,排卵性功血和无排卵性功血均可伴见"不孕"。

一、病因病机

(一)中医

该病病因较为复杂,但可概括为虚、热、瘀 3 个方面;其主要发病机制是劳伤血气,脏腑损伤,血海蓄溢失常,冲任二脉不能制约经血,以致经血非时而下。常见有血热、肾虚、脾虚、血瘀等。

1.血热

包括阴虚血热、阳盛实热、肝经郁热、湿热等。素体阴虚,或久病失血伤阴,阴虚内热,虚火内炽,扰动血海,加之阴虚失守,冲任失约,故经血非时妄行;失血则阴愈亏,冲任更伤,以致病情反复难愈。素体阳盛,感受热邪,或过服辛温香燥助阳之品,或素性抑郁,肝气郁久化火,或热伏冲任,扰动血海,迫血妄行。久居湿地,素体阳热,湿而化热,或过食湿热之品,湿热阻滞冲任,扰动血海而无以制约经血。

2.肾虚

包括肾气虚、肾阴虚、肾阳虚等。少女禀赋不足,天癸初至,肾气稚弱,冲任未盛;育龄期因房劳多产伤肾,损伤冲任胞脉;绝经期天癸渐竭,肾气渐虚,封藏失司,冲任不固,不能调摄和制约经血。若房劳多产,经、乳数脱于血,肾阴亏损,则阴虚失守,虚火内生,扰动冲脉血海,迫血妄行。若体质虚寒,久病不愈,或过食寒凉耗阳之品,或房劳多产,伤及肾阳,阳虚火衰,胞宫失煦,不能制约经血。

3.脾虚

素体禀赋弱,忧思过度,或饮食劳倦损伤脾气,脾气亏虚,统摄无权,冲任失固,不能约制经血而成崩漏。如《妇科玉尺·崩漏》云:"思虑伤脾,不能摄血,致令妄行。"

4.血瘀

情志所伤,肝气郁结,气滞血瘀;或经期、产后余血未尽又感受寒、热邪气,寒凝热灼而致血瘀,瘀阻冲任,旧血不去,新血难安。也有因元气虚弱,无力行血,血运迟缓,因虚而瘀或久漏成瘀者。

该病病因可概括为:热、虚、瘀,三者或单独成因,或复合成因,或互为因果,最终导致冲任损伤,不能制约经血。

(二)西医

正常月经周期的建立,有赖于下丘脑-垂体-卵巢-子宫之间的功能协调。正常月经的发生是基于排卵后黄体生命结束,雌激素和孕激素撤退,使子宫内膜功能层皱缩坏死而脱落出血。正常月经的周期、持续时间和血量,表现为明显的规律性和自限性。功血的发生是由于体内外多种因素如过度紧张、恐惧、忧伤、环境和气候骤变,以及全身性疾病、营养不良、贫血及代谢紊乱等影响了下丘脑-垂体-卵巢轴的功能,而致异常子宫出血,分为无排卵性功血和有排卵性功血。

1.无排卵性功血

无排卵性功血主要发生于青春期和绝经过渡期,两者发病机制不完全相同。青春期功血患者,下丘脑-垂体-卵巢轴的调节功能尚未成熟,大脑中枢对雌激素的正反馈作用存在缺陷,此时垂体分泌促卵泡激素(FSH)呈持续低水平,促黄体素(LH)无高峰形成,导致卵巢不能排卵。绝经过渡期患者,由于卵巢功能衰退,对促性腺激素的反应下降,致使卵泡在发育过程中退化,因而不能发生排卵。各种原因引起的无排卵均可导致子宫内膜受单一雌激素刺激且无孕激素对抗而发生雌激素突破性出血或雌激素撤退性出血。雌激素突破出血有两种类型,低水平雌激素维持在阈值水平,可发生间断少量出血,内膜修复慢使出血时间延长;高水平雌激素且持续维持在有效浓度,则引起长时间闭经,因无孕激素参与,内膜无限制地增厚,却无致密坚固的间质支持,致使突破性出血,出血量多。雌激素撤退性出血表现在子宫内膜受雌激素作用持续增生,当雌激素短期内大幅度下降,子宫内膜缺少足量的雌激素作用,出现脱落、出血。

此外无排卵功血的出血还与子宫内膜剥脱出血的自限性机制缺陷有关,包括:①子宫内膜组织脆性增加;②子宫内膜剥脱不完整;③内膜血管结构与功能异常,小动脉螺旋化缺乏;④纤溶亢进和凝血功能异常;⑤子宫肌层合成前列环素增多,使血管扩张和抑制血小板凝集。

2.排卵性功血

排卵性功血多发生在育龄期,主要由于卵泡发育不良或下丘脑垂体功能不足,引起排卵后黄体功能不足,或黄体期缩短,或黄体萎缩不全,导致子宫内膜不规则出血。目前认为黄体功能不足的原因:①卵泡期 FSH 缺乏,卵泡发育缓慢,雌激素分泌减少;②LH 不足,排卵后黄体发育不全,孕激素分泌减少;③LH/FSH 比率异常,使卵泡发育不良,排卵后黄体发育不全;④部分患者同时有血催乳素(PRL)水平升高;⑤生理因素如初潮、分娩及绝经前,性腺轴功能紊乱;⑥下丘脑-垂体-卵巢功能失调,或黄体机制失常,引起黄体萎缩不全。

二、临床表现

(一)症状

无排卵性功血最常见的症状是子宫不规则出血,其特点是月经周期紊乱,经期长短不一,经量时多时少,甚至大量出血。有时停经数周或数月后阴道流血,往往出血较多;有时开始即阴道不规则流血,量少淋漓不净。出血量多或时间长者可继发贫血,短期大量出血可导致休克。

排卵性功血月经症状:①黄体功能不足主要表现为月经周期明显缩短,月经频发;有的月经周期虽然在正常范围内,但卵泡期延长、黄体期缩短,可导致患者不易受孕或孕早期流产;或由于黄体过早衰退,不能支持子宫内膜,或子宫内膜反应不良,以至于经前数天即有少量出血,然后才有正常的月经来潮。②子宫内膜不规则脱落多见于育龄期妇女,表现为月经周期正常,但经期延长,可长达 9~10 天,且出血量多,症状以经期延长为主,可伴出血量多。

以上两种功血,若病程日久,或出血量多时可出现头晕、乏力、易疲倦、心慌、气短、浮肿、食欲下降、失眠等虚弱症状。

(二)体征

妇科检查:子宫大小多属正常。

(三)常见并发症

1.贫血

病程久、出血量多时出现贫血,表现为头晕、乏力、易疲倦、心慌、气短、浮肿、食欲下降、失眠等。

2.失血性休克

失血性休克可见于大出血的无排卵性功血患者,表现为意识障碍,面色苍白,四肢冷,皮肤湿冷,口唇青紫,脉搏细数,血压低。

3.不孕

无排卵性功血患者小卵泡发育,但无卵泡成熟及排卵;排卵性功血患者黄体期孕激素分泌不足或黄体过早衰退,以致患者不易受孕。

4.盆腔炎

功血患者出血时间过长,容易并发盆腔感染,而致盆腔炎。

三、实验室和其他辅助检查

(一)妊娠试验

有性生活者应行妊娠试验,排除妊娠及妊娠相关疾病。

(二)血液学检查

包括血常规、凝血功能、血清铁蛋白检查,必要时需行骨髓穿刺检查,排除血液系统疾病。轻度贫血者,血红蛋白 91～110 g/L;中度贫血者,血红蛋白 61～90 g/L;重度贫血者,血红蛋白 <60 g/L。感染者,白细胞 $>10.0×10^9$/L。

(三)激素测定

青春期无排卵性功血患者血中 FSH、LH 水平可稍低,血雌二醇(E_2)水平偏低或正常。绝经期无排卵性功血患者血 FSH、LH 可正常或稍高,血 E_2 水平可正常或稍高,血睾酮(T)水平可正常或略高。排卵性功血在 BBT 上升后第 7 天血中孕酮(P)水平偏低。测定血清催乳素水平及甲状腺功能排除其他内分泌疾病。

(四)B 型超声波检查

无排卵功血可见小卵泡发育,但无卵泡成熟及排卵;有排卵功血有卵泡发育,卵泡或成熟或不成熟,均有排卵。

(五)基础体温测定

无排卵性功血患者基础体温呈单相型曲线,提示无排卵;黄体功能不足的排卵性功血患者基础体温呈双相型者提示有排卵,但高温相持续小于 11 天;子宫内膜不规则脱落的排卵性功血患者基础体温高温相下降缓慢。

(六)阴道细胞学检查

无排卵功血表现为中、高度雌激素影响。

(七)宫颈黏液结晶检查

无排卵功血仅有羊齿植物状结晶,尤其是经前出现羊齿植物状结晶。有排卵功血经后为羊齿植物状结晶,排卵后及经前可见椭圆形结晶。

(八)诊断性刮宫

可了解子宫内膜有无病变,同时也可起到止血作用。年龄 >35 岁,药物治疗无效或存在子宫内膜癌高危因素的异常子宫出血患者,应行诊断性刮宫,明确子宫内膜病变。不规则阴道流血或大量阴道出血时可随时行诊断性刮宫,诊断性刮宫时必须搔刮整个宫腔,尤其是两个宫角,并注意宫腔形态、大小,宫壁是否平滑,刮出物性质和数量。疑有子宫内膜癌时行分段诊断性刮宫。

(九)子宫内膜活检

为了解卵巢排卵情况及黄体功能,应在经前期或月经来潮 6 小时内刮宫;若怀疑子宫内膜脱落不全,则应在月经来潮第 5 天刮宫。

无排卵功血子宫内膜的病理改变。

1.增殖期子宫内膜

见于月经周期后半期甚至月经来潮后,提示未排卵。

2.子宫内膜增生症

(1)单纯性增生(旧称腺囊型增生)。

(2)复杂性增生(旧称腺瘤型增生)。

（3）不典型增生：为癌前期病变。癌变率为 $10\%\sim15\%$，已不属于功血范畴。

3.萎缩型子宫内膜

萎缩型子宫内膜见于绝经期。

有排卵功血子宫内膜的病理改变：有排卵而黄体不健者分泌期子宫内膜落后于正常内膜 2 天以上，有排卵而黄体萎缩不全者月经来潮第 5 天子宫内膜仍有分泌相。

（十）宫腔镜检查

宫腔镜检查可提高宫腔病变如子宫内膜息肉、子宫黏膜下肌瘤、子宫内膜癌的诊断率。

（十一）腹腔镜检查

用以排除盆腔内器质性病变。

四、诊断要点

功血的诊断应采用排除法。主要依据病史、体格检查及辅助检查做出诊断。

（一）病史

详细询问患者的年龄、月经史、婚育史、避孕措施、激素类药物使用史，是否受环境和气候变化、精神紧张、劳累过度等因素的影响，或存在营养不良、代谢紊乱等因素。了解子宫出血的经过，如发病的时间，目前出血情况，出血前有无停经史及以往治疗经过（尤应注意以往内分泌治疗的情况），特别注意过去有无月经过多、月经频发、子宫不规则出血等病史。

（二）症状

1.无排卵性功血月经表现

（1）月经过多：周期规则，但经量过多（>80 mL）或经期延长（>7 天）。

（2）月经过频：周期规则，但短于 21 天。

（3）子宫不规则过多出血：周期不规则，经期延长，经量过多。

（4）子宫不规则出血：周期不规则，经期延长而经量正常。

2.排卵性功血的月经异常表现

主要为月经周期缩短，有时月经周期虽在正常范围内，但卵泡期延长，黄体期缩短，以致患者不易受孕或在孕早期流产。或表现为月经周期正常，但经期延长，长达 $9\sim10$ 天，且出血量多。

（三）体格检查

1.一般情况

应注意患者的精神、营养、发育状况，有无贫血及其程度，第二性征、乳房的发育及毛发分布，有无泌乳等。

2.妇科检查

子宫大小多属正常。

（四）辅助检查

1.诊断性刮宫

结果显示分泌反应至少落后 2 天者，提示有黄体功能不足可能；在月经周期的第 $5\sim6$ 天诊断性刮宫，显示子宫内膜仍呈分泌期反应，且与出血期及增生期内膜并存，提示有子宫内膜不规则脱落可能。

2.B 超

了解子宫大小、形状、子宫内膜厚度，宫腔内有无赘生物及血块等，有助于排除其他疾病；动态观察卵泡发育、优势卵泡大小及排卵情况。

3.宫腔镜检查

可在宫腔镜直视下选择病变区进行活检,有助于诊断子宫内膜息肉、子宫黏膜下肌瘤及子宫内膜癌等宫腔内病变。

4.凝血功能测定

通过血小板计数,出、凝血时间,凝血酶原时间等了解凝血功能。

5.血红细胞计数及血红蛋白

了解贫血情况。

6.BBT 测定

无排卵性功能失调性子宫出血 BBT 呈单相型,黄体功能不足者 BBT 呈双相型,但黄体期不足 11 天;子宫内膜不规则脱落者 BBT 呈双相改变,但下降缓慢。

7.宫颈黏液检查

经前宫颈黏液见羊齿植物状结晶,提示有雌激素作用但无排卵,见成排出现的椭圆体,提示有排卵。

8.阴道脱落细胞涂片检查

一般表现为中、高度雌激素影响。

9.女性生殖内分泌激素测定

血清孕酮为卵泡期低水平则提示无排卵;雌二醇可反映体内雌激素水平;催乳素及甲状腺激素有助排除其他内分泌疾病;高雄激素应考虑多囊卵巢综合征。

五、鉴别诊断

必须排除由生殖器官病变或全身性疾病所引起的子宫出血,应注意与下列疾病相鉴别。

(一)病理妊娠或妊娠并发症

如流产、异位妊娠、滋养细胞疾病、产后子宫复旧不全、胎盘残留等,可通过 HCG 测定、B 型超声检查或诊断性刮宫等协助鉴别。

(二)生殖道感染

如急性或慢性子宫内膜炎、子宫肌炎等,妇科检查可有带下增多,或子宫附件压痛。

(三)生殖道肿瘤

如子宫内膜癌、子宫肌瘤、卵巢肿瘤等,通过 B 超或诊断性刮宫可鉴别。宫颈病变可通过妇科检查结合宫颈细胞学检查、宫颈活检等有助鉴别。

(四)全身性疾病

血液病通过血液及骨髓检查可诊断;肝功能损害通过 B 超及肝功能检查有助于鉴别。甲状腺功能亢进或低下通过检测甲状腺功能有助于鉴别。

(五)性激素类药物使用不规范

含孕激素的避孕器,如节育器、阴道环、皮下埋置剂,由于持续释放低剂量孕激素,可使子宫内膜不规则脱落,表现为阴道不规则出血。

(六)生殖道损伤

妇科检查可诊断。

六、治疗

功血的治疗应根据出血的缓急之势、出血时间的久暂、患者的年龄及体质情况等决定治疗方案。功血的一线治疗是药物治疗。出血期首先是止血,出血时间长者注意预防感染。根据青春期、育龄期、绝经期等不同阶段的特点,治疗目的之差异,进行个体化治疗。青春期及生育年龄无排卵性功血以止血、调整周期、促排卵为主;绝经过渡期功血以止血、调整周期、减少经量,防止子宫内膜病变为治疗原则。

出血期的治疗原则是急则治其标,缓则治其本,急缓指出血之势而言,对于异常出血,首当止血;非出血期的治疗,或调整月经周期至正常,或止血固冲。应结合病史,根据阴道出血期、量、色、质的变化及其全身证候辨明寒、热、虚、实;同时结合兼证及体质状况、舌脉特点,辨其病在何经何脏,或在气在血;患者的不同年龄阶段亦是功血辨证施治时的重要参考。血止后固本善后,即恢复正常的月经周期是治疗的关键,月经的调节是肾气-天癸-冲任-胞宫协调作用的结果。根据中医的基本理论辨证调经,采用中医药周期疗法,以恢复正常的月经周期。

(一)辨证治疗

1.治崩三法

根据病情三法可单独使用,也可相兼使用。

(1)塞流:即止血。暴崩之际,急当止血防脱,首选补气摄血法。或大补元气,摄血固脱,或回阳救逆,固脱止血。血势不减者,宜输血救急。血势渐缓应按不同证型塞流与澄源齐头并进,采用健脾益气止血,或养阴清热止血,或养血化瘀止血治法。出血暂停或已止,则谨守病机,行澄源结合复旧之法。

(2)澄源:即正本清源,根据不同证型辨证论治。切忌不问缘由,概投寒凉或温补之剂,专事止涩,致犯"虚虚实实"之戒。

(3)复旧:即固本善后,调理恢复。但复旧并非全在补血,而应及时地调补肝肾、补益心脾以资血之源,安血之室,调经固本。视其病势,于善后方中寓治本之法。调经治本,其本在肾,故总宜填补肾精,补益肾气,固冲调经,使本固血充,则周期可望恢复正常。

2.分型论治

有无排卵性功血和排卵性功血两种。

(1)无排卵性功血又分以下几种。

1)肾阳虚。

证候特点:经血非时而下,淋漓不断,色淡质稀;面色晦暗,腰膝无力,畏寒肢冷,小便清长,浮肿,眼眶黯,五更泄泻,精神萎靡,性欲减退;舌淡黯,苔白滑,脉沉迟无力或弱。

治法:温肾固冲,止血调经。

推荐方剂:右归丸(《景岳全书》),止血加赤石脂、补骨脂、炮姜、艾叶。

基本处方:鹿角胶(烊化)15 g,制附子9 g,肉桂(冲服)6 g,杜仲15 g,枸杞子10 g,菟丝子15 g,熟地黄15 g,山茱萸12 g,山药10 g,当归10 g,赤石脂10 g,补骨脂10 g,炮姜9 g,艾叶10 g。水煎服,每天1剂。

加减法:出血量多、色淡、无块者,加党参20 g、黄芪20 g、菟丝子15 g以温肾止血。

2)肾阴虚。

证候特点:经血非时而下,量少淋漓或量多,色鲜红,质稍稠;头晕耳鸣,腰膝酸软,口干舌燥,尿黄便干,五心烦热,失眠健忘;舌质红,少苔,脉细数。

治法:滋肾益阴,固冲止血。

推荐方剂:左归丸(《景岳全书》)合二至丸(《医方集解》)。

基本处方:熟地黄 15 g,鹿角胶(烊化)10 g,龟甲胶(烊化)10 g,枸杞子 10 g,山茱萸 10 g,菟丝子 12 g,怀山药 10 g,牛膝 10 g,女贞子 10 g,墨旱莲 10 g。水煎服,每天 1 剂。

加减法:出血量多加仙鹤草 15 g、乌贼骨 15 g 以固涩止血;出血淋漓不断加生蒲黄(包煎)15 g、生三七粉(冲服)3 g 以化瘀止血。

3)脾虚。

证候特点:经血非时而下,量多,色淡,质清稀,暴崩之后,经血淋漓;面色苍白,精神萎靡,气短乏力,语音低微,小腹空坠,食欲缺乏,面浮肢肿,手足不温,便溏;舌淡体胖,边有齿痕,苔薄白,脉缓弱。

治法:补气健脾,摄血固冲。

推荐方剂:固本止崩汤(《傅青主女科》)去当归,加五倍子、海螵蛸、煅龙骨、煅牡蛎。

基本处方:党参 15 g,白术 15 g,黄芪 15 g,熟地黄 10 g,炮姜 6 g,五倍子 10 g,海螵蛸 10 g,煅龙骨(先煎)15 g,煅牡蛎(先煎)15 g。水煎服,每天 1 剂。

加减法:兼血虚者,加制首乌 20 g、白芍 15 g 以养血止血;心悸失眠,加酸枣仁 15 g、五味子 10 g 以宁心安神。

4)虚热。

证候特点:经血非时而下,量少淋漓,或量多势急,色鲜红而质稠;伴见心烦失眠,面颊潮红,咽干口燥,潮热汗出,小便黄少,大便燥结;舌红,少苔,脉细数。

治法:养阴清热,固冲止血。

推荐方剂:保阴煎(《景岳全书》)加阿胶、海螵蛸、仙鹤草、藕节。

基本处方:生地黄 12 g,熟地黄 12 g,白芍 10 g,山药 10 g,续断 10 g,黄柏 9 g,黄芩 9 g,甘草 5 g,阿胶(烊化)10 g,海螵蛸 10 g,仙鹤草 15 g,藕节 10 g。水煎服,每天 1 剂。

加减法:心烦、失眠少寐,加柏子仁 15 g、酸枣仁 15 g、夜交藤 20 g 以养心安神,或加龟甲(先煎)20 g、生牡蛎(先煎)20 g、生龙骨(先煎)20 g 以重镇安神。

5)实热。

证候特点:经血非时而下,量多如崩,或淋漓不断,色深红,质稠,有血块;口渴烦热,小腹或少腹疼痛,腹部拒按,面红目赤,渴喜冷饮,口苦咽干,小便黄或大便干结;舌红,苔黄,脉滑数。

治法:清热凉血,固冲止血。

推荐方剂:清热固经汤(《简明中医妇科学》)。

基本处方:黄芩 10 g,栀子 10 g,生地黄 15 g,地骨皮 12 g,地榆 10 g,藕节 10 g,阿胶(烊化)10 g,龟甲(先煎)15 g,生牡蛎(先煎)15 g,棕榈炭 10 g。水煎服,每天 1 剂。

加减法:热瘀互结,见腹痛有块,去棕炭、牡蛎,加益母草 20 g、枳壳 10 g、生三七粉(冲服)3 g 以加强活血化瘀,加夏枯草 10 g 以清热。

6)血瘀。

证候特点:经乱无期,量时多时少,时出时止,经行不畅,色紫暗有块,质稠,小腹疼痛拒按,或痛经;舌质紫暗,有瘀点瘀斑,苔薄白,脉涩。

治法:活血化瘀,固冲止血。

推荐方剂:逐瘀止血汤(《傅青主女科》)。

基本处方:大黄 10 g,生地黄 10 g,当归 10 g,赤芍 15 g,牡丹皮 12 g,枳壳 12 g,龟甲 15 g(先煎),桃仁 12 g。水煎服,每天 1 剂。

(2)排卵性功血又分以下几种。

1)肾气虚。

证候特点:月经先期,经期延长,量少,色淡暗,质稀;伴面色晦暗,腰膝酸软,性欲减退,夜尿频数;舌淡暗,苔薄白,脉沉细无力。

治法:补肾益气,固冲止血。

推荐方剂:归肾丸(《景岳全书》)。

基本处方:熟地黄 15 g,山药 12 g,山茱萸 12 g,枸杞子 12 g,当归 10 g,茯苓 10 g,菟丝子 15 g,杜仲 15 g。水煎服,每天 1 剂。

加减法:出血量多,加党参 20 g、黄芪 20 g、白术 15 g 以补后天以益先天,补益肾气。

2)脾虚。

证候特点:月经先期,经期延长,淋漓不断,量多,色淡,质稀;面色苍白,精神萎靡,神疲肢倦,气短懒言,小腹空坠,食少纳呆,便溏;舌淡胖,边有齿痕,苔薄白,脉细弱或缓弱。

治法:补气健脾,摄血固冲。

推荐方剂:固本止崩汤(《傅青主女科》)去当归,加五倍子、海螵蛸、龙骨、牡蛎。

基本处方:党参 15 g,白术 15 g,黄芪 15 g,熟地黄 10 g,炮姜 6 g,五倍子 10 g,海螵蛸 10 g,煅龙骨(先煎)15 g,煅牡蛎(先煎)15 g。水煎服,每天 1 剂。

加减法:出血量多、色淡、无块,加补骨脂 15 g、赤石脂 15 g、仙鹤草 15 g 以固涩止血。

3)阴虚血热。

证候特点:月经先期,经期延长,量少,色鲜红,质稠;面颊潮红,五心烦热,潮热盗汗,心烦失眠,咽干口燥,小便黄少,大便燥结;舌红有裂纹,少苔,脉细数。

治法:养阴清热,固冲止血。

推荐方剂:两地汤(《傅青主女科》)合二至丸(《医方集解》)。

基本处方:生地黄 15 g,地骨皮 12 g,玄参 12 g,麦冬 10 g,阿胶(烊化)10 g,白芍 10 g,女贞子 10 g,墨旱莲 10 g。水煎服,每天 1 剂。

加减法:兼有瘀血,症见小腹疼痛,经行不畅,色暗有块等,加炒蒲黄(包煎)15 g、炒灵脂 10 g、丹参 10 g、赤芍 10 g 以活血化瘀止血。

4)阳盛血热。

证候特点:月经先期,经期延长,量多,色深红,质黏稠;面红颧赤,口渴欲饮,小便短赤,大便干结;舌红,苔黄,脉滑数。

治法:清热凉血,固冲止血。

推荐方剂:清热固经汤(《简明中医妇科学》)。

基本处方:黄芩 10 g,栀子 10 g,生地黄 15 g,地骨皮 12 g,地榆 10 g,藕节 10 g,阿胶 10 g(烊化),龟甲(先煎)15 g,生牡蛎(先煎)15 g,棕榈炭 10 g。水煎服,每天 1 剂。

加减法:血热伤阴者,加墨旱莲 15 g、玄参 10 g 以清热养阴;郁热互结者,加牡丹皮 15 g、赤芍 15 g 以凉血化瘀。

5)肝郁血热。

证候特点:月经先期,经期延长,量或多或少,经行不畅,经色深红,质稠有块;烦躁易怒,小腹胀痛,口苦咽干,胁肋胀痛,小便黄,大便干结;舌红,苔薄黄,脉弦数。

治法:疏肝清热,凉血固冲。

推荐方剂:丹栀逍遥散(《女科撮要》)。

基本处方:当归 10 g,白芍 10 g,柴胡 10 g,薄荷 6 g,白术 10 g,茯苓 15 g,炮姜 6 g,炙甘草 5 g,牡丹皮 15 g,焦栀子 10 g。水煎服,每天 1 剂。

加减法:出血量多者,加地榆 15 g、贯众 15 g 以清热凉血止血。

6)血瘀。

证候特点:经血非时而下,量或多或少,时下时止,或淋漓不净,血色紫暗有块;质稠,小腹疼痛拒按,或痛经;舌质紫暗,舌有瘀点瘀斑,苔薄白,脉涩。

治法:活血化瘀,固冲止血。

推荐方剂:逐瘀止血汤(《傅青主女科》)。

基本处方:大黄 10 g,生地黄 10 g,当归 10 g,赤芍 15 g,牡丹皮 12 g,枳壳 12 g,龟甲 15 g(先煎),桃仁 12 g。水煎服,每天 1 剂。

加减法:瘀久化热,口干苦,血色红,量多,加黄芩 10 g、地榆 15 g、夏枯草 10 g 以清热凉血止血。

7)湿热。

证候特点:经期延长或淋漓不断,或经间期出血,质黏稠;小腹疼痛,胸脘满闷,白带色黄秽臭,质黏稠;舌红,苔黄腻,脉滑。

治法:清热利湿,凉血止血。

推荐方剂:清肝止淋汤(《傅青主女科》)加减。

基本处方:牡丹皮 12 g,黄柏 10 g,当归 10 g,白芍 10 g,地黄 10 g,黑豆 10 g,香附 9 g,牛膝 12 g,阿胶(烊化)10 g,大枣 6 g。水煎服,每天 1 剂。

加减法:湿重,加薏苡仁 20 g、泽泻 10 g 以利湿化浊;热重,加黄芩 10 g、大小蓟各 15 g、椿根皮 10 g 清湿热、凉血止血。

(二)中成药

1.出血期用药

(1)益宫宁血口服液:补气养阴,固肾止血。用于功血气阴两虚证。每次 20 mL,每天 3 次。

(2)益母草流浸膏:活血调经,用治血瘀之崩漏,经血淋漓不尽等。每次 5~10 mL,每天 3 次。

(3)云南白药:有止血、抗炎、兴奋子宫等作用。用于治疗功血证属血热实证或气血瘀滞者。散剂,口服每次 0.2~0.3 g,每次不超过 0.5 g,4 小时服 1 次,可视出血情况连服多次。胶囊剂,口服每次 0.25~0.5 g,每天 4 次。

(4)紫地宁血散:清热凉血,收敛止血。用于功血血热证。每次 8 g,每天 3~4 次,凉开水或温水调服。

(5)宫宁颗粒:化瘀清热,止血固经。用于瘀热证所致的月经过多、经期延长;宫内节育器引起出血不良反应见上述证候者。温开水冲服。每次 1 袋,每天 3 次,饭后服用。用于经期过长、月经过多,于经期来潮前 1~3 天开始服用,服用 5~7 天有效者服用 3 个月经周期可防止复发。

(6)归芪益气养血口服液:益气养血,调补肝肾。用于气血虚弱,肝肾不足所致的月经量多,经期延长,经行小腹隐痛。口服,每次 10～20 mL,每天 2 次。糖尿病患者慎用,孕妇禁用。

(7)妇康宁片:调经养血,理气止痛。用治气滞血瘀崩漏等。每次 4 片,每天 2～3 次。

2.非出血期用药

(1)紫河车胶囊:温肾补精,益气养血。用于功血肾精不足,或虚劳消瘦,骨蒸盗汗,咳嗽气喘,食少气短。温黄酒或温开水送服,每次 15 粒,每天 2 次。

(2)鹿胎膏:补气养血,调经散寒。用于气血不足,虚弱消瘦,月经不调,行经腹痛,寒湿带下。口服,每次 10 g,每天 2 次,温黄酒或温开水送下。孕妇忌服。

(3)复方阿胶浆:补气养血。用于功血气血两虚,头晕目眩,心悸失眠,食欲缺乏及白细胞减少症和贫血。每次 20 mL,每天 3 次。

(4)定坤丹:滋补气血,调经舒郁。用于功血气血两虚兼有郁滞者。大蜜丸 9 g,每次半丸至 1 丸,每天 2 次。

(5)四物合剂:养血调经。用于血虚所致的面色萎黄、头晕眼花、心悸气短及月经不调。口服,每次 10～15 mL,每天 3 次。

(6)乌鸡白凤口服液:补气养血,调经止带。用于功血气血两虚型。每次 10 mL,每天 2 次。

(7)生脉饮:益气复脉,养阴生津。用于功血气阴两伤型。实证、实热之邪未尽及表证未解者禁用。每次 10 mL,每天 3 次。

(8)归脾丸:益气健脾,养血安神。用于心脾气虚型功血出血期,或用于止血后调理。水蜜丸,每次 6 g,每天 3 次。大蜜丸 9 g,每次 1 丸,每天 3 次。

(三)外治法

1.针灸

(1)体针取穴:关元,隐白,足三里,三阴交。操作方法:用毫针针刺上述穴位,针用平补平泻手法,留针 30 分钟;隐白穴用温针灸,灸 2 壮。每天 1 次,10 次为 1 个疗程,疗程间休息 3 天。

(2)腹针:针刺冲脉配关元,取关元,气海旁开 5 分,左右各取一点。常规消毒后,取 0.4 mm×75 mm毫针,垂直快速刺入皮肤后,缓缓进针,根据患者胖瘦不同进针 1.5～2.5 寸(3.75～6.25 cm),当患者出现强烈针感后停止进针,不提插,禁乱捣,可轻微小幅度捻转或弹针以加强刺激。要求针感下传至整个下腹部,有时向会阴部放散,甚至双侧腰骶部出现酸麻胀痛感。强烈时感觉整个下腹部、双侧腰部、骶和会阴部有明显抽搐感。出现此种现象后立即停止进针,留针 30～40 分钟,可获最佳效果。每天 1 次,7 次为 1 个疗程。

(3)经外奇穴:针刺"断红"穴,"断红"穴是经外奇穴,位于手指第 2、3 掌指关节间前 1 寸(约 2.5 cm),相当于八邪穴之上都穴。患者取仰卧位或坐位,两手掌面向下,自然半屈状态,常规消毒后,取 3.5 寸(8.75 cm)毫针,沿掌骨水平方向刺入皮肤后,缓慢进针 1.5～2 寸(3.25～5 cm),平补平泻法,使针感向上传导,上升至肩部为好,出现强烈针感后,停止进针,留针 20～25 分钟。每天针刺 2 次。

(4)耳针。①取穴:子宫、卵巢、内分泌、肝、肾、神门。②操作:每次选用 3～4 个穴,每天或隔天 1 次,中等刺激,留针 30～60 分钟,也可耳穴埋针。

(5)艾灸有以下几种。①艾灸隐白穴:把艾条做成米粒大小圆锥形 6 炷,分别置于两足隐白,点燃,待快燃尽时用拇指按压艾炷,每天灸 3～4 次。待出血停止后可再继续灸 1～2 天。②艾灸百会、隐白、关元、八髎:崩者在针刺完毕后用艾条悬灸百会、隐白、关元各 30 分钟;对于漏者必用重灸法,在灸百会、隐白、关元的基础上重灸八髎,即用 5 根艾条捆在一起重灸八髎,以局部皮肤充血起红晕、小腹有温热感为度。每天艾灸 1 次,至血止。

2.穴位注射

(1)断红穴:患者取坐位或平卧位,双手半握拳,取断红穴注射。断红穴位于 2、3 掌骨间,指端下 1 寸(约 2.5 cm)。先针后灸,有减少血量的作用。取 0.5～2 mL 酚磺乙胺 1 支,用 5 mL 6 号针注射器抽取酚磺乙胺 1 mL,常规消毒后刺入穴位,待针下有酸、麻、胀等得气感后,回抽无血后将药液注入,每穴 0.5 mL。一般在注射 2 小时后流血量明显减少或停止,个别患者至次日方见效。一般 1 次即可,流血量较多、注射 1 次后血不止者,次日再注射 1 次。

(2)常规穴位:子宫(耳穴)、内分泌(耳穴)、关元、肾俞(双侧)、三阴交。随症加减:实热加血海、水泉;阴虚加内关、太溪;气虚加脾俞、足三里;虚脱加百会、气海。药物:酚磺乙胺注射液、参麦注射液。方法:用 10 mL 注射器,5 号半注射针头,抽取酚磺乙胺注射液 4 mL,参麦注射液 4 mL,共得复合注射液 8 mL。在常规穴位局部消毒后,子宫(双侧)各注射 0.1 mL,内分泌(双侧)各注射 0.1 mL,三阴交穴各注射 0.3 mL,关元穴注射 1 mL,肾俞(双侧)各注射 3 mL,每天1 次,15 次为 1 个疗程。共 4 个疗程。

3.耳穴压豆

主穴:子宫、卵巢、脑、肝、脾、肾。配穴:内分泌,膈穴。

方法:选光滑饱满的王不留行籽贴在 0.5 cm×0.5 cm 的胶布中心,用血管钳送至耳穴,贴紧后加压力,患者感到酸、麻、胀痛或发热或躯体有经络传感为度。两耳轮隔天交换治疗 1 次。嘱患者每天饭后、睡前、起床后自行按压所贴穴位 1 次,按压 15 分钟左右,10 次为 1 个疗程。

4.穴位敷贴

取穴:耳穴子宫、卵巢、输卵管、盆腔、皮质下、内分泌、肾上腺、神门、脑干、肝、脾、胃、肾。将王不留行籽用胶布贴压于上述耳穴,每次按压 3～5 分钟,每天 3～4 次,出血重者,隔天换药,换药 3～5 次后改为每周 1 次。双耳交替。连续 1～4 周有效。

七、难点与对策

功能失调性子宫出血是妇科常见病,可发生于任何年龄;因其出血量多势猛而有时被视为急症;同时因其止血困难及月经周期的恢复困难,为难治病。针对上述情况提出以下难点与对策。

(一)难点一:有效地止血

1.因病、因证、因人而异

功血临床表现不一,有血崩,有漏下,有时甚至长年累月出血不止。目前功血的病因认识仍以虚、热、瘀三说为主,难以快速奏效的原因在于三者可单一致病,也可多重病因复合致病,又可互为因果致病,故本病反复难愈。如何快速有效地止血,必须考虑病因、病症及患者的年龄、体质状况。

对于全身症状不明显的功血患者,可根据功血虚、热、瘀的基本病因病机进行治疗。对出血量多势急,且患者整体状况不佳,甚至虚脱者治疗重在固气固摄、升提止血;对出血淋漓日久者治疗重在养血止血、化瘀止血。在整个治疗过程中,注意"塞流、澄源、复旧"止血三法灵活应用。或紧急塞流止血,或塞流澄源止血,或澄源复旧止血。

对于青春期功血患者,主要是肾气不充,因此当补肾益气为主。更年期功血,肾气亏虚兼夹血瘀多见,应补肾化瘀止血为主。体质壮实者,可去瘀生新以止血;体质虚弱者,应调补冲任,补气养血以止血。

2.多种手段联合应用

（1）充分利用阴道 B 超：可排除生殖器官的器质性病变引起的出血，同时了解子宫内膜的消长变化，结合内膜变化情况，灵活选用不同止血方法。如果内膜较厚，大于 12 mm，单纯止血药物难以完全奏效，可酌加活血药物，促进内膜脱落，去瘀生新，活血以止血；如果内膜较薄，可结合病因病机，或益气止血，或凉血止血，或收摄止血。

（2）适当介入宫腔镜检查和诊断性刮宫术：对原因不明的反复出血，如果子宫内膜不均质，且较厚时，应尽早行诊断性刮宫术，可使子宫内膜在短时间内全部脱落，减少了出血量并缩短了出血时间，同时明确出血原因，以制定下一步治疗方案。必要时合理选用激素治疗。

（二）难点二：调周与促排

针对育龄期无排卵功血患者应积极调整周期，有生育要求患者应积极采用促排卵治疗。

1.发挥中药调周优势

针对经后期、经间期、经前期、月经期四个不同的时期，肾阴阳和气血的变化，结合西医学的性腺轴中卵泡发育的不同阶段，以补肾为根本，采用益肾补血-补肾活血-益肾固冲任-活血调经的方法调整脏腑气血阴阳的动态平衡，以期恢复肾-天癸-冲任-胞宫生殖轴的功能。

（1）经后期（卵泡期）：是新月经周期的开始，此期经水适静，血海空虚，奠定阴精基础是经后期的重点。治宜滋肾养血，调理冲任，促进卵泡发育。

（2）经间期（排卵期）：此期血海由虚复盛，阴升阳动，是重阴必阳的转换时期，因而促进阴阳转化为经间期的治疗重点。治宜理气活血兼滋肾助阳，以促排卵。

（3）经前期（黄体期）：随时间推移冲任气血已由经后期溢而暂虚，过渡到阴血渐充，阳气内动，阴升阳长。至此期阳长阴消，冲任气血盛，应为阳气活动的旺盛时期。其中阳长是主要的，阴消是次要的，阳气旺盛与否关系到月经周期的进一步演变。阳长不及或阳气不足，测量基础体温可见缓慢上升，或高相偏低、偏短、不稳定等情形，此时治疗目的要延长高温期，故以补阳为主，阴中求阳助冲任气血旺盛为治疗重点。治宜温补肾阳，引血下行。

（4）行经期（月经期）：月经来潮标志着本次月经的结束，新的周期的开始，此期的经水排泄实际上是阳气下泄让位于阴，故因势利导以通为主是行经期的治疗特点。治宜活血调经，使胞宫排血通畅，冲任经脉气血顺和，除旧布新，为新月经周期奠定基础。

调周法临床使用时，应测量基础体温（BBT），B 超监测排卵等，通过西医检查优势，掌握微观的深层次资料，有助于了解月经周期中不同时期的变化特点，中西医各取所长，宏观与微观的结合，才能不断提高调周法疗效。单纯中药促排卵效果不理想时，可适当使用西药促排卵治疗。

2.促排卵的治疗方法

无排卵功血止血后，对于有生育要求患者，可进行促排卵治疗。中医促排卵需辨证，根据肾藏精，主生殖等理论，多数医家认为主要应该从肾论治促排卵。如罗元恺教授主张温肾为主而兼滋阴以促排卵，认为无排卵者，多属肾阳虚为主而兼肾阴不足，治以温肾为主而兼滋阴，于经净后服促排卵汤以促其排卵。促排卵汤基本组方：菟丝子 20 g，枸杞子 20 g，淫羊藿 10 g，制巴戟 15 g，党参20 g，熟地黄 15 g，当归 10 g，制附子（先煎）6 g，炙甘草 6 g。于月经来潮第 5 天开始连续服 14 剂左右，每天 1 剂，每天 2 次，一个月经周期为 1 个疗程，共服用 3 个疗程。

夏桂成教授认为，经间排卵期，除了活血通络、补肾燮理阴阳以促排卵，以及处理常见的五大干扰因素（五大兼证）即痰、湿、气、血、寒五者之外，重要的是处理经间排卵期的三大矛盾，即动与静、升与降、泻与藏之间的矛盾。其主张在偏重补阴的基础上适量加用补阳之品，补肾助阳，佐调气血,主要以补肾促排卵汤为基础加减来治疗。补肾促排卵汤药用:怀山药、山茱萸、熟地黄、炒牡丹皮、茯苓、赤白芍、丹参、川续断、菟丝子、鹿角片(先煎)各 10 g,五灵脂 12 g(包煎),红花 6 g,或加川芎 6 g,荆芥 5 g。经间排卵期服,每天 1 剂,3 数律者连服 3 天,5 数律者连服 5 天,7 数律者连服 7 天。鉴于排卵在入夜时间,因此要求夜间服药,一般于晚饭后 30 分钟及临睡时服药为佳。

西药促排卵需严格掌握禁忌证,规范使用促排卵药物。

(三)难点三:怎样改善有排卵性功血的黄体功能

中医认为肾虚为黄体不健的根本原因,但对是偏肾阳虚还是肾阴虚,仍有争议,夏桂成等教授研究认为黄体不健的中医辨证主要为肾阳虚肝郁证,张玉珍教授继承罗元恺教授的学术思想,在多年的临床实践中注意到黄体不健患者常有五心烦热、咽燥口干、舌红少苔、脉细数等阴虚见证,因此,主张本病的中医辨证主要为肾阴虚肝郁证,予罗氏调经种子丸(由酒洗菟丝子、酒洗当归、酒炒白芍、北柴胡等药物组成)治疗。于卵泡期开始服药,针对黄体不健的病因病机,调整患者已紊乱的"肾气-天癸-冲任-胞宫"轴,以恢复女性机体中阴阳的动态平衡。

西医认为有排卵功血主要表现以下三点:①FSH 缺乏,卵泡发育差,雌激素分泌不足,黄体功能不足;②LH 峰值不高,黄体发育不良;③下丘脑-垂体-卵巢轴功能紊乱,引起黄体萎缩不全,内膜持续不断有孕激素影响,不能完全脱落。

针对以上情况,可考虑:①枸橼酸氯米芬促排卵,应用枸橼酸氯米芬使 FSH 增高,黄体功能好转,孕激素分泌充足而不再点滴出血;②月经后半期加用黄体酮,共用 7～10 天,使子宫内膜分泌期发育良好而减少出血;③黄体萎缩不全者于黄体期加用黄体酮,抑制 LH 持续分泌并使子宫内膜发育良好,完全脱落,月经期不致延长。

八、经验与体会

(一)无排卵性功血的治疗体会

无排卵功血的群体以青春期、围绝经期为多。青春期的 H-P-O 轴功能发育尚不完善,围绝经期的卵巢功能逐渐衰竭,尽管二者均为无排卵,但二者卵巢功能的结局不同,因此治疗法则也不尽相同。

(1)对于青春期无排卵功血的总体治疗为对症止血及调整 H-P-O 轴功能为主,以恢复月经周期为治愈标志,中医治疗原则补肾是贯穿始终的治疗大法。

关于青春期功血的调周问题,目前有两种治疗认识,一是控制异常出血后,当积极调周,并且以建立排卵功能为治愈标准;二是认为治疗仅达到对症止血或建立月经周期,不强调有排卵,让患者生殖轴随着青春发育的进一步成熟,自行建立有排卵月经周期。第一种观点的目的是彻底治愈,防止复发,并为今后育龄期的生殖功能正常打下基础。第二种观点的目的是顺其自然,让有限的卵泡在育龄期生殖需要时排放,以免卵泡耗竭。卵巢的生殖功能持续时间有一定年限,青春期非生殖最佳年龄,从保全卵巢功能于生殖最佳年龄时处于活跃状态着想,让机体在自然状态下,而不是药物状态下恢复正常排卵功能有一定科学意义,相当于在最佳生育年龄前不动用储备始基卵,让卵巢处于半苏醒状态,但需要长期观察,如接近 18 周岁仍然为无排卵周期,则应积极唤醒卵巢功能。

卵巢功能与中医先天禀赋相关,先天肾气充足,则卵巢功能持续时间较长,排卵的年限相应也较长久,故多为自身便能先建立正常月经有排卵周期,反之,机体如在自身建立正常排卵周期时有障碍,属于先天禀赋不足,卵巢自排卵功能的年限相对较短,治疗时当根据患者的需要制定卵巢功能状态调节的长远计划。对于 18 岁以下,尤其是 11～13 岁月经刚初潮少女,在必要时可只调节为有正常周期月经,即让卵巢处于半休眠状态,而不强求一定恢复为有排卵月经。因此,对于青春期功血的治疗,需根据患者的禀赋情况进行判定,对于采取第二种治疗方法者,有必要进行临床远期随访。

(2)围绝经期无排卵功血的治疗主要为对症止血,控制围绝经期伴随症状,帮助其平稳过渡至绝经期,无须维持正常月经周期,中医方面健脾益气养血是主要的治疗方法。

(二)功能失调性子宫出血出血期的治疗应当顺势治疗

无论是排卵性功血还是无排卵性功血,对于出血期的治疗,应根据具体情况,止血治疗有三种体现方式:一是直接减少血量或止血;二是出血量先多,然后减少停止;三是逐渐延长不出血时间至正常周期,当视患者的具体情况而定。我们称之为顺势治疗。

1.顺应月经周期

对于功血出血期的治疗,首先应准确判断当以止塞为主或当以通下为主,对于病程短者,在接近既往正常月经周期时,当顺势以通下为主,目的是尽量不扰乱自身生殖轴内分泌功能,为日后调周打下基础,其余时间的出血则以塞流为主;对于病程长,反复阴道不规则流血者,注意寻找是否有每月一次出血明显增多的周期性变化,如有此变化,则尝试以出血量多时为月经周期,或通下或顺其自然,3～5 天后则以塞为主治疗。顺应月经周期治疗,是止血与调周的有序治疗。

2.顺应胞宫生理藏泻

胞宫生理是亦藏亦泻,藏泻有时。其泻表现为行经、分娩,其藏表现为蓄经、育胎。功血患者的胞宫功能则处于藏泻失调,在治疗中当分辨胞宫处于或藏、或泻、或正由泻向藏的功能转化、或正由藏向泻的功能转化。顺应胞宫的生理功能,即在胞宫当藏时运用补法,以固冲任;在胞宫当泻时运用泻法,以去瘀滞;在胞宫功能处于转化时,则注意补泻药物的配伍比例,当胞宫生理功能出现藏泻有度,则为痊愈。B 超检查结果,可帮助医者正确判定无排卵功血患者出血期间胞宫所处的生理功能状态,合理使用止血方法,以获得较好的治疗效果。胞宫的生理功能当藏时,冲任气血处于相对不足状态,子宫内膜多呈线型、薄或不能测定出厚度,一般当功血患者子宫内膜厚度为 0.2～0.5 cm(双层),可以补法为主治疗;胞宫的生理功能当泻时,冲任气血处于相对壅滞状态,子宫内膜较厚,一般当功血患者子宫内膜双层厚度达 0.6～1.3 cm 时,可以泻法为主治疗。单纯塞流或塞流澄源复旧三法同用多适合于内膜较薄者。有时对崩漏的治疗首先以单纯止血塞流,如为暴流如注,当塞流止血顾本;有时又当分出血的久暂、出血势头的急缓和量的多少、全身兼证舌脉等,塞流、澄源同用,如出血时间较长,出血势缓,色暗有块,当以先化瘀止血为主,可配合 B 超检查以了解内膜厚度,内膜较厚者,即使无血块及全身瘀滞症状,仍属胞宫冲任气血瘀滞,可以化瘀行气之法助内膜剥脱止血;内膜较薄者,可补肾健脾助内膜增生修复以止血。在据胞宫藏泻功能状态进行治疗的同时,仍当辨证加减用药。

九、预后与转归

青春期以无排卵性功血多见,患者多数随年龄增长,性腺轴功能将会逐渐发育成熟,其间经过适当的治疗,最终可建立正常排卵的月经周期,少数患者病程长,药物治疗反应差则难以治愈,或易由某些诱因而复发。

育龄期无排卵性功血患者主要为对症止血、恢复或建立正常排卵周期,有生育要求者,必要时促排卵治疗,一般多能见效;严重的无排卵性功血,应注意饮食和激素的使用。过多食用饱和脂肪酸食物会刺激雌激素的过度分泌,同时晚婚、晚育、无正常婚育、哺乳期短、环境污染等多种因素,都往往使女性长期受到雌激素的影响。子宫内膜受到长期的雌激素刺激,有可能导致子宫内膜增生和子宫内膜癌的发病增多或年龄提前。育龄期有排卵性功血多表现为经期延长或经间期出血,排除身体器质性病变后,多有自愈趋势,预后较好。

围绝经期功血病程相对较短,以止血及对症治疗,促进顺利绝经为主,疗效一般尚可,但该时期也是恶性病变的高发阶段,应加强监测,否则预后一般。

（李彦俐）

第九章

病 理 妊 娠

第一节 流 产

一、定义

1977 年,世界卫生组织(WHO)将流产定义为妊娠在 20～22 周以前终止、胎儿体重在 500 g 以下者。我国将流产定义为妊娠不足 28 周、胎儿体重不足 1 000 g 而自然终止者。流产发生于妊娠 12 周前者为早期流产,包括胚胎丢失和胎儿丢失;发生在妊娠 12 周至不足 28 周者为晚期流产。与同一性伴侣连续发生 2 次及以上的自然流产为反复自然流产(recurrent spontaneous abortion,RSA),其中 50%左右可以找到明确原因。在确认的妊娠中,自然流产发生率约 15%,连续 2 次及以上自然流产发生率约 5%,连续 3 次及以上自然流产发生率为 0.5%～3%。

二、病因

(一)遗传因素

尤其在早期胚胎丢失者,胚胎染色体异常占 50%～60%,仅少数染色体异常可继续发育成胎儿,但会发生某些功能异常或合并畸形。夫妇双方或一方存在染色体异常也会影响胚胎发育,且可表现 RSA。

(二)环境因素

过多接触有害化学物质(如砷、铅、苯、甲醛、氯丁二烯、氧化乙烯等)和物理因素(如放射线、噪音及高温等),直接或间接对胚胎或胎儿造成损害,均可引起流产。

(三)母体因素

1.全身性疾病

母体严重疾病可影响胎盘-胎儿循环发生流产。对母体血栓前状态等持续存在的疾病不进行干预和纠正还会发生 RSA。

2.生殖器官疾病

如子宫畸形、子宫肌瘤、宫颈内口松弛或宫颈重度损伤,可以发生各孕期流产。

3.多囊卵巢综合征

多囊卵巢综合征等都可能发生流产,无干预也会发生 RSA。

4.创伤

腹部手术或妊娠期外伤,可刺激子宫收缩而引发流产。

(四)胎盘内分泌功能不足

除孕激素外,胎盘还合成其他激素如绒毛膜促性腺激素、胎盘生乳素及雌激素等。

(五)免疫因素

母儿双方免疫不适应,可引起母体对胚胎排斥而致流产,包括自身免疫性疾病和同种免疫功能。相关免疫因素主要有父方的组织兼容性抗原、胎儿特异抗原、血型抗原、母体细胞免疫调节失调、孕期母体封闭抗体不足及母体抗父方淋巴细胞的细胞毒抗体不足等。

三、病理

早期流产时多数胚胎死亡,底蜕膜出血,子宫收缩妊娠产物被排出。有时 B 超下也可见蜕膜海绵层出血坏死,血栓形成,继后胎儿死亡被排出。有时底蜕膜反复出血,血块凝固包绕胚胎组织,纤维化并与子宫壁粘连稽留于宫腔内。偶有胎儿被挤压,形成纸样胎儿,或钙化后形成石胎。

四、临床表现

(一)症状

阴道流血、腹痛。并非所有胚胎/胎儿丢失时都存在阴道出血或腹痛。

(二)体征

耻骨联合上闻不到胎心音或 B 超显示胚胎/胎儿停止发育或胎心搏动消失,或底蜕膜出血。

(三)临床表现类型

流产发展的不同阶段呈现不同的临床表现形式。

1.先兆流产

少量阴道流血,继之或伴发阵发性下腹痛或腰背痛。胎膜未破,宫颈口未开,妊娠物未排出,子宫大小与停经周数相符。是需要抗流产干预时段之一,可发展为难免流产。

2.难免流产

阴道流血量增多,阵发性下腹痛加重或出现阴道流液(胎膜破裂),宫颈口已扩张,有时可见胚胎组织或胎囊堵塞于宫颈口内,子宫大小与停经周数相符或略小。流产已不可避免,需要清宫处理。

3.不全流产

不全流产指妊娠产物已部分排出体外,尚有部分残留于宫腔内,由于宫腔内残留部分妊娠产物,影响子宫收缩,可使出血持续不止。流血过多可发生失血性休克。阴道检查可见不断有血液自宫颈口内流出,有时尚可见胎盘组织堵塞于宫颈口或部分妊娠产物已排出至阴道内,而部分仍留在宫腔内。一般子宫小于停经周数。需要紧急清宫处理。

4.完全流产

完全流产指妊娠产物已全部排出,阴道流血逐渐停止,腹痛逐渐消失。检查宫颈口关闭,子宫接近正常大小,B 超宫腔内无妊娠组织残留。

5.稽留流产

胚胎或胎儿死亡滞留于宫腔未自然排出。早孕反应消失,子宫不再增大或反而缩小,胎动无或消失。子宫较停经周数小,未闻及胎心,B超检查示无胎心搏动。

6.流产感染

若阴道流血时间过长、组织残留于宫腔或非规范堕胎术等,均有引起宫腔内感染可能。严重感染可扩展到盆腔、腹腔乃至全身,发生盆腔炎、腹膜炎、败血症及感染性休克等,称为流产感染。

五、诊断

根据病史和临床表现及血激素和 B 超检查,诊断不难。明确临床表现类型有利于做出对症处理决策。

(一)病史

询问停经史、反复流产史,早孕反应、阴道流血及流液和组织物排出、腹痛等情况。注意阴道流血、排液的色、量及臭味等。

(二)查体

观察体温、血压等全身状况,消毒条件下进行妇科检查或阴道视诊检查。

(三)辅助检查

B 超对确定流产形式有帮助,血、尿 β-HCG 与血黄体酮测定利于动态观察和评估。

六、鉴别诊断

注意鉴别的有异位妊娠、葡萄胎、功能失调性子宫出血等疾病。B 超和激素测定已使鉴别诊断不难为之。

七、处理

根据不同临床表现类型进行相应的处理。

(一)先兆流产

卧床休息,避免紧张,禁忌性生活;黄体功能不足补充黄体酮;B 超检查及 β-HCG、黄体酮测定和动态观察;同时进行病因查找和针对性治疗。可以适当考虑使用其他保胎药如中药、维生素 E 等。

(二)难免流产、不全流产

一经确诊,应及时行吸宫术或钳刮术,清除宫腔内妊娠物和残留组织;晚期流产时,子宫较大,出血较多,可用缩宫素促进子宫收缩。阴道大出血伴休克者应同时输血输液。应给予抗生素预防感染。

(三)完全流产

如无感染征象,不需特殊处理。

(四)稽留流产

处理较困难。对稽留流产尤其晚期流产稽留者避免盲目实施钳夹术,可以先用前列腺素(米非司酮等)或依沙吖啶等药物引产。要在做好准备的情况下实施清宫,若胎盘等组织机化并与宫壁粘连较紧,清宫困难,可以考虑分次清宫,有宫腔镜条件下可以一次完成。同时根据患者出血、感染等状况评估其全身影响,必要时开放静脉、补液、输血和抗生素治疗;做血常规和凝血纤溶功能等检查,尤其是出血时间长和稽留流产者不能忽视。

（五）对 RSA 要进行病因查找

通过病史、体检和实验室检查及 B 超检查了解是否存在遗传因素、环境因素、母体因素、胎盘内分泌功能和免疫因素等。存在母体因素给予对应治疗，不存在双亲遗传因素的绒毛染色体异常可以尝试再孕。多数主张在发生 2～3 次自然流产后开始病因筛查，对未发现存在各种非免疫因素及自身免疫疾病的流产为不明原因复发性流产，可考虑检测封闭抗体和自然杀伤细胞的数量及活性，进行免疫治疗。

（六）流产感染

评估感染状况和累及范围；立即给予强效广谱足量和足疗程（术后继续）抗生素；清除宫腔内感染物（有人不主张感染时行刮宫术）；感染已经扩散到盆腔有脓肿形成可以在 B 超下行穿刺引流术；必要时子宫切除。

（王　娟）

第二节　早　产

一、早产定义

1961 年 WHO 将早产（preterm birth，PTB）定义在孕龄 37 周以下终止者。1997 年美国妇产科医师学会将早产定义为妊娠 20～37 周分娩者。欧美国家普遍接受的早产孕周下限为 20～24 周。

目前我国采用的早产界定在发生于妊娠满（28～36）＋6 周的分娩。自发性早产（spontaneous preterm birth，SPB）约占所有早产的 80%；因母胎疾病治疗需要终止妊娠者称医学指征性早产，约占所有早产的 20%。早产儿近期影响包括呼吸窘迫综合征、脑室内出血、支气管肺发育不全、动脉导管持续开放、早产儿视网膜病变、坏死性小肠结膜炎、呼吸暂停、高胆红素血症、低血糖、红细胞减少、视觉和听觉障碍等疾病。远期影响包括脑瘫、慢性肺部疾病、感知和运动障碍、视觉和听觉障碍、学习能力低下等。

二、病因和发病机制

确切的早产病因和发病机制并不清楚。

（一）感染

感染包括局部蜕膜-羊膜炎、细菌性阴道病、全身感染和无症状性菌尿等，以及非细菌性炎症反应。各种炎症通过启动蜕膜-羊膜细胞因子网络系统，增加前列腺素释放，导致早产。

（二）母体紧张、胎儿窘迫及胎盘着床异常

母体或胎儿的下丘脑-垂体-肾上腺轴异常活跃，导致胎盘及蜕膜细胞分泌促肾上腺激素释放激素增加，雌激素增加，子宫对缩宫素敏感度增加。

（三）蜕膜出血

导致局部凝血酶及抗凝血酶Ⅲ复合物增加，启动局部细胞因子网络或蛋白分解酶网络或直接引发宫缩。

(四)子宫过度膨胀

多胎妊娠,羊水过多,子宫畸形等。

三、临床表现和诊断

早产分娩发生前可以历经先兆早产、早产临产和难免早产 3 个阶段。3 个阶段主要是从临床方面的宫缩、宫颈变化和病程可否逆转来考虑,截然界限很难分清楚。

(一)先兆早产

出现腹痛、腰酸,阴道流液、流血,宫缩≥6 次/小时,宫颈尚未扩张,但经阴道 B 超测量宫颈长度≤2 cm,或为 2～3 cm,同时胎儿纤维连接蛋白阳性者。

(二)早产临产

宫缩≥6 次/小时,宫颈缩短≥80％,宫颈扩张≥3 cm。

(三)难免早产

早产临产进行性发展进入不可逆转阶段,如规律宫缩不断加强,子宫颈口扩张至 4 cm 或胎膜破裂,致早产不可避免者。

四、处理

(一)高危因素识别

于孕前、孕早期和产前检查时注意对高危因素的警觉,尤其注意叠加因素者。

(1)前次早产史:有早产史的孕妇再发早产风险比一般孕妇高 2.5 倍,前次早产越早,再次早产的风险越高。

(2)宫颈手术史:宫颈锥切、LEEP 手术治疗、反复人工流产扩张宫颈等与早产有关。

(3)子宫畸形:子宫、宫颈畸形增加早产风险。

(4)孕妇年龄等:孕妇<17 岁或>35 岁,文化层次低、经济状况差或妊娠间隔短。

(5)孕妇体质:孕妇体质量指数<19 kg/m²,或孕前体重<50 kg,营养状况差,工作时间>80 小时/周。

(6)妊娠异常:接受辅助生殖技术后妊娠、多胎妊娠、胎儿异常、阴道流血、羊水过多或过少者。

(7)妊娠期患病:孕妇患高血压病、糖尿病、甲状腺疾病、自身免疫病、哮喘、腹部手术史、有烟酒嗜好或吸毒者。

(8)生殖器官感染:孕妇患细菌性阴道病、滴虫性阴道炎、衣原体感染、淋病、梅毒、尿路感染、严重的病毒感染、宫腔感染。

(9)宫颈缩短:妊娠 14～28 周,宫颈缩短。

(10)胎儿纤维连接蛋白阳性:妊娠 22～34 周,宫颈或阴道后穹隆分泌物检测胎儿纤维连接蛋白阳性。

(11)中国人西方化生活方式。

(二)风险评估和预测

1.妊娠前干预

对有早产史、复发性流产史者在孕前查找原因,必要时进行宫颈内口松弛状况检查。如有生殖系统畸形需要外科手术矫正。指导孕期规律产前检查。

2.妊娠中检测

对疑似宫颈功能不全或存在早产风险因素者,对出现痛性或频繁无痛性子宫收缩、腹下坠或盆腔压迫感、月经样腹绞痛、阴道排液或出血及腰骶痛等症状时,应联合检测宫颈长度(cervical length,CL)和胎儿纤维连接蛋白(fetal fibronectin,fFN)预测早产。CL≤2.5 cm结合fFN阳性,48小时内分娩者7.9%,7天内分娩者13%,预测敏感性、特异性、阳性预测值、阴性预测值分别为42%、97%、75%、91%。

(三)一般处理

(1)早孕期B超检查确定胎龄、了解胎数[如果是双胎应了解绒毛膜性,如果能测颈项透明层(NT)则可了解胎儿非整倍体及部分重要器官畸形的风险]。

(2)对于有早产高危因素者,适时进行针对性预防。

(3)筛查和治疗无症状性菌尿。

(4)平衡饮食,合理增加妊娠期体重。

(5)避免吸烟饮酒、长时间站立和工作时间过长。

(四)抗早产干预措施

1.宫颈环扎术

宫颈环扎术对诊断宫颈功能不全者可于孕13~14周后行预防性宫颈环扎术;对于宫颈功能不全所致宫口开大或者胎膜突向阴道时的紧急治疗性环扎是有效的;对有早产史者,如果妊娠24周时CL<2.5 cm应进行宫颈环扎;对双胎、子宫发育异常、宫颈锥切者,宫颈环扎没有预防早产作用,但应在孕期注意监测。

2.黄体酮的应用

预防早产的黄体酮包括天然黄体酮阴道栓(天然黄体酮凝胶每支90 mg、微粒化黄体酮胶囊每粒200 mg)和17-α羟孕酮(每支250 mg,注射剂)。在单胎无早产史孕妇妊娠24周CL<2 cm时,应用天然孕酮凝胶90 mg或微粒化孕酮胶囊200 mg每天一次阴道给药,从24周开始至36周,能减少围生期病死率。对单胎以前有早产史者,可应用17-α羟孕酮250 mg每天一次肌内注射,从16~20周开始至36周。孕酮使用总体安全,但有报道应用17-α羟孕酮可增加中期妊娠死胎风险,也增加妊娠糖尿病发病风险。

3.宫缩抑制剂的应用

使用宫缩抑制剂的目的在于延迟分娩,完成促胎肺成熟治疗,以及为孕妇转诊到有早产儿抢救条件的医疗机构赢得时间。宫缩抑制剂只适用于先兆早产和早产临产者、胎儿能存活且无继续妊娠禁忌证者。当孕龄≥34周时,一般多不再推荐宫缩抑制剂应用。如果没有感染证据,应当对32周或34周以下未足月胎膜早破(PPROM)患者使用宫缩抑制剂。

(1)钙通道阻滞剂:作用机制是在子宫平滑肌细胞动作电位的复极阶段,选择性地抑制钙内流,使胞质内的钙减少,从而有效地减少子宫平滑肌收缩。常用药物是硝苯地平。不良反应:母体一过性低血压、潮红、头晕、恶心等;胎儿无明显不良反应。禁忌证:左心功能不全、充血性心力衰竭、血流动力学不稳定者。给药剂量:尚无一致看法,通常首剂量为20 mg,口服,90分钟后重复一次;或10~20 mg,口服,每20分钟一次,共3次,然后10~20 mg,每6小时1次,维持48小时。

(2)β_2受体激动剂:通过作用于子宫平滑肌的β_2受体,启动细胞内的腺苷酸环化酶,使cAMP增加,降低肌浆蛋白轻链激酶的活性,细胞内钙离子浓度降低,平滑肌松弛。主要有利托君(Ritodrine)。母体不良反应较多,包括恶心、头痛、鼻塞、低钾、心动过速、胸痛、气短、高血糖、肺水肿,偶有心肌缺血等;胎儿及新生儿的不良反应包括心动过速、低血糖、低血钾、低血压、高胆红素,偶有脑室周围出血等。禁忌证:明显的心脏病、心动过速、糖尿病控制不满意、甲状腺功能亢进。用药剂量:利托君起始剂量为 $50\sim100\ \mu g/min$ 静脉滴注,每 10 分钟可增加剂量 $50\ \mu g/min$,至宫缩停止,最大剂量不超过 $350\ \mu g/min$,共 48 小时。用药过程中应观察心率及患者的主诉,必要时停止给药。

(3)硫酸镁:从 1969 年开始,硫酸镁作为宫缩抑制剂应用于临床,产前使用硫酸镁可使早产儿脑瘫严重程度及发生率有所降低,有脑神经保护作用,故建议对 32 周前在使用其他宫缩抑制剂抗早产的同时加用硫酸镁。不良反应:恶心、潮热、头痛、视力模糊,严重者有呼吸、心搏抑制。应用硫酸镁过程中要注意呼吸 >16 次/分钟、尿量 >25 mL/h、膝反射存在。否则停用,镁中毒时可静脉注射钙剂解救。给药方法与剂量:硫酸镁负荷剂量 $5\sim6\ g$,加入 5% 葡萄糖溶液100 mL中,30 分钟滴完,此后,$1\sim2\ g/h$ 维持,24 小时不超过 30 g。

(4)前列腺素合成酶抑制剂:用于抑制宫缩的前列腺素合成抑制剂是吲哚米辛(非特异性环氧化酶抑制剂)。①母体不良反应:恶心、胃酸反流、胃炎等。②胎儿不良反应:在妊娠 32 周前给药或使用时间不超过48 小时,则不良反应很小,否则应注意羊水量、动脉导管有无狭窄或提前关闭。③禁忌证:血小板功能不良、出血性疾病、肝功能不良、胃溃疡、对阿司匹林过敏的哮喘。④给药方法:50 mg 口服,或100 mg阴道内或直肠给药,接着以 25 mg 每 $4\sim6$ 小时给药一次,用药时间不超过 48 小时。

(5)催产素受体拮抗剂:阿托西班是一种选择性催产素受体拮抗剂,在欧洲应用较多。不良反应:阿托西班对母儿的不良反应轻微。无明确禁忌证。剂量:负荷剂量 6.75 mg,静脉注射,继之300 $\mu g/min$,维持3 小时,接着 100 $\mu g/h$,直到 45 小时。

(6)氧化亚氮(nitricoxide,NO)供体制剂:氧化亚氮为平滑肌松弛剂,硝酸甘油为 NO 的供体,用于治疗早产。硝酸甘油的头痛症状较其他宫缩抑制剂发生率要高,但是其他不良反应较轻。其不良反应主要是低血压。

4.糖皮质激素促胎肺成熟

所有 ≤34 周,估计 7 天内可能发生早产者应当给予 1 个疗程的糖皮质激素治疗:倍他米松12 mg,肌内注射,24 小时重复一次,共 2 次;地塞米松 6 mg,肌内注射,6 小时重复一次,共 4 次。如果 7 天前曾使用过 1 个疗程糖皮质激素未分娩,目前仍有 34 周前早产可能,重复 1 个疗程糖皮质激素可以改善新生儿结局。不主张超过 2 个疗程以上的给药。

5.抗生素

对于胎膜完整的早产,预防性抗生素给药不能预防早产,除非分娩在即而下生殖道 B 群链球菌(GBS)阳性,应当用抗生素预防感染,否则不推荐预防性应用抗生素。

6.联合治疗

早产临产者存在宫缩和宫颈的双重变化,既存在机械性改变又存在生物化学效应,单纯的宫缩抑制剂和单纯的宫颈环扎都不可能有效阻断病程,此时双重阻断突显重要性。此外,注意针对病因和风险因素、诱发因素实施相应治疗。

（王　娟）

第三节　妊　娠　剧　吐

妊娠剧吐是在妊娠早期发生、以频繁恶心呕吐为主要症状的一组综合征,严重时可以导致脱水、电解质紊乱及代谢性酸中毒,甚至肝肾衰竭、死亡。其发病率通常为 0.3%～1%。恶性呕吐是指极为严重的妊娠剧吐。晨吐是妊娠早期发生的一种早孕反应,表现为于清晨空腹出现的轻度恶心、呕吐,但常可持续全天。

一、病因

尚未明确,可能与下列因素有关。

(一)绒毛膜促性腺激素(HCG)

一般认为妊娠剧吐与 HCG 水平高或突然升高密切相关。研究发现,早孕反应的发生和消失过程与孕妇血 HCG 的升降时间相符,呕吐严重时,孕妇 HCG 水平较高;多胎妊娠、葡萄胎患者 HCG 水平显著增高,呕吐发生率也高,发生的时间也提早,症状也较重;妊娠终止后,呕吐消失。但值得注意的是症状的轻重程度和 HCG 水平不一定呈正相关。

(二)雌激素

除了血清中高浓度的 HCG 水平,有人提出雌激素水平升高可能也是相关因素之一。

(三)精神和社会因素

恐惧妊娠、精神紧张、情绪不稳、经济条件差的孕妇易患妊娠剧吐,提示精神及社会因素对发病有影响。

(四)幽门螺杆菌

有研究表明,与无症状的孕妇相比,妊娠剧吐患者血清抗幽门螺杆菌的 IgG 浓度升高,因此认为其与幽门螺杆菌消化性溃疡的致病因素可能有关。

(五)一些激素水平

包括胎盘血清标记物、ACTH、泌乳素和皮质醇等可能与之有关。

(六)其他

维生素缺乏,尤其是维生素 B_6 的缺乏可导致妊娠剧吐。至于有学者提出的妊娠呕吐是母亲为保护胎儿的发育,避免危险食物进入是没有证据支持的。

二、临床表现

(一)恶心、呕吐

多见于初孕妇,常于停经 6 周左右出现。首先出现恶心、呕吐等早孕反应,以后症状逐渐加剧,直至不能进食,呕吐物中有胆汁和咖啡渣样物。

(二)水、电解质紊乱

严重呕吐和不能进食可导致脱水及电解质紊乱,使氢、钠、钾离子大量丢失:患者明显消瘦,神疲乏力,皮肤黏膜干燥,口唇干裂,眼球内陷,脉搏增快,尿量减少,尿比重增加并出现酮体。

（三）酸、碱平衡失调

可出现饥饿性酸中毒，呕吐物中盐酸的丢失可致碱中毒和低钾血症。

（四）脏器功能损伤

若呕吐严重，不能进食，可出现脏器功能损伤。若肝功能受损，则出现血转氨酶和胆红素增高；若肾功能受损，则血尿素氮、肌酐升高，尿中可出现蛋白和管型；眼底检查可有视网膜出血。严重并发症如 Wernicke-Korsakoff 综合征主要是由于维生素 B_1 缺乏导致的脑病，主要表现为中枢神经系统症状：眼球震颤、视力障碍、步态及站立姿势异常、食管破裂和气胸极少发生，病情继续发展，可致患者意识模糊，陷入昏迷状态。

三、诊断与鉴别诊断

根据病史、临床表现、妇科检查及辅助检查，诊断并不困难。但必须进行 B 型超声检查以排除葡萄胎。此外，尚需进行必要的检查以与可致呕吐的消化系统疾病如急性病毒性肝炎、胃肠炎、胰腺炎、胆管疾病、脑膜炎及脑肿瘤等鉴别。确诊妊娠剧吐后，为判断病情轻重，尚需进行以下检查。

（一）血液检查

测定血红细胞计数、血红蛋白、血细胞比容、全血及血浆黏度，以了解有无血液浓缩及其程度；测定二氧化碳结合力，或做血气分析，以了解血液 pH、碱储备及酸碱平衡情况；测定血钾、钠、氯，以了解有无电解质紊乱。监测肝肾功能以了解其有无受损。

（二）尿液检查

记 24 小时尿量，监测尿比重、酮体情况，检查有无尿蛋白及管型。

（三）心电图

以便及时发现有无低钾血症引起的心肌受损情况。

（四）眼底检查

了解有无视网膜出血。

（五）MRI

一旦出现神经系统症状，需要采用 MRI 头颅检查，排除其他的神经系统病变。同时，Wernicke-Korsakoff 综合征可有特征性的表现：对称性第三、四脑室，中脑导水管周围，乳头体、四叠体、丘脑等为主要受累部位；MRI 上可见上述部位病变呈稍长 T_1、长 T_2 信号，FILAIR 序列呈现高信号，DWI 序列病变急性期为高信号，亚急性期为低信号，急性期由于血-脑屏障破坏病变可强化。

四、治疗

首先排除其他疾病引起的呕吐，根据酮体的情况了解疾病的严重程度，决定治疗方案。治疗原则：心理支持，纠正水、电解质紊乱及酸碱失衡，补充营养，防治并发症。

（一）心理支持及饮食指导

了解患者的精神状态、思想顾虑，解除其思想负担，缓解其压力，多加鼓励。指导饮食，一般首先禁食 2～3 天，待患者精神好转，略有食欲后，再逐渐改为半流质，宜进食清淡、易消化的食物，避免油腻、甜品及刺激性食物，避免"有气味"的食物，"少食多餐"避免过饱。

(二)补液及纠正电解质紊乱

对于病情严重至脱水、酸中毒、电解质紊乱者需禁食、补液治疗及营养支持。根据尿量补液，每天静脉滴注葡萄糖、林格液共 3 000 mL，维持每天尿量≥1 000 mL。对低钾者，静脉补充钾离子；对代谢性酸中毒者，适当补充碳酸氢钠；对营养不良者，可予必需氨基酸及脂肪乳等营养液。

(三)药物治疗

可在上述补液中加入维生素 B$_6$ 及维生素 C，肌内注射维生素 B$_1$，每天 100 mg。对病情较重者，可用止吐药如丙氯拉嗪及氯丙嗪减轻恶心和呕吐。经过以上治疗 2～3 天，一般病情大多迅速好转，症状缓解，若治疗效果不佳，则可用氢化可的松 200～300 mg 加入 5％葡萄糖液 500 mL 中静脉滴注。

(四)其他

食用姜有益于止吐，结合指压按摩和针灸也可能有益处。

(五)终止妊娠

若经治疗后病情不能缓解，反而有加重趋势，出现以下情况应考虑终止妊娠：①体温持续高于 38 ℃；②脉搏＞120 次/分；③持续黄疸或蛋白尿；④多发性神经炎及神经性体征；⑤Wernicke-Korsakoff综合征。

（王　娟）

第四节　母儿血型不合

母儿血型不合是孕妇与胎儿之间因血型不合而产生的同种血型免疫性疾病，发生在胎儿期和新生儿早期，是胎儿新生儿溶血性疾病中重要的病因。胎儿的基因，一半来自母亲，一半来自父亲。从父亲遗传来的红细胞血型抗原为其母亲所缺乏时，此抗原在某种情况下可通过胎盘进入母体刺激产生相应的免疫抗体。再次妊娠时，抗体可通过胎盘进入胎儿体内，与胎儿红细胞上相应的抗原结合发生凝集、破坏，出现胎儿溶血，导致流产、死胎或新生儿发生不同程度的溶血性贫血或核黄疸后遗症，造成智能低下、神经系统及运动障碍等后遗症。母儿血型不合主要有 ABO 型和 Rh 型两大类：ABO 血型不合较为多见，危害轻，常被忽视；Rh 血型不合在我国少见，但病情重。

一、发病机制

(一)胎儿红细胞进入母体

血型抗原、抗体反应包括初次反应、再次反应及回忆反应。抗原初次进入机体后，需经一定的潜伏期后产生抗体，但量不多，持续时间也短。一般是先出现 IgM，约数周至数月消失，继 IgM 之后出现 IgG，当 IgM 接近消失时 IgG 达到高峰，在血中维持时间长，可达数年。IgA 最晚出现，一般在 IgM、IgG 出现后2～8周方可检出，持续时间长；相同抗原与抗体第二次接触后，先出现原有抗体量的降低，然后 IgG 迅速大量产生，可比初次反应时多几倍到几十倍，维持时间长，IgM 则很少增加；抗体经过一段时间后逐渐消失，如再次接触抗原，可使已消失的抗体快速增加。

母胎间血循环不直接相通，中间存在胎盘屏障，但这种屏障作用是不完善的，在妊娠期微量的胎儿红细胞持续不断地进入母体血液循环中,且这种运输随着孕期而增加,有学者对 16 例妊娠全过程追踪观察:妊娠早、中、晚期母血中有胎儿红细胞发生率分别为 6.7％、15.9％、28.9％。足月妊娠时如母儿 ABO 血型不合者,在母血中存在胎儿红细胞者占 20％,而 ABO 血型相合者可达 50％。大多数孕妇血中的胎儿血是很少的,仅 0.1～3.0 mL,如反复多次小量胎儿血液进入母体,则可使母体致敏。早期妊娠流产的致敏危险是 1％,人工流产的致敏危险是 20％～25％,在超声引导下进行羊水穿刺的致敏危险是 2％,绒毛取样的危险性可能高于 50％。

(二)ABO 血型不合

99％发生在 O 型血孕妇,自然界广泛存在与 A(B)抗原相似的物质(植物、寄生虫、接种疫苗),接触后也可产生抗 A(B)IgG 抗体,故新生儿溶血病有 50％发生在第一胎。另外,A(B)抗原的抗原性较弱,胎儿红细胞表面反应点比成人少,故胎儿红细胞与相应抗体结合也少。孕妇血清中即使有较高的抗 A(B)IgG 滴定度,新生儿溶血病病情却较轻。

(三)Rh 血型不合

Rh 系统分为 3 组:Cc、Dd 和 Ee,有无 D 抗原决定是阳性还是阴性。孕妇为 Rh 阴性,配偶为 Rh 阳性,再次妊娠时有可能发生新生儿 Rh 溶血病。Rh 抗原特异性强,只存在 Rh 阳性的红细胞上,正常妊娠时胎儿血液经胎盘到母血循环中大多数不足 0.1 mL,虽引起母体免疫,但产生的抗 Rh 抗体很少,第一胎常因抗体不足而极少发病。随着妊娠次数的增加,母体不断产生抗体而引起胎儿溶血的机会越多,甚至屡次发生流产或死胎,但如果母亲在妊娠前输过 Rh(＋)血,则体内已有 Rh 抗体,在第一胎妊娠时即可发病,尤其是妊娠期接受 Rh(＋)输血,对母子的危害更大。虽然不知道引起 Rh 阴性母体同种免疫所需的 Rh 阳性细胞确切数,但临床及实验均已证明 0.03～0.07 mL 的胎儿血就可以使孕妇致敏而产生抗 Rh 抗体。致敏后,再次妊娠时极少量的胎儿血液渗漏都会使孕妇抗 Rh 抗体急剧上升。

(四)ABO 血型对 Rh 母儿血型不合的影响

Levin 曾首次观察到胎儿血型为 Rh(＋)A 或 B 型与 Rh(－)O 型母亲出现 ABO 血型不合时,则 Rh 免疫作用发生率降低。其机制不清楚,有人认为由于母体中含有抗 A 或抗 B 自然抗体,因而进入母体的胎儿红细胞与这些抗体发生凝集,并迅速破坏,从而防止 Rh 抗原对母体刺激,保护胎儿以免发生溶血。

二、诊断

(一)病史

凡过去有不明原因的死胎、死产或新生儿溶血病史孕妇,可能发生血型不合。

(二)辅助检查

1.血型检查

孕妇血型为 O 型,配偶血型为 A、B 或 AB 型,母儿有 ABO 血型不合可能;孕妇为 Rh 阴性,配偶为 Rh 阳性,母儿有 Rh 血型不合可能。

2.孕妇血液 ABO 和 Rh 抗体效价测定

孕妇血清学检查阳性,应定期测定效价。孕 28～32 周,每 2 周测定一次,32 周后每周测定一次。如孕妇 Rh 血型不合,效价在 1∶32 以上,ABO 血型不合,抗体效价在 1∶512 以上,提示病情严重,结合过去有不良分娩史,要考虑终止妊娠;但是 ABO 母儿血型不合孕妇效价的高低并不与新生儿预后明显相关。

3.羊水中胆红素测定

用分光光度计做羊水胆红素吸光度分析,吸光度值差(△94 A450)大于 0.06 为危险值,0.03～0.06 为警戒值,小于 0.03 为安全值。

4.B超检查

在 Rh 血型不合的患者,需要定期随访胎儿超声,严重胎儿贫血患儿可见羊水过多、胎儿皮肤水肿、胸腹水、心脏扩大、心胸比例增加、肝脾肿大及胎盘增厚等。胎儿大脑中动脉血流速度的收缩期的峰值(peak systolic velocity,PSV)升高可判断胎儿贫血的严重程度。

三、治疗

(一)妊娠期治疗

1.孕妇被动免疫

在 RhD(一)的孕妇应用抗 D 的免疫球蛋白主要的目的是预防下一胎发生溶血。指征:在流产或分娩后 72 小时内注射抗 D 免疫球蛋白 300 μg。

2.血浆置换法

Rh 血型不合孕妇,在妊娠中期(24～26 周)胎儿水肿未出现时,可进行血浆置换术,300 mL 血浆可降低一个比数的滴定度,此法比直接胎儿宫内输血,或新生儿换血安全,但需要的血量较多,疗效相对较差。

3.口服中药

如三黄汤或茵陈蒿汤。如果抗体效价下降缓慢或不下降,可一直服用至分娩。但目前中药治疗母儿血型不合的疗效缺乏循证依据。

4.胎儿输血

死胎和胎儿水肿的主要原因是重度贫血,宫内输血的目的在于纠正胎儿的贫血,常用于 Rh 血型不合的患者。宫内输血的指征:根据胎儿超声检查发现胎儿有严重的贫血可能,主要表现为胎儿大脑中动脉的血流峰值升高,胎儿水肿、羊水过多等;输血前还需要脐带穿刺检查胎儿血红蛋白进一步确定胎儿Hb<120 g/L。输血的方法有脐静脉输血和胎儿腹腔内输血两种方式。所用血液满足以下条件:不含相应母亲抗体的抗原;血细胞比容为80%;一般用 Rh(一)O 型新鲜血。在 B 型超声指导下进行,经腹壁在胎儿腹腔内注入 Rh 阴性并与孕妇血不凝集的浓缩新鲜血每次 20～110 mL,不超过 20 mL/kg。腹腔内输血量可按下列公式计算:(孕周－20)×10 mL。输血后需要密切监测抗体滴度和胎儿超声,可反复多次宫内输血。

5.引产

妊娠近足月抗体产生越多,对胎儿威胁也越大,故于 36 周以后,遇下列情况可考虑引产。①抗体效价:Rh 血型不合,抗体效价达 1∶32 以上;而对于 ABO 母儿血型不合一般不考虑提前终止妊娠;考虑效价高低以外,还要结合其他产科情况,综合决定。②死胎史,特别是前一胎死因是溶血症者。③各种监测手段提示胎儿宫内不安全,如胎动改变、胎心监护图形异常,听诊胎心改变。④羊膜腔穿刺:羊水深黄色或胆红素含量升高。

(二)分娩期治疗

(1)争取自然分娩,避免用麻醉药、镇静剂,减少新生儿窒息的机会。

(2)分娩时做好抢救新生儿的准备,如气管插管、加压给氧,以及换血准备。

(3)娩出后立即断脐,减少抗体进入婴儿体内。

（4）胎盘端留脐血送血型、胆红素，抗人球蛋白试验及特殊抗体测定。并查红细胞、血红蛋白，有核红细胞与网织红细胞计数。

(三)新生儿处理

多数 ABO 血型不合的患儿可以自愈，严重的患者可出现病理性黄疸、核黄疸等。黄疸明显者，根据血胆红素情况予以：蓝光疗法每天 12 小时，分 2 次照射；口服苯巴比妥 5～8 mg/(kg·d)；血胆红素高者予以人血清蛋白静脉注射 1 g/(kg·d)，使与游离胆红素结合，以减少核黄疸的发生；25％的葡萄糖液注射；严重贫血者及时输血或换血治疗。

（王　娟）

第五节　胎儿生长受限

胎儿生长受限(fetal growth restriction,FGR)指胎儿体重低于其孕龄平均体重第 10 百分位数或低于其平均体重的 2 个标准差。

将新生儿的出生体重按孕龄列出百分位数，取 10 百分位数及 90 百分位数二根曲线，在 10 百分位以下者称小于胎龄儿(small for gestational age,SGA)，在 90 百分位以上称大于胎龄儿(large for gestational age,LGA)，在 90 和 10 百分位之间称适于胎龄儿(appropriate for gestational age,AGA)。20 世纪 60 年代后上海地区将小于胎龄儿统称为小样儿，分为早产小样儿、足月小样儿及过期小样儿。但并不是出生体重低于第 10 百分位数的婴儿都是病理性生长受限，有些偏小是因为体质因素，仅仅是小个子。1992 年 Gardosi 等认为，有 25％～60％婴儿诊断为小于胎龄儿，但如果排除如母体的种族、孕产次及身高等影响出生体重的因素，这些婴儿实际上是适于胎龄儿。1969 年 Usher 等提出胎儿生长的标准定义应基于正常范围平均值的±2 标准差，与第 10 百分位数相比，此定义将 SGA 儿限定在 3％，后一种定义更有临床意义，因为这部分婴儿中预后最差的是出生体重低于第 3 百分位数。国外报道宫内生长受限儿的发生率为全部活产的 4.5％～10.0％，上海新华医院资料小样儿的发生率为 3.1％。

一、病因学

胎儿生长受限的病因迄今尚未完全阐明。约有 40％发生于正常妊娠，30％～40％发生于母体有各种妊娠并发症或合并症者，10％由于多胎妊娠，10％由于胎儿感染或畸形。下列各因素可能与胎儿生长受限的发生有关。

(一)孕妇因素

1.妊娠并发症和合并症

妊娠期高血压疾病、慢性肾炎、糖尿病血管病变的孕妇由于子宫胎盘灌注不够易引起胎儿生长受限。自身免疫性疾病、发绀型心脏病、严重遗传型贫血等均引起 FGR。

2.遗传因素

胎儿出生体重差异，40％来自父母的遗传基因，又以母亲的影响较大，如孕妇身高、孕前体重、妊娠时年龄及孕产次等。

3.营养不良

孕妇偏食,妊娠剧吐,以及摄入蛋白质、维生素、微量元素和热量不足的,容易产生小样儿,胎儿出生体重与母体血糖水平呈正相关。

4.烟、酒和某些药物的影响

吸烟、喝酒、麻醉剂及相关药品均与FGR相关。某些降压药由于降低动脉压,降低子宫胎盘的血流量,也影响胎儿宫内生长。

(二)胎儿因素

1.染色体异常

21、18或13-三体综合征、Turner综合征、猫叫综合征常伴发FGR。超声没有发现明显畸形的FGR胎儿中,近20%可发现核型异常,当生长受限和胎儿畸形同时存在时,染色体异常的概率明显增加。21-三体综合征胎儿生长受限一般是轻度的,18-三体综合征胎儿常有明显的生长受限。

2.胎儿畸形

如先天性成骨不全和各类软骨营养障碍等可伴发FGR,严重畸形的婴儿有1/4伴随生长受限,畸形越严重,婴儿越可能是小于胎龄儿。许多遗传性综合征也与FGR有关。

3.胎儿感染

在胎儿生长受限病例中,多达10%的人发生病毒、细菌、原虫和螺旋体感染。宫内感染如风疹病毒、巨细胞病毒、弓形虫、梅毒螺旋体等均可引起FGR。

4.多胎

与正常单胎相比,双胎或更多胎妊娠更容易发生其中一个或多个胎儿生长受限。

(三)胎盘因素

胎盘结构和功能异常是发生FGR的病因,在FGR中孕36周后胎盘增长缓慢、胎盘绒毛膜面积和毛细血管面积均减少。慢性部分胎盘早剥、广泛性梗死或绒毛膜血管瘤均可造成胎儿生长受限。脐带帆状附着也可导致胎儿生长受限。

二、分类和临床表现

(一)内因性均称型FGR

少见,属于早发性胎儿生长受限,在受孕时或在胚胎早期,不良因素即发生作用,使胎儿生长、发育严重受限。其原因包括染色体异常、病毒感染、接触放射性物质及其他有毒物质。因胎儿在体重、头围和身长三方面均受限,头围与腹围均小,故称均称型。

特点:①体重、身长、头径相称,但均小于该孕龄正常值;②外表无营养不良表现,器官分化或成熟度与孕龄相符,但各器官的细胞数量均减少,脑重量轻,神经元功能不全和髓鞘形成迟缓;③胎盘体积重量小,但组织结构无异常,胎儿无缺氧表现;④胎儿出生缺陷发生率高,围生儿病死率高,预后不良。产后新生儿多有脑神经发育障碍,伴小儿智力障碍。

(二)外因性不匀称型FGR

常见,属于继发性生长发育不良,胚胎发育早期正常,至妊娠中晚期受到有害因素的影响,常见于妊娠期高血压疾病、慢性高血压、糖尿病、过期妊娠,导致胎盘功能不全。

特点:①新生儿外表呈营养不良或过熟儿状态,发育不匀称,身长、头径与孕龄相符而体重偏低;②胎儿常有宫内慢性缺氧及代谢障碍,各器官细胞数量正常,但细胞体积缩小,以肝脏为著;

③胎盘体积正常,但功能下降,伴有缺血缺氧的病理改变,常有梗死、钙化、胎膜黄染等;④新生儿在出生以后躯体发育正常,易发生低血糖。

(三)外因性均称型 FGR

为上述两型的混合型,其病因有母儿双方的因素,常因营养不良、缺乏叶酸、氨基酸等微量元素,或有害药物的影响所致。有害因素在整个妊娠期间均产生影响。

特点:①新生儿身长、体重、头径均小于该孕龄正常值,外表有营养不良表现;②各器官细胞数目减少,导致器官体积均缩小,肝脾严重受累,脑细胞数也明显减少;③胎盘小,外观正常;胎儿少有宫内缺氧,但存在代谢不良;④新生儿的生长与智力发育常受到影响。

三、诊断

(一)产前检查

准确判断孕龄,详细询问孕产史及有无高血压、慢性肾病、严重贫血等疾病史,有无接触有毒有害物质及不良嗜好,判断是否存在导致 FGR 的高危因素。

(二)宫高及体重的测量

根据宫高推测胎儿的大小和增长速度,确定末次月经和孕周后,产前检查测量子宫底高度,在孕 28 周后如连续 2 次宫底高度小于正常的第 10 百分位数时,则有 FGR 的可能。另外,从孕 13 周起体重平均每周增加 350 g 直至足月,孕 28 周后如孕妇体重连续 3 周未增加,要注意是否有胎儿生长受限。

(三)定期 B 超监测

(1)头臀径是孕早期胎儿生长发育的敏感指标。

(2)双顶径:对疑有胎儿生长受限者,应系统测量胎头双顶径,每 2 周 1 次观察胎头双顶径增长情况。正常胎儿在孕 36 周前其双顶径增长较快,如胎头双顶径每 2 周增长小于 2 mm,则为胎儿生长受限,若增长大于 4 mm,则可排除胎儿生长受限。

(3)腹围:胎儿腹围的测量是估计胎儿大小最可靠的指标。妊娠 36 周前腹围值小于头围值,36 周时相等,以后腹围大于头围,计算腹围/头围,若比值小于同孕周第 10 百分位,有 FGR 可能。

(四)多普勒测速

与胎儿生长受限密切相关的多普勒异常特征是脐动脉、子宫动脉舒张末期血流消失或反流,胎儿静脉导管反流等,说明脐血管阻力增加。

(五)出生后诊断

1.出生体重

胎儿出生后测量其出生体重,参照出生孕周,若低于该孕周应有的体重的第 10 百分位数,即可做出诊断。

2.胎龄估计

对出生体重小于 2 500 g 的新生儿进行胎龄判断非常重要。由于约 15% 的孕妇没有准确的月经史加上妊娠早期的阴道流血与月经混淆,FGR 儿与早产儿的鉴别就很重要。外表观察对胎龄估计较为重要,对于胎龄未明的低体重儿可从神态、皮肤、耳壳、乳腺、跖纹、外生殖器等方面加以鉴定是 FGR 儿还是早产儿。临床上往往可以发现一些低体重儿肢体无水肿躯体缺毳毛,但耳壳软而不成形,乳房结节和大阴唇发育差的矛盾现象,则提示为早产 FGR 儿的可能。

四、治疗

(一)一般处理

(1)卧床休息:左侧卧位可使肾血流量和肾功能恢复正常,从而改善子宫胎盘的供血。

(2)吸氧:胎盘物质交换功能障碍是导致 FGR 的原因之一,吸氧能够改善胎儿的内环境。

(3)补充营养物质:FGR 的病因众多,其中包括母血中营养物质利用度的降低,或胎盘物质交换受到影响,所以 FGR 治疗的理论基础有补充治疗,包括增加营养物质糖类和蛋白质的供应。治疗越早效果越好,小于孕 32 周开始治疗效果好,孕 36 周后治疗效果差。

(4)积极治疗引起 FGR 的高危因素:对于妊娠期高血压病、慢性肾炎可以用抗高血压药物、肝素治疗。

(5)口服小剂量阿司匹林:抑制血栓素 A_2 合成,提高前列环素与血栓素 A_2 比值,扩张血管,改善子宫胎盘血供,但不改变围产儿死亡率。

(6)钙离子拮抗剂扩张血管,改善子宫动脉血流,在吸烟者中可增加胎儿体重,对非吸烟者尚无证据。

(二)产科处理

适时分娩:胎儿确定为 FGR 后,决定分娩时间较困难,必须在胎儿死亡的危险和早产的危害之间权衡利弊。

1.近足月

足月或近足月的 FGR,应积极终止妊娠,可取得较好的胎儿预后。孕龄达到或超过 34 周时,如果有明显羊水过少应考虑终止妊娠。胎心率正常者可经阴道分娩,但这些胎儿与适于胎龄儿相比,多数不能耐受产程与宫缩,故应采取剖宫产。如果 FGR 的诊断尚未确立,应期待处理,加强胎儿监护,等待胎肺成熟后终止妊娠。

2.孕 34 周前

确诊 FGR 时如果羊水量及胎儿监护正常继续观察,每周 B 超检查 1 次,如果胎儿正常并继续长大时,可继续妊娠等待胎儿成熟,否则考虑终止妊娠。需考虑终止妊娠时,酌行羊膜腔穿刺,测定羊水中卵磷脂/鞘磷脂(L/S)比值、肌酐等,了解胎儿成熟度,有助于临床处理决定。为促使胎儿肺表面活性物质产生,可用地塞米松 5 mg 肌内注射,每 8 小时 1 次或 10 mg 肌内注射 2 次/天,共 2 天。

(三)新生儿处理

FGR 儿存在缺氧容易发生胎粪吸入,故应即时处理新生儿,清理声带下的呼吸道吸出胎粪,并做好新生儿复苏抢救。及早喂养糖水以防止低血糖,并注意低血钙、防止感染及纠正红细胞增多症等并发症。

五、预后

FGR 近期和远期并发症发生率均较高。

(1)FGR 儿出生后的个体生长发育很难预测,一般对称性或全身性 FGR 在出生后生长发育缓慢,相反,不对称型 FGR 儿出生后生长发育可以很快赶上。

(2)FGR 儿的神经系统及智力发育也不能准确预测,1992 年 Low 等在 9~11 年长期随访研究,发现有一半的 FGR 存在学习问题,有报道 FGR 儿易发生脑瘫。

（3）FGR 儿成年后高血压、糖尿病和冠心病等心血管和代谢性疾病发病率较高。

（4）再次妊娠 FGR 的发生率，有过 FGR 的妇女，再发生 FGR 的危险性增加。有 FGR 史及持续存在内科并发症的妇女，更易发生 FGR。

（王　娟）

第六节　胎 儿 畸 形

广义的胎儿畸形指胎儿先天异常，包括胎儿各种结构畸形、功能缺陷、代谢及行为发育的异常。又细分为代谢障碍异常、组织发生障碍异常、先天畸形和先天变形。

狭义的胎儿畸形，即胎儿先天畸形，是指由于内在的异常发育而引起的器官或身体某部位的形态学缺陷，又称为出生缺陷。

据美国 2006 年全球出生缺陷报道，全球每年大约有 790 万的出生缺陷儿出生，约占出生总人口的 6%。已被确认的出生缺陷有 7 000 多种，其中全球前五位的常见严重出生缺陷占所有出生缺陷的 25%，依次为先天性心脏病（104 万）、神经管缺陷（32.4 万）、血红蛋白病（地中海贫血，30.8 万）、唐氏综合征（21.7 万）和 G-6-PD（17.7 万）。我国每年有 20 万～30 万肉眼可见的先天畸形儿出生，加上出生后数月和数年才显现的缺陷，先天残疾儿童总数高达 80 万～120 万，占每年出生人口总数的 4%～6%。据全国妇幼卫生监测办公室和中国出生缺陷监测中心调查，我国主要出生缺陷 2007 年排前五位的是先天性心脏病、多指（趾）、总唇裂、神经管缺陷和脑积水。

一、病因

导致胎儿畸形的因素目前认为主要由遗传、环境因素，以及遗传和环境因素共同作用所致。遗传原因（包括染色体异常和基因遗传病）占 25%；环境因素（包括放射、感染、母体代谢失调、药物及环境化学物质等）占 10%；两种原因相互作用及原因不明占 65%。

（一）遗传因素

目前已经发现有 5 000 多种遗传病，究其病因，主要分为单基因遗传病、多基因遗传病和染色体病。

单基因病是由于一个或一对基因异常引起，可表现为单个畸形或多个畸形。按遗传方式分为常见常染色体显性遗传病［多指（趾）、并指（趾）、珠蛋白生成障碍性贫血、多发性家族性结肠息肉、多囊肾、先天性软骨发育不全、先天性成骨发育不全、视网膜母细胞瘤等］、常染色体隐性遗传病（白化病、苯丙酮尿症、半乳糖血症、黏多糖病、先天性肾上腺皮质增生症等）、X 连锁显性遗传病（抗维生素 D 佝偻病、家族性遗传性肾炎等）和 X 连锁隐性遗传病（血友病、色盲、进行性肌营养不良等）。

多基因遗传病是由于两对以上基因变化，通常仅表现为单个畸形。多基因遗传病的特点是：基因之间没有显、隐性的区别，而是共显性，每个基因对表型的影响很小，称为微效基因，微效基因具有累加效应，常常是遗传因素与环境因素共同作用。常见多基因遗传病有先天性心脏病、小儿精神分裂症、家族性智力低下、脊柱裂、无脑儿、少年型糖尿病、先天性肥大性幽门狭窄、重度肌无力、先天性巨结肠、气道食管瘘、先天性腭裂、先天性髋脱位、先天性食管闭锁、马蹄内翻足、原发性癫痫、躁狂抑郁精神病、尿道下裂、先天性哮喘、睾丸下降不全、脑积水等。

染色体数目或结构异常（包括常染色体和性染色体）均可导致胎儿畸形，又称染色体病，如21-三体综合征、18-三体综合征、13-三体综合征、Turner 综合征等。

(二)环境因素

包括放射、感染、母体代谢失调、药物及环境化学物质、毒品等环境中可接触的物质。环境因素致畸与其剂量-效应、临界作用，以及个体敏感性吸收、代谢、胎盘转运、接触程度等有关。20 世纪 40 年代广岛长崎上空爆炸原子弹诱发胎儿畸形，50 年代甲基汞污染水体引起先天性水俣病，以及 60 年代反应停在短期内诱发近万例海豹畸形以来，环境因素引起先天性发育缺陷受到了医学界的高度重视。风疹病毒可引起胎儿先天性白内障、心脏异常，梅毒也可引起胎儿畸形。另外，环境因素常常参与多基因遗传病的发生。

二、胎儿畸形的发生易感期

在卵子受精后 2 周，孕卵着床前后，药物及周围环境毒物对胎儿的影响表现为"全"或"无"效应。"全"表示胚胎受损严重而死亡，最终流产；"无"指无影响或影响很小，可以经其他早期的胚胎细胞的完全分裂代偿受损细胞，胚胎继续发育，不出现异常。"致畸高度敏感期"在受精后 3～8 周，亦即停经后的 5～10 周，胎儿各部开始定向发育，主要器官均在此时期内初步形成。如神经在受精后 15～25 天初步形成，心脏在 20～40 天，肢体在 24～26 天。该段时间内受到环境因素影响，特别是感染或药物影响，可能对将发育成特定器官的细胞发生伤害，胚胎停育或畸变。8 周后进入胎儿阶段，致畸因素作用后仅表现为细胞生长异常或死亡，极少导致胎儿结构畸形。

三、常见胎儿畸形

(一)先天性心脏病

由多基因遗传及环境因素综合致病。发病率为 8‰左右，妊娠糖尿病孕妇胎儿患先天性心脏病的概率升高。环境因素中妊娠早期感染，特别是风疹病毒感染容易引起发病。

先天性心脏病种类繁多，有法洛四联症、室间隔缺损、左心室发育不良、大血管转位、心内膜垫缺损、Ebstein 畸形、心律失常等。由于医学超声技术水平的提高，绝大多数先天性心脏病可以在妊娠中期发现。

(1)法洛四联症：指胎儿心脏同时出现以下四种发育异常，即室间隔缺损、右心室肥大、主动脉骑跨和肺动脉狭窄。占胎儿心脏畸形的 6%～8%，属于致死性畸形，一旦确诊，建议终止妊娠。

(2)室间隔缺损：是最常见的先天性心脏病，占 20%～30%。缺损可分为 3 种类型或发生在3 个部位。①漏斗部：又称圆锥间隔，约占室间隔的 1/3；②膜部室间隔：面积甚小，直径不足1.0 cm；③肌部间隔：面积约占 2/3。膜部间隔为缺损好发部位，肌部间隔缺损最少见。

各部分缺损又分若干亚型：①漏斗部缺损分干下型（缺损位于肺动脉瓣环下，主动脉右与左冠状瓣交界处之前），嵴上（内）型缺损（位于室上嵴之内或左上方）；②膜部缺损分嵴下型（位于室上嵴右下方），单纯膜部缺损，隔瓣下缺损（位于三尖瓣隔叶左下方）；③肌部缺损可发生在任何部位，可单发或多发。大部分室间隔缺损出生后需要手术修补。

(3)左心室发育不良：占胎儿心脏畸形的 2%～3%，左心室狭小，常合并有二尖瓣狭窄或闭锁、主动脉发育不良。属致死性心脏畸形。

（4）大血管转位：占胎儿心脏畸形的 4%～6%，发生于孕 4～5 周，表现为主动脉从右心室发出，肺动脉从左心室发出，属复杂先天畸形。出生后需要手术治疗。首选手术方式是动脉调转术，但因需冠状动脉移植、肺动脉瓣重建为主动脉瓣、血管转位时远段肺动脉扭曲、使用停循环技术等，术后随访发现患儿存在冠状动脉病变、主动脉瓣反流、神经发育缺陷、肺动脉狭窄等并发症。

（5）心内膜垫缺损：占胎儿心脏畸形的 5% 左右，其中 60% 合并有其他染色体异常。心内膜垫是胚胎的结缔组织，参与形成心房间隔、心室间隔的膜部，以及二尖瓣和三尖瓣的瓣叶和腱索。心内膜垫缺损又称房室管畸形，主要病变是房室环上、下方心房和心室间隔组织部分缺失，且可伴有不同程度的房室瓣畸形。出生后需手术治疗，合并染色体异常时，预后不良。

（6）Ebstein 畸形：占胎儿心脏畸形的 0.3% 左右，属致死性心脏畸形。1866 年 Ebstein 首次报道，又名三尖瓣下移畸形。三尖瓣隔瓣和/或后瓣偶尔连同前瓣下移附着于近心尖的右室壁上，将右室分为房化右室和功能右室，异位的瓣膜绝大多数关闭不全，也可有狭窄。巨大的房化右室和严重的三尖瓣关闭不全影响患者心功能，有报道 48% 胎死宫内，35% 出生后虽经及时治疗仍死亡。

（7）胎儿心律失常：占胎儿的 10%～20%，主要表现为期外收缩（70%～88%）、心动过速（10%～15%）和心动过缓（8%～12%）。胎儿超声心动图是产前检查胎儿心律失常的可靠的无创性影像技术，其应用有助于早期检出并指导心律失常胎儿的处理。大多数心律失常的胎儿预后良好，不需要特殊治疗，少部分合并胎儿畸形或出现胎儿水肿，则预后不良，可采用宫内药物（如地高辛）治疗改善预后。

除上述胎儿心脏畸形外，还有永存动脉干、心室双流出道、心肌病、心脏肿瘤等。必须提出的是，心脏畸形常常不是单独存在，有的是某种遗传病的一种表现，需要排查。

（二）多指（趾）

临床分为 3 种类型：①单纯多余的软组织块或称浮指；②具有骨和关节正常成分的部分多指；③具有完全的多指。超过 100 多种异常或遗传综合征合并有多指（趾）表现，预后也与是否合并有其他异常或遗传综合征有关。单纯多指（趾）具有家族遗传性，手术效果良好。目前国内很多医院没有将胎儿指（趾）形状和数量观察作为常规筛查项目。

（三）总唇裂

总唇裂包括唇裂和腭裂。发病率为 1‰，再发危险为 4%。父为患者，后代发生率为 3%；母为患者，后代发生率为 14%。单纯小唇裂出生后手术修补效果良好，但严重唇裂同时合并有腭裂时，影响哺乳。B 型超声妊娠中期筛查有助诊断，但可能漏诊部分腭裂，新生儿预后与唇腭裂种类、部位、程度，以及是否合并有其他畸形或染色体异常有关。孕前 3 个月开始补充含有一定叶酸的多种维生素可减少唇腭裂的发生。

（四）神经管缺陷

神经管在胚胎发育的 4 周前闭合。孕早期叶酸缺乏可引起神经管关闭缺陷。神经管缺陷包括无脑儿、枕骨裂、露脑与脊椎裂。各地区的发病率差异较大，我国北方地区高达 6‰～7‰，占胎儿畸形总数的 40%～50%，而南方地区的发病率仅为 1‰ 左右。

（1）无脑儿：颅骨与脑组织缺失，偶见脑组织残基，常伴肾上腺发育不良及羊水过多。属致死性胎儿畸形。孕妇血清甲胎蛋白（AFP）异常升高，B 型超声检查可以确诊，表现为颅骨不显像，双顶径无法测量。一旦确诊，建议终止妊娠。即使妊娠足月，约 75% 在产程中死亡，其他则于产后数小时或数天死亡。无脑儿外观颅骨缺失、双眼暴突、颈短。

(2)脊柱裂:脊柱裂是指由于先天性的椎管闭合不全,在脊柱的背或腹侧形成裂口,可伴或不伴有脊膜、神经成分突出的畸形。可分为囊性脊柱裂和隐性脊柱裂,前者根据膨出物与神经、脊髓组织的病理关系分为脊膜膨出、脊髓脊膜膨出和脊髓裂。囊性脊柱裂的患儿于出生后即见在脊椎后纵轴线上有囊性包块突起,呈圆形或椭圆形,大小不等,有的有细颈或蒂,有的基底部较大无颈。脊髓脊膜膨出均有不同程度神经系统症状和体征,患儿下肢无力或足畸形,大小便失禁或双下肢呈完全弛缓性瘫痪。脊髓裂生后即可看到脊髓外露,局部无包块,有脑脊液漏出,常并有严重神经功能障碍,不能存活。囊性脊柱裂几乎均需手术治疗。隐性脊柱裂为单纯骨性裂隙,常见于腰骶部第五腰椎和第一骶椎。病变区域皮肤大多正常,少数显示色素沉着、毛细血管扩张、皮肤凹陷、局部多毛现象。在婴幼儿无明显症状;长大以后可出现腰腿痛或排尿排便困难。

孕期孕妇血清甲胎蛋白(AFP)异常升高,B 型超声排畸筛查可发现部分脊柱排列不规则或有不规则囊性物膨出,常伴有 lemon 征(双顶径测定断面颅骨轮廓呈柠檬状)和 banana 征(小脑测定断面小脑呈香蕉状)。孕前 3 个月起至孕后 3 个月补充叶酸,可有效预防脊柱裂发生。

(五)脑积水

与胎儿畸形、感染、遗传综合征、脑肿瘤等有关。最初表现为轻度脑室扩张,处于动态变化过程。单纯轻度脑室扩张无严重后果,但当脑脊液大量蓄积,引起颅内压升高、脑室扩张、脑组织受压,颅腔体积增大、颅缝变宽、囟门增大时,则会引起胎儿神经系统后遗症,特别是合并其他畸形或遗传综合征时,则预后不良。孕期动态 B 型超声检查有助于诊断。对于严重脑室扩张伴有头围增大时,或合并有 Dandy-Walker 综合征等其他异常时,建议终止妊娠。

(六)唐氏综合征

唐氏综合征又称 21-三体综合征或先天愚型,是最常见的染色体异常。发病率为 1/800。根据染色体核型的不同,唐氏综合征分为三种类型,即单纯 21-三体型、嵌合型和易位型。唐氏综合征的发生起源于卵子或精子发生的减数分裂过程中随机发生的染色体的不分离现象,导致21 号染色体多了一条,破坏了正常基因组遗传物质间的平衡,造成患儿智力低下,颅面部畸形及特殊面容,肌张力低下,多并发先天性心脏病,患者白血病的发病率增高,为普通人群的 10~20 倍。生活难以自理,患者预后一般较差,50% 左右于 5 岁前死亡。目前对唐氏综合征缺乏有效的治疗方法。

通过妊娠早、中期唐氏综合征母体血清学检测(早期 PAPP-A、游离 β-HCG,中期 AFP、β-HCG 和 uE$_3$ 等),结合 B 超检查,可检测 90% 以上的唐氏综合征。对高风险胎儿,通过绒毛活检或羊水穿刺或脐血穿刺等技术作染色体核型分析可以确诊。一旦确诊,建议终止妊娠。

多数单纯 21-三体型唐氏综合征患者的产生是由于配子形成中随机发生的,其父母多正常,没有家族史,与高龄密切相关。因此,即使夫妇双方均不是唐氏综合征患者,仍有可能怀有唐氏综合征的胎儿。易位型患者通常由父母遗传而来,对于父母一方为染色体平衡易位时,所生子女中,1/3 正常,1/3 为易位型患者,1/3 为平衡易位型携带者。如果父母之一为 21/21 平衡易位携带者,其活婴中全部为 21/21 易位型患者。

四、辅助检查

随着母胎医学的发展,现在很多胎儿畸形可以在产前发现或干预。采用的手段有以下几方面。

(一)产科 B 超检查

除早期 B 超确定宫内妊娠、明确孕周、了解胚胎存活发育情况外,早期妊娠和中期妊娠遗传学超声筛查,可以发现 70% 以上的胎儿畸形。

(二)母体血清学筛查

可用于胎儿染色体病特别是唐氏综合征的筛查。早孕期检测 PAPPA 和 β-HCG,中孕期检测 AFP、β-HCG 和 uE$_3$,是广泛应用的组合。优点是无创伤性,缺点是只能提供风险率,不能确诊。

(三)侵入性检查

孕早期绒毛吸取术,孕中期羊膜腔穿刺术和孕中晚期脐带穿刺术可以直接取样,进行胎儿细胞染色体诊断。

(四)胎儿镜

有创、直观,对发现胎儿外部畸形(包括一些 B 超不能发现的小畸形)优势明显,但胎儿高流失率阻碍其临床广泛应用。

(五)孕前及孕期母血 TORCH 检测

有助于了解胎儿畸形的风险与病因。

(六)分子生物学技术

从孕妇外周血中富集胎儿来源的细胞或遗传物质,联合应用流式细胞仪、单克隆抗体技术、聚合酶链反应技术进行基因诊断,是胎儿遗传疾病产前诊断的发展方向。

五、预防和治疗

预防出生缺陷应实施三级预防。一级预防是通过健康教育、选择最佳生育时机、遗传咨询、孕前保健、合理营养、避免接触放射线和有毒有害物质、预防感染、谨慎用药、戒烟戒酒等孕前阶段综合干预,减少出生缺陷的发生。二级预防是通过孕期筛查和产前诊断识别胎儿严重先天缺陷,早期发现,早期干预,减少缺陷儿的出生。三级预防是指对新生儿疾病的早期筛查、早期诊断、及时治疗,避免或减轻致残,提高患儿生活质量和生存概率。

建立、健全围生期保健网,向社会广泛宣传优生知识,避免近亲婚配或严重的遗传病患者婚配,同时提倡适龄生育,加强遗传咨询和产前诊断,注意环境保护,减少各种环境致畸因素的危害,可有效地降低各种先天畸形儿的出生率。

对于无脑儿、严重脑积水、法洛四联症、唐氏综合征等致死性或严重畸形,一经确诊应行引产术终止妊娠;对于有存活机会且能通过手术矫正的先天畸形,分娩后转有条件的儿科医院进一步诊治。宫内治疗胎儿畸形国内外有一些探索并取得疗效,如双胎输血综合征的宫内激光治疗,胎儿心律失常的宫内药物治疗等。对于胎儿畸形的宫内外科治疗,争议较大,需要进一步研究探索。

(王 娟)

<h1 align="center">第七节 胎 儿 窘 迫</h1>

胎儿在宫内有缺氧征象危及胎儿健康和生命者,称为胎儿窘迫。胎儿窘迫是一种由于胎儿缺氧而表现的呼吸、循环功能不全综合征,是当前剖宫产的主要适应证之一。胎儿窘迫主要发生

在临产过程,以第一产程末及第二产程多见,也可发生在妊娠后期。发病率各家报道不一,一般在10.0%～20.5%。产前及产时胎儿窘迫是围产儿死亡的主要原因。

一、病因

通过子宫胎盘循环,母体将氧输送给胎儿,CO_2从胎儿排入母体,在输送交换过程中某一环节出现障碍,均可引起胎儿窘迫。

(一)母体血氧含量不足

母体血氧含量不足:如产妇患严重心肺疾病或心肺功能不全、妊娠期高血压疾病、高热、重度贫血、失血性休克、仰卧位低血压综合征等,均使母体血氧含量降低,影响对胎儿的供氧。导致胎儿缺氧的母体因素如下。①微小动脉供血不足:如妊娠期高血压疾病等。②红细胞携氧量不足:如重度贫血、一氧化碳中毒等。③急性失血:如前置胎盘、胎盘早剥等。④各种原因引起的休克与急性感染发热。⑤子宫胎盘血运受阻:急产或不协调性子宫收缩乏力等,缩宫素使用不当引起过强宫缩;产程延长,特别是第二产程延长;子宫过度膨胀,如羊水过多和多胎妊娠;胎膜早破等。

(二)胎盘、脐带因素

脐带和胎盘是母体与胎儿间氧及营养物质的输送传递通道,其功能障碍必然影响胎儿获得所需氧及营养物质。常见胎盘功能低下:妊娠期高血压疾病、慢性肾炎、过期妊娠、胎盘发育障碍(过小或过大)、胎盘形状异常(膜状胎盘、轮廓胎盘等)和胎盘感染、胎盘早剥等。常见有脐带血运受阻:如脐带脱垂、脐带绕颈、脐带打结引起母儿间循环受阻。

(三)胎儿因素

严重的心血管疾病,呼吸系统疾病,胎儿畸形,母儿血型不合,胎儿宫内感染,颅内出血,颅脑损伤等。

二、病理生理

胎儿血氧降低、二氧化碳蓄积出现呼吸性酸中毒。初期通过自主神经反射,兴奋交感神经,肾上腺儿茶酚胺及皮质醇分泌增多,血压上升及心率加快。若继续缺氧,则转为兴奋迷走神经,胎心率减慢。缺氧继续发展,刺激肾上腺增加分泌,再次兴奋交感神经,胎心由慢变快,说明胎儿已处于代偿功能极限,提示为病情严重。无氧糖酵解增加,导致丙酮酸、乳酸等有机酸增加,转为代谢性酸中毒,胎儿血 pH 下降,细胞膜通透性加大,胎儿血钾增加,胎儿在宫内呼吸运动加强,导致混有胎粪的羊水吸入,出生后延续为新生儿窒息及吸入性肺炎。肠蠕动亢进,肛门括约肌松弛,胎粪排出。若在孕期慢性缺氧情况下,可出现胎儿发育及营养不正常,形成胎儿宫内发育迟缓,临产后易发生进一步缺氧。

三、临床表现

根据胎儿窘迫发生速度可分为急性胎儿窘迫及慢性胎儿窘迫两类。

(一)慢性胎儿窘迫

多发生在妊娠末期,往往延续至临产并加重。其原因多因孕妇全身性疾病或妊娠期疾病引起胎盘功能不全或胎儿因素所致。临床上除可发现母体存在引起胎盘供血不足的疾病外,还发生胎儿宫内发育受限。孕妇体重、宫高、腹围持续不长或增长很慢。

（二）急性胎儿窘迫

主要发生在分娩期，多因脐带因素（如脐带脱垂、脐带绕颈、脐带打结）、胎盘早剥、宫缩强且持续时间长及产妇低血压、休克引起。

四、诊断

根据病史、胎动变化及有关检查可以做出诊断。

五、辅助检查

（一）胎心率变化

胎心率是了解胎儿是否正常的一个重要标志，胎心率的改变是急性胎儿窘迫最明显的临床征象。①胎心率>160 次/分，尤其是>180 次/分，为胎儿缺氧的初期表现（孕妇心率不快的情况下）；②随后胎心率减慢，胎心率<120 次/分，尤其是<100 次/分，为胎儿危险征；③胎心监护仪图像出现以下变化，应诊断为胎儿窘迫：出现频繁的晚期减速，多为胎盘功能不良，重度可变减速的出现，多为脐带血运受阻表现，若同时伴有晚期减速，表示胎儿缺氧严重，情况紧急。

（二）胎动计数

胎动减少是胎儿窘迫的一个重要指标，每天监测胎动可预知胎儿的安危。妊娠近足月时，24 小时胎动>20 次。胎动消失后，胎心在 24 小时内也会消失。急性胎儿窘迫初期，表现为胎动过频，继而转弱及次数减少，直至消失，也应予以重视。

（三）胎心监护

首先进行无负荷试验（NST），NST 无反应型需进一步行宫缩应激试验（CST）或催产素激惹试验（OCT），CST 或 OCT 阳性高度提示存在胎儿宫内窘迫。

（四）胎儿脐动脉血流测定

胎儿脐动脉血流速度波形测定是一项胎盘功能试验，对怀疑有慢性胎儿窘迫者可行此监测。通过测定收缩期最大血流速度与舒张末期血流速度的比值（S/D）表示胎儿胎盘循环的阻力情况，反映胎盘的血流灌注。脐动脉舒张期血流缺失或倒置，提示严重胎儿窘迫，应该立即终止妊娠。

（五）胎盘功能检查

血浆 E_3 测定并动态连续观察，若急骤减少 30%～40%，表示胎儿胎盘功能减退，胎儿可能存在慢性缺氧。

（六）生物物理象监测

在 NST 监测的基础上应用 B 型超声仪监测胎动、胎儿呼吸、胎儿张力及羊水量，综合评分了解胎儿在宫内的安危状况。Manning 评分 10 分为正常；≤8 分可能有缺氧；≤6 分可疑有缺氧；≤4 分可以有缺氧；≤2 分为缺氧。

（七）羊水胎粪污染

胎儿缺氧，兴奋迷走神经，肠蠕动亢进，肛门括约肌松弛，胎粪排入羊水中，羊水呈绿色，黄绿色，浑浊棕黄色，即羊水Ⅰ度、Ⅱ度、Ⅲ度污染。破膜可直接观察羊水性状及粪染程度。未破膜经羊膜镜窥检，透过胎膜了解羊水性状。羊水Ⅰ度污染无肯定的临床意义；羊水Ⅱ度污染，胎心音好者，应密切监测胎心，不一定是胎儿窘迫；羊水Ⅲ度污染，应及早结束分娩。

(八)胎儿头皮血测定

头皮血气测定应在电子胎心监护异常的基础上进行。头皮血 pH 7.20～7.24 为病理前期，可能存在胎儿窘迫，应立即进行宫内复苏，间隔 15 分钟复查血气值；pH 7.15～7.19 提示胎儿酸中毒及窘迫，应立即复查，如仍≤7.19，除外母体酸中毒后应在 1 小时内结束分娩；pH＜7.15 是严重胎儿窘迫的危险信号，须迅速结束分娩。

六、鉴别诊断

对于胎儿窘迫，主要是综合考虑判断是否确实存在胎儿窘迫。

七、治疗

(一)慢性胎儿窘迫

应针对病因处理，视孕周、有无胎儿畸形、胎儿成熟度和窘迫的严重程度决定处理。

(1)定期做产前检查者，估计胎儿情况尚可，应嘱孕妇取侧卧位减少下腔静脉受压，增加回心血流量，使胎盘灌注量增加，改善胎盘血供应，延长孕周数。每天吸氧提高母血氧分压；静脉注射 50％葡萄糖40 mL 加维生素 C 2 g，每天 2 次；根据情况做 NST 检查；每天胎动计数。

(2)情况难以改善：接近足月妊娠，估计在娩出后胎儿生存机会极大者，为减少宫缩对胎儿的影响，可考虑行剖宫产。如胎肺尚未成熟，可在分娩前 48 小时静脉注射地塞米松 10 mg 促进胎儿肺泡表面活性物质的合成，预防呼吸窘迫综合征的发生。如果孕周小，胎儿娩出后生存可能性小，将情况向家属说明，做到知情选择。

(二)急性胎儿窘迫

(1)若宫内窘迫达严重阶段必须尽快结束分娩，其指征：①胎心率低于 120 次/分或高于 180 次/分，伴羊水Ⅱ～Ⅲ度污染；②羊水Ⅲ度污染，B 型超声显示羊水池＜2 cm；③持续胎心缓慢达100 次/分以下；④胎心监护反复出现晚期减速或出现重度可变减速，胎心 60 次/分以下持续 60s 以上；⑤胎心图基线变异消失伴晚期减速。

(2)积极寻找原因并排除如心力衰竭、呼吸困难、贫血、脐带脱垂等。改变体位，左或右侧卧位，以改变胎儿脐带的关系，增加子宫胎盘灌注量。①持续吸氧提高母体血氧含量，以提高胎儿的氧分压；静脉注射 50％葡萄糖 40 mL 加维生素 C 2 g。②宫颈尚未完全扩张，胎儿窘迫情况不严重，可吸氧、左侧卧位，观察 10 分钟，若胎心率变为正常，可继续观察；若因使用缩宫素宫缩过强造成胎心率异常减缓者，应立即停止滴注或用抑制宫缩的药物，继续观察是否能转为正常；若无显效，应行剖宫产术；施术前做好新生儿窒息的抢救准备。③宫口开全，胎先露已达坐骨棘平面以下 3 cm，吸氧同时尽快助产经阴道娩出胎儿。

（王　娟）

第八节　巨　大　胎　儿

巨大胎儿是一个描述胎儿过大的非常不精确的术语。国内外尚无统一的标准，有多种不同的域值标准，如 3.8 kg、4 kg、4.5 kg、5.0 kg。1991 年，美国妇产科协会提出新生儿出生体重

≥4 500 g者为巨大胎儿,我国以≥4 000 g为巨大胎儿。生活水平提高,更加重视孕期营养,巨大儿的出生率越来越高。上海市普陀区1989年巨大儿的发生率为5.05%,1999年增加到8.62%。有学者报道山东地区1995—1999年巨大儿发生率为7.46%。Stotland等报道美国1995—1999年巨大儿发生率为13.6%。20世纪90年代比70年代的巨大儿增加一倍。若产道、产力及胎位均正常,仅胎儿巨大,即可出现头盆不称而发生分娩困难,如肩难产。

一、高危因素

巨大胎儿是多种因素综合作用的结果,很难用单一的因素解释。临床资料表明仅有40%的巨大胎儿存在各种高危因素,其他60%的巨大胎儿无明显的高危因素存在。根据Williams产科学的描述,巨大胎儿常见的因素有糖尿病、父母肥胖(尤其是母亲肥胖)、经产妇、过期妊娠、孕妇年龄、男胎、上胎巨大胎儿、种族和环境等。

(一)孕妇糖尿病

包括妊娠合并糖尿病和妊娠糖尿病,甚至糖耐量受损,巨大胎儿的发病率均明显升高。在胎盘功能正常的情况下,孕妇血糖升高,通过胎盘进入胎儿血循环,使胎儿的血糖浓度升高,刺激胎儿胰岛β细胞增生,导致胎儿胰岛素分泌反应性升高,胎儿高糖血症和高胰岛素血症,促进糖原、脂肪和蛋白质合成,使胎儿脂肪堆积,脏器增大,体重增加,故胎儿巨大。糖尿病孕妇巨大胎儿的发病率可达26%,而正常孕妇中巨大胎儿的发生率仅为5%。但是,并不是所有糖尿病孕妇的巨大胎儿的发病率升高。当糖尿病合并妊娠的White分级在B级以上时,由于胎盘血管的硬化,胎盘功能降低,反而使胎儿生长受限的发病率升高。

(二)孕前肥胖及孕期体重增加过快

当孕前体质量指数>30 kg/m²、孕期营养过剩、孕期体质量增加过快时,巨大胎儿发生率均明显升高。有学者对588例体质量>113.4 kg(250磅)及588例体重<90.7 kg(200磅)妇女的妊娠并发症比较,发现前者的妊娠糖尿病、巨大胎儿及肩难产的发病率分别为10%、24%和5%,明显高于后者的0.7%、7%和0.6%。当孕妇体重>136 kg(300磅)时,巨大胎儿的发生率高达30%。可见孕妇肥胖与妊娠糖尿病、巨大胎儿和肩难产等均有密切的相关性。这可能与能量摄入大于能量消耗导致孕妇和胎儿内分泌代谢平衡失调有关。

(三)经产妇

有资料报道胎儿体质量随分娩次数增加而增加,妊娠5次以上者胎儿平均体质量增加80～120 g。

(四)过期妊娠

与巨大胎儿有明显的相关性。孕晚期是胎儿生长发育最快时期,过期妊娠而胎盘功能正常者,子宫胎盘血供良好,持续供给胎儿营养物质和氧气,胎儿不断生长,以至孕期越长,胎儿体重越大,过期妊娠巨大胎儿的发生率是足月儿的3～7倍,肩难产的发生率比足月儿增加2倍。有学者报道大于41周巨大胎儿的发生率是33.3%。也有学者报道孕40～42周时,巨大胎儿的发生率是20%,而孕42～42周末时发生率升高到43%。

(五)孕妇年龄

高龄孕妇并发肥胖和糖尿病的机会增多,因此分娩巨大胎儿的可能性增大。Stotland等报道孕妇30～39岁巨大儿发生率最高,为15.3%;而20岁以下发生率最低,为8.4%。

(六)上胎巨大胎儿

曾经分娩过超过 4 000 g 新生儿的妇女与无此病史的妇女相比,再次分娩超过 4 500 g 新生儿的概率增加 5～10 倍。

(七)羊水过多

巨大胎儿往往与羊水过多同时存在,两者的因果关系尚不清楚。

(八)遗传因素

遗传基因是决定胎儿生长的前提条件,它控制细胞的生长和组织分化。但详细机制还不清楚。遗传因素包括胎儿性别、种族及民族等。在所有有关巨大胎儿的资料中都有男性胎儿发生率增加的报道,通常占 60％～65％。这是因为在妊娠晚期的每一孕周男性胎儿的体质量比相应的女性胎儿重 150 g。身材高大的父母其子女为巨大胎儿的发生率高;不同种族、不同民族巨大胎儿的发生率各不相同。有学者报道排除其他因素的影响,原为加拿大民族的巨大胎儿发生率明显高于加拿大籍的外民族人群的发生率。也有学者报道美国白种人巨大胎儿发生率为 16％,而非白种人(包括黑色人种、西班牙裔和亚裔)为 11％。

(九)环境因素

高原地区由于空气中氧分压低,巨大胎儿的发生率较平原地区低。

二、对母儿的影响

分娩困难是巨大胎儿主要的并发症。由于胎儿体积的增大,胎头和胎肩是分娩困难主要部位。难产率明显增高,带来母儿的一系列并发症。

(一)对母体的影响

有学者报道新生儿体质量＞3 500 g 母体并发症开始增加,且随出生体质量增加而增加,在新生儿体质量 4 000 g 时肩难产和剖宫产率明显增加,4 500 g 时再次增加。其他并发症增加缓慢而平稳(图 9-1)。

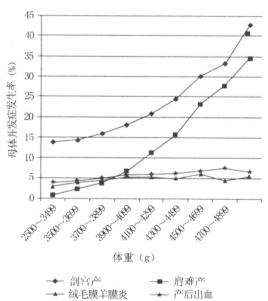

图 9-1　母体并发症与胎儿出生体重的关系

1.产程延长或停滞

由于巨大胎儿的胎头较大,造成孕妇的骨盆相对狭窄,头盆不称的发生率增加。在胎头双顶径较大者,直至临产后胎头始终不入盆,若胎头搁置在骨盆入口平面以上,称为骑跨征阳性,表现为第一产程延长;若双顶径相对小于胸腹径,胎头下降受阻,易发生活跃期延长、停滞或第二产程延长。由于产程延长易导致继发性宫缩乏力;同时巨大胎儿的子宫容积较大,子宫肌纤维的张力较高,肌纤维的过度牵拉,易发生原发性宫缩乏力;宫缩乏力反过来又导致胎位异常、产程延长。巨大胎儿双肩径大于双顶径,尤其是糖尿病孕妇的胎儿,若经阴道分娩,易发生肩难产。

2.手术产发生率增加

巨大儿头盆不称的发生率增加,容易产程异常,因此手术产概率增加,剖宫产率增加。

3.软产道损伤

由于胎儿大,胎儿通过软产道时可造成宫颈、阴道、会阴裂伤,严重者可裂至阴道穹隆、子宫下段甚至盆壁,形成腹膜后血肿或阔韧带内血肿。如果梗阻性难产未及时发现和处理,可以导致子宫破裂。

4.尾骨骨折

由于胎儿大、儿头硬,当通过骨盆出口时,为克服阻力或阴道助产时可能发生尾骨骨折。

5.产后出血及感染

巨大胎儿子宫肌纤维过度牵拉,易发生产后宫缩乏力,或因软产道损伤引起产后出血,甚至出血性休克。上述各种因素造成产褥感染率增加。

6.生殖道瘘

由于产程长甚至滞产,胎儿头长时间压于阴道前壁、膀胱、尿道和耻骨联合之间,导致局部组织缺血坏死形成尿瘘,或直肠受压坏死形成粪瘘;或因手术助产直接损伤所致。

7.盆腔器官脱垂

产后可因分娩时盆底组织过度伸长或裂伤,发生子宫脱垂或阴道前后壁膨出。

(二)对新生儿的影响

1.新生儿产伤

巨大胎儿肩难产率增高,据统计肩难产的发生率为 $0.15\%\sim0.60\%$,体重$\geqslant4\,000\,g$ 巨大儿肩难产的发生为 $3\%\sim12\%$,$\geqslant4\,500\,g$ 者为 $8.4\%\sim22.6\%$。有学者报道当出生体重$>4\,000\,g$,肩难产发生率为 13%。加上巨大儿手术产发生率增加,新生儿产伤发生率高,如臂丛神经损伤及麻痹、颅内出血、锁骨骨折、胸锁乳突肌血肿等。

2.胎儿窘迫、新生儿窒息

胎头娩出后胎肩以下部分嵌顿在阴道内,胎儿不能自主呼吸导致胎儿窘迫、新生儿窒息,如脐带停止搏动或胎盘早剥可引起死胎。

三、诊断

(一)病史及临床表现

多有巨大胎儿分娩史、糖尿病史。产次较多的经产妇易发生。在妊娠后期出现呼吸困难,自觉腹部沉重及两胁部胀痛。

(二)腹部检查

视诊腹部明显膨隆,宫高$>35\,cm$。触诊胎体大,先露部高浮,胎心正常但位置稍高,当子宫高加腹围≥140 cm 时,巨大胎儿的可能性较大。

(三)B 型超声检查

胎头双顶径长 98～100 mm,股骨长 78～80 mm,腹围＞330 mm,应考虑巨大胎儿,同时排除双胎、羊水过多及胎儿畸形。

四、处理

(一)妊娠期

检查发现胎儿大或既往分娩巨大儿者,应检查孕妇有无糖尿病。若为糖尿病孕妇,应积极治疗,必要时予以胰岛素治疗控制胎儿的体重增长,并于妊娠 36 周后,根据胎儿成熟度、胎盘功能检查及糖尿病控制情况,择期引产或剖宫产。不管是否存在妊娠糖尿病,有巨大胎儿可能的孕妇均要进行营养咨询合理调节膳食结构,每天摄入的总能量以 8 778～9 196 kJ(2 100～2 200 kcal)为宜,适当降低脂肪的摄入量。同时适当的运动可以降低巨大胎儿的发病率。

(二)分娩期

估计非糖尿病孕妇胎儿体重≥4 500 g,糖尿病孕妇胎儿体重≥4 000 g,即使骨盆正常,为防止母儿产时损伤应行剖宫产。临产后,不宜试产过久。若产程延长,估计胎儿体重＞4 000 g,胎头停滞在中骨盆也应剖宫产。若胎头双顶径已达坐骨棘下 3 cm,宫口已开全者,应作较大的会阴后侧切开,予以产钳助产,同时做好处理肩难产的准备工作。分娩后应行宫颈及阴道检查,了解有无软产道损伤,并预防产后出血。若胎儿已死,行穿颅术或碎胎术。

(三)新生儿处理

新生儿应预防低血糖发生,生后 1～2 小时开始喂糖水,及早开奶;积极治疗高胆红素血症,多选用蓝光治疗;新生儿易发生低钙血症,多用 10％葡萄糖酸钙 1 mL/kg 加入葡萄糖液中静脉滴注补充钙剂。

(王 娟)

第九节 胎 膜 病 变

胎膜是由羊膜和绒毛膜组成。胎膜外层为绒毛膜,内层为羊膜,于妊娠 14 周末,羊膜与绒毛膜相连封闭胚外体腔,羊膜腔占据整个宫腔,对胎儿起着一定的保护作用。同时胎膜含甾体激素代谢所需的多种酶,与甾体激素的代谢有关。胎膜含多量花生四烯酸的磷脂,且含有能催化磷脂生成游离花生四烯酸的溶酶体,故胎膜在分娩发动上有一定作用。胎膜的病变与妊娠的结局有密切的关系。本节主要介绍胎膜早破和绒毛膜羊膜炎对妊娠的影响。

一、胎膜早破

胎膜早破(premature rupture of the membranes,PROM)是指胎膜破裂发生在临产前。胎膜早破可导致产妇、胎儿和新生儿的风险明显升高。胎膜早破是产科的难题。一般认为胎膜早破发生率在 10％,大部分发生在 37 周后,称足月胎膜早破(PROM of term),若发生在妊娠不满37 周称足月前胎膜早破(preterm PROM,PPROM),发生率为 2.0％。胎膜早破的妊娠结局与破膜时孕周有关。孕周越小,围生儿预后越差。常引起早产及母婴感染。

(一)病因

目前胎膜早破的病因尚不清楚,一般认为胎膜早破的病因与下述因素有关。

1.生殖道病原微生物上行性感染

胎膜早破患者经腹羊膜腔穿刺,羊水细菌培养 28%～50% 呈阳性,其微生物分离结果往往与宫颈内口分泌物培养结果相同,提示生殖道病原微生物上行性感染是引起胎膜早破的主要原因之一。B 族溶血性链球菌、衣原体、淋病奈瑟菌、梅毒和解脲支原体感染不同程度与 PPROM 相关。但是妊娠期阴道内的致病菌并非都引起胎膜早破,其感染条件为菌量增加和局部防御能力低下。宫颈黏液中的溶菌酶、局部抗体等抗菌物质等局部防御屏障抗菌能力下降微生物附着于胎膜,趋化中性粒细胞,浸润于胎膜中的中性粒细胞脱颗粒,释放弹性蛋白酶,分解胶原蛋白成碎片,使局部胎膜抗张能力下降,而致胎膜早破。

2.羊膜腔压力增高

双胎妊娠、羊水过多、过重的活动等使羊膜腔内压力长时间或多时间地增高,加上胎膜局部缺陷,如弹性降低、胶原减少,增加的压力作用于薄弱的胎膜处,引起胎膜早破。

3.胎膜受力不均

胎位异常、头盆不称等可使胎儿先露部不能与骨盆入口衔接,盆腔空虚致使前羊水囊所受压力不均,引起胎膜早破。

4.部分营养素缺乏

母血维生素 C 浓度降低者,胎膜早破发病率较正常孕妇增高近 10 倍。体外研究证明,在培养基中增加维生素 C 浓度,能降低胶原酶及其活性,而胶原是维持羊膜韧性的主要物质。铜元素缺乏能抑制胶原纤维与弹性硬蛋白的成熟。胎膜早破者常发现母、脐血清中铜元素降低。故维生素 C、铜元素缺乏,使胎膜抗张能力下降,易引起胎膜早破。

5.宫颈病变

常因手术机械性扩张宫颈、产伤或先天性宫颈局部组织结构薄弱等,使宫颈内口括约功能破坏,宫颈内口松弛,前羊水囊易于楔入,使该处羊水囊受压不均,加之此处胎膜最接近阴道,缺乏宫颈黏液保护,常首先受到病原微生物感染,造成胎膜早破。

6.创伤

腹部受外力撞击或摔倒,阴道检查或性交时胎膜受外力作用,可发生破裂。

(二)临床表现

90%患者突感较多液体从阴道流出,并有阵发性或持续性阴道流液,时多时少,无腹痛等其他产兆。肛门检查时触不到胎囊,如上推胎儿先露部时,见液体从阴道流出,有时可见到流出液中有胎脂或被胎粪污染,呈黄绿色。如并发明显羊膜腔感染,则阴道流出液体有臭味,并伴发热、母儿心率增快、子宫压痛、血白细胞计数增高、C 反应蛋白阳性等急性感染表现。隐匿性羊膜腔感染时,虽无明显发热,但常出现母儿心率增快。患者在流液后,常很快出现宫缩及宫口扩张。

(三)诊断

根据详细的病史并结合临床及专科检查可诊断胎膜早破。当根据临床表现诊断胎膜早破存在疑问时,可以结合一些辅助检查明确诊断。明确诊断胎膜早破后还应进一步检查排除羊膜腔感染。

1.胎膜早破的诊断

(1)阴道窥器检查:见液体自宫颈流出或后穹隆较多的积液中见到胎脂样物质是诊断胎膜早破的直接证据。

(2)阴道液 pH 测定:正常阴道液 pH 4.5～5.5,羊水 pH 7.0～7.5,如阴道液 pH＞6.5,提示胎膜早破可能性大。该方法诊断正确率可达 90%。若阴道液被血、尿、精液及细菌性阴道病所致的大量白带污染,可产生假阳性。

(3)阴道液涂片检查:取阴道后穹隆积液置于干净玻片上,待其干燥后镜检,显微镜下见到羊齿植物叶状结晶为羊水。其诊断正确率可达 95%。如阴道液涂片用 0.5% 硫酸尼罗蓝染色,镜下可见橘黄色胎儿上皮细胞;若用苏丹Ⅲ染色,则见到黄色脂肪小粒可确定为羊水。

(4)羊膜镜检查:可以直视胎儿先露部,看不到前羊膜囊即可诊断胎膜早破。

(5)胎儿纤维连接蛋白(fFN):胎儿纤维连接蛋白是胎膜分泌的细胞外基质蛋白,胎膜破裂,其进入宫颈及阴道分泌物。在诊断存在疑问时,这是一个有用和能明确诊断的实验。

(6)B 型超声检查:可根据显露部位前羊水囊是否存在,如消失,应高度怀疑有胎膜早破,此外,羊水逐日减少,破膜超过 24 小时者,最大羊水池深度往往＜3 cm,可协助诊断胎膜早破。

2.羊膜腔感染的诊断

(1)临床表现:孕妇体温升高至 37.8 ℃或 38 ℃以上,脉率增快至 100 次/分或以上,胎心率增快至 160 次/分以上。子宫压痛,羊水有臭味,提示感染严重。

(2)经腹羊膜腔穿刺检查:在确诊足月前胎膜早破后,最好行羊膜穿刺,抽出羊水检查微生物感染情况,对选择治疗方法有意义。常用方法如下。①羊水细菌培养:是诊断羊膜腔感染的金标准,但该方法费时,难以快速诊断。②羊水白细胞介素 6 测定(interleukin-6,IL-6);如羊水中 IL-6≥7.9 ng/mL,提示急性绒毛膜羊膜炎,该方法诊断敏感性较高,且对预测新生儿并发症如肺炎、败血症等有帮助。③羊水涂片革兰染色检查:如找到细菌,则可诊断绒毛膜羊膜炎,该法特异性较高,但敏感性较差。④羊水涂片计数白细胞:≥30 个白细胞/毫升,提示绒毛膜羊膜炎,该法诊断特异性较高;如羊水涂片革兰染色未找到细菌,而涂片白细胞计数增高,应警惕支原体、衣原体感染。⑤羊水葡萄糖定量检测:如羊水葡萄糖＜10 mmol/L,提示绒毛膜羊膜炎;该方法常与上述其他指标同时检测,综合分析,评价绒毛膜羊膜炎的可能性。

(3)动态胎儿生物物理评分(BPP):因为经腹羊膜腔穿刺较难多次反复进行,特别是合并羊水过少者,而期待治疗过程中需要动态监测羊膜腔感染的情况。临床研究表明,BPP＜7 分(主要为 NST 无反应型、胎儿呼吸运动消失)者,绒毛膜羊膜炎及新生儿感染性并发症的发病率明显增高,故有学者推荐动态监测 BPP,决定羊膜腔穿刺时机。

(四)对母儿的影响

1.对母体影响

(1)感染:破膜后,阴道病原微生物上行性感染更容易、更迅速。随着胎膜早破潜伏期(指破膜到产程开始的间隔时间)延长,羊水细菌培养阳性率增高,且原来无明显临床症状的隐匿性绒毛膜羊膜炎常变成显性。除造成孕妇产前、产时感染外,胎膜早破还是产褥感染的常见原因。

(2)胎盘早剥:足月前胎膜早破可引起胎盘早剥,确切机制尚不清楚,可能与羊水减少有关。据报道最大羊水池深度＜1 cm,胎盘早剥发生率 12.3%;而最大池深度＜2 cm,发生率仅 3.5%。

2.对胎儿影响

(1)早产儿:30%～40% 早产与胎膜早破有关。早产儿易发生新生儿呼吸窘迫综合征、胎儿及新生儿颅内出血、坏死性小肠炎等并发症,围生儿死亡率增加。

(2)感染:胎膜早破并发绒毛膜羊膜炎时,常引起胎儿及新生儿感染,表现为肺炎、败血症、颅内感染。

(3)脐带脱垂或受压:胎先露未衔接者,破膜后脐带脱垂的危险性增加;因破膜继发性羊水减少,使脐带受压,亦可致胎儿窘迫。

(4)胎肺发育不良及胎儿受压综合征:妊娠28周前胎膜早破保守治疗的患者中,新生儿尸解发现,肺/体重比值减小、肺泡数目减少。活体X线摄片显示小而充气良好的肺、钟形胸、横膈上抬到第7肋间。胎肺发育不良常引起气胸、持续肺高压,预后不良。破膜时孕龄越小、引发羊水过少越早,胎肺发育不良的发生率越高。如破膜潜伏期长于4周,羊水过少程度重,可出现明显胎儿宫内受压,表现为铲形手、弓形腿、扁平鼻等。

(五)治疗

总体而言,对胎膜早破的处理已经从保守处理转为积极处理,准确评估孕周对处理至关重要。

1.发生在36周后的胎膜早破

观察12～24小时,80%患者可自然临产。临产后观察体温、心率、宫缩、羊水流出量、性状及气味,必要时B型超声检查了解羊水量,胎儿电子监护进行宫缩应激试验,了解胎儿宫内情况。若羊水减少,且CST显示频繁变异减速,应考虑羊膜腔输液;如变异减速改善,产程进展顺利,则等待自然分娩。否则,行剖宫产术。若未临产,但发现有明显羊膜腔感染体征,应立即使用抗生素,并终止妊娠。如检查正常,破膜后12小时,给予抗生素预防感染,破膜24小时仍未临产且无头盆不称,应引产。目前研究发现,静脉滴注催产素引产似乎最合适。

2.足月前胎膜早破治疗

足月前胎膜早破是胎膜早破的治疗难点,一方面要延长孕周减少新生儿因不成熟而产生的疾病与死亡;另一方面随着破膜后时间延长,上行性感染成为不可避免或原有的感染加重,发生严重感染并发症的危险性增加,同样可造成母儿预后不良。目前足月前胎膜早破的处理原则是:若胎肺不成熟,无明显临床感染征象,无胎儿窘迫,则期待治疗;若胎肺成熟或有明显临床感染征象,则应立即终止妊娠;对胎儿窘迫者,应针对宫内缺氧的原因,进行治疗。

(1)期待治疗:密切观察孕妇体温、心率、宫缩、血白细胞计数、C反应蛋白等变化,以便及早发现患者的明显感染体征,及时治疗。避免不必要的肛门及阴道检查。

应用抗生素:足月前胎膜早破应用抗生素,能降低胎儿及新生儿肺炎、败血症及颅内出血的发生率;亦能大幅度减少绒毛膜羊膜炎及产后子宫内膜炎的发生;尤其对羊水细菌培养阳性或阴道分泌物培养B族链球菌阳性者,效果最好。B族链球菌感染用青霉素;支原体或衣原体感染,选择红霉素或罗红霉素。如感染的微生物不明确,可选用FDA分类为B类的广谱抗生素,常用β-内酰胺类抗生素。可间断给药,如开始给氨苄西林或头孢菌素类静脉滴注,48小时后改为口服。若破膜后长时间不临产,且无明显临床感染征象,则停用抗生素,进入产程时继续用药。

宫缩抑制剂应用:对无继续妊娠禁忌证的患者,可考虑应用宫缩抑制剂预防早产。如无明显宫缩,可口服利托君;有宫缩者,静脉给药,待宫缩消失后,口服维持用药。

纠正羊水过少:若孕周小,羊水明显减少者,可进行羊膜腔输液补充羊水,以帮助胎肺发育;若产程中出现明显脐带受压表现(CST显示频繁变异减速),羊膜腔输液可缓解脐带受压。

肾上腺糖皮质激素促胎肺成熟:妊娠35周前的胎膜早破,应给予倍他米松12mg静脉滴注,每天1次共2次;或地塞米松 10 mg 静脉滴注,每天 1 次,共 2 次。

(2)终止妊娠:一旦胎肺成熟或发现明显临床感染征象,在抗感染同时,应立即终止妊娠。对胎位异常或宫颈不成熟,缩宫素引产不易成功者,应根据胎儿出生后存活的可能性,考虑剖宫产或更换引产方法。

3.小于 24 孕周的胎膜早破

这个孕周最适合的处理尚不清楚,必须个体化,患者及家人的要求应纳入考虑。若已临产,或合并胎盘早剥,或有临床证据显示母儿感染存在,这些都是积极处理的指征。有些父母要求积极处理是因为担心妊娠 25~26 周分娩的胎儿虽然有可能存活,但极可能发生严重的新生儿及远期并发症。

目前越来越多的人考虑期待处理。但有报道指出,小于 24 周新生儿的存活率低于 50%,甚至在最新最好的研究中,经过 12 个月的随访后,发育正常的新生儿低于 40%。因此,对于小于 24 周的 PPROM,对回答父母咨询必须完全和谨慎。应让父母明白在最好的监测下新生儿可能的预后:新生儿死亡率及发病率都相当高。

考虑到预后并不明确,对小于 24 周的早产胎膜早破,另一种处理方案已形成,即在首次住院 72 小时后,患者在家中观察,限制其活动,测量体温,每周报告产前评估及微生物/血液学检测结果。这种处理有待随机试验评估,但考虑到经济及心理因素,这种处理很显然是合适的。

4.发生在 24~31 孕周的胎膜早破

在这个孕周,胎儿最大的风险仍是不成熟,这种风险比隐性宫内感染患者分娩产生的好处还重要。因此,期待处理是这个孕周最好的建议。

在这个孕周,特别对于胎肺不可能成熟的患者,使用羊膜腔穿刺检查诊断是否存在隐性羊膜腔感染存在争议。在某些情况下,特别是存在绒毛膜羊膜炎隐性体征,如低热、血白细胞计数升高和 C 反应蛋白增加等,可以考虑羊膜腔穿刺。

一项评估 26~31 周 PPROM 患者 72 小时后在家中及医院治疗的对比随机研究指出,在家中处理是一项可采纳的安全方法,考虑到新生儿及母亲的结局,这种处理明显减少母亲住院费用。Hoffmann 等指出,这种形式更适合一周内无临床感染迹象、B 超提示有足量羊水的患者。我们期待类似的大样本随机研究结果,决定这个孕周 PPROM 的合适处理。

在 24~31 周 PPROM 的产前处理中,应与父母探讨如果保守处理不合适时可能的分娩方式。结果发现,正在出现一种值得注意的临床实践趋势。Amon 等以围产学会成员的名义发表的一项调查显示,特别是胎儿存活率不高的孕周,在 1986—1992 年分娩的妇女中,孕 24~28 周因胎儿指征剖宫产率增加了 2 倍。然而,Sanchez-Ramos 等在 1986—1990 年研究指出,极低体重婴儿分娩的剖宫产率从 55% 降低至 40%($P<0.05$),新生儿的死亡率并没有改变,低 Apgar 评分的发生率、脐带血气值、脑室出血的发生率,或新生儿在重症监护室治疗的平均时间也没有改变。Weiner 特别研究 32 周前的臀先露病例,得出结论:剖宫产通过减少脑室出血的发生率而减少围产儿的死亡率。Olofsson 等证实了这个观点。

客观地说,低出生体重婴儿经阴道分娩是合理的选择,若存在典型的产科指征,借助剖宫产可能拯救小于 32 周臀先露的婴儿。

5.发生于 31~33 孕周的胎膜早破

该孕周分娩的新生儿存活率超过 95%。因此,不成熟的风险和新生儿败血症的风险一样。尽管这个时期用羊膜腔穿刺检查似乎比较合理,但对其价值仍未充分评估。在 PPROM 妇女中行羊膜腔穿刺获取羊水的成功率介于 45％～97％,即使成功获取羊水,但由于诊断隐性宫内感染缺乏金标准,使我们难于解释革兰染色、羊水微生物培养、白细胞酯酶测定及气相色谱分析的结果。Fish 对 6 个关于应用培养或革兰染色涂片诊断羊水感染研究的综述指出,这些检查诊断宫内感染的敏感率为 55％～100％,特异性为 76％～100％。羊水感染的定义在评价诊断实验对亚临床宫内感染诊断的敏感性及特异性时特别重要,例如,如果微生物存在即诊断宫内感染,羊水革兰染色及培养诊断的敏感性为 100％;如果将新生儿因败血症死亡作终点,诊断宫内感染的敏感性将明显减低,这将漏诊很多重要疾病。Fish 用绒毛膜炎组织病理学证据定义感染,但 Ohlsson 及 Wang 怀疑这一点,他们接受临床绒毛膜羊膜炎及它的缺点;Dudley 等用新生儿败血症(怀疑或证实)定义感染;而 Vintzileos 等联合临床绒毛膜羊膜炎及新生儿败血症(怀疑或证实)定义感染。

Dudley 等指出,在这个孕周羊膜腔穿刺所获得的标本中,58％的病例胎肺不成熟。这一结果和显示胎肺成熟率为 50％～60％的其他研究相一致。考虑到早产胎膜早破新生儿呼吸窘迫问题,胎肺成熟测试(L/S 值)阳性预测值为 68％,阴性预测值为 79％。对特殊情况如隐性感染但胎肺未成熟及胎肺已成熟但羊水无感染状况缺乏足够评估,因而无法决定正确的处理选择。

如果无法成功获取足够多羊水,处理必须依据有固有缺陷的临床指标结果,并联合精确性差的 C 反应蛋白及血常规等血液参数评估感染是否存在。虽然 Yeast 等发现没有证据显示羊膜腔穿刺引起临产,但这种操作并不是完全无并发症的,在回答患者及家人咨询时,这种情况必须说明。特别是在这个孕周,羊膜腔穿刺在患者处理中的作用有待评估。在将列为常规处理选择前,最好先进行大样本前瞻性随机试验。

6.发生在 34～36 周的胎膜早破

虽然在这个孕周仍普遍采用期待疗法,但正如 Olofsson 等关于瑞典对 PPROM 的产科实践的综述中提出的,很多人更愿意引产。这个孕周引产失败的可能性比足月者大,但至今对其尚未做充分评估。

应该清楚明确,宫内感染、胎盘早剥或胎儿窘迫都是积极处理的指征。

(六)预防

1.妊娠期尽早治疗下生殖道感染

及时治疗滴虫性阴道炎、淋病奈瑟菌感染、宫颈沙眼衣原体感染、细菌性阴道病等。

2.注意营养平衡

适量补充铜元素或维生素 C。

3.避免腹压突然增加

特别对先露部高浮、子宫膨胀过度者,应予以足够休息,避免腹压突然增加。

4.治疗宫颈内口松弛

可于妊娠 14～16 周行宫颈环扎术。

二、绒毛膜羊膜炎

胎膜的炎症是一种宫内感染的表现,常伴有胎膜早破和分娩延长。当显微镜下发现单核细胞及多核细胞浸润绒毛时称为绒毛膜羊膜炎。如果单核细胞及多核细胞在羊水中发现时即为羊膜炎。脐带的炎症称为脐带炎,胎盘感染称为胎盘绒毛炎。绒毛膜羊膜炎是宫内感染的主要表现,是导致胎膜早破和/或早产的主要原因,同时与胎儿和新生儿的损伤与死亡密切有关。

（一）病因

研究证实阴道和/或宫颈部位的细菌通过完整或破裂的胎膜上行性感染羊膜腔是导致绒毛膜羊膜炎的主要原因。20多年前已经发现阴道直肠的B族链球菌（group B streptococcal）与宫内感染密切相关。妊娠期直肠和肛门菌群异常可以导致阴道和宫颈部位菌群异常。妊娠期尿路感染可以引起异常的阴道病原体从而引起宫内感染，这种现象在未治疗的与B族链球菌相关无症状性菌尿患者中得到证实。细菌性阴道病被认为与早产、胎膜早破、绒毛膜羊膜炎，以及长期的胎膜破裂、胎膜牙周炎、A型或O型血、酗酒、贫血、肥胖等有关。

宫颈功能不全导致宿主的防御功能下降，从而为上行性感染创造条件。

（二）对母儿的影响

1.对孕妇的影响

20世纪70年代宫内感染是产妇死亡的主要原因。到20世纪90年代由于感染的严重并发症十分罕见，由宫内感染导致的孕产妇死亡率明显下降。但由宫内感染导致的并发症仍较普遍，因为宫内感染可以导致晚期流产和胎儿宫内死亡。胎膜早破与宫内感染密切相关。目前宫内感染已公认是早产的主要原因。宫内感染还可导致难产并导致产褥感染。

2.对胎儿、婴儿的影响

宫内感染对胎儿和新生儿的影响远较对孕产妇的影响大。胎儿感染是宫内感染的最后阶段。胎儿炎症反应综合征（FIRS）是胎儿微生物入侵或其他损伤导致一系列炎症反应，继而发展为多器官衰竭、中毒性休克和死亡。另外，胎儿感染或炎症的远期影响还包括脑瘫，肺支气管发育不良，引起围产儿死亡的并发症明显增加。

（三）临床表现

绒毛膜羊膜炎的临床症状和体征主要包括：①产时母亲发热，体温＞37.8 ℃；②母亲明显的心跳过速（＞120 次/分）；③胎心过速（＞160 次/分）；④羊水或阴道分泌物有脓性或有恶臭味；⑤宫体触痛；⑥母亲白细胞增多[全血白细胞计数（15～18）×10^9/L]。

在以上标准中，产时母亲发热是最常见和最重要的指标，但是必须排除其他原因，包括脱水或同时有尿路和其他器官系统的感染。白细胞升高非常重要，但是作为单独指标诊断意义不大。

体检非常重要，可以发现未表现出症状和体征的绒毛膜羊膜炎孕妇，可能发现的体征包括：①发热；②心动过速（＞120 次/分）；③低血压；④出冷汗；⑤皮肤湿冷；⑥宫体触痛；⑦阴道分泌物异常或恶臭。

另外，还有胎心过速（160～180 次/分），应用超声检查生物物理评分低于正常。超声检查羊水的透声异常可能也有一定的诊断价值。

（四）诊断

根据临床症状及体征诊断并不困难。但常需采用下列辅助检查，估计羊水量及羊水过多的原因。在产时，绒毛膜羊膜炎的诊断通常以临床标准作为依据，尤其是足月妊娠时。

1.羊水或生殖泌尿系统液体的细菌培养

对寻找病原体可能是有诊断价值的方法。有学者提出获取宫颈液培养时可能会增加早期羊水感染的危险性，无论此时胎膜有否破裂。隐性绒毛膜羊膜炎被认为是早产的重要诱因。

2.羊水、母血、母尿或综合多项实验检查

无症状的早产或胎膜早破的产妇需要进行一些检查来排除有否隐性绒毛膜羊膜炎。临床医师往往进行一些实验室检查包括羊水、母血、母尿或综合多项实验检查来诊断是否有隐性或显性

的羊膜炎或绒毛膜羊膜炎的存在。

3.羊水或生殖泌尿系统液体的实验室检查

(1)通过羊膜穿刺获得的羊水,可进行白细胞计数、革兰染色、pH测定、葡萄糖定量,以及内毒素、乳铁蛋白、细胞因子(如白细胞介素-6)等的测定。

(2)羊水或血液中的细胞因子定量测定通常包括IL-6、肿瘤坏死因子α、IL-1及IL-8。尽管在文献中IL-6是最常被提及的,但目前尚无一致的意见能表明哪种细胞因子具有最高的敏感性或特异性,以及阳性或阴性的预测性。脐带血或羊水中IL-6水平的升高与婴儿有长期的神经系统损伤有关。这些都不是常规的实验室检查,在社区医院中也没有这些辅助检查。

(3)PCR作为一种辅助检查得到了迅速发展。它被用来检测羊水中或其他体液中的微生物如HIV、巨细胞病毒、单纯疱疹病毒、细小病毒、弓形体病毒及细菌DNA。PCR检测法被用来诊断由细菌引起的羊水感染,但只有大学或学院机构才能提供此类检测方法。

(4)羊膜穿刺术可引起胎膜早破。正因为如此,有人提出检测宫颈阴道分泌物来诊断绒毛膜羊膜炎。可能提示有宫颈或绒毛膜感染存在的宫颈阴道分泌物含有胎儿纤连蛋白、胰岛素样生长因子粘连蛋白-1及唾液酶。羊膜炎与IL-6水平、胎儿纤连蛋白有密切关系。然而,孕中期胎儿纤连蛋白的测定与分娩时的急性胎盘炎无关。羊水的蛋白组织学检测能诊断宫内炎症和/或宫内感染,并预测继发的新生儿败血症。但读者谨记这些检测并不是大多数医院能做的。

(5)产前过筛检查表明B族链球菌增生可增加发生绒毛膜羊膜炎的风险,而产时抗生素的应用能减少新生儿B族链球菌感染的发生率。在产时应用快速B族链球菌检测能较其他试验发现更多处于高危状态的新生儿。快速B族链球菌检测法的应用使一些采用化学药物预防产时感染的母亲同时也能节约花费于新生儿感染的费用大约差不多12 000美元。近年来更多来自欧洲的报道也提到了B族链球菌检测和产时化学药物预防疗法的效果,但同时也提出PCR检测如何能更好改进B族链球菌检测的建议。

4.母血检测

(1)当产妇有发热时,血白细胞计数或母血中C反应蛋白的水平用来预测绒毛膜羊膜炎的发生。但不同的报道支持或反对以C反应蛋白水平来诊断绒毛膜羊膜炎。但C反应蛋白水平较外周血白细胞计数能更好地预测绒毛膜羊膜炎,尤其是如果产妇应用了皮质醇激素类药物,她们外周血中的白细胞可能会增高。

(2)另一些学者提示母血中的α_1-水解蛋白酶抑制复合物能较C反应蛋白或血白细胞计数更好地预测羊水感染;而羊水中的粒细胞计数较C反应蛋白或白细胞计数也能更好预测羊水感染。事实上,羊水中白细胞增多和较低的葡萄糖定量就高度提示绒毛膜羊膜炎的发生,在这种情况下也是最有价值的信息。分析母体血清中的IL-6或铁蛋白水平也是有助于诊断的,因为这些因子水平的增高也和母体或新生儿感染有关。在母体血清中的IL-6水平较C反应蛋白可能更有预测价值。母血中的α_1水解蛋白酶抑制复合物、细胞因子及铁蛋白没有作为广泛应用的急性绒毛膜羊膜炎标记物。

(五)治疗

包括两部分的内容,第一部分是对于怀疑绒毛膜羊膜炎孕妇的干预和防止胎儿的感染;第二部分是包括对绒毛膜羊膜炎的病因、诊断方法,以及可疑孕妇分娩的胎儿及时和适合的治疗。

1.孕妇治疗

一旦绒毛膜羊膜炎诊断明确应该即刻终止妊娠;一旦出现胎儿窘迫应紧急终止妊娠。目前建议在没有获得病原体培养结果前可以给予广谱抗生素或依据经验给予抗生素治疗,可以明显降低孕产妇和新生儿的病死率。

早产和胎膜早破的处理:早产或胎膜早破的孕妇即使没有绒毛膜羊膜炎的症状和体征,建议给予预防性应用抗生素治疗,对于小于 36 周早产或胎膜早破的孕妇,明确应预防性应用抗生素。足月分娩的孕妇有 GBS 感染风险的应预防性应用抗生素。一些产科医师发现在 32 周后应用糖皮质激素在促胎儿肺成熟的作用有限。而应用糖皮质激素是否会增加胎儿感染的风险性现在还没有明确的依据,应用不增加风险。

2.新生儿的治疗

儿科医师与产科医师之间信息的交流对于及时发现新生的感染非常有意义。及时和早期发现母亲的绒毛膜羊膜炎可有效降低新生儿的患病率和死亡率。

(王　娟)

第十节　脐　带　异　常

脐带是胎儿与母体进行物质和气体交换的唯一通道。若脐带发生异常(包括脐带过短、缠绕、打结、扭转及脱垂等),可使胎儿血供受限或受阻,导致胎儿窘迫,甚至胎儿死亡。

一、脐带长度异常

脐带的长度个体间略有变化,足月时平均长度为 55～60 cm,特殊的脐带长度异常病例,长度最小几乎为无脐带,最长为 300 cm。正常长度为 30～100 cm。脐带过长经常会出现脐带血管栓塞及脐带真结,同时脐带过长也容易出现脐带脱垂。短于 30 cm 为脐带过短。妊娠期间脐带过短并无临床征象。进入产程后,由于胎先露部下降,脐带被拉紧使胎儿血循环受阻出现胎儿窘迫或造成胎盘早剥和子宫内翻,也可引起产程延长。若临产后疑有脐带过短,应抬高床脚改变体位并吸氧,胎心无改善应尽快行剖宫产术。

通过动物实验及人类自然分娩的研究,似乎支持这样一个论点:脐带的长度及羊水的量和胎儿的运动呈正相关,并受其影响。Miller 等证实:当羊水过少造成胎儿活动受限或因胎儿肢体功能障碍导致活动减少时会使得脐带的长度略微缩短。脐带过长似乎是胎儿运动时牵拉脐带及脐带缠绕的结果。Soernes 和 Bakke 报道臀位先露者脐带长度较头位者短大约 5 cm。

二、脐带缠绕

脐带围绕胎儿颈部、四肢或躯干者称为脐带缠绕。约 90% 为脐带绕颈,Kan 及 Eastman 等研究发现脐带绕颈一周者居多,占分娩总数的 21%,而脐带绕颈三周发生率为 0.2%。其发生原因和脐带过长、胎儿过小、羊水过多及胎动过频等有关。脐带绕颈一周需脐带 20 cm 左右。对胎儿的影响与脐带缠绕松紧、缠绕周数及脐带长短有关。脐带缠绕可出现以下临床特点。①胎先露部下降受阻:由于脐带缠绕使脐带相对变短,影响胎先露部入盆,或可使产程延长或停滞。②胎儿宫内窘迫:当缠绕周数过多、过紧时或宫缩时,脐带受到牵拉,可使胎儿血循环受阻,导致胎儿宫内窘迫。③胎心监护:胎心监护出现频繁的变异减速。④彩色超声多普勒检查:可在胎儿颈部找到脐带血流信号。⑤B型超声检查:脐带缠绕处的皮肤有明显的压迹,脐带缠绕1周者为U形压迫,内含一小圆形衰减包块,并可见其中小短光条;脐带缠绕2周者,皮肤压迹为"W"形,其上含一带壳花生样衰减包块,内见小光条;脐带缠绕3周或3周以上,皮肤压迹为锯齿状,其上为一条衰减带状回声。当产程中出现上述情况,应高度警惕脐带缠绕,尤其当胎心监护出现异常,经吸氧、改变体位不能缓解时,应及时终止妊娠。临产前B型超声诊断脐带缠绕,应在分娩过程中加强监护,一旦出现胎儿宫内窘迫,及时处理。值得庆幸的是,脐带绕颈不是胎儿死亡的主要原因。Hankins等研究发现脐带绕颈的胎儿与对照胎儿对比出现更多的轻度或严重的胎心变异减速,他们的脐带血pH也偏低,但是并没有发现新生儿病理性酸中毒。

三、脐带打结

脐带打结分为假结和真结两种。脐带假结是指脐静脉较脐动脉长,形成迂曲似结或由于脐血管较脐带长,血管卷曲似结。假结一般不影响胎儿血液循环,对胎儿危害不大。脐带真结是由于脐带缠绕胎体,随后胎儿又穿过脐带套环而成真结,Spellacy等研究发现,真结的发生率为1.1%。真结在单羊膜囊双胎中发生率更高。真结一旦影响胎儿血液循环,在妊娠过程中出现胎儿宫内生长受限,真结过紧可造成胎儿血循环受阻,严重者导致胎死宫内,多数在分娩后确诊。围生期伴发脐带真结的产妇其胎儿死亡率为6%。

四、脐带扭转

胎儿活动可使脐带顺其纵轴扭转呈螺旋状,生理性扭转可达6～11周。若脐带过度扭转呈绳索样,使胎儿血循环缓慢,导致胎儿宫内缺氧,严重者可致胎儿血循环中断造成胎死宫内。已有研究发现脐带高度螺旋化与早产发生率的增加有关。妇女滥用可卡因与脐带高度螺旋化有关。

五、脐带附着异常

脐带通常附着于胎盘胎儿面的中心或其邻近部位。脐带附着在胎盘边缘者,称为球拍状胎盘,发现存在于7%的足月胎盘中。胎盘分娩过程中牵拉可能断裂,其临床意义不大。

脐带附着在胎膜上,脐带血管如船帆的缆绳通过羊膜及绒毛膜之间进入胎盘者,称为脐带帆状附着。因为脐带血管在距离胎盘边缘一定距离的胎膜上分离,它们与胎盘接触部位仅靠羊膜的折叠包裹,如胎膜上的血管经宫颈内口位于胎先露前方时,称为前置血管。在分娩过程中,脐带边缘附着一般不影响母体和胎儿生命,多在产后胎盘检查时始被发现。前置血管对于胎儿存在明显的潜在危险性,若前置血管发生破裂,胎儿血液外流,出血量达200～300 mL,即可导致胎儿死亡。阴道检查可触及有搏动的血管。产前或产时任何阶段的出血都可能存在前置血管及胎儿血管破裂。若怀疑前置血管破裂,一个快速、敏感的方法是取流出的血液做涂片,找到有核红细胞或幼红细胞并有胎儿血红蛋白,即可确诊。因此,产前做B型超声检查时,应注意脐带和胎盘附着的关系。

六、脐带先露和脐带脱垂

胎膜未破时脐带位于胎先露部前方或一侧称为脐带先露,也称隐性脐带脱垂。胎膜破裂后,脐带脱出于宫颈口外,降至阴道甚至外阴,称为脐带脱垂。脐带脱垂是一种严重威胁胎儿生命的并发症,须积极预防。

七、单脐动脉

正常脐带有两条脐动脉,一条脐静脉。如只有一条脐动脉,称为单脐动脉。Bryan 和 Kohler 通过对 20 000 个病例研究发现,143 例婴儿为单脐动脉,发生率为 0.72%,单脐动脉婴儿重要器官畸形率为 18%,生长受限发生率为 34%,早产儿发生率为 17%。他们随后又发现在 90 例单脐动脉婴儿中先前未认识的畸形有 10 例。Leung 和 Robson 发现在合并糖尿病、癫痫、子痫前期、产前出血、羊水过少、羊水过多的孕妇其新生儿中单脐动脉发生率相对较高。在自发性流产胎儿中更易发现单脐动脉。Pavlopoulos 等发现在这些胎儿中,肾发育不全、肢体短小畸形、空腔脏器闭锁畸形发生率增高,提示有血管因素参与其中。

（王　娟）

第十一节　前　置　胎　盘

妊娠 28 周后,胎盘附着于子宫下段,甚至胎盘下缘达到或覆盖宫颈内口,其位置低于胎先露部,称为前置胎盘。前置胎盘是妊娠晚期严重并发症,也是妊娠晚期阴道流血最常见的原因。其发病率国外报道 0.5%,国内报道 0.24%～1.57%。

一、病因

目前尚不清楚,高龄初产妇(年龄＞35 岁)、经产妇及多产妇、吸烟或吸毒妇女为高危人群。其病因可能与下述因素有关。

(一)子宫内膜病变或损伤

多次刮宫、分娩、子宫手术史等是前置胎盘的高危因素。上述情况可损伤子宫内膜,引起子宫内膜炎或萎缩性病变,再次受孕时子宫蜕膜血管形成不良、胎盘血供不足,刺激胎盘面积增大延伸到子宫下段。前次剖宫产手术瘢痕可妨碍胎盘在妊娠晚期向上迁移。增加前置胎盘的可能性。据统计发生前置胎盘的孕妇,85%～95% 为经产妇。

(二)胎盘异常

双胎妊娠时胎盘面积过大,前置胎盘发生率较单胎妊娠高 1 倍;胎盘位置正常而副胎盘位于子宫下段接近宫颈内口;膜状胎盘大而薄,扩展到子宫下段,均可发生前置胎盘。

(三)受精卵滋养层发育迟缓

受精卵到达子宫腔后,滋养层尚未发育到可以着床的阶段,继续向下游走到达子宫下段,并在该处着床而发育成前置胎盘。

二、分类

根据胎盘下缘与宫颈内口的关系,将前置胎盘分为 3 类(图 9-2)。
(1)完全性前置胎盘:又称中央性前置胎盘,胎盘组织完全覆盖宫颈内口。
(2)部分性前置胎盘:宫颈内口部分为胎盘组织所覆盖。

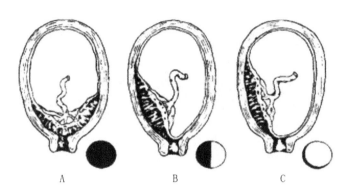

图 9-2 前置胎盘的类型

A.完全性前置胎盘;B.部分性前置胎盘;C.边缘性前置胎盘

（3）边缘性前置胎盘:胎盘附着于子宫下段,胎盘边缘到达宫颈内口,未覆盖宫颈内口。

胎盘位于子宫下段,胎盘边缘与宫颈内口极为接近,但未达到宫颈内口,称为低置胎盘。胎盘下缘与宫颈内口的关系可因宫颈管消失、宫口扩张而改变。前置胎盘类型可因诊断时期不同而改变,如临产前为完全性前置胎盘,临产后因宫口扩张而成为部分性前置胎盘。目前临床上均依据处理前最后一次检查结果来决定其分类。

三、临床表现

(一)症状

前置胎盘的典型症状是妊娠晚期或临产时,发生无诱因、无痛性反复阴道流血。妊娠晚期子宫下段逐渐伸展,牵拉宫颈内口,宫颈管缩短;临产后规律宫缩使宫颈管消失成为软产道的一部分。宫颈外口扩张,附着于子宫下段及宫颈内口的胎盘前置部分不能相应伸展而与其附着处分离,血窦破裂出血。前置胎盘出血前无明显诱因,初次出血量一般不多,剥离处血液凝固后,出血自然停止;也有初次即发生致命性大出血而导致休克的。由于子宫下段不断伸展,前置胎盘出血常反复发生,出血量也越来越多。阴道流血发生的迟早、反复发生次数、出血量多少与前置胎盘类型有关。完全性前置胎盘初次出血时间早,多在妊娠28周左右,称为"警戒性出血"。边缘性前置胎盘出血多发生于妊娠晚期或临产后,出血量较少。部分性前置胎盘的初次出血时间、出血量及反复出血次数,介于两者之间。

(二)体征

患者一般情况与出血量有关,大量出血呈现面色苍白、脉搏增快微弱、血压下降等休克表现。腹部检查:子宫软,无压痛,大小与妊娠周数相符。由于子宫下段有胎盘占据,影响胎先露部入盆,故胎先露高浮,易并发胎位异常。反复出血或一次出血量过多,使胎儿宫内缺氧,严重者胎死宫内。当前置胎盘附着于子宫前壁时,可在耻骨联合上方听到胎盘杂音。临产时检查见宫缩为阵发性,间歇期子宫完全松弛。

四、处理原则

处理原则是抑制宫缩、止血、纠正贫血和预防感染。根据阴道流血量、有无休克、妊娠周数、胎位、胎儿是否存活、是否临产及前置胎盘类型等综合做出决定。

（一）期待疗法

应在保证孕妇安全的前提下尽可能延长孕周，以提高围生儿存活率。适用于妊娠＜34周、胎儿体重＜2 000 g、胎儿存活、阴道流血量不多、一般情况良好的孕妇。

尽管国外有资料证明，前置胎盘孕妇的妊娠结局住院与门诊治疗并无明显差异，但我国仍应强调住院治疗。住院期间密切观察病情变化，为孕妇提供全面优质护理是期待疗法的关键措施。

（二）终止妊娠

1.终止妊娠指征

孕妇反复发生多量出血甚至休克者，无论胎儿成熟与否，为了母亲安全应终止妊娠；期待疗法中发生大出血或出血量虽少，但胎龄达孕36周以上，胎儿成熟度检查提示胎儿肺成熟者；胎龄未达孕36周，出现胎儿窘迫征象，或胎儿电子监护发现胎心异常者；出血量多危及胎儿；胎儿已死亡或出现难以存活的畸形，如无脑儿。

2.剖宫产

剖宫产可在短时间内娩出胎儿，迅速结束分娩，对母儿相对安全，是处理前置胎盘的主要手段。剖宫产指征应包括完全性前置胎盘，持续大量阴道流血；部分性和边缘性前置胎盘出血量较多，先露高浮，短时间内不能结束分娩；胎心异常。术前应积极纠正贫血、预防感染等，备血，做好处理产后出血和抢救新生儿的准备。

3.阴道分娩

边缘性前置胎盘、枕先露、阴道流血不多、无头盆不称和胎位异常，估计在短时间内能结束分娩者，可予试产。

（王　娟）

第十二节　胎　盘　早　剥

20周以后或分娩期正常位置的胎盘在胎儿娩出前部分或全部从子宫壁剥离，称为胎盘早剥。胎盘早剥是妊娠晚期严重并发症，具有起病急、发展快的特点，若处理不及时可危及母儿生命。胎盘早剥的发病率：国外为1‰～2‰，国内为0.46‰～2.1‰。

一、病因

胎盘早剥确切的原因及发病机制尚不清楚，可能与下述因素有关。

（一）孕妇血管病变

孕妇患严重妊娠期高血压疾病、慢性高血压、慢性肾脏疾病或全身血管病变时，胎盘早剥的发生率增高。妊娠合并上述疾病时，底蜕膜螺旋小动脉痉挛或硬化，引起远端毛细血管变性坏死甚至破裂出血，血液流至底蜕膜层与胎盘之间形成胎盘后血肿。致使胎盘与子宫壁分离。

（二）机械性因素

外伤尤其是腹部直接受到撞击或挤压；脐带过短（＜30 cm）或脐带绕颈、绕体相对过短时，分娩过程中胎儿下降牵拉脐带造成胎盘剥离；羊膜穿刺时刺破前壁胎盘附着处，血管破裂出血引起胎盘剥离。

(三)宫腔内压力骤减

双胎妊娠分娩时,第一胎儿娩出过速;羊水过多时,人工破膜后羊水流出过快,均可使宫腔内压力骤减,子宫骤然收缩,胎盘与子宫壁发生错位剥离。

(四)子宫静脉压突然升高

妊娠晚期或临产后,孕妇长时间仰卧位,巨大妊娠子宫压迫下腔静脉,回心血量减少,血压下降。此时子宫静脉淤血、静脉压增高、蜕膜静脉床淤血或破裂,形成胎盘后血肿,导致部分或全部胎盘剥离。

(五)其他一些高危因素

如高龄孕妇、吸烟、可卡因滥用、孕妇代谢异常、孕妇有血栓形成倾向、子宫肌瘤(尤其是胎盘附着部位肌瘤)等与胎盘早剥发生有关。有胎盘早剥史的孕妇再次发生胎盘早剥的危险性比无胎盘早剥史者高 10 倍。

二、分类及病理变化

胎盘早剥主要病理改变是底蜕膜出血并形成血肿,使胎盘从附着处分离。按病理类型,胎盘早剥可分为显性、隐性及混合性 3 种(图 9-3)。若底蜕膜出血量少,出血很快停止,多无明显的临床表现,仅在产后检查胎盘时发现胎盘母体面有凝血块及压迹。若底蜕膜继续出血,形成胎盘后血肿,胎盘剥离面随之扩大,血液冲开胎盘边缘并沿胎膜与子宫壁之间经过颈管向外流出,称为显性剥离或外出血。若胎盘边缘仍附着于子宫壁或由于胎先露部固定于骨盆入口,使血液积聚于胎盘与子宫壁之间,称为隐性剥离或内出血。由于子宫内有妊娠产物存在,子宫肌不能有效收缩,以压迫破裂的血窦而止血,血液不能外流,胎盘后血肿越积越大,子宫底随之升高。当出血达到一定程度时,血液终会冲开胎盘边缘及胎膜外流,称为混合型出血。偶有出血穿破胎膜溢入羊水中成为血性羊水。

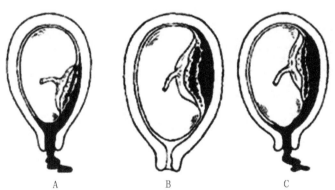

图 9-3 胎盘早剥类型
A.显性剥离;B.隐性剥离;C.混合性剥离

胎盘早剥发生内出血时,血液积聚于胎盘与子宫壁之间,随着胎盘后血肿压力的增加,血液浸入子宫肌层,引起肌纤维分离、断裂甚至变性,当血液渗透至子宫浆膜层时,子宫表面现紫蓝色瘀斑,称为子宫胎盘卒中,又称为库弗莱尔子宫。有时血液还可渗入输卵管系膜、卵巢生发上皮下、阔韧带内。子宫肌层由于血液浸润、收缩力减弱,造成产后出血。

严重的胎盘早剥可以引发一系列病理生理改变。从剥离处的胎盘绒毛和蜕膜中释放大量组织凝血活酶,进入母体血循环,激活凝血系统,导致弥散性血管内凝血(DIC),肺、肾等脏器的毛细血管内微血栓形成,造成脏器缺血和功能障碍。胎盘早剥持续时间越长,促凝物质不断进入母血,激活纤维蛋白溶解系统,产生大量的纤维蛋白原降解产物(FDP),引起继发性纤溶亢进。发生胎盘早剥后,消耗大量凝血因子,并产生高浓度 FDP,最终导致凝血功能障碍。

三、临床表现

根据病情严重程度,Sher 将胎盘早剥分为 3 度。

(一)Ⅰ度

多见于分娩期,胎盘剥离面积小,患者常无腹痛或腹痛轻微,贫血体征不明显。腹部检查见子宫软,大小与妊娠周数相符,胎位清楚,胎心率正常。产后检查见胎盘母体面有凝血块及压迹即可诊断。

(二)Ⅱ度

胎盘剥离面为胎盘面积 1/3 左右。主要症状为突然发生持续性腹痛、腰酸或腰背痛,疼痛程度与胎盘后积血量成正比。无阴道流血或流血量不多,贫血程度与阴道流血量不相符。腹部检查见子宫大于妊娠周数,子宫底随胎盘后血肿增大而升高。胎盘附着处压痛明显(胎盘位于后壁则不明显),宫缩有间歇,胎位可扪及,胎儿存活。

(三)Ⅲ度

胎盘剥离面超过胎盘面积 1/2。临床表现较Ⅱ度重。患者可出现恶心、呕吐、面色苍白、四肢湿冷、脉搏细数、血压下降等休克症状,且休克程度大多与阴道流血量不成正比。腹部检查见子宫硬如板状,宫缩间歇时不能松弛,胎位扪不清,胎心消失。

四、处理原则

纠正休克、及时终止妊娠是处理胎盘早剥的原则。患者入院时,情况危重、处于休克状态,应积极补充血容量,及时输入新鲜血液,尽快改善患者状况。胎盘早剥一旦确诊,必须及时终止妊娠。终止妊娠的方法根据胎次、早剥的严重程度、胎儿宫内状况及宫口开大等情况而定。此外,对并发症如凝血功能障碍、产后出血和急性肾衰竭等进行紧急处理。

(王　娟)

第十章

妊娠合并症

第一节　妊娠期急性呼吸窘迫综合征

急性呼吸窘迫综合征是一种严重的疾病,每年威胁全世界近一百万人的生命。ARDS 是在多种原发疾病和诱因作用下发生的非心源性肺水肿和急性呼吸衰竭;临床以呼吸困难或窘迫,双侧肺泡浸润,肺顺应性降低及顽固性低氧血症为特征。目前认为 ARDS 是全身炎症反应综合征在肺部的表现。其早期阶段是急性肺损伤(ALI);ARDS 晚期常可引起或合并多脏器功能障碍,最终形成多脏器功能衰竭;急性呼吸窘迫综合征是妊娠期间呼吸衰竭最常见的原因,严重者病情进展非常迅速,可导致早产、胎儿宫内窘迫、胎死宫内,甚至导致孕产妇死亡。患有 ARDS 的妊娠女性死亡率高达 25%～40%。

一、病因

导致 ARDS 的原发病或高危因素可分为两类。

(一)直接肺损伤

严重肺部感染,胃内容物吸入,肺挫伤,吸入有毒气体,淹溺,氧中毒等。

(二)间接肺损伤

各种原因所致的休克、脓毒症综合征、严重的非胸部创伤、脂肪栓塞,大量输血(液)、重症胰腺炎、剖宫产及异位妊娠术后等是常见的原因;脓毒症综合征即使没有临床低血压(收缩压≤12 kPa)或肺外感染的征象,亦常并发 ARDS。

另对孕妇而言,还有一些独特的病因,如绒毛膜羊膜炎、子痫、羊水栓塞、滋养层的栓塞、胎盘早剥、产科出血、子宫内膜炎、胎盘滞留、流产均增加 ARDS 风险。

二、妊娠期生理方面的改变

妊娠期心血管系统的变化与肺水肿相似,妊娠期心排血量增加 50%,循环血容量增加 50%,肺循环血容量增加 30%～40%,心率平均增加 10～15 次/分;而血浆胶体渗透压下降 20%,产后血浆胶体渗透压再下降 30%。

孕妇在妊娠中期耗氧量会增加 10%～20%,而肺通气量约增加 40%,在妊娠晚期,由于子宫增大,膈肌活动幅度减少,通气量每分钟约增加 40%,主要是潮气量约增加 39%,残气量约减少

20％,肺泡换气约增加 65％,孕期由于上呼吸道黏膜充血、水肿使局部抵抗力减低,因而易受感染。

三、ARDS 病理生理改变

(一)肺循环的改变

1.肺毛细血管通透性增加

为肺毛细血管内皮细胞损伤的结果。由于通透性增加,血管内液体外逸增多,淋巴引流又不能相应提高,结果液体滞留导致间质和肺泡水肿。此外,蛋白漏出使间质液体的蛋白含量增加,血管内血浆胶体渗透压降低,使间质水肿更加严重。

2.肺内分流和静脉血掺杂增加

缺氧时血流增速,血液流经肺泡周围毛细血管的时间较正常缩短;同时由于肺泡毛细血管膜增厚,气体交换达到平衡的时间较正常延长。因此,流经肺泡毛细血管的静脉血不能得到充分氧合,使一定数量的混合静脉血返回左心。此外,ARDS 时由于通气/血流比例(V/Q)失调,一部分肺泡萎陷无通气或通气减少,流经这些肺泡的静脉血得不到充分氧合而回到左心,使分流量增加达 30％(正常＜3％)。

(二)呼吸功能的改变

1.肺泡毛细血管弥散功能降低,氧交换障碍

正常时肺泡毛细血管膜平均厚度仅为 0.7 μm。ARDS 时由于间质、肺泡水肿,肺泡上皮增生、肥厚和肺泡透明膜形成,肺泡与毛细血管间的气体交换障碍,引起低氧血症。

2.功能残气量(FRC)降低原因

血管旁间质水肿使正常间质负压降低或消失,从而增加小气道陷闭的倾向,引起肺不张;肺泡表面活性物质减少,活性降低,导致肺泡缩小或陷闭;肺充血水肿使功能有效肺含量减少。

3.肺顺应性降低

由于 FRC 降低,肺间质或肺泡充血、水肿及表面活性物质减少等原因,肺顺应性降低。呼吸运动需氧量急增,呼吸浅速,潮气量减少,有效肺泡通气量降低,使缺氧加剧。

四、ARDS 对妊娠的影响

ARDS 对妊娠的影响主要有四方面:①孕妇缺氧致胎儿宫内窘迫;②孕妇潜在的危险或 ARDS 的并发症导致早产;③治疗 ARDS 时对胎儿安全监测的限制;④ARDS 药物治疗对胎儿的影响。

五、ARDS 的临床表现

起病多急骤,典型临床经过可分 4 期。

(一)损伤期

在损伤后 4～6 小时以原发病表现为主,呼吸可增快,但无典型呼吸窘迫。X 线胸片无阳性发现。

(二)相对稳定期

在损伤后 6～48 小时,经积极救治,循环稳定。而逐渐出现呼吸困难、频率加快、低氧血症、过度通气、$PaCO_2$ 降低,肺体征不明显,胸部 X 线片可见肺纹理增多、模糊和网状浸润影,提示肺

血管周围液体急骤增多和间质性水肿。

(三)呼吸衰竭期

在损伤后24～48小时,呼吸困难、窘迫和出现发绀,常规氧疗无效,也不能用其他原发心肺疾病来解释。呼吸频率加快可达35～50次/分,胸部听诊可闻及湿啰音。胸部X线片两肺有散在斑片状阴影或呈磨玻璃样改变,可见支气管充气征。血气分析PaO_2和$PaCO_2$均降低,常呈代谢性酸中毒、呼吸性碱中毒。

(四)终末期

极度呼吸困难和严重发绀,出现神经精神症状如嗜睡、谵妄、昏迷等。胸部X线片示融合成大片状浸润阴影,支气管充气征明显。血气分析严重低氧血症、CO_2潴留,常有混合性酸碱失衡,最终可发生循环功能衰竭。

六、实验室检查

(一)外周血白细胞计数与分类

妊娠期血白细胞数升高,但中性粒细胞、嗜酸性粒细胞、嗜碱性粒细胞均不升高。ARDS早期,由于中性粒细胞在肺内聚集、浸润,外周血白细胞常呈短暂的、一过性下降,最低可$<1×10^9/L$,杆状核粒细胞$>10\%$。随着病情的发展,外周白细胞很快回升至正常;由于合并感染或其他应激因素,亦可显著高于正常。

(二)血气分析

低氧血症是突出的表现。PaO_2多小于8.0 kPa(60 mmHg),但有进行性下降趋势时,即应警惕。此时可以计算氧合指数(PaO_2/FiO_2),因其能较好地反映吸氧情况下机体缺氧的情况,而且与肺内分流量(Qs/Qt)有良好的相关性。早期$PaCO_2$多不升高,甚至可因过度通气而低于正常;若$PaCO_2$升高,则提示病情危重。酸碱失衡方面,早期多为单纯呼吸性碱中毒;随着病情进展,可合并代谢性酸中毒;晚期,可出现呼吸性酸中毒,甚或三重酸碱失衡。此时预后极差。

(三)X线检查

1.早期

发病24小时以内。本期患者虽因肺间质水肿等而出现明显的呼吸急促和发绀,但第一次胸片检查可无异常表现或仅见肺纹理增多呈网状,边缘模糊,提示有一定的间质性肺水肿改变。重者可见小片状模糊影。

2.中期

发病的1～5天。X线表现以肺实变为主要特征,两肺散布大小不等、边缘模糊的斑片状密度增高影,且常融合成大片,成为均匀致密的磨玻璃样影,有时可见支气管气相。心缘尚清楚。实变影常呈区域性、重力性分布,以中下肺野和肺外带居多,从而与心源性肺水肿相区别。

3.晚期

多在发病5天以上,临床表现进一步加重。胸部X线片见两肺或其大部呈均匀密度增加,磨玻璃样变,支气管气相明显,心缘不清或消失,甚至可因广泛肺水肿、实变,出现"白肺"。

病情好转时,上述病变逐步吸收,首先从肺泡病变开始,次为间质,少数可残留肺纤维化。

条件许可时,可进行胸部CT和正电子发射断层扫描检查,对于了解肺水肿的分布、程度及与心源性肺水肿鉴别,以及肺纤维化程度等,都有一定帮助。

(四)呼吸系统总顺应性测定

呼吸系统总顺应性(TRC)包括肺和胸壁顺应性。对于重危患者来说,难以进行常规的顺应性测定。在应用机械通气的情况下,可在潮气量吸气末关闭呼气环路,直接读出压力表中的数值,求得 TRC。即:

$$TRC = \frac{潮气量(mL)}{表中压力}。$$

若使用呼气末正压(PEEP)通气,则需减去 PEEP。则:

$$TRC = \frac{潮气量(mL)}{(表中压力-PEEP)}。$$

七、ALI/ARDS 的临床特征与诊断

ALI/ARDS 具有以下临床特点:①急性起病,在直接或间接肺损伤后 12～48 小时发病。②常规吸氧后低氧血症难以纠正。③肺部体征无特异性,急性期双肺可闻及湿啰音或呼吸音减低。④早期病变以间质性为主,胸部 X 线片常无明显改变;病情进展后,可出现肺内实变,表现为双肺野普遍密度增高,透亮度减低,肺纹理增多、增粗,可见散在斑片状密度增高影,即弥散性肺浸润影。⑤无心功能不全证据。

目前 ALI/ARDS 诊断仍广泛沿用 1994 年欧美联席会议提出的诊断标准:①急性起病;②氧合指数(PaO_2/FiO_2)≤26.7 kPa(200 mmHg)[不管呼气末正压(PEEP)水平];③正位胸部 X 线片显示双肺均有斑片状阴影;④肺动脉嵌顿压≤2.4 kPa(18 mmHg)或无左心房压力增高的临床证据。如 PaO_2/FiO_2≤40.0 kPa(300 mmHg)且满足上述其他标准,则诊断为 ALI。

八、与 ARDS 相鉴别的疾病

(一)心源性肺水肿(左心衰竭)

心源性肺水肿常见于高血压性心脏病,冠状动脉硬化性心脏病、心肌病等引起的左心衰竭,以及二尖瓣狭窄所致的左心房衰竭。它们都有心脏病史和相应的临床表现,如结合胸部 X 线和心电图检查,诊断一般不难。心导管肺毛细血管楔压(PAWP)在左心衰竭时上升(PAWP>2.4 kPa),对诊断更有意义。

(二)急性肺栓塞

急性肺栓塞多见于手术后或长期卧床者,血栓来自下肢深部静脉或盆腔静脉。本病起病突然,有呼吸困难、胸痛、咯血、发绀、PaO_2 下降等表现,与 ARDS 不易鉴别。血乳酸脱氢酶上升,心电图异常(典型者 ST-T 改变),放射性核素肺通气、灌注扫描等改变对诊断肺栓塞有较大意义。肺动脉造影对肺栓塞诊断意义更大。

(三)严重肺炎

肺部严重感染包括细菌性肺炎、病毒性肺炎、粟粒性肺结核等可引起 ARDS。然而也有一些重度肺炎患者(特别如军团菌肺炎)具有呼吸困难、低氧血症等类似 ARDS 临床表现,但并未发生 ARDS。它们大多肺实质有大片浸润性炎症阴影,感染症状(发热、白细胞数增高、核左移)明显,应用敏感抗菌药物可获治愈。

(四)特发性肺间质纤维化

部分特发性肺纤维化患者呈亚急性发展,有 Ⅱ 型呼吸衰竭表现,尤其在合并肺部感染加重

时,可能与 ARDS 相混淆。本病胸部听诊有 Velcro 啰音,胸部 X 线检查呈网状、结节状阴影或伴有蜂窝状改变,病程发展较 ARDS 相对缓慢,肺功能为限制性通气障碍等可作鉴别。

九、妊娠期 ARDS 的治疗

妊娠期 ARDS 的治疗管理包括:ARDS 的诊断、孕妇及胎儿状况的监测、寻找及治疗潜在的病因、动态评估分娩的风险和肺保护性通气策略等。

急性肺损伤(ALI)治疗:孕妇吸氧,胎儿监测,血流动力学监测及血氧饱和度的监测等。

如病情加重,发展成 ARDS,应气管插管,机械通气,镇静药物的使用等。孕妇的气道管理困难。如胃排空延迟,持续增高的腹压,胃食管括约肌松弛导致的误吸等。做充分剖宫产术准备,一旦出现孕妇情况不稳定或胎儿窘迫,应及时结束妊娠;如胎儿发育不成熟,最好持续评估胎儿状况,周期性监测胎心音,监测孕妇的心排血量,混合静脉血氧饱和度;一旦胎儿达到存活的胎龄或胎心率下降(经药物治疗不能改善),应及时结束妊娠;羊膜炎、胎盘早剥、羊水栓塞、先兆子痫的孕妇应及时结束妊娠;结束妊娠可能改善孕妇状况。

(一)通气治疗

当 $FiO_2 > 0.50$,$PaO_2 < 8.0$ kPa,动脉血氧饱和度 $< 90\%$ 时,应予机械通气。PEEP 是常用的模式。使用 PEEP 必须注意:一般从 0.3～0.5 kPa(3～5 cmH_2O)开始,以后酌情增加,但最高不应超过 2.0 kPa(20 cmH_2O);注意峰吸气压(PIP)不应太高,以免影响静脉回流及心功能,并减少肺部气压伤的发生;如 PaO_2 达到 10.7 kPa(80 mmHg),$SaO_2 \geq 90\%$,$FiO_2 \leq 0.4$,且稳定12 小时以上者,可逐步降低 PEEP 至停用。

(二)药物治疗

到目前为止尚无一种药物对 ARDS 有确切疗效。

1.液体量

一般应适当控制,限制液体输入,增加体液排出,减少血容量,降低肺血管内静水压,使肺小动脉楔压(PAWP)维持在 1.4～1.6 kPa(14～16 cmH_2O)。

2.肾上腺糖皮质激素

激素治疗 ARDS 的适应证:ARDS 晚期纤维增殖期、脂肪栓塞引起的 ARDS、急性胰腺炎、误吸、呼吸道烧伤和有毒性气体吸入、脓毒性休克并发的 ARDS。激素治疗 ARDS 的原则是早期、大剂量、短疗程。大剂量为氢化可的松 1 000～2 000 mg/d 或地塞米松 20～30 mg 静脉推注,每天 3 次或甲泼尼龙 30 mg/kg,静脉推注,每 6 小时 1 次,连用 48 小时停药,最长不宜超过3 天。对于晚期纤维增殖期 ARDS 患者,可采用较长疗程的大剂量激素治疗。甲泼尼龙 2～3 mg/(kg·d)或地塞米松 30～60 mg/d 治疗,疗程 1 个月左右。

激素治疗 ARDS 的注意事项:①ARDS 需要综合治疗;积极治疗原发疾病,特别是控制感染,改善通气和组织氧供,防止进一步肺损伤和肺水肿是目前治疗的主要原则;而激素治疗 ARDS 只是其中的一个环节。②注意预防与减少激素的并发症,例如,感染扩散或继发性感染、消化道出血、机体免疫力下降等。

3.扩血管药物

扩血管药物具有降低肺动脉压,减轻右心室负荷,提高右心排血量作用,其治疗 ARDS 主要是提高肺血流灌注,增加氧运送,改善全身氧合功能。代表性的药物有硝普钠、肼苯达嗪、硫氮草酮;近期有前列腺素 E_1(PGE$_1$),开始给 30 ng/(kg·m^2)持续静脉滴注,如血压下降,改为

$20 \ ng/(kg \cdot m^2)$静脉滴注。

一氧化氮:吸入 NO 改善氧合功能,但近年研究证明,ARDS 死亡的原因主要是多器官功能障碍综合征(MODS),吸入 NO 不扩张体循环血管改善全身微循环,肺外脏器如胃肠道、肝脏、肾脏等功能不改善甚至恶化,而肠道缺血促进细菌易位,这将反过来使已经改善的肺功能重新变坏。

4.晶体与胶体

补液性质存在争议,ARDS 早期宜补高渗晶体液(如 10%葡萄糖液,1.3%～1.5%氯化钠液),以避免肺水肿加重。胶体在 ARDS 应用看法不一,有主张不宜补胶体,防止毛细血管渗漏加重。当然,一旦出现全身性渗漏综合征则补胶体可能无效,反使渗漏加重。

(三)维持重要脏器功能,防止和减少 MOF 的发生

ALI 和 ARDS 可能为全身炎症反应综合征(SIRS)所致 MODS 或 MOF 的首发衰竭脏器。随着病情的发展,可能序贯性地出现多个脏器衰竭;也可能由于 ALI 和 ARDS 因严重缺氧、合并感染及不适当的治疗,导致其他脏器的损伤。因此,在 ALI 和 ARDS 的治疗中,维持其他脏器的功能成为 ARDS 治疗的重要方面。在有效的通气治疗支持下,呼吸衰竭可能不会成为 ARDS 的主要死因,而心功能损害、肾功能不全、消化道出血及 DIC 有时会成为治疗的主要矛盾,甚至会成为主要的死因。因此,减轻心脏负荷,增加营养,加强心肌血供,监测肾功能,防治消化道出血,监测凝血机制和预防 DIC 的发生是 ARDS 治疗过程中不可忽视的问题。

十、预后

ARDS 存活者,静息肺功能可恢复正常。原发病影响预后:脓毒症,持续低血压等并发的 ARDS 预后差;脂肪栓塞和手术后引起的 ARDS 预后较好。对治疗的反应,以及是否并发 MOF,也明显影响预后。

(张翠兰)

第二节　妊娠合并支气管哮喘

支气管哮喘(简称哮喘)在全世界范围内是最常见的慢性病之一,也是妊娠妇女常见并发的慢性病。妊娠合并哮喘,可以是在青少年时期患有哮喘,青春期后已缓解的基础上合并妊娠;或妊娠前已是未缓解的哮喘者,在妊娠后哮喘加重;或妊娠后才出现哮喘者。以上 3 种情况都可以认为是妊娠期哮喘。

一、病因与发病机制

(一)病因

哮喘的病因复杂,患者个体化变应性体质及环境因素的影响是发病的危险因素。目前认为哮喘是一种多基因遗传病,其遗传度在 70%～80%。哮喘同时受遗传因素和环境因素的双重影响。

环境因素包括特异性变应原或食物、感染直接损害呼吸道上皮致呼吸道反应性增高。某些药物如阿司匹林类药物等、大气污染、烟尘运动、冷空气刺激、精神刺激及社会、家庭心理、妊娠等因素均可诱发哮喘。

（二）发病机制

哮喘的发病机制不完全清楚。变态反应、气道慢性炎症、气道反应性增高及神经等因素及其相互作用被认为与哮喘的发病关系密切。

妊娠合并哮喘的病理特征为支气管平滑肌收缩、分泌黏液和小支气管黏膜水肿。引起以上变化的物质包括组胺变态反应的缓慢作用物质、嗜酸性粒细胞趋化因子和血小板激活因子等，这些物质可能是对致敏原、病毒感染或紧张运动的反应而产生的。它们引起炎症反应并使呼吸困难，同时导致支气管肌肉肥大而加重呼吸道阻塞。因此，治疗支气管哮喘在扩张支气管的同时，十分强调减轻炎症反应。

血浆中肾上腺皮质激素浓度增高，组胺酶活性增强，使免疫机制受到抑制，并可减轻炎症反应。孕激素增多使支气管张力减小，气道阻力减轻，血浆环磷腺苷（cAMP）浓度增高亦可抑制免疫反应并使支气管平滑肌松弛。孕晚期前列腺素 E（PGE）浓度升高亦有舒张支气管平滑肌的作用。以上皆有利于减少和缓解哮喘发作。相反，胎儿抗原的过度增加及子宫增大的机械作用等皆为引发哮喘的不利因素。

二、临床表现

（一）症状

为发作性伴有哮鸣音的呼气性呼吸困难或发作性胸闷和咳嗽。严重者被迫采取坐位或呈端坐呼吸，干咳或咳大量白色泡沫痰，甚至出现发绀等，有时咳嗽可为唯一的症状（咳嗽变异型哮喘）。哮喘症状可在数分钟内发作，经数小时至数天，用支气管舒张药物或自行缓解。某些患者在缓解数小时后可再次发作。在夜间及凌晨发作和加重常是哮喘的特征之一。

妊娠时，由于子宫和胎盘血流增加，耗氧量增加，雌激素分泌增多等因素均可引起组织黏膜充血、水肿，毛细血管充血，黏液腺肥厚。30％的孕妇有鼻炎样症状，还可表现鼻腔阻塞、鼻出血、发音改变等症状。

（二）体征

发作时胸部呈过度通气状态，有广泛的哮鸣音，呼气音延长。但在轻度哮喘或非常严重哮喘发作，哮鸣音可不出现，后者称为寂静胸。严重哮喘患者可出现心率增快、奇脉、胸腹反常运动和发绀。非发作期体检可无异常。

三、诊断

诊断标准如下。

（1）反复发作的喘息、气急、胸闷或咳嗽，多与接触变应原、冷空气、物理、化学性刺激、病毒性上呼吸道感染、运动等有关。

（2）发作时双肺可闻及散在或弥散性、以呼气期为主的哮鸣音，呼气相延长。

（3）上述症状经治疗可以缓解或自行缓解。

（4）除外其他疾病所引起的喘息、气急、胸闷和咳嗽。

（5）对症状不典型者（如无明显喘息或体征），至少应有下列三项中的一项：①支气管激发试验（或运动试验）阳性；②支气管舒张试验阳性；③昼夜 PEF 变异率≥20％。

四、鉴别诊断

妊娠期支气管哮喘急性发作应与心源性哮喘相鉴别。心源性哮喘常见于左心衰竭,发作时的症状与哮喘相似,但心源性哮喘多有高血压、冠状动脉粥样硬化性心脏病、风湿性心脏病和二尖瓣狭窄等病史和体征。多于夜间突然发生呼吸困难、端坐呼吸、咳嗽、咳泡沫样痰、发绀等,两肺底或满肺可闻湿啰音和哮鸣音。心脏扩大,心率快,心尖可闻奔马律。根据相应病史诱发因素、痰的性质,查体所见和对解痉药的反应等不难鉴别。

五、预后

哮喘无论是对孕妇还是胎儿都会造成严重的医学问题。据报道,哮喘影响 3.7%～8.4% 的妊娠妇女。近期多项研究提示,哮喘使妊娠妇女的胎儿围生期死亡率、先兆子痫、早产和婴儿低出生体重的危险升高。哮喘加重与危险升高相关,而哮喘控制良好与危险下降相关。美国儿童健康和人类发展研究所最近的研究发现,大约 30% 的轻度哮喘妇女在妊娠期间哮喘加重,另一方面,23% 中或重度哮喘妇女妊娠期间哮喘有所改善。

轻症哮喘发作对母儿影响不大。急性重症哮喘可并发呼吸衰竭、进行性低氧血症、呼吸性酸中毒、肺不张、气胸、纵隔气肿、奇脉、心力衰竭及药物过敏、妊高征发病率高从而使孕产妇病死率增高。对胎儿的影响则主要为低血氧及因子宫血流减少使胎儿体重低下,严重者胎死宫内;缺氧诱发子宫收缩,故早产率高。此外,用药可引起胎儿畸形故围生儿死亡率和发病率皆高。

六、治疗

(一)妊娠期间哮喘药物治疗的一般原则

哮喘妊娠妇女治疗的目的是提供最佳治疗控制哮喘,维护妊娠妇女健康及正常胎儿发育。对于哮喘妊娠妇女而言,使用药物控制哮喘比有哮喘症状和哮喘加重更安全。为了维持正常肺功能,从而维持正常的血氧饱和度以确保胎儿氧供,可能需要进行监测及对治疗进行适当调整。哮喘控制不良对胎儿的危险比哮喘药物大。产科保健人员应该参与妊娠妇女的哮喘治疗,包括在产前检查时监测哮喘状态。

(二)哮喘的治疗

1.评估和监测哮喘

包括客观地测定肺功能:由于大约 2/3 的妊娠妇女的哮喘病程发生改变,所以建议每月评估哮喘病史和肺功能。第一次评估时建议采用肺量测定法。对于门诊患者的常规随访监测,首选肺量测定法,但一般也可以使用峰速仪测定呼气峰流速(PEFR)。应该教导患者注意胎儿活动。对于哮喘控制不理想和中重度哮喘患者,可以考虑在 32 周时开始连续超声监测。重症哮喘发作恢复后进行超声检查也是有帮助的。

2.控制使哮喘加重的因素

识别和控制或避免变应原和刺激物,尤其是吸烟这些使哮喘加重的因素,可以改善妊娠妇女的健康,减少所需药物。

3.患者教育

教育患者有关哮喘的知识和治疗哮喘的技能,如自我监测、正确使用吸入器、有哮喘加重征象时及时处理等。

4.药物的阶梯治疗方法

为了达到和维持哮喘控制,根据患者哮喘的严重性,按需增加用药剂量和用药次数;情况允许时,逐渐减少用药剂量和用药次数。

(1)第一级:轻度间歇性哮喘。

对于间歇性哮喘患者,建议使用短效支气管扩张药,尤其是吸入短效 β_2 受体激动剂以控制症状。沙丁胺醇是首选的短效吸入 β_2 受体激动剂,因为它非常安全。目前尚没有证据表明使用短效吸入 β_2 受体激动剂能造成胎儿损伤,也没有证据表明在哺乳期间禁忌使用这种药物。

(2)第二级:轻度持续性哮喘。

首选的长期控制药物是每天吸入小剂量糖皮质激素。大量数据表明,这种药物对哮喘妊娠妇女既有效又安全,围生期不良转归的危险没有增加。布地奈德是首选的吸入糖皮质激素,因为现有的有关布地奈德用于妊娠妇女的数据比其他吸入糖皮质激素多。应该注意到目前尚没有数据表明其他吸入糖皮质激素制剂在妊娠期间不安全。因此,对于除布地奈德之外的其他吸入糖皮质激素,如果患者在妊娠之前用这些药物能很好控制哮喘,可以继续使用。

(3)第三级:中度持续性哮喘。

有两种治疗选择:小剂量吸入糖皮质激素加长效吸入 β_2 受体激动剂或将吸入糖皮质激素的剂量增加到中等剂量。长效 β_2 受体激动剂与糖皮质激素联合应用可以显著减少糖皮质激素用量,并有效地控制哮喘症状。目前对孕妇和哺乳期妇女,缺乏使用该药的安全数据,只有在充分权衡利弊的情况下才可使用。

(4)第四级:重度持续性哮喘。

如果患者使用第三级药物后仍需要增加药物,那么吸入糖皮质激素的剂量应该增加到大剂量,首选布地奈德。如果增加吸入糖皮质激素的剂量仍不足以控制哮喘症状,那么应该加用全身糖皮质激素。尽管有关妊娠期间口服糖皮质激素的一些危险目前尚没有明确的数据,但重症未得到良好控制的哮喘对母亲和胎儿具有明确的危险。

(三)哮喘持续状态

哮喘持续状态指的是常规治疗无效的严重哮喘发作,持续时间一般在 12 小时以上。哮喘持续状态并不是一个独立的哮喘类型,而是它的病生理改变较严重,如果对其严重性估计不足或治疗措施不适当常有死亡的危险。

哮喘持续状态的主要表现是呼吸急促,多数患者只能单音吐字,心动过速、肺过度充气、哮鸣,辅助呼吸肌收缩、奇脉和出汗,诊断哮喘持续状态需排除心源性哮喘、COPD、上呼吸道梗阻或异物及肺栓塞,测定气道阻塞程度最客观的指标是 PEFR 和/或 FEV_1。

1.哮喘持续状态的处理

由于严重缺氧,可引起早产、胎死宫内,必须紧急处理。予半卧位,吸氧,在应用支气管扩张药的同时,及时足量从静脉快速给予糖皮质激素,常用琥珀酸氢化可的松,每天200～400 mg稀释后静脉注射或甲泼尼龙每天 100～300 mg,也可用地塞米松 5～10 mg 静脉注射,每6 小时可重复一次。待病情控制和缓解后再逐渐减量。必要时行机械通气治疗。哮喘患者行机械通气的绝对适应证为:心跳呼吸骤停,呼吸浅表伴神志不清或昏迷。一般适应证为具有前述临床表现,特别是 $PaCO_2$ 进行性升高伴酸中毒者。

2.对症治疗

患有支气管哮喘的孕妇,常表现精神紧张、烦躁不安,可适当给予抑制大脑皮质功能的药物,如苯巴比妥、地西泮等,但应避免使用对呼吸功能有抑制的镇静剂和麻醉药,如吗啡、哌替啶等,以防加重呼吸衰竭和对胎儿产生不利影响。注意纠正水、电解质紊乱和酸中毒,控制感染,选用有效且对胎儿无不良影响的广谱抗生素。保持呼吸道通畅,必要时可用导管机械性吸痰,禁用麻醉性止咳剂。碘化钾可影响胎儿甲状腺功能,故不宜使用。

3.产科处理

一般认为,支气管哮喘并非终止妊娠的指征,但对长期反复发作伴有心肺功能不全的孕妇或哮喘持续状态经各种治疗不见好转者,应考虑行人工流产或引产。临产后尽量保持安静,维持胎儿足够的氧供,尽量缩短第二产程,可适当给予支气管扩张药与抗生素。剖宫产者,手术麻醉方法以局麻或硬膜外麻醉较为安全,应避免使用乙醚或氟烷等吸入性全麻药。

七、预防

(一)预防哮喘的发生——一级预防

大多数患者(尤其是儿童)的哮喘属变应性哮喘。胎儿的免疫反应是以 Th_2 为优势的反应,在妊娠后期,某些因素如母体过多接触变应原,病毒感染等均可加强 Th_2 反应,加重 Th_1/Th_2 的失衡,若母亲为变应性体质者则更加明显,因而应尽可能避免。妊娠 3 个月后可进行免疫治疗,用流感疫苗治疗慢性哮喘有较好疗效。此外,已有充分证据支持母亲吸烟可增加出生后婴幼儿出现喘鸣及哮喘的概率,而出生后进行 4~6 个月的母乳饲养,可使婴儿变应性疾病的发生率降低,妊娠期母亲应避免吸烟,这些均是预防哮喘发生的重要环节,有关母体饮食对胎儿的影响,则仍需更多的观察。

(二)避免变应原及激发因素——二级预防

避免接触已知变应原和可能促进哮喘发作的因素,如粉尘、香料、烟丝、冷空气等。阿司匹林、食物防腐剂、亚硫酸氢盐可诱发哮喘,应避免接触。反流性食管炎可诱发支气管痉挛,因此睡眠前给予适当的抗酸药物减轻胃酸反流,同时可抬高床头。减少咖啡因的摄入。避免劳累和精神紧张,预防呼吸道感染。防治变应性鼻炎。

(三)早期诊治、控制症状,防止病情发展——三级预防

早期诊断,及早治疗。做好哮喘患者的教育管理工作。

(张翠兰)

第三节 妊娠合并心肌病

一、肥厚性心肌病和妊娠

肥厚性心肌病(HCM)是一个以心室肌呈非对称性肥厚,心室内腔变小为特征,以心肌细胞和心肌纤维排列紊乱为基本改变的心肌疾病。肥厚性心肌病与遗传的因素相关。成人中发病的比例约为 1/500。发病原因主要是心肌的肌小节蛋白质编码的 10 个基因中至少一个发生错义突变。

过去认为,肥厚性心肌病是罕见的病例且伴恶性的预后。新近来自非相关多中心的研究显

示,肥厚性心肌病并非不常见,大量的患者的总预后相对良性。然而,有一些亚型的患者,有较高的猝死或心力衰竭的风险,需要做进一步的危险分层。虽然肥厚性心肌病的大多数患者能够安全地经历妊娠,但重要的是,当我们处理这些患者的时候要了解 HCM 这个疾病并能确定妊娠过程中出现的风险。

(一)解剖和病理生理

肥厚性心肌病必须具备的条件是排除了继发性因素如高血压、浸润性或糖原累积异常的心肌肥厚。虽然,早年认为心肌肥厚多开始于室间隔,然而肥厚的心肌也可以位于室间隔的基底部、游离壁或心室的心尖部。在肥厚性心肌病中,中央型的肥厚可影响所有的心室壁。目前有证据表明伴家族性肥厚性心肌病的某些患者中可有基因的突变,为不完全性的外显率,在初期筛查的患者中不一定具有肥厚的表现。肥厚可以为后期疾病的表现,可能在生命的最后十年才具有临床表现。

虽然大部分患者无症状,但仍有一部分患者因为肥厚性心肌病而有显著的症状,左室流出道梗阻的患者运动后可出现胸痛、气促、疲倦、心悸和昏厥。猝死可以是患者疾病的首次表现。病理生理主要由流出道梗阻造成血流动力学改变的联合作用所构成,包括舒张功能不全、心肌缺血、二尖瓣反流和心律失常。舒张功能不全是由于心室的松弛减慢和心室顺应性减低的结果。由于氧供需失衡,动脉血管床内的管腔增厚,冠状动脉血流储备减少而造成心肌缺血,可产生缺血性的症状。

左室流出道梗阻是由于基底间隔部的心肌严重肥厚并突向左室流出道,二尖瓣于收缩期相继产生前向运动而形成。二尖瓣异常运动的产生一方面是由于流出道血流速度加快吸引二尖瓣叶移向流出道的流速效应或由于牵引力的作用推动冗余的二尖瓣叶移向流出道。二尖瓣关闭不全可继发于二尖瓣附属结构的异常。如乳头肌前移进一步加重流出道的梗阻。重度流出道梗阻的患者妊娠期间可由于血流动力学的后果而处于极高的风险。

(二)孕龄妇女肥厚性心肌病的诊断

肥厚性心肌病的临床诊断依据显著非对称性左心室肥厚的二维超声心动图表现,以排除其他疾病继发的心肌肥厚。

肥厚性心肌病的年轻患者通常无症状,患者主要通过家族的筛查或听诊发现心脏杂音或异常心电图表现并通过常规医学检查而做出初步的诊断。肥厚性心肌病患者有时在妊娠期间可因收缩期杂音而受到关注。左室流出道梗阻的杂音可有变化,应建议患者分别做下蹲、站立的姿势。患者采用站立位时,收缩后期喷射性杂音的持续时间和响度都可显著增加。

肥厚性心肌病患者通常的心电图特征:心房扩大,心室肥厚,心电图改变伴继发性的 ST 段和 T 波异常。具异常心电图的患者应给予超声心动图检查,以了解左心室壁增厚的情况。超声心动图被认为是肥厚性心肌病诊断的"金标准"。如果心电图的异常表现不能够被通常的诊断方法所解析,应采用对比剂增强超声心动图和磁共振成像(MRI)检查协助诊断。

二尖瓣收缩期前向运动伴左室流出道多普勒信号峰值延迟、速率增高是诊断动力性左室流出道梗阻的诊断标准。梗阻的程度可通过多普勒速率峰值确定,并应在休息和激发状态下分别进行测量(一个室性期前收缩后,Valsava 的紧张期或在吸入亚硝酸异戊酯期间)。

(三)遗传学和家族的筛查

肥厚性心肌病通常是肌节蛋白基因错义突变的结果,并以常染色体显性遗传的方式传递。目前已确定 10 个不同的肌节蛋白基因有超过 200 个错义突变。一旦诊断肥厚性心肌病,即使完全无症状,所有的患者都应进行遗传咨询和家族筛查。最先被诊断的先证者第一级亲属应给予体格检查,心电图和超声心动图的筛查。青少年应在生长发育的全过程每年筛查一次。成年人应每5年筛查一次,因为有些基因突变致心肌肥厚的表现会出现较晚。将来对已证实肥厚性心肌病患者一级亲属的筛查应增加遗传学的分析以进一步筛查肥厚性心肌病的存在或阙如。

准备妊娠的患者必须进行遗传咨询。因为其后代获得肥厚性心肌病的机会是50%。如果肥厚性心肌病的表现在非常早的儿童期出现,患者的病情严重、预后不良。围生期超声筛查的应用价值仍有争论。将来,分子学的诊断将会在围生期的筛查中应用。

(四)妊娠的风险

妊娠的风险与血流动力学的恶化、心律失常和猝死相关。大多数肥厚性心肌病的年轻女性,能顺利经历妊娠。妊娠期血容量和射血容积的增加均有利于改善动力性左室流出道梗阻。大多数妊娠前无症状或只有轻微症状的女性患者在妊娠期症状不会加重。有些患者可因血容量的增加而气促加重,但症状可经使用低剂量的利尿剂而改善。

妊娠前已有中至重度症状的患者有10%~30%的症状会加重,特别是已存在左室流出道梗阻的患者。左室流出道压力梯度越高,症状越有恶化的可能。重度左室流出道梗阻的患者[压力梯度>13.3 kPa(100 mmHg)]在妊娠和分娩期间血流动力学恶化的风险最高。

妊娠期间,肥厚性心肌病患者发生猝死和心室颤动心肺复苏的情况不常见,但也可见于报道。

(五)妊娠的处理

虽然妊娠的结果通常良好,但有些患者在妊娠期间可首次出现症状或原已存在的症状会加重。当症状出现后,β受体阻滞剂应开始应用。β受体阻滞剂的剂量应调整到心率小于70次/分。β受体阻滞剂具有潜在致胎儿发育迟缓,Apgar新生儿评分降低,或新生儿低血糖的可能,但都非常罕见。母乳喂养无禁忌证,但阿替洛尔、纳多洛尔和索他洛尔经乳汁分泌的量要大于其他的β受体阻滞剂。如果β受体阻滞剂不能耐受,维拉帕米在妊娠中使用也是安全的,但如果用于重度左室流出道梗阻的患者,可能会引起血流动力学的恶化和猝死,患者应住院并给予密切监护。

妊娠期间由于容量超负荷而发生肺动脉充血症状时可使用低剂量的利尿剂。然而,应注意不要导致前负荷过低而加重左室流出道的梗阻,所有肥厚性心肌病的妊娠患者,即使症状很轻也应建议患者卧床休息时周期性地保持左侧卧位。

伴严重症状和重度流出道梗阻的患者,在计划妊娠前应建议行室间隔肥厚心肌减缓性治疗。妊娠期间施行外科部分心肌切除术较罕见,只限于症状严重、难治性的压力梯度显著增高的患者(表10-1)。

表 10-1　妊娠期间肥厚性心肌病的治疗建议

确定左室流出道梗阻的程度和危险分层
猝死的危险分层
有症状者要使用β受体阻滞剂
避免减少前负荷(脱水,过度利尿)
避免使用正性收缩性药物(多巴胺或多巴酚丁胺)和血管扩张药(硝苯地平)
低血压的患者,保持体液平衡和使用血管收缩性药物

室间隔的射频治疗已被考虑用于替代肥厚性心肌病伴左室流出道梗阻患者室间隔心肌成形切除术。重症患者也可考虑植入双腔 DDD 型起搏器。

妊娠的肥厚性心肌病患者如常发生心房颤动或心房扑动伴快速心室率，应考虑心脏复律。β受体阻滞剂常用于预防进一步的心脏事件。如果反复发生恶性心律失常事件，应考虑使用低剂量的胺碘酮。妊娠期间使用胺碘酮通常是安全的，新生儿甲状腺功能低下偶可发生。因此，分娩后应给予新生儿甲状腺功能评估。目前没有先天性致畸的报道。

所有肥厚性心肌病的患者都应进行猝死风险的危险分层，预测猝死等主要危险因素包括，既往有院外心搏骤停发生的历史或已被证实有持续性的室性心动过速的发生，有强烈的肥厚性心肌病猝死的家族史。其他轻微的致猝死的危险因素包括重度的肥厚（心室厚度＞3 cm），在 24 小时动态心电图无持续性室速的发生，运动后血压下降，MRI 心肌灌注缺损。如果存在多个危险因子，应推荐患者接受植入自动除颤器。

(六)分娩

分娩应在有经验的高危妊产妇中心进行，并给予持续的心电和血压的监测。有动力学流出道梗阻表现的患者必须给予持续的β受体阻滞剂和补充液体。常规阴道分娩是安全的。剖宫产通常只适用于产科的目的。因为前列腺素有扩张血管的作用，故不推荐用于分娩的诱导，但能较好耐受催产性药物。应避免应用硬膜外麻醉，因可产生低血压。如丢失血液，应迅速补充。完成第三产程后，患者应保持坐立的位置，以避免肺动脉充血或可能需要静脉内应用呋塞米(表 10-2)。

表 10-2　肥厚性心肌病患者分娩的处理

分娩过程必须在医院给予心电和血压的检测
常规可经阴道分娩
不能使用前列腺素引产
迅速补充丢失的血液
第三产程结束后应保持坐位姿势
预防性使用抗生素

分娩后如果有左室流出道梗阻伴血流动力学恶化的证据，应推荐使用补液和血管收缩性药物——去甲肾上腺素。应避免使用β-肾上腺素，例如，多巴胺或多巴酚丁胺以避免增强心脏收缩力，加重流出道的压力梯度，加重低血压。对某些合适的患者需要给予右心导管的持续监测和经食管超声心动图做血流动力学的评价。妊娠期间如需要做牙科的处理或行外科分娩，应给予预防性使用抗生素。

二、克山病

克山病是在中国发现的一种原因不明的心脏病，1935 年在黑龙江省克山县发现此病而命名为克山病。本病发病范围较广，涉及我国黑、吉、辽、蒙、晋、鲁、豫、陕、甘、川、滇、藏、黔、鄂 15 个省和自治区，好发于山区及丘陵地带的农业区。以农业人口为主，有家庭发病趋势，多见于妊娠及哺乳期妇女及学龄前儿童。20 世纪 70 年代后发病率和病死率已明显下降。急重型发病率大幅下降。2007 年全国克山病病情监测汇总分析，全国 15 个病区省(区、市)24 个监测点居民潜在型、慢型克山病检出率分别为 2.4%(465/19 280)、0.6%(119/19 280)。按检出率区间估计，全国病区有 235 万例(216 万～254 万例)克山病患者，其中慢型 48 万例(39 万～57 万例)，2007 年监测新检出潜在型克山病 85 例,慢型克山病 9 例。2006 年四川省报道检出 6 例亚急型克山病。6 例患者最小的 4 岁,最大的 18 岁,3 男 3 女,无性别差异。1990—2007 的年度检测报道,全国无急型克山病的检出报道。

病因迄今尚未明确,其中硒缺乏是克山病发病的重要因素,但不是唯一因素,可能与蛋白质及其他营养要素缺乏有关。在克山病死亡病例的尸检心肌标本及患者心肌活检标本中,经病毒分离或病毒核酸监测多发现与肠道病毒感染有关。

病理变化以心肌实质细胞变性、坏死和瘢痕形成相互交织存在。心肌均有不同程度扩张,心肌变薄。

根据起病急缓和心功能可分为四型,分别为急型、亚急型、慢型和潜在型。①急型克山病:起病急骤,以心源性休克为主要表现,患者突感头晕、心悸、胸闷乏力,且伴有恶心、呕吐。呈急性肺水肿表现者,可出现咳嗽、气促。患者可伴有严重心律失常,或心脑缺血综合征。体格检查,患者焦虑不安,发绀,四肢湿冷,心尖区第一心音减弱,或可闻 Ⅰ～Ⅱ/6 级收缩期杂音,舒张期奔马律及心律失常,心脏扩大或扩大不显著,双肺可闻及干湿啰音,病情进展迅速。②亚急型克山病:起病及进展较急型缓和,多发于断奶后及学龄前儿童。常在 1 周内发展为急性心力衰竭。③慢型克山病:部分由急型或亚急型迁延转化为慢型,病程多超过 3 个月,以慢性充血性心力衰竭为主要表现,但常伴有急性发作。④潜在型克山病:呈隐匿性发展,无明确起病时间,心肌病变较轻,心功能代偿较好,可无自觉症状。半数以上患者是流行地区普查中检出的。

克山病的检出和诊断依据临床表现、X 线、心电图、超声心动图的检查和流行病学的情况。

在克山病病区还应长期坚持对机体内、外环境硒水平进行监测,对低硒地区人群采取补硒措施,预防和控制亚急型病例的发生。

目前治疗的对象主要为慢型克山病患者。治疗原则是去除诱发因素,控制心力衰竭,纠正心律失常,改善心肌代谢。克山病有心力衰竭的患者治疗可应用利尿剂、正性肌力药物、血管紧张素转换酶抑制药(ACEI)、血管紧张素 Ⅱ 受体拮抗剂(ARB)、β 受体阻滞剂、血管扩张药、心肌能量及抗心律失常药物。克山病患者,妊娠期心力衰竭的治疗应参照妊娠期扩张型心肌病治疗用药的原则。血管紧张素转换酶抑制药和血管紧张素 Ⅱ 受体拮抗剂在整个妊娠期间都是禁用的。

妊娠和分娩:慢型患者一般不应怀孕,如果已经怀孕,小月份应终止妊娠,大月份要严密观察病情变化,在心脏监护下分娩。

三、围生期心肌病

围生期心肌病是指原无器质性心脏病的孕产妇于妊娠最后 3 个月或产后 6 个月内首次发生以气急、心悸、咳嗽、心前区不适,心脏增大、肝大、下肢水肿等一系列原因不明的以扩张型心肌病为主要表现的心力衰竭症状。发病率在不同国家存在巨大差异,占活产婴儿孕产妇的 0.01%～0.3%,死亡率在 18.0%～56.0%,可见本病是产科和内科领域里的重要问题,不可忽视。

围生期的心肌病病因、发病机制尚不明,诊断仍是以排除为方法,治疗方面采用纠正心力衰竭的方法,用血管扩张药、抗凝治疗。

(一)病因和发病机制

围生期心肌病的病因和发病机制迄今未明,可能是下面多种因素作用的结果。

1.感染

(1)病毒及原虫的感染,Silwa 等在对围生期心肌病者的众多研究中检测出其血液中的炎性细胞肿瘤坏死因子 a(TNFa)、C 炎性细胞因子、C 反应蛋白(CRP)、白细胞介素-6(IL-6)和表面 Fas/APO-1(抗细胞凋亡标志物)的浓度不断升高,C 反应蛋白的浓度与左心室舒张末期和收缩末期的直径成正比和左室的射血分数成反比,C 反应蛋白的浓度在不同种族间差异大,高达 40% 的变异是由遗传因素决定的。白细胞介素-6,表面 Fas/APO-1 柯萨奇病毒 B 在 Bultman 及 Kuhl 研究组的围生期心肌病患者心内膜心肌活检组织中测出病毒遗传物质,诸俊仁等认为心肌炎亦可能同原虫的感染有关,非洲冈比亚 29 例围生期心肌病统计中 100% 孕妇有感染疟疾史,疟原虫寄生在红细胞内,大量红细胞被破坏引起进行性贫血及缺氧,疟原虫的裂殖体增殖在内脏的血管进行,使内皮增厚可致栓塞,疟原虫可能导致心肌炎的一系列改变。故可假想炎症反应强度的增加是诱发围生期心肌病的众多因素之一。

(2)与持久性肺衣原体感染可能有关。

2.心肌细胞的凋亡

新近研究围生期心肌病的血浆细胞凋亡标志物 Fas/APO-1 的浓度不断升高,显著高于健康对照组也是死亡率的一个预测指标。已有报道,去除心脏的特异性信号传导和转录激活因子 3(STAT3)可致小鼠产后的高死亡率,死亡前雌性突变性小鼠表现出心力衰竭,心功能障碍与细胞凋亡的症状相似,心肌细胞的凋亡对围生期心肌病有致病作用,以半胱天冬酶抑制药为代表的细胞凋亡抑制药可能为本病提供新的治疗方案。

3.与不同地区、黑色人种、生活习惯、社会经济、营养因素可能有关

非洲冈比亚、尼日利亚、塞内加尔国家的妇女有大量摄盐的习惯,以玉蜀黍为主粮或吃干的湖盐和胡椒制成的麦片粥均可增加血容量,增加心脏负荷,当地产妇尚有每天用热水沐浴后睡在炕上,炕下烧火使热气保持数小时的习惯,非洲天气本酷热,室温常超过 40 ℃以上,大量热负荷加重心脏的负担,而且当地妇女劳动强度大,既要带小孩,又要种地。

4.自身免疫因素

Warraich 及其同事将来自南非、莫桑比克和海地的 47 例围生期心肌病患者作为调查对象,主要研究围生期心肌病对体液免疫的影响并评价心肌球蛋白(G 类和子类的 G_1、G_2、G_3),对免疫球蛋白的临床意义,这三个地区免疫球蛋白相似,并呈明显的非选择性存在。

5.其他因素

(1)硒缺乏症:围生期心肌病的患者硒浓度显著低,缺硒可能易致病毒感染。冠心病、扩张型心肌病与缺硒同样有关。

(2)激素:仍有争议,有认为卵巢激素可能会引起心脏过度扩张,亦有报道不支持任何激素、孕激素、催乳素在围生期心肌病的病因作用。

上述众多因素中尚没有任何明确病因,可能由于疾病的病因是多因素的,虽然发达国家拥有更充足的研究资金,但这一疾病在发达国家比较罕见也直接阻碍了对其病因的探索。

(二)病理

围生期心肌病的病理变化与扩张型心肌病相似,心脏扩大呈灰白色,心脏内常有附壁血栓形成,心内膜增厚可见灰色斑块,镜检示间质性水肿,散在性的单核或淋巴细胞的浸润,弥散性灶性心肌病变和纤维化、组织化学检查有线粒体损害、氧化不足和脂质累积,冠状动脉、心瓣膜无病变,心包积液亦罕见。

(三)临床表现

围生期心肌病的临床表现最常见的是心脏收缩功能衰竭,妊娠可能会掩盖心力衰竭的早期

症状,患者往往认为是妊娠的正常表现,患者逐渐出现气急、高血压、乏力、心悸、咳嗽、夜间阵发性呼吸困难或端坐呼吸,偶有急性肺水肿,以后发展成右心衰竭而有颈静脉怒张、肝大、下肢水肿,也可同时出现左右心衰竭。可有胸闷,非典型的心绞痛,有心尖奔马样杂音、功能性二尖瓣关闭不全杂音,心律失常与栓塞并发症并不少见,发病距分娩越近患者临床表现越急剧,心电图常显示心动过速,心传导阻滞,房性或室性心律失常,左心室肥厚,非特异性 ST-T 改变。X 线检查示心影弥散性增大,以左右心室为主,心脏搏动较弱,超声心动图示心腔扩大,心脏附壁血栓,心室有血栓形成,继而可能在身体任何部位发生,如下肢动脉栓塞、脑栓塞、肠系膜动脉栓塞、冠状动脉栓塞继发急性心肌梗死、肺动脉栓塞。亦可出现急性肝衰竭及多功能衰竭致病情恶化。本病患者临床表现差异很大。

心内膜-心肌活检:镜检见心肌细胞肥大,肌核增大深染,心肌间质水肿,心肌细胞中均可见到结构均匀、染色弥漫,呈颗粒状散在性单核细胞浸润,是围生期心肌病患者所特有的体征。

据 Veille 综合 21 篇文献报道,90%以上的患者有呼吸困难,63%出现端坐呼吸,65%出现咳嗽,50%感心悸,1/3 的患者有咯血、腹痛、胸痛及肺栓塞等症状。

(四)诊断

围生期心肌病起病常在妊娠最后 3 个月或产后 6 个月内并有感染、高龄、多胎、多次妊娠、营养不良、贫血、地区、有色人种、生活习惯等因素。结合 X 线片,超声心动图、心电图,而且病者既往无器质性心脏病,如高血压病、子痫前期及其他原因引起的心力衰竭,根据临床表现可诊断本病。

(五)鉴别诊断

急进型高血压、先兆子痫、克山病、肺栓塞、贫血、甲状腺功能亢进、慢性肾炎等疾病。

围生期心肌病同特发性扩张型心肌病不同之处是前者多发生于妊娠末期及产后 6 个月内,经积极治疗后心脏大小可能会恢复正常。

(六)治疗

治疗方法基本与其他心力衰竭治疗相似,目的在于减轻心脏的前后负荷,增加心脏收缩力,除严格卧床休息外,需低盐饮食、吸氧、控制输入量,待心力衰竭症状好转可适当活动以减少下肢深静脉血栓形成及肺栓塞。

1.地高辛和利尿剂

治疗是安全的,地高辛有增加心脏收缩力和减慢心率的作用,利尿剂可减轻心脏前负荷。

2.血管扩张药

如硝酸甘油、酚妥拉明、硝普钠等配合正性肌力药物,多巴胺在围生期心肌病治疗中有显著疗效。

3.血管紧张素转换酶抑制药或血管紧张素 II 受体拮抗剂

能改善心室重构,降低血压、降低死亡率,但本类药物仅用于妊娠后期或产后不哺乳的患者,因本类药物有致畸作用及可从母乳中排出。

4.β 受体阻滞剂

多个报道证实本类药物对孕妇无禁忌证,可安全使用,有利于控制心脏收缩和心率,目前使用较广泛的是选择性 $β_1$ 受体阻滞剂,对胎儿无明显的不良反应,拉贝洛尔除阻滞 $β_1$、$β_2$ 受体外,还可拮抗 α 受体并有促胎成熟的作用,妊娠晚期应用较理想,但必须注意 β 受体阻滞剂有减少脐带血流,引起胎儿生长受限的不良反应,于妊娠晚期应用较好,并尽可能以小剂量为宜。

5.抗凝治疗

对于左心室射血分数低于35％的患者,心房颤动、心脏血栓、肥胖和既往有栓塞的患者及长期卧床的患者,可根据不同情况选用华法林、肝素、低分子肝素,目前本疗法尚有争议。若使用此类药物应注意出血倾向,密切监测凝血指标。

6.抗心律失常药物

β受体阻滞剂可用于室上性心律失常,地高辛可用于非洋地黄中毒引起室上性心律失常,肌苷类药物紧急情况下可应用。缓慢性心律失常、难治性心律失常可安装心脏起搏器,对危及生命的心律失常可除颤。

7.免疫抑制药的治疗

对硫唑嘌呤和类固醇的研究较少,对这些药物的使用还待进一步评估,若心肌活检证实为急性心肌炎的患者可试用免疫抑制药治疗。

8.免疫调节剂

已知免疫调制剂己酮可可碱可减少肿瘤坏死因子 TNFa、C 反应蛋白和表面 Fas/Apo-1 的产生,亦被证实可改善心功能分级。

此外结合临床患者的病情,可应用主动脉内球囊反搏或心肺辅助装置。

对重症患者积极控制心力衰竭后考虑终止妊娠,产后不宜哺乳。

大多数学者认为对围生期心肌病的治疗应持续 1 年以上。

(七)预后

就围生期心肌病长期存活与康复效果研究,多数患者治疗后可以恢复,个别疗效不佳而死于心力衰竭或栓塞,部分患者治疗后心脏大小可能恢复。血压持续增高,这些患者再次妊娠可使病情恶化,起病后4个月心脏持续增大,预后不佳,6年内约半数死亡。

(张翠兰)

第四节　妊娠合并心律失常

妇女怀孕以后,随着胎儿的发育心血管系统可发生相应的变化。在妊娠中晚期心功能不同程度受到影响,如活动后出现心悸、气短、心率增快,容易疲倦甚至发生昏厥等症状。一些妊娠妇女心电图可能出现各种期前收缩、心动过速,严重者或原有心脏病者可出现心房颤动、心房扑动甚至心室颤动等心律失常。

由于绝大多数生育年龄的妇女并不存在心血管系统的疾病,故这些心律失常多数是短暂的变化,且程度较轻,对整个妊娠和分娩过程不构成危害,多不需要特殊治疗。妊娠本身可以诱发并加重心律失常,有较严重的心血管系统疾病的妇女不宜妊娠,所以在临床上真正较严重的心律失常并不多见。

一、房性期前收缩

(一)临床表现

房性期前收缩是一种常见现象,可没有不适感觉,部分患者可感到心悸,在疲劳、精神紧张或是在饮酒、吸烟、喝浓茶及咖啡时症状明显。

（二）治疗

对于没有症状,没有器质性心脏病的患者,多不需要药物治疗,通过病情解释,消除患者的紧张情绪,保持良好的生活方式,不要饮酒/吸烟,不饮用含有咖啡因的饮料,预防和减少房性期前收缩的发生。有明显症状或是有器质性心脏病的患者需要药物治疗。

（三）注意事项

(1)在分娩以前要对患者进行详细检查,仔细追问病史,了解患者是否有器质性心脏病。

(2)对于无症状,无器质性心脏病的患者,多不需要药物治疗;而有症状,有器质性心脏病的患者,应于分娩前行药物治疗,控制病情。分娩后应注意患者的心率变化,尽量减少可能诱发期前收缩的诱因。

二、阵发性室上性心动过速(PSVT)

简称室上速。

（一）临床表现

阵发性室上性心动过速可表现突然发作的心悸、焦虑、气短、乏力,多在情绪激动、疲劳、剧烈运动时出现,症状严重者可出现明显的心肌缺血症状,如心绞痛、昏厥、气短等。

（二）治疗

对有些患者,镇静和休息就可以帮助恢复正常节律,但是多数患者需要通过减慢房室传导来达到目的。

1.非药物疗法

通过各种方式刺激兴奋迷走神经,如屏气、压迫眼球、按压颈动脉窦,刺激咽喉部诱发恶心呕吐等方法。通过此类方法可以使 75% 的阵发性室上性心动过速患者恢复正常心律或是心室率明显下降。

2.药物疗法

(1)维拉帕米:5～10 mg 稀释于 20 mL 5% 葡萄糖溶液中缓慢静脉注射,在 2～5 分钟内静脉注射,约 90% 的患者可恢复正常心律,之后口服维拉帕米 40～80 mg,每天 3 次维持。

(2)普罗帕酮:70 mg,在 5 分钟静脉注射,如果无效 20 分钟后可重复使用。一天内应用总量不可超过 350 mg。心律恢复正常以后,可口服 100～150 mg,每天 3 次维持。

(3)反复发作的患者可应用洋地黄类药物和普萘洛尔,具体用法如下。①地高辛:0.5～1.0 mg稀释于 20 mL 5% 葡萄糖溶液中,在 15 分钟内静脉注射,以后每 2～4 小时静脉注射 0.25 mg,24 小时总量不超过 1.5 mg。②普萘洛尔:可先试用 0.5 mg 静脉注射,然后每 3 分钟静脉注射 1 mg,总剂量不超过 3.0 mg。

3.直流电复律

在心功能较差、血流动力发生较严重改变时可使用直流电回复心律,10～50 J 的能量就可以使心律恢复正常。孕期使用直流电复律是安全的,不对母儿构成威胁。

（三）注意事项

在孕期,阵发性室上性心动过速的发生率要高于非孕期,它一般不增加围生儿病死率。但是如果患者有器质性心脏病,且心动过速持续时间较长,程度较严重而引起心力衰竭时,就会造成胎儿宫内缺血缺氧。所以在孕期应及时发现并治疗阵发性室上性心动过速,对于反复发作,特别是有器质性心脏病的患者,在控制症状以后还应该口服药物,以防止阵发性室上性心动过速的再次发生。

三、心房颤动

(一)临床表现

心房颤动的主要临床症状是心悸和焦虑。由于心房不能起到有效的收缩作用,使得心室得不到有效的充盈。对于妊娠期妇女来讲,如果不伴有器质性心脏病,发生心房颤动时多数能较好地耐受可能发生的症状。如果伴有器质性心脏病,临床症状就较为严重,心室得不到充盈造成心肌缺血,心排血量减少就会诱发肺水肿、心绞痛、心力衰竭、昏厥。

心房颤动的患者心房率一般在 350～600 次/分,心室率快慢不一,在 100～180 次/分。在妊娠期妇女,心房颤动并不多见,主要发生于一些有器质性心脏病的患者。如风湿性心脏病,特别是有二尖瓣病变者,高血压性心脏病、冠心病。在其他一些疾病中心房颤动有时也会发生,如肺栓塞、心肌病、心包炎、先天性心脏病和较严重的甲状腺功能亢进。

(二)治疗

心房颤动的治疗目的在于降低心室率和恢复心房的正常收缩功能,对于血流动力学失代偿程度不同的患者,处理方式亦不一样。如果患者心功能很差,应首先考虑使用直流电复律。如果患者的心功能尚可,可使用药物治疗。治疗方案的选择主要取决于患者血流动力学失代偿的程度、心室率和心房颤动的持续时间。

(1)急性心房颤动,心功能严重失代偿应首先考虑选用直流电复律,能量为 50～100 J,约91％的患者经治疗后病情好转,恢复正常的窦性心律。如房颤伴有洋地黄中毒,则不宜用电复律,因为容易引起难以恢复的室性心动过速或室颤而导致患者死亡。

(2)慢性心房颤动的治疗主要是以控制心室率为主,首选的药物是洋地黄类药物,如地高辛0.125～0.25 mg/d。一般单用洋地黄类药物即可,如果治疗效果不满意,可加用 β 受体阻滞剂(普萘洛尔)或钙通道阻滞剂(维拉帕米),心室率一般控制在休息时为 60～80 次/分,轻度适度运动时不超过 110 次/分为宜。在治疗慢性房颤时还应注意识别和纠正其他一些影响心室率的病变因素,否则就会容易造成药物中毒或导致错误的治疗。

(3)抗凝治疗由于电复律时和随后的两周有发生血栓的可能性,所以对于一些可能发生血栓的高危患者,如二尖瓣狭窄、肥厚性心肌病、左心房内有明显的附壁血栓、既往有体循环栓塞史、严重心力衰竭及人工心脏瓣膜置换术后等,应于心脏电复律之前行抗凝治疗。对于妊娠期妇女,最适宜的抗凝剂是肝素,可以静脉滴注或小剂量皮下注射,使凝血酶原时间维持在正常的1～5倍。

(4)预防复发:心房颤动复律以后维持窦性心律比较困难,只有 30％～50％ 的心房颤动患者在一年以后仍能保持窦性心律。窦性心律的维持与左心房的直径和心房颤动持续时间的长短有关。维持窦律的首选药物为奎尼丁,0.2～0.3 g 每天 4 次口服,还可选用普鲁卡因胺或丙吡胺。

(三)注意事项

(1)积极治疗,恢复窦性心律。

(2)除非十分必要,在即将分娩前和分娩后用抗凝治疗。一般在分娩前一天停用肝素,改用作用较温和的阿司匹林。

(3)孕期抗凝治疗应首选肝素,因肝素不能通过胎盘,不会对胎儿造成危害。孕期应避免使用双香豆素,因其可以通过胎盘,对胎儿有致畸作用。

(4)由于奎尼丁能通过胎盘,长期或大量使用能引起宫缩造成流产或早产,所以孕期使用应较谨慎。

四、心房扑动

(一)临床表现

心房扑动的主要表现是心悸和焦虑、气短及低血压等一系列症状,病情严重时还会出现脑缺血与心肌缺血症状。生育年龄的妇女一般很少发生房扑。

阵发性房扑的患者多数没有器质性心脏病,持续性房扑多发生于器质性心脏病的患者,特别是有左心房或右心房扩大的患者,心包炎、低氧血症、心肌缺血、贫血、肺栓塞、严重的甲状腺功能亢进患者或酗酒者均容易发生房扑。发生房扑时由于心室率较快,使得左心室舒张期快速充盈期缩短,导致心室搏出量减少。心房扑动患者的心房率一般在 $250 \sim 350$ 次/分,通常伴发 2∶1 的房室传导,心室率为心房率的一半,一般为 150 次/分。

(二)治疗

(1)房扑的首选治疗方法为直流电复律,一般小于 50 J 的能量即可以成功转复心律,心律转为窦性心律或心室率较慢的房扑。如果第一次电击复律不成功或是心律转为房颤,可用较大的能量进行第二次电击复律。

(2)在房扑伴极快速的心室率时,应以控制心室率为主要治疗目的,可应用维拉帕米 $5 \sim$ 10 mg稀释于 20 mL 5％葡萄糖溶液中,在 2 分钟内静脉推注,如果无效可以于 20 分钟后重复应用一次。用药以后心室率可以明显减慢,有时可以使房扑转为窦性心律。除了维拉帕米,还可以应用洋地黄类药物或普萘洛尔控制心室率。在心室率得到控制以后,可服奎尼丁 300 mg,每天三次以复转心律,其作用是恢复房室 1∶1 的传导。

预防用药可以使用维拉帕米、洋地黄类药物、普萘洛尔、奎尼丁或普鲁卡因胺。

(三)注意事项

及时发现并治疗房扑,防止脑缺血及心肌缺血的发生,以避免发生胎儿宫内缺血缺氧。

ESC 2004 会议关于心房颤动/心房扑动控制节律的建议。

(1)年轻患者、体力活动多的患者。

(2)患者要求有一个好的生活质量。

(3)有症状的 AF 患者,快速 AF 者。

(4)无病因可查者(特发性)。

(5)复律无栓塞危险者。

(6)有栓塞高危因素者(AF 后易发生脑卒中)。

(7)能接受抗心律失常药治疗及随访。

(8)AF 诱导心肌病者。

(9)所有第一次发作 AF 患者,应该给一次复律机会(排除禁忌因素)。

五、室性期前收缩

(一)临床表现

室性期前收缩是最常见的心律失常之一,可以发生在完全健康的个体或是有器质性心脏病的患者,在孕期其发生率有所增加。一般根据 Lown 的分级,把频发的、多形的或多源性的、连发的和"R-on-T"的室早称为"复杂性室早"。如果没有器质性心脏病,室性期前收缩本身并没有大的临床意义,但是如果同时存在器质性心脏病,就会有发生室性心动过速、心室颤动和猝死的危险。

发生室性期前收缩时,患者可以没有症状,也可以有心悸的表现。由于室性期前收缩的发生可造成心房血液反流至颈静脉,不规则地产生大炮波。

(二)治疗

室性期前收缩可以由吸烟、饮酒、喝咖啡、茶或是过度劳累、焦虑所引起,在药物治疗以前应首先去除这些影响因素,然后根据患者情况确定是否用药。

治疗的目的是去除复杂性室性期前收缩,防止室性心动过速、心室颤动和猝死的发生。

(1)在孕期,无症状、无器质性心脏病的妇女一般不需要药物治疗,消除顾虑及温和的镇静剂在多数情况下已经足够。

(2)如果期前收缩频发,伴有器质性心脏病,应及时进行药物治疗,以免发生更严重的心律失常,造成孕妇死亡。可单用或联合应用奎尼丁、普萘洛尔和普鲁卡因胺治疗。①奎尼丁:0.25～0.6 g,每天 4 次口服。②普萘洛尔:30～100 mg,每天 3 次口服。③普鲁卡因胺:250～500 mg,每天 4 次口服。

(三)注意事项

(1)孕期一旦发现室性期前收缩,应明确诊断,了解患者是否有器质性心脏病,做动态心电图,评价患者室性期前收缩的类型和频度,并根据情况予以治疗。

(2)如无产科指征,一般可选择阴道分娩,对于复杂性室性期前收缩,除了予以常规药物治疗以外,分娩过程中应予以心电监护,随时了解患者病情的变化,必要时可行剖宫产术。

六、室性心动过速

(一)临床表现

发生室性心动过速时,由于心率过快,心室充盈减少,心排血量下降。患者可出现气短、心绞痛、低血压、少尿和昏厥。心脏听诊时出现第一心音和第二心音有宽的分裂,颈静脉有大炮波出现。

室性心动过速是一种严重的心律失常,大多发生在器质性心脏病变时,主要是缺血性心脏病和扩张性心肌病,其次是高血压性心脏病和风湿性心脏病,诱发室性心动过速的主要原因是心肌缺血、心力衰竭、电解质紊乱、洋地黄中毒等。发生室性心动过速以后,如不及时治疗,可发生室颤并导致死亡。

室性心动过速的平均心室率为 150～200 次/分。由于其速率和室上性心动过速相似,故单凭速率难以进行鉴别诊断。由于室性心动过速多发生于有较严重的器质性心脏病的孕妇,故在孕期少见,即使是无器质性心脏病的孕妇,一旦发生室性心动过速,如不能及时治疗也会导致死亡。

(二)治疗

(1)如病情危急,可先静脉注射利多卡因 50～100 mg,然后行直流电复律,能量一般为 25～50 J。多数患者可以恢复窦性心律。

(2)如患者一般情况尚可,可用以下药物治疗。①利多卡因:50～100 mg 静脉注射,起始剂量为 1～1.4 mg/kg,然后以 1～4 mg/min 持续静脉滴注维持,如不能终止心律失常,可于 10 分钟后再给负荷量一半静脉注射;②普鲁卡因胺:100 mg,每 5 分钟肌内注射 1 次,直到心律失常控制或发生了严重不良反应或总量达 500 mg;③奎尼丁:0.2～0.4 g,每天 4 次口服。

(3)预防复发:直流电复律以后应静脉滴注利多卡因 1～4 mg/min,无效时加用奎尼丁 0.2～0.6 g 每天四次口服;或是普鲁卡因胺 250～500 mg,每 4 小时口服 1 次。应注意避免长期应用利多卡因或是奎尼丁,以防止严重不良反应的出现。

(三)注意事项

(1)经治疗以后如果恢复窦性心律,在宫颈条件良好的前提下,可经阴道分娩,分娩过程中应加强心电监护,以防止复发。

(2)如心律失常较严重,应首先控制心律失常,然后再考虑分娩方式。经正规治疗以后仍不能完全恢复窦性心律,宫颈条件较差的患者,可在心电监护下行剖宫产结束妊娠,避免阴道分娩时过度劳累而诱发室颤,导致患者死亡。

(3)如果心律失常较严重,且有指征需要即刻结束妊娠时,可先静脉注射利多卡因 50～100 mg,随后以 1～2 mg/min 的速度静脉滴注,待病情稳定以后即刻行剖宫产手术。

七、心室颤动

(一)临床表现

心室颤动是最可怕的心律失常,患者出现一系列的急性心脑缺血症状,如 3～5 分钟内得不到及时治疗,心脑的灌注基本停顿,就会造成猝死。来自多个折返区的不协调的心室冲动,经过大小、方向各异的途径,经心室迅速传播。其结果是心脏正常的顺序收缩消失,发生心室颤动。由于没有有效的心脏排血,心室内无压力的上升,结果心脏处于与停顿相同的状态,周围组织得不到血液灌注。

(二)治疗

(1)一旦发生心室颤动,首选电除颤,常用的能量为 200～400 J。

(2)药物可应用利多卡因 2 mg/kg 体重,静脉注射;或是溴苄胺 5 mg/kg 体重,静脉注射。

(三)注意事项

由于一旦发生室颤,患者的死亡率很高。即使是抢救成功者,亦常伴有轻度的心力衰竭和肺部并发症,所以患者经治疗以后除了一般情况很好,且宫颈条件好时可以经阴道试产以外,多数患者需行剖宫产结束妊娠。心律失常是极危急重症,在诊断治疗方面必须有内科、特别是心血管内科参与,所用抗心律失常药物必须小心谨慎,控制剂量,严密观察,避免不良反应产生。

(张翠兰)

第五节　妊娠合并肺动脉高压

肺动脉高压(PAH)是一种由于肺循环的血流受阻,使得肺血管阻力持续增高,最终导致右心衰竭的综合征。正常的平均肺动脉压(mPAP)的中间值是 1.6～2.1 kPa(12～16 mmHg),但平均肺动脉压的轻微升高不会有显著的临床意义。按我国的标准,在静息情况下 mPAP

＞2.7 kPa(20 mmHg)通常被认为是肺动脉高压(PAH),或者肺动脉收缩压＞4.0 kPa(30 mmHg)也提示存在肺动脉高压。

一、肺动脉高压的分类

目前,肺动脉高压的分类依然沿用 2003 年威尼斯 WHO 会议分类(表 10-3)。依据病理学特点、临床表现、血流动力学改变及对药物干预反应等的联合因素,这个分类系统抛弃了"原发性肺动脉高压"的提法,逐渐认识和明确了 PAH 可具有相同组织病理学的改变但可有不同的临床血流动力学和遗传发生学的联合因素。"特发性肺动脉高压"目前归类为不明原因的肺动脉高压。新的分类同时删除了"继发性肺动脉高压"的常用概念,根据发病机制和基础,倾向于使用更具特征性描述的命名法。

表 10-3　世界卫生组织(WHO)肺动脉高压(PAH)分类

2003 年威尼斯会议制定的肺循环高压诊断分类标准

1.肺动脉高压

　(1)特发性肺动脉高压(IPAH)

　(2)家族性肺动脉高压(FPAH)

　(3)相关因素所致肺动脉高压(APAH)

　　(a)胶原性血管病

　　(b)分流性先天性心内畸形

　　(c)门静脉高压

　　(d)HIV 感染

　　(e)药物/毒性物质:①食欲抑制药;②骨形成蛋白受体 2(BMPR-Ⅱ)

　　(f)其他:Ⅰ型糖原过多症、Gaucher 病、甲状腺疾病、遗传性出血性毛细血管扩张症、血红蛋白病

　(4)新生儿持续性肺动脉高压

　(5)因肺静脉和/或毛细血管病变所导致的肺动脉高压

　　(a)肺静脉闭塞病

　　(b)肺毛细血管瘤

2.肺静脉高压

　(1)主要累及左房或左室的心脏疾病

　(2)二尖瓣或主动脉瓣疾病

3.与呼吸系统疾病或缺氧相关的肺动脉高压

　(1)慢性阻塞性肺疾病

　(2)间质性肺疾病

　(3)睡眠呼吸障碍

　(4)肺泡低通气综合征

　(5)慢性高原病

　(6)新生儿肺病

　(7)肺泡-毛细血管发育不良

2003 年威尼斯会议制定的肺循环高压诊断分类标准
4.慢性血栓和/或栓塞性肺动脉高压
(1)血栓栓塞近端/远端肺动脉
(2)远端肺动脉梗阻
(a)肺栓塞(血栓,肿瘤,虫卵和/或寄生虫,外源性物质)
(b)原位血栓形成
5.混合性肺动脉高压
(1)类肉瘤样病
(2)组织细胞增多症
(3)纤维素性纵隔炎
(4)淋巴结增大/肿瘤
(5)淋巴管瘤病

二、肺动脉高压合并妊娠的血流动力学影响

肺动脉血管疾病的患者正常妊娠产生的血流动力学改变都可增加母亲的死亡率。妊娠期血浆容积进行性增加使已容量负荷过度的肺动脉血管疾病患者造成容量压力超负荷、右心功能受损并可突发右心衰竭。由于慢性压力超负荷,加上左室舒张功能的损伤,使左心室质量增加,室间隔向左室移位造成右心室扩大。

肺动脉血管的病理改变限制了妊娠后对血流增加的反应能力,增加右心室的负荷,减低了心排血量,从而导致系统低血压,使重要器官和胎儿的灌注压不足。当心脏存在左向右分流时,例如,发生在先天性心脏病和 Eisenmenger 综合征的患者,妊娠减低系统血管阻力的作用、加重右向左的分流(减低 Qp/Qs 比值)、加重低氧血症,并加重肺动脉血管的收缩作用。与左心室不同,在正常情况下,右心室心肌冠状动脉大部分的血流灌注发生在收缩期,因为在收缩期,心室和大动脉之间形成一定的压力阶差,在肺动脉高压时,压力阶差缩小,冠状动脉血流灌注压不足,导致收缩功能不全,进一步减少胎儿和重要器官的血液供应。

在阵痛和分娩期间,由于失血,血管迷走神经对疼痛的反应都可以加重系统低血压和右室心肌缺血,导致低血容量,心动过速和低血压。这些迅速发生的改变可使患者发生室性心律失常和右室心肌梗死,而致患者发生心源性猝死。在分娩的第二产程如发生代谢性酸中毒,使肺动脉血管阻力增加。另外,妊娠继发的高凝状态可诱发肺动脉血栓栓塞或血栓形成而进一步使肺动脉压增高或发生肺动脉梗死。

肺动脉高压和妊娠情况下正常的血流动力学调节之间的相互作用,可以使患者处于不断恶化的高危状况,患者的病情可以突然恶化以至很难或不可能逆转。

三、肺动脉高压和妊娠的临床并发症

肺动脉高压对妊娠女性和胎儿都存在实质性的风险。据 Weiss BM 等 1998 年的报道,在药物学治疗的年代以前,Eisenmenger 综合征并肺动脉高压患者母亲的死亡率为 36%,特发性肺动脉高压为 30% 和不同病因相关的肺动脉高压为 56%。在血流动力学显著异常的患者中,73 名

Eisenmenger 综合征患者肺动脉收缩压为 $(14.3\pm3.5)kPa[(108\pm26)mmHg]$，27 名特发性肺动脉高压患者肺动脉收缩压为 $(11.3\pm2.7)kPa[(85\pm20)mmHg]$，在 25 名继发性肺动脉高压患者肺动脉收缩压为 $(11.1\pm2.4)kPa[(83\pm18)mmHg]$。这些来自 1998 年的数据与 1979 年 Gleicher G 等报道的 70 位患者中死亡率为 52% 的死亡风险比较，并没有反映出任何显著的改进。早期成功妊娠的生活状况并不保证最终的妊娠不会出现并发症。

据已发表的资料统计，大部分母亲的死亡发生在分娩后的 30 天内，而不是在妊娠、待产或分娩期间。母亲死亡的主要原因为肺动脉高压所致的顽固性右心衰竭和心源性休克。其他明确的死亡原因包括：恶性心律失常、肺动脉血栓性栓塞、脑血栓栓塞、肺动脉撕裂和破裂。较早的资料报道，Eisenmenger 综合征患者的死亡大多数合并血栓性栓塞或低血容量。Eisenmenger 综合征或特发性肺动脉高压的患者有较高的死亡率，不论是经阴道分娩（29% 或 20%）或手术分娩（38% 或 42%）。临床终点报道和系列观察报道提示常规麻醉下的选择性剖宫产与经阴道分娩比较，血流动力学能获得较好的控制，患者的预后较好。根据目前的资料，专家的共识提示终止妊娠仍然是安全的选择。肺动脉高压患者受到妊娠的干预使母亲的死亡风险提高。如终止妊娠是患者的愿望，在妊娠的早期选用宫颈扩张术和清宫术应是理想的选择，最好能在常规麻醉下进行。

Eisenmenger 综合征患者胎儿预后的资料不多。小规模的研究提示，超过一半的分娩为早产，其中1/3的婴儿为宫内发育迟缓。然而在这种情况下，新生儿的生存率仍高于母亲的生存率（分别为 90% 和 50%～70%）。

四、处理

近十年来，肺动脉高压的治疗手段已获得显著的进展，患者的症状更稳定，活动的耐受力增强，预期寿命也获得改善。有效的治疗仍保留基础的姑息疗法。由于 PAH 患者临床情况复杂，治疗牵涉多学科，从事肺动脉高压治疗的中心或专科，由他们给予随访，包括对病情的再评估和治疗措施的调整。治疗可受到多种因素的支配和影响，如疾病和症状的严重程度，肺动脉高压的特殊类型，使用贵重药物和联合用药的能力，患者对使用血管扩张药的快速反应。

（一）治疗策略
美国 ACCF/AHA 2009 肺动脉高压治疗指南已经公布（图 10-1）。

（二）药物治疗
自 1996 年以来已经有五种药物被美国食品和药品管理局（FDA）批准用于肺动脉高压的患者。

（1）依前列醇是一个潜在性的内源性血管扩张药和血小板功能抑制药。

（2）曲前列环素是前列环素的类似物。

（3）依诺前列素（Iloprost）是第三代的前列环素类似物，可以作为气道吸入剂使用。吸入治疗可以使药物释放到通气的肺泡单位，使局部肺小动脉血管扩张、增加通气血流比值。

（4）Bosentan 是一个非选择性内皮受体拮抗剂，阻断内皮素（ET-1）的作用。ET-1 是一个潜在的血管收缩物和平滑肌细胞的分裂素。

（5）Sildenatil 是一个磷酸二酯酶抑制药，可以增加一氧化氮（NO）途径的扩张血管作用。NO 是一个内源性的血管扩张药。

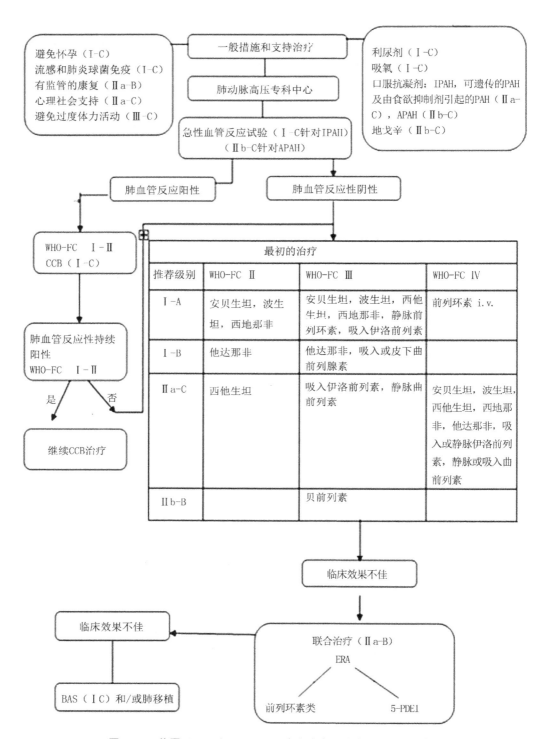

图 10-1 美国 ACCF/AHA 2009 肺动脉高压治疗指南-治疗策略

肺动脉高压患者使用血管扩张药治疗的预后仍未有系统的研究报道。使用肺动脉血管扩张药包括成功分娩的病例报道显示其预后不一。但通常母亲的死亡多发生在数天至数周内。未见与药物相关的新生儿和婴儿并发症的报道。

（三）避孕

肺动脉高压合并妊娠的母亲和胎儿有较高的风险，在风险管理中，避免妊娠是很重要的。肺动脉高压的程度与妊娠风险的关系还不清楚。虽然重度的肺动脉高压，如有右心功能不全的体征和临床症状，可能发生的风险越高。在这些患者中，有效的避孕是重要的。即使给予理想的治疗，肺动脉高压也难以完全逆转。因此，妊娠存在风险的观点已成共识。永久的伴侣应考虑女方行永久的绝育。另外，建议行双重保险的避孕方法，以最大限度地减少妊娠的机会。口服避孕药虽不被作为禁忌证，但相对妊娠而言可使患者增加了血栓栓塞事件的潜在风险。非选择性内皮受体拮抗剂波生坦（Bosentan）与口服避孕药相互作用，可降低避孕药的可靠性。肺动脉高压患者尽管已给予警告仍然妊娠或妊娠后才发现肺动脉高压的患者应告知妊娠的风险极高，应选择终止妊娠。然而，选择终止妊娠的风险只有 4%～6%。

（四）产前的处理

由于肺动脉高压患者妊娠后的高死亡率及妊娠致使原有的肺动脉高压加重，因此，肺动脉血管扩张药应尝试在有症状的患者中使用。尽管目前对各种有效治疗肺动脉高压的药物还缺乏设计完善的安全性试验。这些药物应由具有肺动脉高压、成人先天性心脏病、高危产科专家的治疗中心开始小心使用并细心地监测。对肺动脉高压的妊娠患者应慎重地使用抗凝治疗，因为妊娠可以诱导高凝的状态并使患者存在肺动脉血栓形成的风险。华法林可以达到抗凝的目的，在国际正常比值（INR）不高于 2.0 的情况下，对胎儿的风险比较少。使用脉搏血氧定量监测外周血氧饱和度，使用经鼻道氧疗以促进氧的输送和促进肺动脉的扩张。

（五）分娩的处理

胎儿的生长减慢或母亲的病情恶化，提前分娩都是必要的。选择性剖宫产优于经阴道自然分娩，因为可缩短产程，避免疼痛和消耗体力，从而可以保护胎儿以免发生低氧血症，保护母亲的肺循环，避免在第二产程发生酸中毒而产生不利的影响。硬膜外镇痛可在合并心脏病患者的分娩中应用，常规麻醉对合并低心排的患者较合适，低心排的患者使用血管扩张药可以加剧血压的下降，增加右向左的分流和低氧血症。另外，许多肺动脉高压患者抗凝治疗和硬膜外麻醉可以增加脊髓血肿的风险性。在硬膜外麻醉下，患者仍然清醒和感到焦虑。麻醉药是静脉的扩张药，可进一步减低已经不足的静脉血流，大多数硬膜外使用的麻醉药都是外周血管扩张药，这些因素联合作用导致回心血量进一步减少而扩布在周围循环，再加上其他非正常的血液丢失可加剧血压下降或导致心搏骤停。

另一方面，常规麻醉可使患者得到休息，降低代谢的需求，维持最大的氧合作用，减少对机体的干扰以保存体力，维持已脆弱的循环储备。根据大量麻醉记录的资料，血管扩张和血容量的分布转移也能被减轻。在麻醉诱导期，引起负性收缩作用的药物应避免使用，保证足够的血容量，失血情况应迅速纠正以保证有效的右心室充盈压以维持心排血量。

分娩后，患者应留在 ICU 持续监护，包括：血压，中心静脉压，动脉血氧饱和度，限制过度活动，恢复抗凝治疗。Swan-Ganz 导管和动脉留置管通常不一定需要，因为系统血压和中心静脉压是最好的监护指标，分娩后，右心功能不全的情况可迅速缓解。

（张翠兰）

第十一章

异 常 分 娩

第一节　胎位异常

　　胎位异常是造成难产的常见因素之一。分娩时枕前位约占90%,而胎位异常约占10%。其中胎头位置异常居多。有因胎头在骨盆内旋转受阻的持续性枕横位、持续性枕后位。有因胎头俯屈不良呈不同程度仰伸的面先露、额先露;还有高直位、前不均倾位等。总计占6%~7%,胎产式异常的臀先露占3%~4%,肩先露极少见。此外还有复合先露。

一、持续性枕横位

　　在分娩过程中,胎头以枕后位或枕横位衔接,在下降过程中,强有力的宫缩多能使胎头向前转135°或90°,转成枕前位而自然分娩。如胎头持续不能转向前方,直至分娩后期,仍然位于母体骨盆的后方或侧方,致使发生难产者,称为持续性枕后位(persistent occipito posterior position, POPP)(图 11-1)或持续性枕横位(persistent occipito transverse position,POTP)。

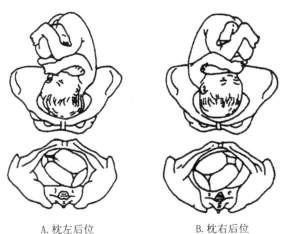

A. 枕左后位　　　　　　　　　　　B. 枕右后位

图 11-1　持续性枕后位

（一）原因

1.骨盆狭窄

男人型骨盆或类人猿型骨盆,其特点是入口平面前半部较狭窄,后半部较宽大,胎头较容易以枕后位或枕横位衔接,又常伴中骨盆狭窄,影响胎头在中骨盆平面向前旋转,致使成为持续性枕后位或持续性枕横位。

2.胎头俯屈不良

如胎头以枕后位衔接,胎儿脊柱与母体脊柱接近,不利于胎头俯屈,胎头前囟成为胎头下降的最低部位,而最低点又常转向骨盆前方,当前囟转至前方或侧方时,胎头枕部转至后方或侧方,形成持续性枕后位或持续性枕横位。

（二）诊断

1.临床表现

临产后,胎头衔接较晚或俯屈不良,由于枕后位的胎先露部不易紧贴宫颈和子宫下段,常导致宫缩乏力及宫颈扩张较慢;因枕骨持续位于骨盆后方压迫直肠,产妇自觉肛门坠胀及排便感,致使宫口尚未开全时,过早使用腹压,容易导致宫颈前唇水肿和产妇疲劳,影响产程进展,常导致第二产程延长。

2.腹部检查

头位胎背偏向母体的后方或侧方,母体腹部的 2/3 被胎体占有,而肢体占 1/3 者为枕前位,胎体占1/3而肢体占 2/3 为枕后位。

3.阴道（肛门）检查

宫颈部分扩张或开全时,感到盆腔后部空虚,胎头矢状缝位于骨盆斜径上,前囟在骨盆右前方,后囟（枕部）在骨盆左后方为枕左后位,反之为枕右后位;当发现产瘤（胎头水肿）、颅骨重叠,囟门触不清时,需借助胎儿耳郭及耳屏位置及方向判定胎位。如耳郭朝向骨盆后方,则可诊断为枕后位;如耳郭朝向骨盆侧方,则为枕横位。

4.B 超检查

根据胎头颜面及枕部的位置,可以准确探清胎头位置以明确诊断。

（三）分娩机制

胎头多以枕横位或枕后位衔接。如在分娩过程中,不能转成枕前位时,可有以下两种分娩机制。

1.枕左后（枕右后）

胎头枕部到达中骨盆向后行 45°内旋转,使矢状缝与骨盆前后径一致,胎儿枕部朝向骶骨成枕后位。其分娩方式有两种。

（1）胎头俯屈较好:当胎头继续下降至前囟抵达耻骨弓下时,以前囟为支点,胎头俯屈,使顶部和枕部自会阴前缘娩出,继之胎头仰伸,相继由耻骨联合下娩出额、鼻、口、颏。此种分娩方式为枕后位经阴道分娩最常见的方式（图 11-2A）。

（2）胎头俯屈不良:当鼻根出现在耻骨联合下缘时,以鼻根为支点,胎头先俯屈,从会阴前缘娩出前囟、顶及枕部,然后胎头仰伸,使鼻、口、颏部相继由耻骨联合下娩出（图 11-2B）。因胎头以较大的枕额周径旋转,胎儿娩出困难,多需手术助产。

2.枕横位

部分枕横位于下降过程中无内旋转动作,或枕后位的胎头枕部仅向前旋转 45°成为持续性枕横位,多数需徒手将胎头转成枕前位后自然或助产娩出。

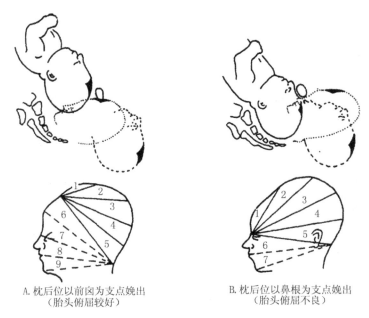

A. 枕后位以前囟为支点娩出
（胎头俯屈较好）

B. 枕后位以鼻根为支点娩出
（胎头俯屈不良）

图 11-2　枕后位分娩机制

（四）对母儿的影响

1.对产妇的影响

常导致继发宫缩乏力,产程延长,常需手术助产;且容易发生软产道损伤,增加产后出血及感染的机会;如胎头长时间压迫软产道,可发生缺血、坏死、脱落,形成生殖道瘘。

2.对胎儿的影响

由于第二产程延长和手术助产机会增多,常引起胎儿窘迫和新生儿窒息,使围生儿发病率和死亡率增高。

（五）治疗

1.第一产程

严密观察产程,让产妇朝向胎背侧方向侧卧,以利胎头枕部转向前方。如宫缩欠佳,可静脉滴注缩宫素。宫口开全之前,嘱产妇不要过早屏气用力,以免引起宫颈水肿而阻碍产程进展。如果产程无明显进展,或出现胎儿窘迫,需行剖宫产术。

2.第二产程

如初产妇已近 2 小时,经产妇已近 1 小时,应行阴道检查,再次判断头盆关系,决定分娩方式。当胎头双顶径已达坐骨棘水平面或更低时,可先行徒手转儿头,待枕后位或枕横位转成枕前位,使矢状缝与骨盆出口前后径一致,可自然分娩,或阴道手术助产(低位产钳或胎头吸引器);如转成枕前位有困难时,也可向后转成正枕后位,再以低产钳助产,但以枕后位娩出时,需行较大侧切,以免造成会阴裂伤。如胎头位置较高,或疑头盆不称,均需行剖宫产术,中位产钳禁止使用。

3.第三产程

因产程延长,易发生宫缩乏力,故胎盘娩出后立即肌内注射宫缩剂,防止产后出血;有软产道损伤者,应及时修补。新生儿重点监护。手术助产及有软产道裂伤者,产后给予抗生素预防感染。

二、高直位

胎头以不屈不仰姿势衔接于骨盆入口,其矢状缝与骨盆入口前后径一致,称为高直位。是一种特殊的胎头位置异常:胎头的枕骨在母体耻骨联合的后方(图 11-3),称高直前位,又称枕耻位;胎头枕骨位于母体骨盆骶岬前(图 11-4),称高直后位,又称枕骶位。

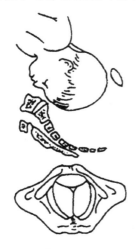
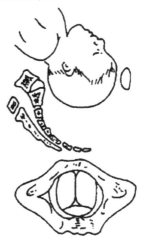

图 11-3　高直前位(枕耻位)　　　　图 11-4　高直后位(枕骶位)

(一)诊断

1.临床表现

临产后胎头不俯屈,胎头进入骨盆入口的径线增大,胎头迟迟不能衔接,胎头下降缓慢或停滞,宫颈扩张也缓慢,致使产程延长。

2.腹部检查

枕耻位时,胎背靠近腹前壁,不易触及胎儿肢体,胎心位置稍高在腹中部听得较清楚;枕骶位时,胎儿小肢体靠近腹前壁,有时在耻骨联合上方,可清楚地触及胎儿下颏。

3.阴道检查

阴道检查发现胎头矢状缝与骨盆前后径一致,前囟在耻骨联合后,后囟在骶骨前,为枕骶位,反之为枕耻位。由于胎头紧嵌于骨盆入口处,妨碍胎头与宫颈的血液循环,阴道检查时常可发现产瘤,其范围与宫颈扩张程度相符合。一般直径为 3～5 cm,产瘤一般在两顶骨之间,因胎头有不同程度的仰伸所致。

(二)分娩机制

1.枕耻位

如胎儿较小,宫缩强,可使胎头俯屈、下降,双顶径达坐骨棘平面以下时,可能经阴道分娩;但胎头俯屈不良而无法入盆时,需行剖宫产。

2.枕骶位

胎背与母体腰骶部贴近,妨碍胎头俯屈及下降,使胎头处于高浮状态,迟迟不能入盆。

(三)治疗

1.枕耻位

可给予试产,加速宫缩,促使胎头俯屈,有望阴道分娩或手术助产,如试产失败,应行剖宫产。

2.枕骶位

一经确诊,应行剖宫产。

三、枕横位中的前不均倾位

头位分娩中,胎头不论采取枕横位、枕后位或枕前位通过产道,均可发生不均倾势(胎头侧屈),枕横位时较多见,枕前位与枕后位时较罕见。而枕横位的胎头(矢状缝与骨盆入口横径一致)如以前顶骨先入盆则称为前不均倾。

(一)诊断

1.临床表现

因胎头迟迟不能入盆,宫颈扩张缓慢或停滞,使产程延长,前顶骨紧嵌于耻骨联合后方压迫尿道和宫颈前唇,导致尿潴留,宫颈前唇水肿及胎膜早破。胎头受压过久,可出现胎头水肿,又称产瘤。左枕横时产瘤于右顶骨上;右枕横时产瘤于左顶骨上。

2.腹部检查

前不均倾时胎头不易入盆(图 11-5)。临产早期,于耻骨联合上方可扪到前顶部,随产程进展,胎头继续侧屈使胎头与胎肩折叠于骨盆入口处,因胎头折叠于胎肩之后,使胎肩高于耻骨联合平面,于耻骨联合上方只能触到一侧胎肩而触不到胎头。

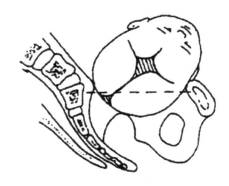

图 11-5 前不均倾位

3.阴道检查

胎头矢状缝在骨盆入口横径上,向后移靠近骶岬,同时前后囟一起后移,前顶骨紧紧嵌于耻骨联合后方,致使盆腔后半部空虚,而后顶骨大部分嵌在骶岬之上。

(二)分娩机制

以枕横位入盆的胎头侧屈,多数以后顶骨先入盆,滑入骶岬下骶骨凹陷区,前顶骨再滑下去,至耻骨联合成为均倾姿势;少数以前顶骨先入盆,由于耻骨联合后面平直,前顶骨受阻,嵌顿于耻骨联合后面,而后顶骨架在骶岬之上,无法下降入盆。

(三)治疗

一经确诊为前不均倾位,应尽快行剖宫产术。

四、面先露

面先露多于临产后发现。是因胎头极度仰伸,使胎儿枕部与胎背接触。面先露以颏为指示点,有颏左前、颏左横、颏左后、颏右前、颏右横和颏右后六种胎位。以颏左前和颏右后多见,经产妇多于初产妇。

(一)诊断

1.腹部检查

因胎头极度仰伸入盆受阻,胎体伸直,宫底位置较高。颏左前时,在母体腹前壁容易扪及胎儿肢体,胎心由胸部传出,故在胎儿肢体侧的下腹部听得清楚。颏右后时,于耻骨联合上方可触及胎儿枕骨隆突与胎背之间有明显的凹陷,胎心遥远而弱。

2.阴道(肛门)检查

阴道检查可触到高低不平、软硬不均的颜面部,如宫口开大时,可触及胎儿的口、鼻、颧骨及眼眶,并根据颏部所在位置确定其胎位。

(二)分娩机制

1.颏左前

胎头以仰伸姿势入盆、下降,胎儿面部达骨盆底时,胎头极度仰伸,颏部为最低点,故转向前方。胎头继续下降并极度仰伸,当颏部自耻骨弓下娩出后,极度仰伸的胎颈前面处于产道的小弯(耻骨联合),胎头俯屈时,胎头后部能够适应产道的大弯(骶骨凹),使口、鼻、眼、额、前囟及枕部自会阴前缘相继娩出(图11-6),但产程明显延长。

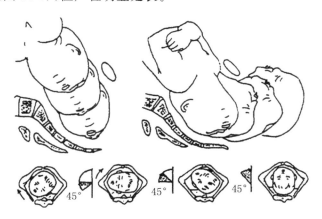

图11-6 颜面位分娩机制

2.颏右后

胎儿面部达骨盆底后,有可能经内旋转135°以颏左前娩出(图11-7A)。如因内旋转受阻,成为持续性颏右后,胎颈极度伸展,不能适应产道的大弯,足月活胎不能经阴道娩出(图11-7B)。

(三)对母儿的影响

1.对产妇的影响

颏左前时因胎儿面部不能紧贴子宫下段及宫颈,常引起宫缩乏力,致使产程延长,颜面部骨质不能变形,易发生会阴裂伤。颏右后可发生梗阻性难产,如不及时发现,准确处理,可导致子宫破裂,危及产妇生命。

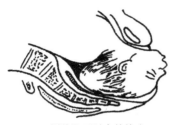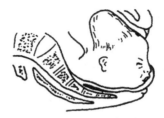

A. 颏前位可以自然娩出　　　　　　　　B. 持续性颏后位不能自然娩出

图 11-7　颏前位及颏后位分娩示意图

2.对胎儿和新生儿的影响

胎儿面部受压变形,颜面皮肤青紫、肿胀,尤以口唇为著,影响吸吮,严重时会发生会厌水肿影响呼吸和吞咽。新生儿常于出生后保持仰伸姿势达数天之久。

(四)治疗

1.颏左前

如无头盆不称,产力良好,经产妇有可能自然分娩或行产钳助娩;初产妇有头盆不称或出现胎儿窘迫征象时,应行剖宫产。

2.颏右后

应行剖宫产术。如胎儿畸形,无论颏左前或颏右后,均应在宫口开全后,全麻下行穿颅术结束分娩,术后常规检查软产道,如有裂伤,应及时缝合。

五、臀先露

臀先露是最常见的异常胎位,占妊娠足月分娩的 3‰～4‰。因胎头比胎臀大,且分娩时后出胎头无法变形,往往娩出困难;加之脐带脱垂较常见,使围生儿死亡率增高,为枕先露的 3～8 倍。臀先露以骶骨为指示点,有骶左前、骶左横、骶左后、骶右前、骶右横和骶右后 6 种胎位。

(一)原因

妊娠 30 周以前,臀先露较多见,妊娠 30 周以后,多能自然转成头先露。持续为臀先露原因尚不十分明确,可能的因素有以下几种。

1.胎儿在宫腔内活动范围过大

羊水过多,经产妇腹壁松弛及早产儿羊水相对偏多,胎儿在宫腔内自由活动形成臀先露。

2.胎儿在宫腔内活动范围受限

子宫畸形(如单角子宫、双角子宫等)、胎儿畸形(如脑积水等)、双胎、羊水过少、脐带缠绕致脐带相对过短等均易发生臀先露。

3.胎头衔接受阻

狭窄骨盆、前置胎盘、肿瘤阻塞盆腔等,也易发生臀先露。

(二)临床分类

根据胎儿两下肢的姿势分为以下几种。

1.单臀先露或腿直臀先露

胎儿双髋关节屈曲,双膝关节直伸。以臀部为先露,最多见。

2.完全臀先露或混合臀先露

胎儿双髋关节及膝关节均屈曲,有如盘膝坐,以臀部和双足为先露,较多见。

3.不完全臀先露

胎儿以一足或双足、一膝或双膝或一足一膝为先露,膝先露是暂时的,随产程进展或破水后发展为足先露,较少见。

(三)诊断

1.临床表现

孕妇常感肋下有圆而硬的胎头,由于胎臀不能紧贴子宫下段及宫颈,常导致宫缩乏力,宫颈扩张缓慢,致使产程延长。

2.腹部检查

子宫呈纵椭圆形,胎体纵轴与母体纵轴一致,在宫底部可触到圆而硬、按压有浮球感的胎头;而在耻骨联合上方可触到不规则、软且宽的胎臀,胎心在脐左(或右)上方听得最清楚。

3.阴道(肛门)检查

在肛查不满意时,阴道检查可扪及软而不规则的胎臀或触到胎足、胎膝,同时了解宫颈扩张程度及有无脐带脱垂发生。如胎膜已破,可直接触到胎臀、外生殖器及肛门,如触到胎足时,应与胎手相鉴别(图 11-8)。

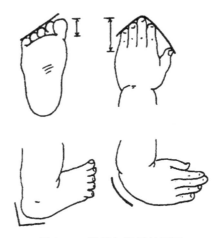

图 11-8　胎手与胎足的区别

4.B 型超声检查

B 超能准确探清臀先露类型与胎儿大小,胎头姿势等。

(四)分娩机制

在胎体各部中,胎头最大,胎肩小于胎头,胎臀最小。头先露时,胎头一经娩出,身体其他部分随即娩出,而臀先露时则不同,较小而软的胎臀先娩出,最大的胎头则最后娩出。为适合产道的条件,胎臀、胎肩、胎头需按一定机制适应产道条件方能娩出,故需要掌握胎臀、胎肩及胎头三部分的分娩机制,以骶右前为例加以阐述。

1.胎臀娩出

临产后,胎臀以粗隆间径衔接于骨盆入口右斜径上,骶骨位于右前方,胎臀继续下降,前髋下降稍快,故位置较低,抵达骨盆底遭到阻力后,前髋向母体右侧行 45°内旋转,使前髋位于耻骨联合后方,此时粗隆间径与母体骨盆出口前后径一致。胎臀继续下降,胎体侧屈以适应产道弯曲度,后髋先从会阴前缘娩出,随即胎体稍伸直,使前髋从耻骨弓下娩出,继之,双腿双足娩出,当胎臀及两下肢娩出后,胎体行外旋转,使胎背转向前方或右前方。

2.胎肩娩出

当胎体行外旋转的同时,胎儿双肩径衔接于骨盆入口右斜径或横径上,并沿此径线逐渐下降,当双肩达骨盆底时,前肩向右旋转 45°转至耻骨弓下,使双肩径与骨盆中、出口前后径一致。同时胎体侧屈使后肩及后上肢从会阴前缘娩出。继之,前肩及前上肢从耻骨弓下娩出。

3.胎头娩出

当胎肩通过会阴时,胎头矢状缝衔接于骨盆入口左斜径或横径上,并沿此径线逐渐下降,同时胎头俯屈,当枕骨达骨盆底时,胎头向母体左前方旋转 45°,使枕骨朝向耻骨联合。胎头继续下降。当枕骨下凹到达耻骨弓下缘时,以此处为支点,胎头继续俯屈,使颏、面及额部相继自会阴前缘娩出,随后枕部自耻骨弓下娩出。

(五)对母儿的影响

1.对产妇的影响

胎臀不规则,不能紧贴子宫下段及宫颈,容易发生胎膜早破或继发性宫缩乏力,增加产褥感染与产后出血的风险,如宫口未开全强行牵拉,容易造成宫颈撕裂,甚至延及子宫下段。

2.对胎儿和新生儿的影响

胎臀高低不平,对前羊膜囊压力不均匀,常致胎膜早破,脐带脱垂,造成胎儿窘迫甚至胎死宫内。由于娩出胎头困难,可发生新生儿窒息、臂丛神经损伤及颅内出血等。

(六)治疗

1.妊娠期

妊娠 30 周前,臀先露多能自行转成头位,如妊娠 30 周后仍为臀先露应注意寻找形成臀位原因。

2.分娩期

分娩期应根据产妇年龄、胎次、骨盆大小、胎儿大小、臀先露类型及有无并发症,于临产初期做出正确判断,决定分娩方式。

(1)择期剖宫产的指征:狭窄骨盆、软产道异常、胎儿体重大于 3 500 g、儿头仰伸、胎儿窘迫、高龄初产、有难产史、不完全臀先露等。

(2)决定阴道分娩的处理:可根据不同的产程分别处理。

第一产程:产妇应侧卧,不宜过多走动,少做肛查,不灌肠,尽量避免胎膜破裂。一旦破裂,立即听胎心。如胎心变慢或变快,立即肛查,必要时阴道检查,了解有无脐带脱垂。如脐带脱垂,胎心好,宫口未开全,为抢救胎儿,需立即行剖宫产术。如无脐带脱垂,可严密观察胎心及产程进展。如出现宫缩乏力,应设法加强宫缩,当宫口开大 4～5 cm 时胎足即可经宫口娩出阴道。为了使宫颈和阴道充分扩张,消毒外阴之后,使用“堵”外阴方法。当宫缩时,用消毒巾以手掌堵住阴道口让胎臀下降,避免胎足先下降。待宫口及阴道充分扩张后才让胎臀娩出。此法有利于后出胎头的顺利娩出。在堵的过程中,应每隔 10～15 分钟听胎心 1 次,并注意宫口是否开全。宫口已开全再堵易引起胎儿窘迫或子宫破裂。宫口近开全时,要做好接生和抢救新生儿窒息的准备。

第二产程:接生前,应导尿,排空膀胱。初产妇应做会阴侧切术。可有三种分娩方式。①自然分娩:胎儿自然娩出,不做任何牵拉,极少见,仅见于经产妇、胎儿小、产力好、产道正常者。

②臀助产术:当胎臀自然娩出至脐部后,胎肩及后出胎头由接生者协助娩出。脐部娩出后,胎头娩出最长不能超过 8 分钟。③臀牵引术:胎儿全部由接生者牵引娩出。此种手术对胎儿损伤大,不宜采用。

第三产程:产程延长,易并发子宫乏力性出血。胎盘娩出后,应静推或肌内注射缩宫素防止产后出血。手术助产分娩于产后常规检查软产道,如有损伤,应及时缝合,并给抗生素预防感染。

六、肩先露

胎体纵轴和母体纵轴相垂直为横产式,胎体横卧于骨盆入口之上,先露部为肩,称为肩先露。肩先露占妊娠足月分娩总数的 0.1％～0.25％,是对母儿最不利的胎位。除死胎和早产儿肢体可折叠娩出外,足月活胎不可能经阴道娩出。如不及时处理,容易造成子宫破裂,威胁母儿生命。根据胎头在母体左(右)侧和胎儿肩胛朝向母体前(后)方,分为肩左前、肩右前、肩左后和肩右后四种胎位。

(一)原因

与臀先露发生原因类似,初产妇肩先露首先必须排除狭窄骨盆和头盆不称。

(二)诊断

1.临床表现

先露部胎肩不能紧贴子宫下段及宫颈,缺乏直接刺激,容易发生宫缩乏力,胎肩对宫颈压力不均匀,容易发生胎膜早破,破膜后羊水迅速外流,胎儿上肢或脐带容易脱出,导致胎儿窘迫,甚至胎死宫内。随着宫缩不断加强,胎肩及胸廓一部分被挤入盆腔内,胎体折叠弯曲,胎颈被拉长,上肢脱出于阴道口外,胎头和胎臀仍被阻于骨盆入口上方,形成嵌顿性或忽略性肩先露(图 11-9)。

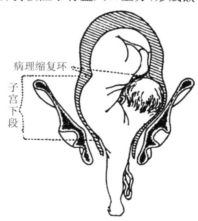

图 11-9　忽略性肩先露

宫缩继续加强,子宫上段越来越厚,子宫下段被动扩张越来越薄,由于子宫上下段肌壁厚薄相差悬殊,形成环状凹陷,并随宫缩逐渐升高,甚至可达脐上,形成病理缩复环,是子宫破裂的先兆。如不及时处理,将发生子宫破裂。

2.腹部检查

子宫呈横椭圆形,子宫底高度低于妊娠周数,子宫横径宽,宫底部及耻骨联合上方较空虚,在母体腹部一侧可触到胎头,另侧可触到胎臀。肩左前时,胎背朝向母体腹壁,触之宽大平坦。胎心于脐周两侧听得最清楚。根据腹部检查多可确定胎位。

3.阴道(肛门)检查

胎膜未破者,因胎先露部浮动于骨盆入口上方,肛查不易触及胎先露部;如胎膜已破,宫口已扩张者,阴道检查可触到肩胛骨或肩峰、肋骨及腋窝。腋窝尖端示胎儿头端,据此可决定胎头在母体左(右)侧,肩胛骨朝向母体前(后)方,可决定肩前(后)位。例如,胎头于母体右侧,肩胛骨朝向后方,则为肩右后位。胎手若已脱出阴道口外,可用握手法鉴别是胎儿左手或右手,因检查者只能与胎儿同侧手相握,例如,肩右前位时左手脱出,检查者用左手与胎儿左手相握。余类推。

4.B超检查

B超检查能准确探清肩先露,并能确定具体胎位。

(三)治疗

1.妊娠期

妊娠后期发现肩先露应及时矫正。可采用胸膝卧位或试行外倒转术转成纵产式(头先露或臀先露)并包扎腹部以固定产式。如矫正失败,应提前入院决定分娩方式。

2.分娩期

根据胎产式、胎儿大小、胎儿是否存活、宫颈扩张程度、胎膜是否破裂、有无并发症等决定分娩方式。

(1)足月,活胎,未临产,择期剖宫产术。

(2)足月,活胎,已临产,无论破膜与否,均应行剖宫产术。

(3)已出现先兆子宫破裂或子宫破裂征象,无论胎儿存活,均应立即剖宫产,术中如发现宫腔感染严重,应将子宫一并切除(子宫次全切除术或子宫全切术)。

(4)胎儿已死,无先兆子宫破裂征象,如宫口已开全,可在全麻下行断头术或毁胎术。术后应常规检查子宫下段、宫颈及阴道有无裂伤。如有裂伤应及时缝合。注意预防产后出血,并需应用抗生素预防感染。

七、复合先露

胎先露部(胎头或胎臀)伴有肢体(上肢或下肢)同时进入骨盆入口,称为复合先露。临床以头与手的复合先露最常见,多发生于早产者,发生率为1.43‰～1.60‰。

(一)诊断

当产程进展缓慢时,做阴道检查发现胎先露旁有肢体而明确诊断。常见胎头与胎手同时入盆。应注意与臀先露和肩先露相鉴别。

(二)治疗

(1)无头盆不称,让产妇向脱出的肢体对侧侧卧,肢体常可自然缩回。脱出的肢体与胎头已入盆,待宫口开全后于全麻下上推肢体,将其回纳,然后经腹压胎头下降,以低位产钳助娩,或行内倒转术助胎儿娩出。

(2)头盆不称或伴有胎儿窘迫征象,应行剖宫产术。

(叶　青)

第二节 产道异常

产道包括骨产道(骨盆腔)与软产道(子宫下段、宫颈、阴道、外阴),是胎儿经阴道娩出的通道。产道异常可使胎儿娩出受阻,临床上以骨产道异常多见。

一、骨产道异常

骨盆径线过短或形态异常,致使骨盆腔小于胎先露部可通过的限度,阻碍胎先露部下降,称骨盆狭窄。狭窄骨盆可以为一个径线过短或多个径线同时过短,也可为一个平面狭窄或多个平面同时狭窄。当一个径线狭窄时要观察同一个平面其他径线的大小,再结合整个骨盆腔大小与形态进行综合分析,做出正确判断。

(一)分类

1.骨盆入口平面狭窄

骨盆入口平面狭窄以扁平骨盆为代表,主要为入口平面前后径过短。狭窄分3级:Ⅰ级(临界性),绝大多数可以自然分娩,骶耻外径18 cm,真结合径10 cm;Ⅱ级(相对性),经试产来决定可否经阴道分娩,骶耻外径16.5～17.5 cm,真结合径 8.5～9.5 cm;Ⅲ级(绝对性),骶耻外径≤16.0 cm,真结合径≤8.0 cm,足月胎儿不能经过产道,必须行剖宫产终止妊娠。在临床中常遇到的是前两种,我国妇女常见以下两种类型。

(1)单纯扁平骨盆:骨盆入口前后径缩短而横径正常。骨盆入口呈横扁圆形,骶岬向前下突。

(2)佝偻病性扁平骨盆:骨盆入口呈肾形,前后径明显缩短,骨盆出口横径变宽,骶岬前突,骶骨下段变直向后翘,尾骨呈钩状突向骨盆出口平面。髂骨外展,髂棘间径≥髂嵴间径,耻骨弓角度增大(图 11-10)。

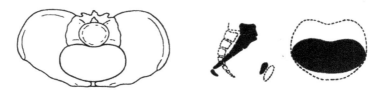

图 11-10 佝偻病性扁平骨盆

2.中骨盆及骨盆出口平面狭窄

狭窄分3级:Ⅰ级(临界性),坐骨棘间径10 cm,坐骨结节间径7.5 cm;Ⅱ级(相对性),坐骨棘间径8.5～9.5 cm,坐骨结节间径6.0～7.0 cm;Ⅲ级(绝对性),坐骨棘间径≤8.0 cm,坐骨结节间径≤5.5 cm。我国妇女常见以下两种类型。

(1)漏斗骨盆:骨盆入口各径线值均正常,两侧骨盆壁向内倾斜似漏斗得名。其特点是中骨盆及骨盆出口平面均明显狭窄,使坐骨棘间径、坐骨结节间径均缩短,耻骨弓角度<90°。坐骨结节间径与出口后矢状径之和<15 cm。

(2)横径狭窄骨盆:骨盆各横径径线均缩短,各平面前后径稍长,坐骨切迹宽,测量骶耻外径值正常,但髂棘间径及髂嵴间径均缩短。中骨盆及骨盆出口平面狭窄,产程早期无头盆不称征象,当胎头下降至中骨盆或骨盆出口时,常不能顺利地转成枕前位,形成持续性枕横位或枕后位造成难产。

3.均小骨盆

骨盆外形属女型骨盆,但骨盆各平面均狭窄,每个平面径线较正常值小 2 cm 或更多,称均小骨盆。多见于身材矮小、体形匀称的妇女。

4.畸形骨盆

骨盆失去正常形态称畸形骨盆。

(1)骨软化症骨盆:现已罕见是因缺钙、磷、维生素 D 及紫外线照射不足使成人期骨质矿化障碍,被类骨质组织所代替,骨质脱钙、疏松、软化。由于受躯干重力及两股骨向内上方挤压,使骶岬向前,耻骨联合前突,坐骨结节间径明显缩短,骨盆入口平面呈凹三角形(图 11-11)。严重者阴道不能容两指,一般不能经阴道分娩。

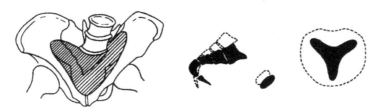

图 11-11　骨软化症骨盆

(2)偏斜型骨盆:骨盆一侧斜径缩短,一侧髂骨翼与髋骨发育不良所致骶髂关节固定,以及下肢及髋关节疾病(图 11-12)。

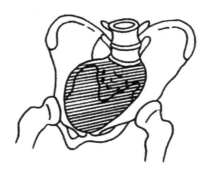

图 11-12　偏斜型骨盆

(二)临床表现

1.骨盆入口平面狭窄的临床表现

(1)胎头衔接受阻:一般情况下初产妇在妊娠末期,即预产期前 1～2 周或临产前胎头已衔接,即胎头双顶径进入骨盆入口平面,颅骨最低点达坐骨棘水平。若入口狭窄,即使已经临产,胎头仍未入盆,经检查胎头跨耻征阳性。胎位异常,如臀先露、面先露或肩先露的发生率是正常骨盆的 3 倍。

(2)若已临产,根据骨盆狭窄程度、产力强弱、胎儿大小及胎位情况不同,临床表现也不一样。①骨盆临界性狭窄:若胎位、胎儿大小及产力正常,胎头常以矢状缝在骨盆入口横径衔接,多取后不均倾势,即后顶骨先入盆,后顶骨逐渐进入骶凹处,再使前顶骨入盆,则于骨盆入口横径上呈头盆均倾势。临床表现为潜伏期活跃早期延长,活跃后期产程进展顺利;若胎头迟迟不入盆,此时常出现胎膜早破,其发生率为正常骨盆的4～6倍;由于胎膜早破母儿可发生感染;胎头不能紧贴宫颈内口诱发宫缩,常出现继发性宫缩乏力。②骨盆绝对性狭窄:若产力、胎儿大小及胎位均正常,但胎头仍不能入盆,常发生梗阻性难产,这种情况可出现病理性缩复环,甚至子宫破裂;如胎先露部嵌入骨盆入口时间长,血液循环障碍,组织坏死,可形成泌尿生殖道瘘;在强大的宫缩压力下,胎头颅骨重叠,可出现颅骨骨折及颅内出血。

2.中骨盆平面狭窄的临床表现

(1)胎头能正常衔接:潜伏期及活跃早期进展顺利,当胎头下降达中骨盆时,由于内旋转受阻,胎头双顶径被阻于中骨盆狭窄部位之上,常出现持续性枕横位或枕后位,同时出现继发性宫缩乏力,活跃后期及第二产程延长甚至第二产程停滞。

(2)胎头受阻于中骨盆:有一定可塑性的胎头开始变形,颅骨重叠,胎头受压,异常分娩使软组织水肿,产瘤较大,严重时可发生脑组织损伤、颅内出血、胎儿窘迫。若中骨盆狭窄程度严重,宫缩又较强,可发生先兆子宫破裂及子宫破裂。强行阴道助产可导致严重软产道裂伤及新生儿产伤。

(3)骨盆出口平面狭窄的临床表现:骨盆出口平面狭窄与中骨盆平面狭窄常同时存在。若单纯骨盆出口平面狭窄,第一产程进展顺利,胎头达盆底受阻,第二产程停滞,继发性宫缩乏力,胎头双顶径不能通过出口横径,强行阴道助产可导致软产道、骨盆底肌肉及会阴严重损伤,胎儿严重产伤,对母儿危害极大。

(三)诊断

在分娩过程中,骨盆是个不变因素,也是估计分娩难易的一个重要因素。狭窄骨盆影响胎位和胎先露部的下降及内旋转,也影响宫缩。在估计分娩难易时,骨盆是首先考虑的一个重要因素。应根据胎儿的大小及骨盆情况尽早做出有无头盆不称的诊断,以决定适当的分娩方式。

1.病史

询问有无佝偻病、脊髓灰质炎、脊柱和髋关节结核及骨盆外伤等病史。对经产妇应详细询问既往分娩史,如有无难产史或新生儿产伤史等。

2.一般检查

测量身高,孕妇身高<145 cm时应警惕均小骨盆。观察孕妇体型、步态,有无下肢残疾,有无脊柱及髋关节畸形,米氏菱形窝是否对称。

3.腹部检查

观察腹型,检查有无尖腹及悬垂腹,有无胎位异常等。骨盆入口异常,因头盆不称、胎头不易入盆常导致胎位异常,如臀先露、肩先露。中骨盆狭窄则影响胎先露内旋转而导致持续性枕横位、枕后位等。部分初产妇在预产期前2周左右,经产妇于临产后胎头均应入盆。若已临产胎头仍未入盆,应警惕是否存在头盆不称。检查头盆是否相称具体方法:孕妇排空膀胱后,取仰卧,两腿伸直。检查者用手放在耻骨联合上方,将浮动的胎头向骨盆腔方向推压。若胎头低于耻骨联合,表示胎头可入盆(头盆相称),称胎头跨耻征阴性;若胎头与耻骨联合在同一平面,表示可疑头盆不称,称胎头跨耻征可疑阳性;若胎头高于耻骨联合,表示头盆明显不称,称胎头跨耻征阳性。对出现此类症状的孕妇,应让其取半卧位两腿屈曲,再次检查胎头跨耻征,若转为阴性,提示为骨盆倾斜度异常,而不是头盆不称。

4.骨盆测量

(1)骨盆外测量:骶耻外径<18 cm为扁平骨盆。坐骨结节间径<8 cm,耻骨弓角度<90°为漏斗形骨盆。各径线均小于正常值2 cm或以上为均小骨盆。骨盆两侧斜径(以一侧髂前上棘至对侧髂后上棘间的距离)及同侧直径(从髂前上棘至同侧髂后上棘间的距离)相差>1 cm为偏斜骨盆。

(2)骨盆内测量:对角径<11.5 cm,骶骨岬突出为入口平面狭窄,属扁平骨盆。应检查骶骨前面弧度。坐骨棘间径<10 cm,坐骨切迹宽度<2横指,为中骨盆平面狭窄。如坐骨结节间径<8 cm,则应测量出口后矢状径及检查骶尾关节活动度,如坐骨结节间径与出口后矢状径之和<15 cm,为骨盆出口平面狭窄。

(四)对母儿影响

1.对产妇的影响

骨盆狭窄影响胎头衔接及内旋转,容易发生胎位异常、胎膜早破、宫缩乏力,导致产程延长或停滞。胎先露压迫软组织过久导致组织水肿、坏死形成生殖道瘘。胎膜早破、肛查或阴道检查次数增多及手术助产增加产褥感染机会。剖宫产及产后出血者增多,严重梗阻性难产若不及时处理,可导致子宫破裂。

2.对胎儿及新生儿的影响

头盆不称易发生胎膜早破、脐带脱垂,脐带脱垂可导致胎儿窘迫甚至胎儿死亡。产程延长、胎儿窘迫使新生儿容易发生颅内出血、新生儿窒息等并发症。阴道助产机会增多,易发生新生儿产伤及感染。

(五)分娩时处理

处理原则:根据狭窄骨盆类别和程度、胎儿大小胎心率、宫缩强弱、宫口扩张程度、胎先露下降情况、破膜与否,结合既往分娩史、年龄、产次、有无妊娠合并症及并发症决定分娩方式。

1.一般处理

在分娩过程中,应使产妇树立信心,消除紧张情绪和恐惧心理。保证能量及水分的摄入,必要时补液。注意产妇休息,监测宫缩、胎心,观察产程进展。

2.骨盆入口平面狭窄的处理

(1)明显头盆不称(绝对性骨盆狭窄):胎头跨耻征阳性者,足月胎儿不能经阴道分娩。应在临产后行剖宫产术结束分娩。

(2)轻度头盆不称(相对性骨盆狭窄):胎头跨耻征可疑阳性,足月活胎估计体重<3 000 g,胎心正常及产力良好,可在严密监护下试产。胎膜未破者可在宫口扩张3 cm时行人工破膜,若破膜后宫缩较强,产程进展顺利,多数能经阴道分娩。试产过程中若出现宫缩乏力,可用缩宫素静脉滴注加强宫缩。试产2～4小时胎头仍迟迟不能入盆,宫口扩张缓慢,或伴有胎儿窘迫征象,应及时行剖宫产术结束分娩。若胎膜已破,为了减少感染,应适当缩短试产时间。

(3)骨盆入口平面狭窄的试产:必须以宫口开大3～4 cm,胎膜已破为试产开始。胎膜未破者在宫口扩张3 cm时可行人工破膜。宫缩较强,多数能经阴道分娩。试产过程中如果出现宫缩乏力,可用缩宫素静脉滴注加强宫缩。若试产2～4小时,胎头不能入盆,产程进展缓慢,或伴有胎儿窘迫征象,应及时行剖宫产术。如胎膜已破,应适当缩短试产时间。骨盆入口平面狭窄,主要为扁平骨盆的妇女,妊娠末期或临产后,胎头矢状缝只能衔接于骨盆入口横径上。胎头侧屈使其两顶骨先后依次入盆,呈不均倾势嵌入骨盆入口,称为头盆均倾不均。前不均倾为前顶骨先嵌入,矢状缝偏后。后不均倾为后顶骨先嵌入,矢状缝偏前(图11-13)。当胎头双顶骨均通过骨盆入口平面时,即可顺利地经阴道分娩。

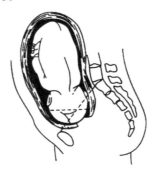

图11-13　胎头嵌入骨盆姿势——后不均倾

3.中骨盆平面狭窄的处理

在分娩过程中,胎儿在中骨盆平面完成俯屈及内旋转动作。若中骨盆平面狭窄,则胎头俯屈及内旋转受阻,易发生持续性枕横位或持续性枕后位,产妇多表现为活跃期或第二产程延长及停滞、继发性宫缩乏力等。若宫口开全,胎头双顶径达坐骨棘平面或更低,可经阴道徒手旋转胎头为枕前位,待其自然分娩。宫口开全,胎心正常者可经阴道助产分娩。胎头双顶径在坐骨棘水平以上,或出现胎儿窘迫征象,应行剖宫产术。

4.骨盆出口平面狭窄的处理

骨盆出口平面是产道的最低部位,应于临产前对胎儿大小、头盆关系做出充分估计,决定能否经阴道分娩,诊断为骨盆出口平面狭窄者,不能进行试产。若发现出口横径狭窄,耻骨弓角度变锐,耻骨弓下三角空隙不能利用,胎先露部后移,利用出口后三角空隙娩出。临床上常用出口横径与出口后矢状径之和来估计出口大小。出口横径与出口后矢状径之和>15 cm时,多数可经阴道分娩,有时需阴道助产,应做较大的会阴切开。若两者之和<15 cm时,不应经阴道试产,应行剖宫产术终止妊娠。

5.均小骨盆的处理

胎儿估计不大,胎位正常,头盆相称,宫缩好,可以试产,通常可通过胎头变形和极度俯屈,以胎头最小径线通过骨盆腔,可能经阴道分娩。若有明显头盆不称,应尽早行剖宫产术。

6.畸形骨盆的处理

根据畸形骨盆种类、狭窄程度、胎儿大小、产力等综合判断。如果畸形严重、明显头盆不称者,应及早行剖宫产术。

二、软产道异常

软产道包括子宫下段、宫颈、阴道及骨盆底软组织构成的弯曲管道。软产道异常所致的难产较少见,临床上容易被忽视。在妊娠前或妊娠早期应常规行双合诊检查,了解软产道情况。

(一)外阴异常

1.外阴白色病变

皮肤黏膜慢性营养不良,组织弹性差,分娩时易发生会阴撕裂伤,宜做会阴后一侧切开术。

2.外阴水肿

某些疾病如重度子痫前期、重度贫血、心脏病及慢性肾炎孕妇若有全身水肿,可同时伴有重度外阴水肿,分娩时可妨碍胎先露部下降,导致组织损伤、感染和愈合不良等情况。临产前可用50％硫酸镁液湿热敷会阴,临产后仍有严重水肿者,在外阴严格消毒下进行多点针刺皮肤放液;分娩时行会阴后一侧切开;产后加强会阴局部护理,预防感染,可用50％硫酸镁液湿热敷,配合远红外线照射。

3.会阴坚韧

会阴坚韧尤其多见于35岁以上高龄初产妇。在第二产程可阻碍胎先露部下降,宜做会阴后一侧切开,以免胎头娩出时造成会阴严重裂伤。

4.外阴瘢痕

瘢痕挛缩使外阴及阴道口狭小,且组织弹性差,影响胎先露部下降。如瘢痕的范围不大,可经阴道分娩,分娩时应做会阴后一侧切开。如瘢痕过大,应行剖宫产术。

（二）阴道异常

1.阴道横隔

阴道横隔多位于阴道上段或中段,较坚韧,常影响胎先露部下降。因在横隔中央或稍偏一侧常有一小孔,常被误认为宫颈外口。在分娩时应仔细检查。

（1）阴道分娩:横隔被撑薄,可在直视下自小孔处将横隔做"X"形切开。横隔被切开后因胎先露部下降压迫,通常无明显出血,待分娩结束再切除剩余的隔,用可吸收线将残端做间断或连续锁边缝合。

（2）剖宫产:如横隔较高且组织坚厚,阻碍先露部下降,需行剖宫产术结束分娩。

2.阴道纵隔

（1）伴有双子宫、双宫颈时,当一侧子宫内的胎儿下降,纵隔被推向对侧,阴道分娩多无阻碍。

（2）当发生于单宫颈时,有时胎先露部的前方可见纵隔,可自行断裂,阴道分娩无阻碍。纵隔厚时应于纵隔中间剪断,用可吸收线将残端缝合。

3.阴道狭窄

产伤、药物腐蚀、手术感染可导致阴道瘢痕形成。若阴道狭窄部位位置低、狭窄程度轻,可经阴道分娩。狭窄位置高、程度重时宜行剖宫产术。

4.阴道尖锐湿疣

分娩时,为预防新生儿患喉乳头瘤,应行剖宫产术。病灶巨大时可能造成软产道狭窄,影响胎先露下降时,也宜行剖宫产术。

5.阴道壁囊肿和肿瘤

（1）阴道壁囊肿较大时,会阻碍胎先露部下降,可行囊肿穿刺,抽出其内容物,待分娩后再选择时机进行处理。

（2）阴道内肿瘤大妨碍分娩,且肿瘤不能经阴道切除时,应行剖宫产术,阴道内肿瘤待产后再行处理。

（三）宫颈异常

1.宫颈外口黏合

宫颈外口黏合多在分娩受阻时发现。宫口为很小的孔,当宫颈管已消失而宫口却不扩张,一般用手指稍加压力分离,黏合的小孔可扩张,宫口即可在短时间内开全。但有时需行宫颈切开术,使宫口开大。

2.宫颈瘢痕

因孕前曾行宫颈深部电灼术或微波术、宫颈锥形切除术、宫颈裂伤修补术等所致。虽可于妊娠后软化,但宫缩很强时宫口仍不扩张,应行剖宫产。

3.宫颈坚韧

宫颈组织缺乏弹性,或精神过度紧张使宫颈挛缩,宫颈不易扩张,多见于高龄初产妇,可于宫颈两侧各注射 0.5%利多卡因 5~10 mL,也可静脉推注地西泮 10 mg。如宫颈仍不扩张,应行剖宫产术。

4.宫颈水肿

宫颈水肿多见于扁平骨盆、持续性枕后位或滞产,宫口没有开全而过早使用腹压,致使宫颈前唇长时间被压于胎头与耻骨联合之间,血液回流受阻引起水肿,影响宫颈扩张。多见于胎位异常或滞产。

(1)轻度宫颈水肿:①可以抬高产妇臀部;②同宫颈坚韧处理;③宫口近开全时,可用手轻轻上托水肿的宫颈前唇,使宫颈越过胎头,能够经阴道分娩。

(2)严重宫颈水肿:经上述处理无明显效果,宫口扩张<3 cm,伴有胎儿窘迫,应行剖宫产术。

5.宫颈癌

宫颈硬而脆,缺乏伸展性,临产后影响宫口扩张,若经阴道分娩,有发生大出血、裂伤、感染及肿瘤扩散等危险,不应经阴道分娩,应考虑行剖宫产术,术后手术或放疗。

6.子宫肌瘤

较小的肌瘤没有阻塞产道可经阴道分娩,肌瘤待分娩后再行处理。子宫下段及宫颈部位的较大肌瘤可占据盆腔或阻塞于骨盆入口,阻碍胎先露部下降,宜行剖宫产术。

(叶 青)

第三节 产力异常

产力包括子宫收缩力、腹肌和膈肌收缩力及肛提肌收缩力,其中以子宫收缩力为主。在分娩过程中,子宫收缩(简称宫缩)的节律性、对称性及极性不正常或强度、频率有改变时,称为子宫收缩力异常。临床上多因产道或胎儿因素异常造成梗阻性难产,使胎儿通过产道阻力增加,导致继发性产力异常。产力异常分为子宫收缩乏力和子宫收缩过强两类。每类又分协调性宫缩和不协调性宫缩(图 11-14)。

一、子宫收缩乏力

(一)原因

子宫收缩乏力多由几个因素综合引起。

1.头盆不称或胎位异常

胎先露部下降受阻,不能紧贴子宫下段及宫颈,因此不能引起反射性宫缩,导致继发性子宫收缩乏力。

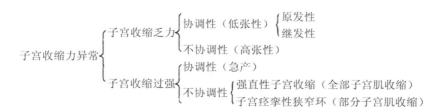

图 11-14 子宫收缩力异常的分类

2.子宫因素

子宫发育不良,子宫畸形(如双角子宫),子宫壁过度膨胀(如双胎、巨大胎儿、羊水过多等)、经产妇的子宫肌纤维变性或子宫肌瘤等。

3.精神因素

初产妇尤其是高龄初产妇,精神过度紧张、疲劳均可使大脑皮层功能紊乱,导致子宫收缩乏力。

4.内分泌失调

临产后,产妇体内的雌激素、缩宫素、前列腺素的敏感性降低,影响子宫肌兴奋阈,致使子宫收缩乏力。

5.药物影响

产前较长时间应用硫酸镁,临产后不适当地使用吗啡、哌替啶、巴比妥类等镇静剂与镇痛剂;产程中不适当应用麻醉镇痛等均可使宫缩受到抑制。

(二)临床表现

根据发生时期可分为原发性和继发性两种。原发性宫缩乏力是指产程开始即宫缩乏力,宫口不能如期扩张,胎先露部不能如期下降,产程延长;继发性宫缩乏力是指活跃期即宫口开大 3 cm 及以后出现宫缩乏力,产程进展缓慢,甚至停滞。子宫收缩乏力有两种类型,临床表现不同。

1.协调性子宫收缩乏力(低张性子宫收缩乏力)

宫缩具有正常的节律性、对称性和极性,但收缩力弱,宫腔压力低(<2.0 kPa),持续时间短,间歇期长且不规律,当宫缩达极期时,子宫体不隆起和变硬,用手指压宫底部肌壁仍可出现凹陷,产程延长或停滞。由于宫腔内压力低,对胎儿影响不大。

2.不协调性子宫收缩乏力(高张性子宫收缩乏力)

宫缩的极性倒置,宫缩不是起自两侧宫角。宫缩的兴奋点来自子宫的一处或多处,节律不协调,宫缩时宫底部不强,而是体部和下段强。宫缩间歇期子宫壁不能完全松弛,表现为不协调性子宫收缩乏力。这种宫缩不能使宫口扩张和胎先露部下降,属无效宫缩。产妇自觉下腹部持续疼痛、拒按,烦躁不安,产程长,可导致肠胀气,排尿困难,胎儿胎盘循环障碍,常出现胎儿窘迫。检查时,下腹部常有压痛,胎位触不清,胎心不规律,宫口扩张缓慢,胎先露部下降缓慢或停滞。

3.产程曲线异常

子宫收缩乏力可导致产程曲线异常(图 11-15)。常见以下 4 种。

(1)潜伏期延长:从临产规律宫缩开始至宫口扩张 3 cm 称为潜伏期,初产妇潜伏期约需 8 小时,最大时限为 16 小时。超过 16 小时称为潜伏期延长。

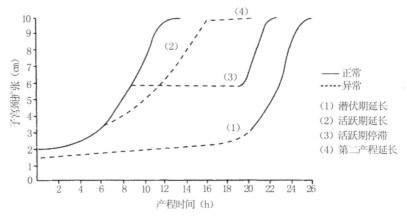

图 11-15　异常的宫颈扩张曲线

（2）活跃期延长：从宫口扩张 3 cm 至宫口开全为活跃期。初产妇活跃期正常约需 4 小时，最大时限 8 小时，超过 8 小时为活跃期延长。

（3）活跃期停滞：进入活跃期后，宫颈口不再扩张达 2 小时以上，称为活跃期停滞，根据产程中定期阴道（肛门）检查诊断。

（4）第二产程延长：第二产程初产妇超过 2 小时，经产妇超过 1 小时尚未分娩，称为第二产程延长。

以上四种异常产程曲线，可以单独存在，也可以合并存在。当总产程超过 24 小时称为滞产。

（三）对母儿影响

1.对产妇的影响

产程延长，产妇休息不好，精神疲惫与体力消耗，可出现疲乏无力、肠胀气、排尿困难等，还可影响宫缩，严重时还引起脱水、酸中毒。又由于产程延长，膀胱受压在胎头与耻骨联合之间，导致组织缺血、水肿、坏死，形成瘘，如膀胱阴道瘘或尿道阴道瘘。另外，胎膜早破及产程中多次阴道（肛门）检查均可增加感染机会；产后宫缩乏力，易引起产后出血。

2.对胎儿的影响

宫缩乏力影响胎头内旋转，增加手术机会。不协调子宫收缩乏力不能使子宫壁完全放松，影响子宫胎盘循环。胎儿在宫内缺氧，胎膜早破，还易造成脐带受压或脱垂，造成胎儿窘迫，甚至胎死宫内。

（四）治疗

1.协调性宫缩乏力

无论是原发性或继发性，一旦出现，首先寻找原因，如判断无头盆不称和胎位异常，估计能经阴道分娩者，考虑采取加强宫缩的措施。

（1）第一产程：消除精神紧张，产妇过度疲劳，可给予地西泮 10 mg 缓慢静脉注射或哌替啶 100 mg 肌内注射或静脉注射，经过一段时间，可使宫缩力转强；对不能进食者，可经静脉输液，10％葡萄糖液 500～1 000 mL 内加维生素 C 2 g，伴有酸中毒时可补充 5％碳酸氢钠。经过处理，宫缩力仍弱，可选用下列方法加强宫缩。

人工破膜：宫颈口开大 3 cm 以上，无头盆不称，胎头已衔接者，可行人工破膜。破膜后，胎头紧贴子宫下段及宫颈，引起反射性宫缩，加速产程进展。Bishop 提出用宫颈成熟度评分法估计加强宫缩措施的效果。如产妇得分在≤3分,加强宫缩均失败,应改用其他方法;4～6分成功率约为50%,7～9分的成功率约为80%,≥9分均成功。

缩宫素静脉滴注:适用于宫缩乏力、胎心正常、胎位正常、头盆相称者。将缩宫素1U加入5%葡萄糖液200 mL内,以8滴/分钟,即2.5 mU/min开始,根据宫缩强度调整滴速,维持宫缩强度每间隔2～3分钟,持续30～40秒。缩宫素静脉滴注过程应有专人看守,观察宫缩,根据情况及时调整滴速。经过上述处理,如产程仍无进展或出现胎儿窘迫征象,应及时行剖宫产术。

(2)第二产程:第二产程如无头盆不称,出现宫缩乏力时也可加强宫缩,给予缩宫素静脉滴注,促进产程进展。如胎头双顶径已通过坐骨棘平面,可等待自然娩出,或行会阴侧切后行胎头吸引器或低位产钳助产;如胎头尚未衔接或伴有胎儿窘迫征象,均应立即行剖宫产术结束分娩。

(3)第三产程:为预防产后出血,当胎儿前肩露出于阴道口时,可给予缩宫素10U静脉注射,使宫缩增强,促使胎盘剥离与娩出及子宫血窦关闭。如产程长,破膜时间长,应给予抗生素预防感染。

2.不协调宫缩乏力

处理原则是镇静,调节宫缩,恢复宫缩极性。给予强镇静剂哌替啶100 mg肌内注射,使产妇充分休息,醒后多能恢复为协调宫缩。如未能纠正,或已有胎儿窘迫征象,立即行剖宫产术结束分娩。

(五)预防

(1)应对孕妇进行产前教育,解除孕妇思想顾虑和恐惧心理,使孕妇了解妊娠和分娩均为生理过程,分娩过程中医护人员热情耐心,家属陪产均有助于消除产妇的紧张情绪,增强信心,预防精神紧张所致的子宫收缩乏力。

(2)分娩时鼓励及时进食,必要时静脉补充营养。

(3)避免过多使用镇静药物,产程中使用麻醉镇痛应在宫口开全前停止给药,注意及时排空直肠和膀胱。

二、子宫收缩过强

(一)协调性子宫收缩过强

宫缩的节律性、对称性和极性均正常,仅宫缩过强、过频,如产道无阻力,宫颈可在短时间内迅速开全,分娩在短时间内结束,总产程不足3小时,称为急产,经产妇多见。

1.对母儿影响

(1)对产妇的影响:宫缩过强过频,产程过快,可致宫颈、阴道及会阴撕裂伤。接生时来不及消毒,可致产褥感染。产后子宫肌纤维缩复不良易发生胎盘滞留或产后出血。

(2)对胎儿和新生儿的影响:宫缩过强影响子宫胎盘的血液循环,易发生胎儿窘迫、新生儿窒息甚或死亡;胎儿娩出过快,胎头在产道内受到的压力突然解除,可新生儿颅内出血;来不及消毒接生,易致新生儿感染;如坠地可致骨折、外伤。

2.处理

(1)有急产史的产妇:在预产期前1～2周不宜外出远走,以免发生意外,有条件应提前住院待产。

(2)临产后不宜灌肠,提前做好接生和抢救新生儿窒息的准备。胎儿娩出时勿使产妇向下屏气。

（3）产后仔细检查软产道，包括宫颈、阴道、外阴，如有撕裂，及时缝合。

（4）新生儿处理：肌内注射维生素 K_1 每天 2 mg，共 3 天，以预防新生儿颅内出血。

（5）如属未消毒接生，母儿均给予抗生素预防感染，酌情接种破伤风免疫球蛋白。

（二）不协调性子宫收缩过强

1.强直性宫缩

强直性宫缩多因外界因素造成，如临产后分娩受阻或不适当应用缩宫素，或胎盘早剥血液浸润子宫肌层，均可引起宫颈内口以上部分子宫肌层出现强直性痉挛性宫缩。

（1）临床表现：产妇烦躁不安，持续性腹痛，拒按，胎位触不清，胎心听不清，有时还可出现病理缩复环、血尿等先兆子宫破裂征象。

（2）处理：一旦确诊为强直性宫缩，应及时给予宫缩抑制剂，如 25％硫酸镁 20 mL 加入5％葡萄糖液 20 mL 缓慢静脉推注。如属梗阻原因，应立即行剖宫产术结束分娩。

2.子宫痉挛性狭窄环

子宫壁某部肌肉呈痉挛性不协调性收缩所形成的环状狭窄，持续不放松，称为子宫痉挛性狭窄环。多在子宫上下段交界处，也可在胎体某一狭窄部，以胎颈、胎腰处常见（图 11-16）。

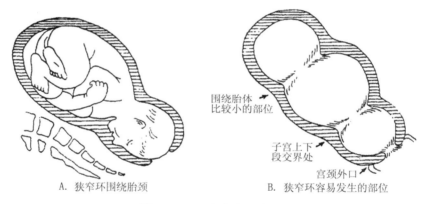

A. 狭窄环围绕胎颈　　　　　　　　　　B. 狭窄环容易发生的部位

图 11-16　子宫痉挛性狭窄环

（1）原因：多因精神紧张、过度疲劳及不适当地应用宫缩剂或粗暴地进行产科处理所致。

（2）临床表现：产妇出现持续性腹痛，烦躁不安，宫颈扩张缓慢，胎先露下降停滞。胎心时快时慢，阴道检查可触及狭窄环。子宫痉挛性狭窄环特点是此环不随宫缩上升。

（3）处理：认真寻找原因，及时纠正。禁止阴道内操作，停用缩宫素。如无胎儿窘迫征象，可给予哌替啶100 mg 肌内注射，一般可消除异常宫缩。当宫缩恢复正常，可行阴道手术助产或等待自然分娩。如经上述处理，狭窄环不缓解，宫口未开全，胎先露部高，或已伴有胎儿窘迫，应立即行剖宫产术。如胎儿已死亡，宫口开全，则可在全麻下经阴道分娩。

（叶　青）

第十二章

分娩并发症

第一节　子　宫　破　裂

子宫破裂是指妊娠期子宫破裂即子宫体或下段于妊娠时期或分娩期发生的子宫裂伤。子宫破裂发生率不同的地区有很大的差异,城乡妇幼保健网的建立和健全的程度不同,其发挥的作用也有明显差异,子宫破裂在城市医院已很少见到,而农村偏远地区时有发生。子宫破裂按发生时间可分为产前和产时,按程度可分为完全性和不完全性破裂,还可根据破裂的原因分为自发性和创伤性子宫破裂。

一、病因

主要因为子宫曾经手术或有过损伤和高龄多产妇。

(一)子宫自然破裂

1.阻塞性难产

阻塞性难产为常见的和最主要的原因。胎先露下降受阻,如骨盆狭窄、胎位异常、胎儿畸形、软产道畸形,以及盆腔肿瘤阻塞产道等均可造成胎先露下降受阻。临产后子宫上段强烈收缩,向下压迫胎儿,子宫下段被迫过度伸展而变薄,造成子宫破裂。

2.损伤性子宫破裂

不适当地实行各种阴道助产手术,如宫口未开全做产钳助娩或臀牵引术手法粗暴,忽略性横位,不按分娩机制,强行做内倒转术;或做破坏性手术如毁胎术,胎盘植入人工剥离胎盘等由于操作用力不当,损伤子宫。暴力增加腹压助产即人工加压子宫底部促使胎儿娩出,也可使子宫破裂。

3.催产素应用不当

产程延长,未查明原因即滥用催产素,或宫颈未成熟应用催产素强行引产,有时胎儿从阴道前或后穹隆排出,造成子宫破裂。

4.子宫发育异常

如残角子宫,双角子宫,子宫发育不良在妊娠后期或分娩期发生破裂。

（二）瘢痕子宫破裂

1.剖宫产术或其他原因子宫切开术

如子宫畸形整形术、子宫穿孔或肌瘤剔除进宫腔修补术。妊娠晚期子宫膨大,分娩过程中瘢痕自发破裂。

2.子宫破裂

以剖宫产瘢痕破裂最为常见,与前次剖宫产的术式有关,子宫切口分为下段横切口或纵切口,一般术式选为下段横切口,妊娠晚期子宫下段拉长、变薄,易切开及缝合,易愈合,若子宫下段未充分伸展而施行手术,术中不能选子宫下段横切口而行子宫纵切口,子宫肌层相对厚,缝合对合不齐,使切口愈合不良,易发生子宫破裂及产后晚期出血。与前次剖宫产缝合技术有关,无论子宫下段横切口或纵切口,如果切口缝线太密、太紧,影响血运,边缘对合不齐或将内膜嵌入肌层、感染等因素使切口愈合不良,再次妊娠分娩易发生子宫破裂。

（三）本次妊娠的影响

1.胎盘的位置

因滋养叶细胞有侵袭子宫肌层的作用,若胎盘位于瘢痕处,可造成瘢痕的脆弱。

2.妊娠间隔的时间

瘢痕子宫破裂与妊娠间隔有一定的关系,有资料表明,瘢痕子宫破裂最短为 1 年,最长为 10 年,一般 2 年之内子宫破裂为多。

3.妊娠晚期子宫膨大

如双胎、羊水过多、巨大儿等,一般孕周达 38 周胎头入骨盆,子宫下段撑薄,易发生子宫瘢痕破裂。

4.产力的影响

临产后子宫收缩牵拉瘢痕,易发生瘢痕的破裂。

二、临床表现

根据子宫破裂的发展过程,可分为先兆子宫破裂与子宫破裂两种。先兆破裂为时短暂,若无严密观察产程往往被忽略,发展为破裂。尤其为前次剖宫产史,常见于瘢痕破裂,有时在手术时才发现子宫肌层裂开。

（一）先兆破裂

（1）多见于产程延长与先露下降受阻,产妇突然烦躁不安,疼痛难忍,呼吸急促,脉搏细速。

（2）子宫肌层过度收缩与缩复而变厚,子宫下段逐渐变长变薄。腹部检查时子宫上下段明显出现病理缩复环,即此环每次宫缩时逐渐上升,阵缩时子宫呈葫芦形,子宫下段有明显压疼。

（3）胎动活跃,胎心变慢或增快。提示胎儿宫内窘迫。

（4）产妇往往不能自解小便,膀胱因过度压迫而发生组织损伤,导致血尿。

（二）破裂

子宫破裂发生一刹那,产妇感到剧烈疼痛。宫缩停止,腹痛稍感轻些,此后产妇出现的全身情况与破裂的性质（完全或不完全）、出血的多少有关。完全破裂,内出血多,患者血压下降,很快出现休克,胎动停止,胎心音消失。出血和羊水的刺激有腹膜刺激症状,如压疼、反跳痛及肌紧张等,不完全破裂症状可不典型,但在破裂处有固定的压痛。典型的子宫破裂诊断不困难,但若破裂发生在子宫后壁或不完全破裂则诊断较困难。

三、诊断

(一)病史、体征

依靠病史、体征可做出初步诊断。

(二)腹部检查

腹部检查全腹压痛和反跳痛，腹肌紧张，可叩及移动性浊音，腹壁下胎体可清楚扪及，子宫缩小，位于胎儿一侧，胎动停止，胎心音消失。

(三)阴道检查

子宫破裂后，阴道检查可发现胎先露的上移，宫颈口缩小，可有阴道流血，有时可触到破裂口；但若胎儿未出宫腔，胎先露不会移位，检查动作要轻柔，有时会加重病情。

(四)B超诊断

可见胎儿游离在腹腔内，胎儿的一边可见收缩的子宫及腹水。

(五)腹腔或后穹隆穿刺

可明确腹腔内有无出血。

四、鉴别诊断

(一)胎盘早剥与子宫破裂

均有发病急、剧烈腹部疼痛、腹腔内出血、休克等症状，但前者患有妊高征，B超提示胎盘后血肿，子宫形状不变，亦不缩小。

(二)难产并发感染

个别难产病例，经多次阴道检查后感染，出现腹痛症状和腹膜炎刺激征，类似子宫破裂征象，阴道检查宫颈口不会回缩，胎儿先露不会上升，子宫亦不会缩小。

五、治疗

(一)先兆子宫破裂

早期诊断，及时恰当处理，包括输液、抑制宫缩的药物及抗生素的应用。一旦诊断子宫先兆破裂，希望能挽救胎儿，同时为了避免发展成子宫破裂，应尽快剖宫产术结束分娩。

(二)子宫破裂

一方面输液、输血、氧气吸入等抢救休克，同时准备剖腹手术，子宫破裂时间在 12 小时以内，破口边缘整齐，无明显感染，需保留生育功能者，可考虑修补缝合破口。破口大或撕裂不整齐，且有感染可能，考虑行次全子宫切除术。破裂口不仅在下段，且沿下段至宫颈口考虑行子宫全切术。如产妇已有活婴，同时行双侧输卵管结扎术。

(三)开腹探查子宫破裂外的部位

仔细检查阔韧带内、膀胱、输尿管、宫颈和阴道，如发现有损伤，及时行修补术。

六、预防与预后

做好孕期检查，正确处理产程，绝大多数子宫破裂可以避免。孕产期发生子宫破裂的预后与早期诊断、抢救是否及时、破裂的性质有关。减少孕产妇及围生儿的死亡率。

(1)建立健全的妇幼保健制度，加强围生期保健检查，凡有剖宫产史、子宫手术史、难产史、产前检查发现骨盆狭窄、胎位异常者,应预产期前 2 周入院待产。充分做好分娩前的准备,必要时择期剖宫产。

(2)密切观察产程,及时发现异常,出现病理缩复环或其他先兆子宫破裂征象时应及时行剖宫产。

(3)严格掌握催产素和其他宫缩剂的使用适应证:胎位不正,头盆不称,骨盆狭窄禁用催产素;双胎,胎儿偏大,剖宫产史,多胎经产妇慎用或不用催产素。无禁忌证的产妇,应用催产素应稀释后静脉滴注,由专人负责观察产程。禁止在胎儿娩出之前肌内注射催产素。

(4)严格掌握各种阴道手术的指征:遵守手术操作规程,困难的阴道检查,如产钳,内倒转术后,剖宫产史及子宫手术史,产后应常规探查宫颈和宫腔有无损伤。

(5)严格掌握剖宫产指征:近年来,随着剖宫产率的不断上升,瘢痕子宫破裂的比例随之上升。因此,第一次剖宫产时,必须严格掌握剖宫产的指征。术式尽可能采取子宫下段横切口。

(叶　青)

第二节　子宫翻出

子宫翻出又称子宫内翻,是指子宫底部向宫腔内陷入,甚至自宫颈翻出的病变,这是一种分娩期少见而严重的并发症。多数发生在第三产程,如处理不及时,往往因休克、出血,产妇可在 3～4 小时内死亡。国内报道子宫翻出病死率可达 62%。

一、发生率

子宫翻出是一种罕见的并发症,其发生率各家报道不一,Shan-Hosseini 等(1989 年)报道子宫翻出发生率约为 1∶6 400 次分娩,Platt 等(1981 年)报道发生率约为 1∶2 100 次分娩。陈晨等报道北京市红十字会朝阳医院 1982—1996 年间子宫翻出发生率为 1∶16 473;湖南株洲市二院1961—1981 年间发生率为 1∶4 682;山东淄博市妇幼保健院 1984—1986 年间发生率为 1∶1 666;广州市白云区妇幼保健院 2004—2009 年间发生率为 1∶10 359。

二、病因

引起急性子宫翻出的病因较多,常常是多种因素共同作用的结果,但其先决条件必须有子宫壁松弛和子宫颈扩张,其中第三产程处理不当(占 60%),胎儿娩出后,过早干预,按压子宫底的手法不正确,强行牵拉脐带等,导致子宫底陷入宫腔,黏膜面翻出甚至脱垂于阴道口外。其促成子宫翻出的因素有以下几点。

(1)胎盘严重粘连、植入子宫底部,同时伴有子宫收缩乏力或先天性子宫发育不良,助产者在第三产程处理时,强拉附着于子宫底的胎盘脐带的结果,此时如脐带坚韧不从胎盘上断裂,加上用力挤压松弛的子宫底就可能发生子宫翻出。

(2)脐带过短或缠绕:胎儿娩出过程中由于脐带过短或脐带缠绕长度相对过短,过度牵拉脐带也会造成子宫翻出。

(3)急产宫腔突然排空:由于产程时间短,子宫肌肉尚处于松弛状态,在产程中因咳嗽或第二产程用力屏气,腹压升高,也会导致子宫翻出。

（4）产妇站立分娩:因胎儿体重对胎盘脐带的牵拉作用而引起子宫翻出。

（5）妊娠高血压疾病时:使用硫酸镁时使子宫松弛,也会促使子宫翻出;有人报道植入性胎盘也会促使子宫翻出。

三、分类

（一）按发病时间分类

1.急性子宫翻出

子宫翻出后宫颈尚未缩紧,占75%。

2.亚急性子宫翻出

子宫翻出后宫颈已缩紧,占15%。

3.慢性子宫翻出

子宫翻出宫颈回缩已经超过4周,子宫在翻出位置已经缩复但仍停留在阴道内,占10%。

（二）按子宫翻出程度分类

1.不完全子宫翻出

子宫底向下内陷,可接近宫颈口或越过但还存在部分子宫腔。

2.完全性子宫翻出

子宫底下降于子宫颈外,但还在阴道内。

3.子宫翻出脱垂

整个子宫翻出暴露于阴道口外。

四、临床表现

子宫翻出可引起迅速的阴道大量流血,处理不及时,可致产妇死亡。子宫翻出产妇突觉下腹剧痛,尤其胎盘未剥离牵拉脐带更加重腹痛,遂即产妇进入严重休克状态,有时休克与出血量不成正比,出现上述现象时,应考虑到有子宫翻出的可能。而慢性子宫翻出多因急性子宫翻出时未能及时发现,而后就诊的,此时的症状多表现如下。

（1）产后下腹坠痛,或阴道坠胀感。

（2）大小便不畅。

（3）产后流血史或月经过多。

（4）因子宫翻出感染,出现白带多而有臭味,甚至流脓液,严重者有全身感染症状,发热、白细胞升高等。

（5）因阴道流血而致继发性贫血。

五、诊断与鉴别诊断

在分娩第三产程有用手在下腹部推压子宫底或用手牵拉脐带的经过,产妇在分娩后突然下腹剧痛,出现休克,尤其与出血量不相称时,因考虑有子宫翻出的可能。当翻出子宫已脱垂于阴道口外时,诊断并不困难,但当胎盘未剥离已发生子宫翻出时有时会误诊为娩出的胎盘,再次牵拉脐带时即引起剧痛,此时应及时做阴道、腹部双合诊。

(一)诊断

1.腹部检查

下腹部摸不到宫底,或在耻骨联合后可触及一个凹陷。

2.阴道检查

在阴道内可触及一球形包块,表面为暗红色、粗糙的子宫内膜,在包块的根部可触及宫颈环。如胎盘尚未剥离而完全黏附于翻出的宫体时,常易误诊为胎儿面娩出的胎盘,牵引脐带时可引起疼痛。

根据病史及检查可做出子宫翻出的诊断。

(二)鉴别诊断

子宫翻出应与子宫黏膜下肌瘤及产后子宫脱垂相鉴别。

1.子宫黏膜下肌瘤

其系子宫肌瘤向子宫黏膜面发展,突出于子宫腔,如黏膜下肌瘤蒂长,经子宫收缩可将肌瘤排出宫颈而脱出于阴道内。妇科检查时,盆腔内有均匀增大的子宫,如子宫肌瘤达到宫颈口处并且宫口较松,手指进入宫颈管可触及肿瘤;已经排出宫颈外者则可见到肌瘤,表面为充血暗红色的黏膜所包裹,有时有溃疡及感染。如用子宫探针自瘤体周围可探入宫腔,其长短与检查的子宫大小相符,急性子宫翻出往往发生在分娩期,患者有疼痛、阴道流血及休克等临床表现。认真仔细观察鉴别并无困难。

2.子宫脱垂

患者一般情况良好,妇科检查时可见脱出的包块表面光滑,并可见子宫颈口,加腹压时子宫脱出更加明显,内诊检查时可触摸到子宫体。

六、治疗

明确诊断后应立即开放静脉通路、备血及麻醉医师配合下进行抢救,延迟处理可增加子宫出血、坏死和感染机会,给产妇带来极大的危险和痛苦。处理的原则为积极加强支持治疗,纠正休克,尽早实施手法复位或手术,其具体处理应视患者的全身情况、翻出的时间长短和翻出部分的病变情况、感染程度等而决定。

(一)阴道手法复位

子宫翻出早期,宫颈尚未收缩,子宫尚无淤血、肿胀,如果胎盘尚未剥离,不要急于剥离,因为此时先做胎盘剥离会大大增加出血量,加速患者进入严重休克状态;如果胎盘已经大部分剥离,则先剥离胎盘,然后进行复位,此外,翻出子宫及胎盘体积过大,不能通过狭窄的宫颈环,需先剥离胎盘。应首先开放两条静脉通路、输液、备血、镇痛及预防休克。给予乙醚、氟烷、恩氟烷、芬太尼及异丙酚等麻醉下,同时给以子宫松弛剂、β-肾上腺素能药物,如利托君、特布他林或硫酸镁。待全身情况得以改善,立即行手法子宫还纳术。方法:产妇取平卧位,双腿外展并屈曲,术者左手向上托起刚刚翻出的子宫体,右手伸入阴道触摸宫颈与翻出宫体间的环状沟,用手指及手掌沿阴道长轴方向徐徐向上向宫底部推送翻出的子宫,操作过程用力要均匀一致,进入子宫腔后,用手拳压迫宫底,使其翻出的子宫完全复位。子宫恢复正常形态后立即停止使用子宫松弛剂,并开始使用宫缩剂收缩子宫,同时使子宫保持在正常位置,注意观察宫缩及阴道流血情况,直至子宫张力恢复正常,子宫收缩良好时术者仍应继续经阴道监控子宫,以免子宫再度翻出。

（二）阴道手术复位

Kuctnne 法，即经阴道将宫颈环的后侧切开，将子宫还纳复位，然后缝合宫颈切口。但必须注意不能损伤直肠。

（三）经腹手术复位

Huntington 法：在麻醉下，切开腹壁进入腹腔后，先用卵圆钳或手指扩大宫颈环，再用组织钳夹宫颈环下方 2～3 cm 处的子宫壁，并向上牵引，助手同时在阴道内将子宫体向上托，这样，一边牵引，一边向上托使子宫逐渐全部复位，复位后，在阴道内填塞纱布条，并给予缩宫素，预防子宫再度翻出，若宫颈环紧而且不易扩张情况下，可先切开宫颈环后，将翻出的子宫体逐渐向上牵引，使其慢慢复位，完成复位后缝合宫颈切口（Noltain 复位法）。

（四）经腹或经阴道子宫次（全）切除术

经各种方法复位不成功、复位以后宫缩乏力伴有大出血、胎盘粘连严重或有植入、翻出时间较长合并严重感染者，视其病情程度，选择阴道或腹式手术切除子宫。

（五）其他方法

阴道热盐水高压灌注复位法：（Oqueh O 等，1997 年报道）用热盐水可使宫颈环放松，盐水压力作用于翻出的子宫壁，促使其翻出的子宫逐渐复位，此方法简单易行，适用于病程短、病情较轻、局部病变小的患者。

七、预防

预防子宫翻出的关键是加强助产人员的培训，正确处理好第三产程，在娩出胎盘的过程中，仔细观察胎盘剥离的临床症状，当确认胎盘已经完全剥离时，于子宫收缩时以左手握住宫底，拇指置于子宫前壁，其余四指放在子宫后壁并按压，同时右手轻拉脐带，协助胎盘娩出。胎盘粘连时正确手法剥离，且不能粗暴按压子宫底或强行牵拉脐带。

（叶　青）

第三节　羊水栓塞

一、概述

羊水栓塞是指在分娩过程中羊水进入母体血液循环，导致过敏性休克、肺血管痉挛及栓塞、弥散性血管内凝血、肾衰竭或突发死亡等一系列严重症状的综合征。羊水栓塞是一种罕见、凶险的分娩并发症，病死率高，国内外报道为 61%～86%。近年来研究认为，羊水栓塞的核心问题是过敏，是羊水进入母体循环后引起的一系列变态反应，有人建议将羊水栓塞改名为妊娠过敏综合征。

过强宫缩、急产、羊膜腔压力高是羊水栓塞的主要原因，胎膜破裂、前置胎盘、胎盘早剥、子宫破裂、剖宫产术中生理、病理性血窦开放是其发生的诱因。

二、临床表现

羊水栓塞的发病特点是起病急骤、来势凶险，多发生于分娩过程中。

(一)发病时期

羊水栓塞通常发生在自然破膜或人工破膜过程中(70％)及剖宫产(19％)和产后48小时内(11％)。宫缩过强、滥用缩宫素引产或催产为本病发生的主要诱因。

(二)前驱症状

多数病例在发病时常首先出现突发寒战、烦躁不安、咳嗽、气急、发绀、呕吐等前驱症状,这些症状往往被误认为感冒、宫缩过强、产妇紧张而不引起助产者注意。

(三)呼吸循环衰竭

羊水栓塞根据病情缓急可分为两种类型,即暴发型和缓慢型两类。前者呼吸循环系统症状明显,继前驱症状后即出现呼吸困难、发绀、心率增快且进行性加重、面色苍白、四肢厥冷、血压下降,也可出现昏迷和抽搐,肺部听诊可出现湿啰音。严重者发病急骤,仅惊叫一声或打一个哈欠,血压即消失,呼吸、心搏骤停。缓慢型呼吸循环系统症状较轻,甚至无明显症状,待至产后出现流血不止、血液不凝时始被发现。

(四)全身出血倾向

部分羊水栓塞患者经抢救度过了呼吸循环衰竭的休克期,继而出现DIC。呈现以子宫大出血为主的全身出血倾向,如黏膜、皮肤、针眼出血及血尿等,且血液不凝。值得注意的是部分羊水栓塞病例,缺少呼吸循环系统的症状,起病即以产后不易控制的大出血为主要表现,切不要误为单纯子宫收缩乏力性出血。

(五)多脏器损伤

本病全身脏器均受损害,除心脏外,肾脏是最常受损害的器官。当两个或两个以上重要器官同时或相继发生衰竭时,则称为多器官衰竭(MOF)。其病死率与衰竭器官数目相关,1个器官衰竭持续大于1天,其病死率为40％,2个器官衰竭时病死率上升为60％,3个或3个以上器官衰竭时则病死率高达98％。

三、诊断

(一)诊断依据

主要靠临床表现,在血中找到胎儿有形物质可支持诊断。在胎膜破裂、胎儿娩出或手术中产妇突然出现寒战、烦躁不安、气急、尖叫、呛咳、呼吸困难、大出血、凝血功能障碍及不明原因休克、出血量与休克不成比例,应首先考虑为羊水栓塞,并在积极抢救的同时做进一步检查,以明确诊断。

(二)辅助检查

1.凝血功能检查

首先进行与DIC有关的实验室检查。目前DIC诊断的指标如下。

(1)血小板计数不高于50×10^9/L或进行性下降。

(2)纤维蛋白原不高于1.5 g/L或进行性下降。

(3)凝血酶原时间延长3秒以上。

(4)3P试验阳性。

(5)纤维蛋白降解产物(FDP)不低于80 μg/mL。

2.寻找有形物质

在颈静脉穿刺或股静脉切开时,在插管时取下腔静脉血或在剖宫产、切除子宫时取宫旁静脉丛血 10 mL 找胎儿有形成分。

3.血气分析

PaO_2 下降,pH 下降,BE 下降。

4.胸部 X 线检查

大约 90% 的患者可以出现胸片异常,床边胸片可见双肺有弥散性浸润影,向肺门周围融合,伴右心扩大和轻度肺不张。

5.心功能检查

心电图、彩色多普勒超声检查提示右心房、右心室扩大,心排血量减少及心肌劳损的表现。

6.死亡后诊断

(1)取右心室血做沉淀试验,血涂片寻找羊水有形成分。

(2)子宫切除标本病理检查,注意宫旁静脉血中有无羊水有形成分。

(3)尸检。

(三)特殊检查

1.Sialy Tn 抗原检测

胎粪及羊水中含有 Sialy Tn 抗原,检测母亲外周血浆及肺组织中的 Sialy Tn 抗原早期诊断羊水栓塞。

2.血清粪卟啉锌检测

粪卟啉锌是羊水和胎便中的特异物质,在孕妇血浆中几乎不存在,当羊水栓塞时血中粪卟啉锌明显增高,可用分光光度计测定其浓度进行羊水栓塞早期诊断。

3.类胰蛋白酶测定

羊水栓塞的发生是机体对羊水中的胎儿成分产生变态反应,以致肥大细胞脱颗粒释放组胺、类胰蛋白酶和其他介质引起机体发生严重的病理生理改变所致。

四、治疗

早诊断、早治疗是成功救治的关键。当患者出现寒战、呛咳、呼吸困难、休克与出血量不成比例、多部位出血、血液不凝时应首先考虑羊水栓塞,应边组织抢救,边进行实验室检查,决不可等待有检验结果后再予急救。

(一)紧急处理

(1)有效给氧:立即高浓度面罩给氧,流量 5～10 L/min。如 5 分钟不改善,应及时行气管插管人工呼吸机正压给氧。保持血氧饱和度在 90% 以上。

(2)尽快开放静脉通道,至少两条,便于用药及输液,同时抽取下腔静脉血 5 mL 用于诊断。

(3)心搏骤停者立即徒手心肺复苏。

(二)抗过敏

1.氢化可的松

该药为首选药物,200 mg+10% 葡萄糖 10 mL 静脉推注,随后 500 mg+10% 葡萄糖 500 mL 静脉滴注。

2.地塞米松

20 mg+25% 葡萄糖 20 mL 静脉推注,然后根据病情再继续滴注地塞米松 20 mg。

(三)解除肺动脉高压

1.盐酸罂粟碱

该药为首选药物。首次(30～90)mg＋10％葡萄糖 20 mL 静脉滴注。与阿托品同时应用，扩张肺小动脉效果更好。总量不超过 300 mg/d。

2.阿托品

(1～2)mg＋(5％～10％)葡萄糖 10 mL，每 15～30 分钟静脉注射 1 次，直至患者面部潮红或症状好转为止。心率大于 120 次/分者慎用。

3.氨茶碱

250 mg＋(5％～10％)葡萄糖 20 mL 缓慢静脉推注，必要时可重复使用 1～2 次/24 小时。

4.酚妥拉明

(5～10)mg＋(5％～10％)葡萄糖 250～500 mL 静脉滴注，以 0.3 mg/min 滴速为佳。

(四)抗休克

1.补充血容量

尽快输新鲜血和血浆补充血容量。

2.升压药

多巴胺 20 mg＋10％葡萄糖 250 mL 静脉滴注，开始滴速为 20 滴/分，根据血压调整滴速。

3.纠正心力衰竭

常用毛花苷 C(0.2～0.4)mg＋10％葡萄糖 20 mL 静脉注射，必要时 4～6 小时重复。

4.纠正酸中毒

首次可给 5％碳酸氢钠 150～250 mL，以后根据动脉血血气分析及酸碱测定结果酌情给药。

(五)防治 DIC

1.肝素

用于羊水栓塞早期的高凝状态，在症状发作后 10 分钟内应用效果最好。首次肝素用量为(25～50)mg＋生理盐水 100 mL 静脉滴注。同时静脉输注新鲜全血、纤维蛋白原(1 次 4～6 g)、血小板悬液、洗涤红细胞和新鲜冰冻血浆，可用于治疗继发于 DIC 的出血倾向。

2.补充凝血因子

应及时补充，输新鲜血或血浆、纤维蛋白原等。

3.抗纤溶药物

在有纤溶亢进时，给予抗纤溶药物。氨甲苯酸(0.1～0.3)g＋5％葡萄糖 20 mL 缓慢静脉推注。

(六)预防肾衰竭

当血容量补足后，血压回升而每小时尿量仍少于 17 mL 时，应给予呋塞米 20～40 mg 静脉注射或 20％甘露醇 250 mL 静脉滴注治疗。

(七)预防感染

选用对肾脏毒性小的广谱抗生素。

(八)产科处理

(1)宫口未开全者行剖宫产终止妊娠。

(2)宫口开全，无头盆不称者阴道助产结束分娩。

(3)术时及产后密切注意子宫出血情况，对难以控制的大出血且血液不凝者，可行子宫切除术，术后放置腹腔引流管。

（叶　青）

第四节　产　后　出　血

产后出血是指胎儿娩出后 24 小时内阴道流血量超过 500 mL。产后出血是分娩期严重的并发症,是产妇四大死亡原因之首。产后出血的发病率占分娩总数的 2%～3%,如果先前有产后出血的病史,再发风险增加 2～3 倍。

产后出血可导致失血性休克、产褥感染、肾衰竭及继发垂体前叶功能减退等直接危及产妇生命。

一、子宫收缩乏力所致出血

宫缩乏力性出血依然是产后出血的主要原因,占 70%～90%,及时有效地处理宫缩乏力性产后出血,对降低孕产妇死亡率十分关键。

(一)病因与发病机制

引起子宫收缩乏力性产后出血的原因有多种,凡是影响子宫收缩和缩复功能的因素都可引起子宫乏力性产后出血,常见的有全身因素、子宫局部因素、产程因素、产科并发症、内分泌及药物因素等。

1.全身因素

孕妇的体质虚弱,妊娠合并心脏病、高血压、肝脏疾病、血液病等慢性全身性疾病均可致产后宫缩乏力。另外,产妇可因产程中对分娩的恐惧及精神紧张和产后胎儿性别不理想等精神因素使大脑皮质功能紊乱,加上产程中进食不足及体力消耗,水电解质平衡紊乱,均可导致宫缩乏力。

2.子宫局部因素

(1)子宫肌纤维过度伸展:如多胎妊娠、巨大儿、羊水过多等,使子宫肌纤维失去正常收缩能力。

(2)子宫肌壁损伤:经产妇使子宫肌纤维变性,结缔组织增生影响子宫收缩。急产、剖宫产和子宫肌瘤剥除术后,都可因子宫肌壁的损伤影响宫缩。

(3)子宫病变:子宫畸形(如双角子宫、残角子宫、双子宫等)、子宫肌瘤、子宫腺肌病等,均能引起产后宫缩乏力。

3.产程因素

产程延长、滞产、头盆不称或胎位异常试产失败等,都可引起继发性宫缩乏力,导致产后出血。

4.产科并发症

妊娠期高血压疾病、宫腔感染、胎盘早剥、前置胎盘等可因子宫肌纤维水肿,子宫胎盘卒中,胎盘剥离面渗血,子宫下段收缩不良等引起宫缩乏力性产后出血。

5.内分泌失调

产时和产后,产妇体内雌激素、缩宫素及前列腺素合成与释放减少,使缩宫素受体数量减少,肌细胞间隙连接蛋白数量减少。子宫平滑肌细胞 Ca^{2+} 浓度降低,肌浆蛋白轻链激酶及 ATP 酶不足,均可影响肌细胞收缩,导致宫缩乏力。

6.药物影响

产前及产时使用大剂量镇静剂、镇痛剂及麻醉药,如吗啡、氯丙嗪、硫酸镁、哌替啶、苯巴比妥钠等,都可以使宫缩受到抑制而发生宫缩乏力性产后出血。

(二)临床表现

子宫收缩乏力性产后出血可发生在胎盘娩出前也可以在胎盘娩出后,胎盘娩出后阴道多量流血及失血性休克等相应症状,是产后出血的主要临床表现。主要表现为胎盘娩出后阴道流血较多,按压宫底有血块挤出。也可以没有突然大量的出血,但有持续的中等量出血,直到出现严重的血容量不足,产妇可出现烦躁、皮肤苍白湿冷、脉搏细弱、脉压缩小等休克症状。

(三)诊断

1.估计失血量

胎盘娩出后 24 小时出血量>500 mL 可诊断产后出血。估计失血量的方法如下:①称重法,失血量(mL)=[胎儿娩出后的接血敷料湿重(g)−接血前敷料干重(g)]/1.05(血液比重 g/mL);②容积法,用产后接血容器收集血液后,放入量杯测量失血量;③面积法,可按接血纱块血湿面积粗略估计失血量;④监测生命体征、尿量和精神状态,见表 12-1;⑤休克指数法,休克指数=心率/收缩压(mmHg),见表 12-2;⑥血红蛋白含量测定,血红蛋白每下降 10 g/L,失血 400~500 mL,但是产后出血早期,由于血液浓缩,血红蛋白值常不能准确反映实际出血量。

表 12-1 产后出血的临床表现

失血量占血容量比例(%)	脉搏(次/分)	呼吸(次/分)	收缩压	脉压	毛细血管再充盈速度	尿量(mL)	中枢神经系统症状
<20	正常	14~20	正常	正常	正常	>30	正常
20~30	>100	>20≤30	稍下降	偏低	延迟	20~30	不安
31~40	>120	>30≤40	下降	低	延迟	<20	烦躁
>40	>140	>40	显著下降	低	缺少	0	嗜睡或昏迷

表 12-2 休克指数与失血量

休克指数	估计失血量(mL)	估计失血量占血容量的比例(%)
<0.9	<500	<20
1.0	1 000	20
1.5	1 500	30
≥2.0	≥2 500	≥50

2.确诊条件

(1)出血发生于胎盘娩出后。

(2)出血为暗红色或鲜红色,伴有血块。

(3)宫底升高,子宫质软、轮廓不清,阴道流血多,或剖宫产时可以直接触到子宫呈疲软状。按摩子宫及应用缩宫剂后,子宫变硬,阴道流血可减少或停止。

(4)除外产道裂伤、胎盘因素和凝血功能障碍因素所致产后出血。

(四)处理

宫缩乏力性产后出血的处理原则:正确估计失血量和动态监护、针对病因加强宫缩、止血、补充血容量、纠正失血性休克、预防多器官功能衰竭及感染。

1.正确估计出血量和动态监护

准确估计失血量是判断病情和选择实施抢救措施的关键。估计失血量大于或可能大于500 mL时,则需及时采取必要的动态监护措施,如凝血功能、水电解质平衡,持续心电监护,持续监测血压、脉搏等生命体征;必要时可以连续检测血红蛋白浓度及凝血功能。

2.处理方法

(1)子宫按摩或压迫法:可采用经腹按摩或经腹经阴道联合按压。经腹按摩方法为,胎盘娩出后,术者一手的拇指在前、其余四指在后,在下腹部按摩并压迫宫底,挤出宫腔内积血,促进子宫收缩;经腹经阴道联合按压法为,术者一手戴无菌手套伸入阴道握拳置于阴道前穹隆,顶住子宫前壁,另一只手在腹部按压子宫后壁,使宫体前屈,两手相对紧压并均匀有节律地按摩子宫;剖宫产时可以手入腹腔,直接按摩宫底,增强子宫收缩。按摩时间以子宫恢复正常收缩并能保持收缩状态为止,同时要配合应用宫缩剂。

(2)宫缩剂的应用:①缩宫素为预防和治疗产后出血的一线药物。治疗产后出血方法:缩宫素10 U肌内注射、子宫肌层或宫颈注射,以后10～20 U加入500 mL晶体液中静脉滴注,给药速度根据患者的反应调整,常规速度250 mL/h,约80 mU/min。静脉滴注能立即起效,但半衰期短(1～6分钟),故需持续静脉滴注。缩宫素应用相对安全,大剂量应用时可引起高血压、水钠潴留和心血管系统不良反应;一次大剂量静脉注射未稀释的缩宫素,可导致低血压、心动过速和/或心律失常,甚至心搏骤停,虽然合成催产素制剂不含抗利尿激素,但仍有一定的抗利尿作用,大剂量应用特别是持续长时间静脉滴注可引起水中毒。因缩宫素有受体饱和现象,无限制加大用量反而效果不佳,并可出现不良反应,故24小时总量应控制在60 U内。②卡前列素氨丁三醇(为前列腺素 $F_{2\alpha}$ 衍生物15-甲基 $PGF_{2\alpha}$),引起全子宫协调有力的收缩。用法为250 μg(1支)深部肌内注射或子宫肌层注射,3分钟起作用,30分钟达作用高峰,可维持2小时;必要时可重复使用,总量不超过8个剂量。此药可引起肺气道和血管痉挛外,另外的不良反应有腹泻、高血压、呕吐、高热、颜面潮红和心动过速。哮喘、心脏病和青光眼患者禁用,高血压患者慎用。③米索前列醇是前列腺素 E_1 的衍生物,可引起全子宫有力收缩,应用方法:米索前列醇200～600 μg顿服或舌下给药,口服10分钟达高峰,2小时后可重复应用。米索前列醇不良反应者恶心、呕吐、腹泻、寒战和体温升高较常见;高血压、活动性心、肝、肾脏病及肾上腺皮质功能不全者慎用,青光眼、哮喘及过敏体质者禁用。

(3)手术治疗:在上述处理效果不佳时,可根据患者情况和医师的熟练程度选用下列手术方法。①宫腔填塞:有宫腔水囊压迫和宫腔纱条填塞两种方法,阴道分娩后宜选用水囊压迫,剖宫产术中选用纱条填塞。宫腔填塞后应密切观察出血量、子宫底高度、生命体征变化等,动态监测血红蛋白、凝血功能的状况,以避免宫腔积血,水囊或纱条放置24～48小时后取出,要注意预防感染。②B-Lynch缝合:用于子宫收缩乏力性产后出血,子宫按摩和宫缩剂无效并有可能切除子宫的患者。方法:将子宫托出腹腔,先试用两手加压观察出血量是否减少以估计 B-Lynch 缝合成功止血的可能性,加压后出血基本停止,则成功可能性大,可行 B-Lynch 缝合术。下推膀胱腹膜返折进一步暴露子宫下段。应用可吸收线缝合,先从右侧子宫切口下缘 2～3 cm、子宫内侧3 cm处进针,经宫腔至距切口上缘 2～3 cm、子宫内侧 4 cm 出针;然后经距宫角3～4 cm宫底将缝线垂直绕向子宫后壁,于前壁相应位置进针进入宫腔横向至左侧后壁与右侧相应位置进针,出针后将缝线垂直通过宫底至子宫前壁,与右侧相应位置分别于左侧子宫切口上、下缘缝合。收紧两根缝线,检查无出血即打结。然后再关闭子宫切口。子宫放回腹腔观察 10 分钟,注意下段切口有无渗血,阴道有无出血及子宫颜色,若正常即逐层关腹。B-Lynch 缝合术后并发症的报道较为罕见,但有感染和组织坏死的可能,应掌握手术适应证。③盆腔血管结扎:包括子宫动脉结扎和髂内动脉结扎。子宫血管结扎适用于难治性产后出血,尤其是剖宫产术中宫缩乏力性出血,经宫缩剂和按摩子宫无效,或子宫切口撕裂而局部止血困难者。推荐五步血管结扎法:单侧子宫动脉上行支结扎;双侧子宫动脉上行支结扎;子宫动脉下行支结扎;单侧卵巢子宫血管吻合支结扎;双侧卵巢子宫血管吻合支结扎。髂内动脉结扎术手术操作困难,需要由盆底手术熟练的妇产科医师操作。适用于宫颈或盆底渗血、宫颈或阔韧带出血、腹膜后血肿、保守治疗无效的产后出血,结扎前后需准确辨认髂外动脉和股动脉,必须小心勿损伤髂内静脉,否则可导致严重的盆底出血。④经导管动脉栓塞(transcatheter arterial embolization,TAE):适应证为经保守治疗无效的各种难治性产后出血,生命体征稳定。禁忌证为生命体征不稳定、不宜搬动的患者;合并有其他脏器出血的 DIC;严重的心、肝、肾和凝血功能障碍;对造影剂过敏者。方法:局麻下行一侧腹股沟韧带中点股动脉搏动最强点穿刺,以 Seldinger 技术完成股动脉插管。先行盆腔造影,再行双侧髂内动脉及子宫动脉造影,显示出血部位及出血侧子宫动脉,大量造影剂外溢区即为出血处。迅速将导管插入出血侧的髂内动脉前干,行髂内动脉栓塞术(internal iliac artery embolization,IIAE)或子宫动脉栓塞术(uterial artery embolization,UAE),两者均属经导管动脉栓塞术的范畴。固定导管,向该动脉注入带抗生素的吸收性明胶海绵颗粒或吸收性明胶海绵条或吸收性明胶海绵弹簧钢圈后,直至确认出血停止,行数字减影血管造影成像技术(DSA)造影证实已止血成功即可,不要过度栓塞。同法栓塞对侧。因子宫供血呈明显的双侧性,仅栓塞一侧子宫动脉或髂内动脉前干将导致栓塞失败。临床研究结果表明术中发生的难治性产后出血以髂内动脉结扎术和子宫切除术为宜。而术后或顺产后发生的顽固性出血可选择髂内动脉栓塞术。对于复发出血者,尚可再次接受血管栓塞治疗。⑤子宫切除术:适用于各种保守性治疗方法无效者。一般为次全子宫切除术,如前置胎盘或部分胎盘植入宫颈时行子宫全切除术。操作注意事项:由于子宫切除时仍有活动性出血,故需以最快的速度"钳夹、切断、下移",直至钳夹至子宫动脉水平以下,然后缝合打结,注意避免损伤输尿管。对子宫切除术后盆腔广泛渗血者,用大纱条填塞压迫止血并积极纠正凝血功能障碍。

3.补充血容量纠正休克

产妇可因出血量多,血容量急剧下降发生低血容量性休克。在针对病因加强宫缩和止血的同时,应积极纠正休克。建立有效静脉通道,监测中心静脉压、血气、尿量,补充晶体平衡液及血液、新鲜冰冻血浆等,有效扩容纠正低血容量性休克。对于难治性休克,在补足血容量后可给予血管活性药物升压。另外,可短期大量使用肾上腺皮质激素,有利于休克的纠正。在积极抢救、治疗病因之后,达到以下状况时,可以认为休克纠正良好:出血停止;收缩压>12.0 kPa(90 mmHg);中心静脉压回升至正常;脉压>4.0 kPa(30 mmHg);脉搏<100 次/分;尿量>30 mL/h;血气分析恢复正常;一般情况良好,皮肤温暖、红润、静脉充盈、脉搏有力。

4.预防多器官功能障碍

严重的宫缩乏力性产后出血可发生凝血功能障碍,并发 DIC,继而发生多脏器衰竭。休克和多脏器衰竭是产后出血的主要死因,因此治疗宫缩乏力性产后出血时需注意主要脏器的功能保护。明显的器官功能障碍应当采用适当的人工辅助装置,如血液透析、人工心肺机等。

5.预防感染

产妇由于大量出血而机体抵抗力降低,且抢救过程中难以做到完全无菌操作,因此,有效止血和控制病情同时还需应用足量的抗生素预防感染。

(五)预防

重视产前保健、积极治疗引起产后宫缩乏力的疾病、正确处理产程、加强产后观察,可有效降低宫缩乏力性产后出血的发生率。

(1)加强孕期保健,定期产检,发现有引起宫缩乏力性产后出血的高危因素及时入院诊治。

(2)积极预防和治疗产科并发症及妊娠合并症。

(3)正确处理产程,重视产妇休息及饮食,防止疲劳及产程延长;合理使用子宫收缩剂及镇静剂;对孕妇进行精神疏导,减少精神紧张情绪。对有发生宫缩乏力性产后出血可能者适时给予宫缩剂加强宫缩。

(4)加强产后观察,产后产妇应在产房中观察2小时,仔细观察产妇的生命体征、宫缩及阴道流血情况,发生异常及时处理。离开产房前鼓励产妇排空膀胱,鼓励产妇与新生儿早接触、早吸吮,能反射性引起子宫收缩,减少出血量。

二、胎盘因素所致出血

(一)概述

胎盘因素是导致产后出血的第二大原因,仅次于子宫收缩乏力,文献报道占产后出血总数的7%~24%。近年来由于剖宫产及宫腔操作增加,胎盘因素所致产后出血的比例有明显上升趋势,成为严重产后出血且必须切除子宫的最常见原因。主要包括胎盘剥离不全、胎盘剥离后滞留、胎盘嵌顿、胎盘粘连、胎盘植入、胎盘和/或胎膜残留及前置胎盘等。

(二)分类

1.胎盘剥离不全

胎盘剥离不全多见于宫缩乏力或第三产程处理不当,如胎盘未剥离而过早牵拉脐带或刺激子宫,使胎盘部分自宫壁剥离,影响宫缩,剥离面血窦开放引起出血不止。

2.胎盘剥离后滞留

胎盘剥离后滞留多由宫缩乏力或膀胱充盈等因素影响胎盘下降,胎盘从宫壁完全剥离后未能排出而潴留在宫腔内影响子宫收缩引起。

3.胎盘嵌顿

由于使用宫缩剂不当或第三产程过早及粗暴按摩子宫等,引起宫颈内口附近子宫肌呈痉挛性收缩,形成狭窄环,使已全部剥离的胎盘嵌顿于宫腔内,影响子宫收缩致出血。

4.胎盘粘连

在引起产后出血的胎盘因素中胎盘粘连最常见,胎儿娩出后胎盘全部或部分粘连于子宫壁上,不能自行剥离,称为胎盘粘连,易引起产后出血。胎盘粘连包括所有胎盘小叶的异常粘连(全部胎盘粘连),累及几个胎盘小叶(部分胎盘粘连),或累及一个胎盘小叶(灶性胎盘粘连)。

5.胎盘植入

胎盘植入指胎盘绒毛因子宫蜕膜发育不良等原因而植入子宫肌层,临床上较少见。根据胎盘植入面积又可分为完全性与部分性两类。其发生与既往有过宫内膜损伤及感染有关,绒毛可侵入深肌层达浆膜层甚至穿透浆膜层形成穿透性胎盘,可引起子宫自发破裂。

6.胎盘小叶、副胎盘和/或胎膜残留

部分胎盘小叶、副胎盘或部分胎膜残留于宫腔内，影响子宫收缩而出血。常因过早牵拉脐带、过早用力揉挤子宫所致。

7.胎盘剥离出血活跃

胎盘剥离过程中出血过多。

8.胎盘早剥

子宫卒中子宫肌纤维水肿弹性下降，易引起宫缩乏力而致产后出血。

9.前置胎盘

在引起剖宫产产后出血的胎盘因素中，最常见的即前置胎盘。前置胎盘易并发产后出血原因主要有以下三点：首先在胎盘前置时，胎盘附着于子宫下段或覆盖于子宫颈中，其附着部位肌肉薄弱或缺乏，胎盘剥离后，不能有效收缩关闭血管，从而导致出血不止，引起产后出血；其次前置胎盘易发生胎盘粘连及植入肌层，胎盘剥离时出血较多；第三点是当胎盘附着于子宫前壁时，切开子宫很容易损伤胎盘而出血。

（三）高危因素

在蜕膜形成缺陷的情况下胎盘粘连比较常见，许多临床资料显示发生胎盘粘连、植入、滞留、前置胎盘与多胎、多产、炎症、化学药物刺激、机械损伤等因素造成子宫内膜损伤有密切关系。随着人工流产次数的增多，胎盘因素所引起的产后出血也逐渐增多，多次吸宫或刮宫过深损伤子宫内膜及其浅肌层可造成再次妊娠时子宫蜕膜发育不良，因代偿性扩大胎盘面积或增加附着深度以摄取足够营养，使胎盘粘连甚至植入发生率增加。另外，子宫内膜面积减少可引起胎盘面积增加或发生异位形成前置胎盘造成产后大出血。部分患者由于人工流产术中无菌技术操作不严或过早性生活引起子宫内膜炎。

（四）临床特点

胎盘因素导致的产后出血一般表现为胎盘娩出前阴道多量流血，常伴有宫缩乏力，子宫不呈球状收缩，宫底上升，脐带不下移。胎盘娩出，宫缩改善后出血停止。出血的特点为间歇性，血色暗红，有凝血块。胎盘小叶或副胎盘残留是在胎儿娩出后胎盘自然娩出，但阴道流血较多，似子宫收缩不良，应仔细检查胎盘是否完整和胎膜近胎盘周围有无血管分支或有无胎盘小叶缺如的粗糙面。完全性胎盘粘连或植入在手取胎盘前往往出血极少或不出血，而在试图娩出胎盘时可出现大量出血，甚至有时牵拉脐带可导致子宫内翻。胎盘嵌顿时在子宫下段可发现狭窄环。胎盘嵌顿引起的产后出血比较隐匿，出血量与血流动力学的改变不相符。

B超声像特征：正常产后子宫声像图为子宫体积明显增大，宫壁均匀增厚，内膜显示清晰。单纯胎盘残留与胎盘粘连均表现为宫腔内光点密集及边缘轮廓较清晰的光团，提示胎盘胎膜瘤。胎盘植入则表现为宫腔内见胎盘组织样回声，其与部分子宫肌壁关系密切，局部子宫肌壁明显薄于对侧。

（五）治疗措施

1.胎盘剥离不全及粘连

胎盘剥离不全及粘连绝大多数可徒手剥离取出。手取胎盘的方法为在适当的镇痛或麻醉下，一手在腹壁按压固定宫底，另一手沿着脐带通过阴道进入子宫。触到胎盘后，即用手掌尺侧进入胎盘边缘与宫壁之间逐步将胎盘与子宫分离，部分残留用手不能取出者，用大号刮匙刮取残留物，最好在B超引导下刮宫。若徒手剥离胎盘时，手感分不清附着界限则切忌以手指用力分离胎盘,因很可能是完全性胎盘粘连或胎盘植入。

2.完全性胎盘粘连或胎盘植入

完全性胎盘粘连或胎盘植入以子宫切除为宜。若出血不多需保留子宫者可保守治疗,子宫动脉栓塞术或药物(甲氨蝶呤或米非司酮)治疗都有较好效果。

(1)药物治疗:①米非司酮:一种受体水平抗孕激素药物,能抑制滋养细胞增生,诱导和促进其凋亡,能引起胎盘绒毛膜滋养层细胞周期动力学发生明显变化,阻断细胞周期的运转,从而抑制滋养层细胞的增生过程,引起蜕膜和绒毛组织的变性。用法:米非司酮 50 mg 口服,3 次/天,共服用 12 天。②MTX:10 mg肌内注射,1 次/天,共 7 天;或 MTX 1 mg/kg 单次肌内注射。若血β-HCG下降不满意一周后可重复一次用药。③中药治疗:生化汤主要成分有当归 8 g,川芎 3 g,桃仁 6 g,炙甘草 5 g,蒲黄 5 g,红花 6 g,益母草 9 g,泽兰 3 g,炮姜 6 g,南山藤 6 g,五灵脂 6 g,水煎服,每天 1 剂,2 次/天,5 天为 1 个疗程。

(2)盆腔血管栓塞术:盆腔血管栓塞术由经验丰富的放射介入医师进行,其栓塞成功率可达 95%。对还有生育要求的产妇,可避免子宫切除。介入栓塞的方法是局部麻醉下将一导管置入腹主动脉内,应用荧光显影技术确定出血血管,并放入可吸收的吸收性明胶海绵栓塞出血血管,达到止血目的。若出血部位不明确,可将吸收性明胶海绵置入髂内血管。此法对多数宫腔出血有效。

3.胎盘剥离后滞留

首先导尿排空膀胱,用手按摩宫底使子宫收缩,另一手轻轻牵拉脐带协助胎盘娩出。

4.胎盘嵌顿

胎盘嵌顿在子宫狭窄环以上者,可使用静脉全身麻醉下,待子宫狭窄环松解后,用手取出胎盘当无困难。

5.胎盘剥离出血活跃

胎盘剥离过程中出现阴道大量流血需立即徒手剥离胎盘娩出,并给予按摩子宫及应用宫缩制剂。

6.前置胎盘剥离面出血者

可"8"字缝合剥离面止血或用垂体后叶素 6 U 稀释于 20 mL 生理盐水中,于子宫内膜下多点注射,显效快,可重复使用,无明显不良反应。B-lynch 缝合术也是治疗前置胎盘产后出血较好的保守治疗手段。胎盘早剥子宫卒中并有凝血功能障碍者,要输新鲜血浆,补充凝血因子。Fg<1.5 g/L 时,输纤维蛋白原,输 2~4 g,可升高 1 g/L,BPC<50×10⁹/L,输 BPC 悬液。

7.宫腔填塞术

前置胎盘或胎盘粘连所导致的产后出血,填塞可以控制出血。宫腔填塞主要有两类方法,填塞球囊或填塞纱布。可供填塞的球囊有专为宫腔填塞而设计的,能更好地适应宫腔形状,如 Bakri 紧急填塞球囊导管;原用于其他部位止血的球囊,但并不十分适合宫腔形状,如森-布管、Rusch 泌尿外科静压球囊导管;利用产房现有条件的自制球囊,如手套或避孕套。宫腔填塞纱布是一种传统的方法,其缺点是不易填紧,且因纱布吸血而发生隐匿性出血,建议统一使用规格为 10 cm×460 cm 长的纱布,所填入纱布应于 24 小时内取出,宫腔填塞期间须予抗生素预防感染;取出纱条前应先使用缩宫素,促进子宫收缩,减少出血。

(六)预防措施

加强婚前宣教,做好计划生育,减少非意愿妊娠,减少人工流产次数,以降低产后出血的发生率。为了预防产后出血,重视第三产程的观察和处理,胎儿娩出后配合手法按摩子宫,正确及时使用缩宫药物,以利胎盘剥离排出,密切观察出血量,仔细检查胎盘、胎膜娩出是否完整,胎膜边缘有无断裂的血管残痕,如有,应在当时取出。胎盘未娩出前有较多阴道流血或胎儿娩出后10分钟未见胎盘自然剥离征象时要及时实施宫腔探查及人工剥离胎盘术可以减少产后出血。有文献报道第三产程用米索前列腺醇 $400\ \mu g + NS\ 5\ mL$ 灌肠,能减少产后出血量。

对于前置胎盘者,尤其是中央型及部分型前置胎盘,需做好产后出血抢救的各项准备工作,应由有经验的高年资医师上台参与手术,手术者术前要亲自参与 B 超检查,了解胎盘的位置及胎盘下缘与子宫颈内口的关系,选择合适的手术切口,从而有效降低产后出血的发生率,术中要仔细检查子宫颈内口是否有活动性出血,因为有可能发生阴道出血,但宫腔无出血而掩盖了出血现象。

三、软产道损伤

(一)概述

软产道损伤是指子宫下段、子宫颈、阴道、盆底及会阴等软组织在分娩时所引起的损伤。在妊娠期间,软产道组织出现一系列生理性改变,如子宫、阴道、盆底等处的肌纤维增生和肥大,软产道各部的血管增多与充血,淋巴管较扩张,结缔组织变松软,以及阴道壁黏膜增厚、皱襞增多等,因而使软产道组织血液丰富,弹性增加,并且有一定的伸展性。由于这些变化,在分娩时能经受一定程度的压力和扩张,因而有利于胎儿的通过与娩出。但有时由于分娩过程所需的软产道扩张程度已超过最大限度,如娩出巨大胎儿时,或软产道本身有病变不能相应扩张,或在娩出胎儿的助产中操作不当,均可导致不同程度的软产道损伤。

(二)临床表现及诊断

胎儿娩出后出血,血色鲜红能自凝,出血量与裂伤程度及是否累及血管相关,裂伤较深或波及血管时,出血较多。检查子宫收缩良好,则应仔细检查软产道可明确裂伤及出血部位。特别是急产、阴道助产、臀牵引手术产等,应全面检查会阴、阴道、宫颈以便明确是否有裂伤。有时产道裂伤形成血肿,造成隐性失血,小血肿无症状,若大血肿位于腹膜后及阔韧带等部位,表现为分娩后及剖宫产术后出现心慌、头晕、面色苍白、皮肤湿冷、血压下降、脉搏细速、尿量减少,阴道出血不多、子宫收缩正常、按压子宫无明显血液流出,B 超检查有助于明确诊断。

(三)分类及处理

1.会阴阴道裂伤

阴道壁和会阴部的裂伤,是产妇在分娩时最常见的并发症。阴道、会阴裂伤按损伤程度可分为 4 度:Ⅰ度裂伤是指会阴部皮肤及阴道入口黏膜撕裂;Ⅱ度裂伤指裂伤已达会阴体筋膜及肌层,累及阴道后壁黏膜,向阴道后壁两侧沟延伸并向上撕裂,解剖结构不易辨认;Ⅲ度裂伤指裂伤向会阴深部扩展,肛门外括约肌已断裂,直肠黏膜尚完整;Ⅳ度裂伤指肛门、直肠和阴道完全贯通,直肠肠腔外露,组织损伤严重。发生会阴裂伤后,应立即修补、缝合,缝合时应按解剖层次缝合,注意缝至裂伤底部,避免遗留无效腔,更要避免缝线穿过直肠黏膜,否则将形成瘘管。同时缝合时必须注意止血及无菌操作,避免发生血肿及感染。对于Ⅲ、Ⅳ度裂伤,首先用 Allis 钳夹住括约肌断端(断裂时括约肌回缩),用 2-0 缝线间断缝合,然后用 3-0 缝线修补直肠,再行阴道黏膜、会阴部肌肉和皮肤缝合。术后注意应用抗生素预防感染。

2.外阴、阴蒂裂伤

阴道分娩时,保护会阴不得当,仅注意保护会阴体,强力压迫后联合,忽略胎头仰伸助其成为俯屈状态,虽会阴未裂伤而导致外阴大小阴唇或前庭阴蒂裂伤、小动脉破裂出血,分娩后应仔细检查,发现活动性出血用细线缝合。

3.宫颈裂伤

宫口未开全时,产妇即用力屏气;宫缩过强,宫颈尚未充分扩张而已被先露部的压力所冲破;胎儿方位异常,如枕横位、枕后位、颜面位,宫颈受力不均匀造成损伤及先天性宫颈发育异常的产妇,行阴道助产手术或阴道手术的操作方法不够正确,如产钳之钳叶,误置在宫颈之外,或用产钳旋转胎头的方法不当;在第一产程时曾用力把宫颈托上,企图刺激宫缩与促使宫颈口迅速扩张;这些均有可能引起宫颈撕裂。

疑为宫颈裂伤应暴露宫颈直视下观察,若裂伤浅且无明显出血,可不予缝合并不做宫颈裂伤诊断,若裂伤深且出血多,有活动性出血,应用两把卵圆钳牵拉裂伤两侧的宫颈,在裂口顶端0.5 cm健康组织处先缝合一针,避免裂伤处血管出血形成血肿,之后间断缝合,最后一针应距宫颈外侧端0.5 cm处止,以减少日后发生宫颈口狭窄的可能性。若经检查宫颈裂口已达穹隆涉及子宫下段时,特别是3点、9点部位的裂伤,可伤及子宫动脉,若勉强盲目缝合,还可能伤及输尿管和膀胱,此时应剖腹探查,结合腹部、阴道行裂伤修补术。

4.阔韧带、腹膜后血肿

凡分娩后及剖宫产术后出现阴道出血正常、子宫收缩正常、按压子宫无明显血液流出,但进行性贫血和剧烈腹痛伴腹部包块者应考虑本病的可能。超声波能检查出膀胱后由于出血形成的暗区或反光团块,并可探及子宫破裂处子宫壁不完整,该处可见到血肿暗区或中强反光团块及条索状反光带。较大的或伴有感染的血肿,需待血肿部分吸收或感染控制后才可见到此征象。

阔韧带、后腹膜血肿的处理方法如下。

(1)保守治疗:监测生命体征,每4~6小时复查血常规、凝血功能。B超检查动态观察血肿有无进行性增大。快速补充足够的血容量,抗休克治疗。

(2)急诊剖腹探查:腹膜后血肿是否需切开探查,需按其血肿范围、血流动力学相关指标变化情况来决定,不可以盲目地剖腹探查,增加手术的风险性。腹膜后血肿多由盆壁静脉丛、骨盆小血管出血形成,由于血肿能在腹膜后产生填塞及压迫作用,出血可能自行停止,此种血肿若切开,破坏后腹膜完整性,可引起无法控制出血的危险。若动态观察见血肿属稳定型,范围不大,张力小,无搏动等,无须切开探查。反之,观察见血肿属扩张型,范围大,张力高,有搏动,应及时切开探查并做相应处理。阔韧带血肿一般行剖腹探查止血。若由剖宫产术后所致的腹膜后血肿可拆除子宫下段切口可吸收缝线,重新全层连续缝合子宫下段切口,缝合子宫下段切口时超过子宫下段切口两侧1.5~2.0 cm,观察切口无出血,阔韧带、后腹膜血肿无增大后,常规关闭腹腔;若子宫破裂合并感染则切除子宫。另外,清理腹腔时不要彻底清理干净血肿,因为血肿可起到压迫作用,防止继续出血,如彻底清理,剥离面渗血更难处理。

(3)介入治疗:选择性子宫动脉栓塞术适用于阔韧带血肿难以找出子宫动脉者。可寻找出血部位,直接进行出血部位栓塞。

(4)术后加强抗感染对症治疗。

(四)预防

预防软产道损伤,应于产前综合评估胎儿大小及产道情况,及时发现巨大儿、畸形胎儿及发育异常的产道。及时正确处理产程,产妇临产后应密切观察宫缩情况、产程进展,勿使第一产程延长。提高接产技术,第二产程宫口开全,接产者在胎头拨露时帮助胎头俯屈,不可使胎头和胎肩娩出过快,并注意保护会阴,及时做会阴切开,防止会阴组织过度扩张,导致盆底组织破损,软产道撕裂出血。提高阴道手术助产技术,正确操作,减少助产对软产道的损伤。手术过程中动作轻柔,精确止血,尽可能避免因软产道损伤造成的产后出血。

四、凝血功能障碍

凝血功能障碍指任何原发或继发的凝血功能异常,均能导致产后出血。其抢救失败,是导致孕产妇死亡的主要原因。

(一)病因与发病机制

特发性血小板减少性紫癜、再生障碍性贫血、白血病、血友病、维生素 K 缺乏症、人工心脏瓣膜置换术后抗凝治疗、严重肝病等产科合并症可引起原发性凝血功能异常。胎盘早剥、死胎、羊水栓塞、重度子痫前期、子痫、HELLP 综合征等产科并发症,均可引起弥散性血管内凝血(DIC)而导致继发性凝血功能障碍。

正常凝血功能的维持依赖于凝血与抗凝血、纤溶与抗纤溶、血小板功能和血管内皮细胞功能四大系统的相互协调。正常妊娠时,若出现明显的血管内皮损伤、血小板活化增强、凝血酶原活性增加、高凝状态导致继发性纤溶亢进和抗纤溶活性增强,而这四个方面相互影响相互渗透,从而维持正常妊娠处于凝血与抗凝血、纤溶与抗纤溶的动态平衡中,即所谓的生理性高凝状态。当存在产科合并症或并发症时打破了这种平衡而出现凝血功能障碍。其主要机制如下。

(1)血管内皮细胞损伤、激活凝血因子Ⅻ,启动内源性凝血系统。

(2)组织严重破坏使大量组织因子进入血液,启动外源性凝血系统:创伤性分娩、胎盘早期剥离、死胎等情况下均有严重的组织损伤或坏死,大量促凝物质入血,其中尤以组织凝血活酶(即凝血因子Ⅲ,或称组织因子)为多。

(3)促凝物质进入血液:羊水栓塞时一定量的羊水或其他异物颗粒进入血液可以通过表面接触使因子Ⅻ活化,从而激活内源性凝血系统。急性胰腺炎时,蛋白酶进入血液能促使凝血酶原变成凝血酶。抗原抗体复合物能激活因子Ⅻ或损伤血小板引起血小板聚集并释放促凝物质(如血小板因子等)。补体的激活在 DIC 的发生发展中也起着重要的作用。

(4)血细胞大量破坏:正常的中性粒细胞和单核细胞内有促凝物质,在大量内毒素或败血症时中性粒细胞合成并释放组织因子;在急性早幼粒细胞性白血病患者,此类白血病细胞胞质中含有凝血活酶样物质,当白血病细胞大量坏死时,这些物质就大量释放入血,通过外源性凝血系统的启动而引起 DIC。内毒素、免疫复合物、颗粒物质、凝血酶等都可直接损伤血小板,促进它的聚集。微血管内皮细胞的损伤,内皮下胶原的暴露是引起局部血小板黏附、聚集、释放反应的主要原因。血小板发生黏附、释放和聚集后,除有血小板凝集物形成,堵塞微血管外,还能进一步激活血小板的凝血活性,促进 DIC 的形成。

(5)凝血因子合成和代谢异常:重症肝炎、妊娠脂肪肝、HELLP 综合征等疾病可导致凝血因子在肝脏的合成障碍,致使凝血因子缺乏,进而导致凝血功能障碍。

(6)血小板的减少:特发性血小板减少性紫癜和再生障碍性贫血,循环中血小板的减少,是导致凝血功能障碍的主要原因。

（二）临床表现

凝血功能障碍的主要临床表现为出血及出血引起的休克和多器官衰竭。出血的发生时间随病因和病情进展情况而异，可在胎盘娩出前，亦可在胎盘娩出后。大多发现时已处于消耗性低凝或继发性纤溶亢进阶段，临床上可出现全身不同部位的出血，最多见的是子宫大量出血或少量持续不断的出血。开始还可见到血凝块，但血块很快又溶解，最后表现为血不凝。此外，常有皮下、静脉穿刺部位、伤口、齿龈、胃肠道出血或血尿。大量出血时呈现面色苍白、脉搏细弱、血压下降等休克的表现，呼吸困难、少尿、无尿、恶心、呕吐、腹部或背部疼痛、发热、黄疸、低血压、意识障碍（严重者发生昏迷）及各种精神神经症状等多器官功能衰竭的表现。

（三）诊断及实验室检查

凝血功能障碍，主要依靠临床表现结合病因及各种实验室检查来确诊。

1.特发性血小板减少性紫癜

该病多见于成年女性，主要表现为皮肤黏膜出血。轻者仅有四肢及躯干皮肤的出血点、紫癜及瘀斑、鼻出血、牙龈出血，严重者可出现消化道、生殖道、视网膜及颅内出血。实验室检查：通常血小板$<100\times10^9/L$，骨髓检查示巨核细胞正常或增多、成熟型血小板减少、血小板相关抗体（PAIg）及血小板相关补体（PAC$_3$）阳性，血小板生存时间明显缩短。

2.再生障碍性贫血

该病主要表现为骨髓造血功能低下，全血细胞减少和贫血、出血、感染综合征。呈现全血细胞减少，正细胞正色素性贫血，网织红细胞百分数<0.01，淋巴细胞比例增高。骨髓多部位增生低下，幼粒细胞、幼红细胞、巨核细胞均减少，非造血细胞比例增高，骨髓小粒空虚。

3.血友病

该病是一组因遗传性凝血活酶生成障碍引起的出血性疾病。分为血友病 A、血友病 B 及遗传性因子Ⅺ缺乏症。其中血友病 A 最常见。血友病 A 发病基础是由于 FⅧ：C 缺乏，导致内源性途径凝血障碍。血友病 B 是由于缺乏 FⅨ，引起内源性途径凝血功能障碍。实验室检查，凝血时间（CT）通常正常或延长，活化部分凝血活酶时间（APTT）延长，简易凝血活酶生成实验（STGT）异常；凝血酶原生成实验（TGT）异常。可通过 TGT 纠正实验、FⅧ：C、FⅨ活性及抗原测定进行分型。也可以行基因诊断确诊。

4.维生素 K 缺乏症

一般情况下，维生素 K 缺乏症的发生率极低，其和长期摄入不足、吸收障碍、严重肝病及服用维生素 K 拮抗剂有关。由于人体内的凝血因子 FⅩ、FⅨ、FⅦ、凝血酶原及其调节蛋白 PC、PS 等的生成，都需要维生素 K 参与。实验室检查，PT 延长、APTT 延长；FⅩ、FⅨ、FⅦ、凝血酶原活性低下。

5.重度肝病

肝脏是除 Ca^{2+} 和组织因子外，其他凝血因子合成的场所，重度肝病时，实验室检查多表现为肝损害的一系列生化改变、凝血酶原时间（PT）、APTT 延长和多种凝血因子的异常，甚至出现 DIC。

6.DIC

DIC 是胎盘早剥、死胎、羊水栓塞、重度子痫前期、HELLP 综合征等产科并发症引起产后出血的共同病理改变。通常血小板$<100\times10^9/L$ 或进行性下降；血浆纤维蛋白原含量<1.5 g/L 或进行性下降；3P 实验阳性或血浆 FDP>20 mg/L，或 D-二聚体水平升高或阳性；PT 缩短或延长 3 秒以上,或 APTT 缩短或延长 10 秒以上。

(四)治疗

凝血功能障碍的处理原则为早期诊断和动态监测,积极处理原发病,同时改善微循环,纠正休克,补充耗损的凝血因子,保护和维持重要脏器的功能。

1.早期诊断和动态监测

及早诊断和早期合理治疗是提高凝血功能障碍所致产后出血救治成功的根本保证。临床有凝血功能障碍高发的产科并发症和合并症或发生各种原因所致的产后出血,都应该及时进行相关出凝血指标的测定。同时在治疗过程中动态监测血小板、纤维蛋白原、纤维蛋白降解物、D-二聚体、PT、APTT、凝血酶时间(TT)的变化,可以监控病情的演变情况指导临床治疗。

2.积极治疗原发病

病因治疗是首要治疗原则,只有去除诱发因素,才有可能治愈凝血功能障碍所致的产后出血。

3.纠正休克

出血隐匿时休克症状可能为首发症状。

4.补充凝血因子

各种病因引起的凝血功能障碍中,大都有凝血因子的异常。因此积极补充凝血因子和血小板是治疗的一项重要措施。可通过输注新鲜冰冻血浆、凝血酶原复合物、纤维蛋白原、冷沉淀(含Ⅷ因子和纤维蛋白原)、单采血小板、红细胞等血制品来解决。

(1)血小板:血小板(20~50)×10⁹/L 或血小板降低出现不可控制的渗血时使用。可输注血小板 10 U,有效时间为 48 小时。

(2)新鲜冰冻血浆:是新鲜抗凝全血于 6~8 小时内分离血浆并快速冰冻,几乎保存了血液中所有的凝血因子、血浆蛋白、纤维蛋白原。使用剂量 10~15 mL/kg。

(3)冷沉淀:输注冷沉淀主要为纠正纤维蛋白原的缺乏,如纤维蛋白原浓度高于 1.5 g/L 不必输注冷沉淀。冷沉淀常用剂量 1.0~1.5 U/10 kg。

(4)纤维蛋白原:输入纤维蛋白原 1 g 可提升血液中纤维蛋白原 25 mg/dL,1 次可输入纤维蛋白原 2~4 g。

(5)凝血酶原复合物,含因子 Ⅴ、Ⅶ、Ⅸ、Ⅹ,可输注 400~800 U/d。

(6)近年研究发现,重组活化凝血因子Ⅶa(recombinant activated factor Ⅶa,rFⅦa)可用于治疗常规处理无效的难治性妇产科出血性疾病,并取得了满意疗效。产后出血患者应用 rFⅦa 的先决条件:①血液指标,血红蛋白＞70 g/L,国际标准化比率(INR)＜1.5,纤维蛋白原≥1 g/L,血小板≥50×10⁹/L;②建议用碳酸氢钠提升血液 pH 至≥7.2(pH≤7.1 时,rFⅦa 有效性降低);③尽可能恢复体温至生理范围。

rFⅦa 应用的时机:①无血可输或拒绝输血时;②在代谢并发症或器官损伤出现之前;③在子宫切除或侵入性操作前。推荐的用药方案:初始剂量是 40~60 μg/kg,静脉注射;初次用药 15~30 分钟后仍然出血,考虑追加 40~60 μg/kg 的剂量;如果继续有出血,可间隔 15~30 分钟重复给药 3~4 次;如果总剂量超过 200 μg/kg 后效果仍然不理想,必须重新检查使用 rFⅦa 的先决条件,只有实施纠正措施后,才能继续给 100 μg/kg。

5.肝素的应用

在 DIC 高凝阶段主张及早应用肝素,禁止在有显著出血倾向或纤溶亢进阶段应用肝素。

6.抗纤溶药物的应用

在 DIC 患者中,可以在肝素化和补充凝血因子的基础上应用抗纤溶药物,如氨基己酸、氨甲环酸、氨甲苯酸等。

7.重要脏器功能的维持和保护

总之,凝血功能障碍性产后出血是产后出血处理中最难治的特殊类型,除了按常规的产后出血处理步骤和方法进行外,更要注重原发病因素的去除和 DIC 的纠正,同时要注重重要脏器功能的保护,才能提高抢救的成功率,降低孕产妇死亡率。

五、稀释性凝集病所致的产科出血

(一)概述

稀释性凝集病是指大失血时由于只补充晶体及红细胞导致血小板缺失及可溶性凝集因子的不足,引起的功能性凝集异常。在妊娠期(如胎盘早剥时),更常见于产后期(如子宫收缩乏力性继发性出血),可由于大量汹涌出血,输血、输液不能止血反而造成稀释性凝集病,其原因是储存的血液和红细胞制品缺乏 V、Ⅷ、Ⅺ 因子、血小板和全部可溶血液凝固因子,故严重的出血不输注必要的血液成分止血因子,将会导致低蛋白血症、凝血酶原和凝血激酶时间延长。

(二)临床特点

一般认为,失血时输入不含凝血因子的液体和红细胞达 1 个循环血量时,血浆中凝血因子和血小板浓度会下降至开始值的 37%,在交换 2 个循环血量之后会降低至基础浓度的 14%,便发生稀释性凝集病。在这种情况下第一个下降的凝血因子是纤维蛋白原(FIB),因此,稀释性凝集病的严重程度可以从纤维蛋白原浓度估计,但要除外纤维蛋白原下降的其他原因(如弥散性血管内凝血,DIC)。研究显示,大量输血使凝血酶原标准单位(INR)和部分凝血活酶时间比率(APTT 比率)增高到 1.5~1.8 时,血浆因子 V 和Ⅷ通常降低到 30% 以下。故有人将 INR 和 APTT 比率增加到对照值 1.5~1.8 成为稀释性凝血障碍的诊断和实施治疗干预的临界值。由于对大量输血所致稀释性凝血障碍一直未有一致的诊断标准,目前多以 INR 和 APTT 比率增加到 1.5~1.8、FIB<1 g/L,同时伴创面出血明显增加作为诊断依据。

如果失血量超过 1 个血容量以上就可以发生消耗性凝血障碍,如 DIC 或稀释性凝集病,但 DIC 并不常见。DIC 的诊断依据是全部凝血参数均明显异常。DIC 可出现低纤维蛋白血症,血小板减少症和部分凝血活酶时间(APTT)、凝血酶原时间(PT)延长。由于 DIC 继发产生纤溶,可以检出纤维蛋白崩解后散落的亚单位-栓溶二聚体(D-Dimers),对 DIC 最特异的试验是 D-Dimers,稀释性凝集病虽也表现血小板减少症,低纤维蛋白血症及 APTT、PT 延长,但 D-Dimers 试验阴性。DIC 的纤维蛋白原降解产物(FDP)比稀释性凝集病高,对 DIC 也较敏感,但不如 D-Dimers 特异。

(三)处理

纠正稀释性凝集病主要是补充新鲜冰冻血浆(FFP)、冷沉蛋白、新鲜血或浓缩血小板。目前临床上最容易得到的是 FFP,当凝血障碍伴 APTT 和 PT 显著延长或 FIB 明显减少时应首选 FFP。因为 FFP 含有生理浓度的所有凝血因子,70 kg 成人输入 1 U FFP(250 mL)通常可改善 PT 5%~6% 和 APTT 1%,按 15 mL/kg 输入 FFP 可使血浆凝血因子活性增加 8%~10%。为了获得和维持临界水平以上的凝血因子,推荐短期内快速输入足够剂量的 FFP 如 5~20 mL/kg。发生稀释性凝集病时第一个下降的凝血因子是纤维蛋白原,如果单独输入 FFP 不足以提供所需纤维蛋白原时应考虑采用浓缩纤维蛋白原 2～4 g,或含有纤维蛋白原、因子Ⅷ和 von Willebrand 因子(VWF)的冷沉淀。在治疗稀释性凝集病的过程中,血细胞比容(Hct)下降会增加出血危险,尤其是有血小板减少症时,因此不要推迟红细胞的输注,有建议稀释性凝血障碍时应设法提高 Hct 到高于 70～80 g/L 的氧供临界水平。多数大出血患者在交换了 2 个血容量之后会出现血小板减少症,故血小板计数如果低于 $50 \times 10^9/L$,应当输用血小板治疗。输 1 个单位血小板一般可升高血小板$(5～10) \times 10^9/L$。重组的Ⅶ激活因子(rⅦa,诺七)与组织因子(TF)相互作用能直接激活凝血,产生大量的凝血酶,因为 TF 全部表达在破损血管的内皮,促凝作用不会影响全身循环。因此在严重稀释性凝集病中,应早期给予 rⅦa。

综上所述,妊娠期(如胎盘早剥时)及产后期(如子宫收缩乏力性继发性出血)大量汹涌出血的患者,要防止稀释性凝集病的发生。如果 FIB<1 g/L,INR 和 APTT 比率>1.5 及创面出血增加,应考虑稀释性凝血障碍。处理首选 FFP,必要时给予 FIB、血小板或其他凝血因子制品。

(杨红玉)

第十三章

辅助生殖技术

第一节 人 工 授 精

人工授精就是把丈夫的或者供精者的精子通过非性交的人工注射方法送进女性生殖道内,以期精子与卵子自然结合,达到妊娠目的一种辅助生殖技术。

根据所用精液来源的不同可分为三类。①夫精人工授精:用丈夫精液进行的人工授精称夫精人工授精。②供精人工授精:用他人的精液进行的人工授精称供精人工授精。③混精人工授精:将他人的精液和丈夫的精液混在一起进行的人工授精称为混精人工授精。这是我国目前辅助生育技术条例所禁止使用的方法。

根据是否用冷冻贮存的精液进行人工授精分为两类。①鲜精人工授精:是指精液离体后即进行处理,进行人工授精,仅适用于夫精人工授精。②冻精人工授精:是指精液离体后采用一种特殊的办法进行超低温冷冻保存(一般保存在-196 ℃液氮罐中),当需要时,可将冷冻精液复温后进行人工授精。

一、夫精人工授精

实施人工授精前,必须详细询问夫妇双方病史、既往史,并进行严格的体格检查及必要的特殊检查,确定适应证、排除妊娠禁忌证。同时使夫妇双方得到充分知情及心理咨询,明确告知人工授精的方法、费用、并发症、成功率等,并在签署知情同意后方可进行人工授精。

(一)夫精人工授精的适应证

(1)性交困难或精液不能进入阴道者:男方或女方下生殖道有器质性或功能性异常如尿道严重下裂;严重早泄、阳痿、逆行射精症;性交时不射精者;女性性交时阴道痉挛;阴道解剖结构异常。

(2)精子在女性生殖道中运行障碍者:可由功能性、器质性等原因引起,如子宫颈管狭窄、粘连,宫颈黏液少而黏稠,宫颈锥形切除术后,严重的宫颈陈旧性裂伤,子宫颈肌瘤,子宫位置异常(过度前屈或后屈)等妨碍精子的正常上行游走。

(3)精液检查轻度或中度异常(至少2次精液检查结果):①精子数减少,密度$<20\times10^6/mL$,但$>5\times10^6/mL$;②精液容量减少,每次射精量 $1\sim2$ mL;③精子活动力减弱,精子活动率$<50\%$;④精液液化时间延长或不液化。

（4）免疫性不孕：夫妇一方或双方抗精子抗体阳性,性交后试验异常。

（5）不明原因不孕症。

（6）轻微或轻度子宫内膜异位症性不孕。

（7）排卵障碍诱导排卵治疗指导性生活妊娠失败者。

（8）各种原因冻存的丈夫精子,如因长期工作需要或癌症治疗等进行冷冻保存的精液。

（二）夫精人工授精的禁忌证

（1）女方有不宜妊娠或妊娠后导致疾病加重的全身性疾病,妊娠后这些疾病可能会危及患者生命安全,如严重的心脏病、肾炎、肝炎等。

（2）女方生殖器官严重发育不全或畸形。如子宫发育不全、严重的子宫畸形或子宫畸形曾反复导致流产者,应先行子宫矫形手术后方可试行人工授精。

（3）夫妇任何一方或双方患有严重的精神疾病、泌尿生殖系统急性感染、性传播疾病。

（4）任何一方具有吸毒等严重不良嗜好,任何一方接触致畸量的射线、毒物、药品并处于作用期。

（5）输卵管欠通畅。

（6）夫妇双方对人工授精尚有顾虑者、未签署知情同意书。

（三）接受人工授精夫妇所要具备的基本条件

1.女方基本条件

（1）输卵管通畅：人工授精前通过腹腔镜检查、子宫输卵管造影或子宫输卵管通液检查等来诊断,至少一侧输卵管通畅。

（2）子宫发育正常或虽有异常但不影响人工授精的操作和胎儿的孕育。

（3）卵巢功能正常：自然周期或促排卵药物治疗后 B 超监测发现有直径≥18 mm 的卵泡。

2.男方基本条件

能在体外收集到精液,并有精子。一般认为,一次射出的精液量≥0.5 mL,精液密度≥5×10^6/mL,活动率≥30%,精液的常规检查指标越趋正常,人工授精成功率越高。

（四）人工授精方法

1.直接阴道内授精

直接阴道内授精是指直接将液化后的精液或洗涤、上游等处理后的精子悬液置于女方阴道穹隆部。具体方法：女方取截石位,用 0.5% 聚丙烯吡咯酮（PVP）棉球或纱布清洗外阴,用窥阴器暴露宫颈,用生理盐水或加抗生素棉球清洗阴道、宫颈及宫颈周围,用无菌注射器抽取精液 0.5～2 mL,直接注入阴道后穹隆处和宫颈外口。术后适当垫高臀部,平卧 60 分钟后即可起床。此法主要适用于女方生育无障碍,男方精液检查正常,因某种原因（比如严重早泄、阳痿,某些特殊体形,女方阴道痉挛症等）不能性交者。

2.宫颈内人工授精

宫颈内人工授精是指直接将液化后的精液或经洗涤上泳等处理后的精子悬液注入宫颈管内,也可同时在宫颈外口及宫颈周围涂抹精液,或同时置一部分精液于后穹隆处。授精后,让患者适当抬高臀部,平卧 15～30 分钟,无特殊不适可离开。此法主要适用于性交困难,或性交时不能射精而手淫或按摩器能排精者,也适用于精液不液化症患者（精液经体外处理能液化）或宫腔内人工授精困难者。

3.宫腔内人工授精

宫腔内人工授精是指将洗涤优化的精子悬液通过导管直接注入宫腔内,注入精子悬液量0.1~1.0 mL(平均为0.5 mL)。授精导管应轻缓插入宫腔,缓慢注入精液,一般无外溢,如有阻力或外溢明显,提示导管顶端可能尚未进入宫腔或子宫曲度过大阻碍了推注精液入宫腔,应重新调整导管方向后再试。授精后,适当抬高患者臀部,平卧15~30分钟,无特殊不适可离开。

宫腔内人工授精的精液应在人工授精前2小时收集,精液必须经过处理,去除精液中的细胞碎片、精浆中的免疫物质、前列腺素等,预防精液中的前列腺素进入子宫后引起子宫痉挛性收缩,产生剧烈腹痛、恶心、甚至低血压等反应。同时精液经处理后筛选出高活力的精子送到离受精部位较近的宫腔内,避免了不良的宫颈因素对精子游动的影响,缩短了精子游动的距离,使精子和卵子更容易结合,提高了人工授精的妊娠率。近20年来在宫腔内人工授精的同时常配合促排卵,使排卵障碍得以克服,并且有较多的成熟卵子产生,因而增加受孕机会。宫腔内人工授精适应证广泛,如少、弱、畸形精子症,精液不液化症,免疫性不孕症,宫颈因素不孕,原因不明不孕症等,也可用于射精或性交障碍的不孕。促排卵结合宫腔内人工授精的妊娠率明显高于直接阴道内授精/宫颈内人工授精,是目前最常用的人工授精方法。

4.直接腹腔内授精

直接腹腔内授精是指将处理过的精子悬液0.5~1.0 mL直接注入腹腔,精卵由输卵管伞端拾捡至输卵管内受精。直接腹腔内授精最初的报道是对原因不明的不育、男性因素不育及宫颈因素不孕者作为替代配子输卵管内移植(gamete intrafallopian tube transfer,GIFT)的一种治疗方法。

5.直接卵泡内授精

直接卵泡内授精是指在阴道超声引导下,通过阴道后穹隆处穿刺至卵泡内,将洗涤处理过的精子悬液直接注入卵泡内的人工授精技术。适用于少、弱精子症,宫颈因素不孕症,排卵障碍性不孕症尤其是卵泡不破裂者。

6.经阴道输卵管内授精

经阴道输卵管内授精是指经阴道插管通过宫腔至输卵管的一种人工授精技术。目前有几种新方法:①可利用超声引导下行输卵管插管;②腹腔镜监测下行输卵管插管;③徒手操作凭感觉行输卵管插管,插管成功后直接通过导管将已准备好的精子注入输卵管壶腹部-峡部交界处;④输卵管灌注法,即利用宫腔压力使输卵管内口张开,精液进入输卵管中。

经阴道输卵管内授精适用于输卵管一侧正常而对侧有解剖或功能改变,宫颈因素不孕者,也可用于轻至中度子宫内膜异位症的不孕症、男性因素不孕及不明原因不孕症经常规人工授精失败者。由于经阴道输卵管内授精操作的复杂性、可能引起子宫内膜或输卵管的损伤,而且妊娠率报道不一,临床较少用。

(五)精液处理

1.精液处理的目的

(1)达到符合人工授精要求的精子密度和容量。

(2)减少或去除精浆内的前列腺素、免疫活性细胞、抗精子抗体、细菌与碎片。

(3)减少精液的黏稠性。

(4)促进精子获能,改善精子受精能力。

2.精液标本收集

(1)通过手淫方式取精液,收集在无菌、无毒的容器内,如不成功,可通过性交将精液收集于无毒的避孕套内。收集过程避免精液污染。

(2)精液不液化或液化时间长或有精子抗体的精子可以收集在含培养液的小瓶内。

(3)逆行射精者:逆行射精进入膀胱并非罕见,特别是进行过膀胱手术的患者,为收集逆行射出的精液,必须先用碳酸氢钠碱化尿液,然后排空膀胱,通过性交或手淫法射精,然后将尿液排入一容器,尿中可见精子,用梯度离心法处理随尿液排出的精子。

收集逆行射精精液的程序如下:①向患者仔细地解释整个过程,取得他的合作理解;②患者在收集精子的前一晚9时将 4 g NaHCO₃放入杯中,混匀后服下;③取精前一小时必须再饮一杯含 4 g NaHCO₃的水,并且再多饮 1～2 杯水;④射精前排尿(即小便后立即射精);⑤射精后将小便排入一含有 5%血清的 HEPES-HTF 液的容器内;⑥逆行射出的精子必须立即检查和处理。

3.精液的处理

精液处理方法有多种,取决于精液量、精子计数与活力以及白细胞、精子抗体、细胞碎片等。目前常用的精液优化方法有:离心沉淀法、精子上游法、梯度离心法。

(六)人工授精时机的掌握

精子通过女性生殖道适时地与卵子相遇是受精的前提,因此选择合适时机进行人工授精是成功受孕的关键。正常生理情况下在性交成功后 5 天内发生排卵具有受孕的机会,这是由精子在女性生殖系统的不同部位运行和存活时间所决定的。射入阴道内的精子大部分发生外流或被外排,仅有不到 1%能进入宫颈黏液并进一步进入宫腔和输卵管。性交后可能仅需几分钟精子即达输卵管。精子在女性生殖道的存活时间受局部环境影响,如 pH、是否存在炎症、免疫状态、激素影响等。精子在女性阴道内由于局部的酸性环境仅能存活 2.5 小时;在宫颈内为 2～5 天;在宫腔内为 24 小时;在输卵管内为 2～5 天。成熟卵母细胞维持的受精时间较短,一般在 24 小时内,12 小时内受精能力较强。再根据采用不同的人工授精方法选择不同的时机,估计排卵时间和精子-卵子相遇时间。直接阴道内授精或宫颈内人工授精可在黄体生成素(LH)峰值出现当天进行,宫腔内人工授精、经阴道输卵管内授精、直接腹腔内授精、直接卵泡内授精等可延迟 1～2 天进行。排卵时间的判断可根据月经周期史、基础体温记录曲线、宫颈评分,结合血或尿血雌二醇(E₂)、LH 的水平及阴道 B 超检测卵泡发育、排卵以及人绒毛膜促性腺激素(human chorionic gonadotrophin,HCG)注射时间等来确定。因此,人工授精在排卵前 48 小时和排卵 12 小时内易获得成功。每个月经周期在掌握排卵时机的情况下进行 2 次宫腔内人工授精并未比 1 次宫腔内人工授精更有益,因此,预测排卵时间是掌握夫精人工授精时机的关键。判断人工授精的时机有以下几种方法。

1.月经周期史

正常成年女性月经周期一般为 28～30 天,排卵一般发生在两次月经的中间,即下次月经来潮前的14 天左右,人工授精应选择在此时进行。但月经周期常常受各种因素的影响,如情绪紧张、环境变化、气候变化、长途跋涉等,导致排卵延迟或不排卵。因此单纯用月经周期推测排卵是很粗略的方法,在指导患者自行推测排卵期适时同房时可参考,也可作为卵泡监测时间的参考。

2.基础体温监测

基础体温是机体处于最基本情况下的体温,反映机体在静息状态下的能量代谢水平。随月经周期不同时期雌、孕激素分泌量的不同,基础体温呈周期性的变化。在月经期及卵泡期基础体温较低,排卵后因卵巢有黄体形成,产生的黄体酮作用于下丘脑体温中枢,使体温上升 0.3~0.5 ℃,持续到经前 1~2 天或月经第一天体温又下降至原来水平。正常排卵女性,体温升高应持续 12~14 天。

基础体温的临床意义及评价。①监测排卵:月经周期所测得的基础体温曲线,后半期的体温较前半期高出 0.3~0.5 ℃,则称为双相型体温曲线,表明后半期有黄体形成并分泌孕激素。双相型体温多数是有排卵的佐证。但在某些月经周期中,优势卵泡发育成熟后并未发生排卵,颗粒细胞却发生黄体化分泌孕激素,使基础体温出现双相型曲线,此情况称为未破裂卵泡黄体化综合征。测基础体温的同时结合 B 超监测卵泡是鉴别是否排卵的最有效的方法。若体温已升高,而 B 超监测的卵泡不缩小或反而增大,即可诊断为未破裂卵泡黄体化综合征。如果为单相型体温曲线,则表明此月经周期中缺乏孕激素的影响,即无黄体形成。因此,单相型的基础体温可以肯定是无排卵月经周期。②监测排卵时机:典型的双相型体温曲线说明此次月经周期中可能有排卵,排卵可发生在最低体温日前、最低体温日、体温上升日均有可能,以最低体温日向高温相转变时最多见。可见通过基础体温监测排卵无法准确得知排卵的具体时间。基础体温测定法主要是回顾性的,难以作为人工授精的时机选择依据。传统的方法是以基础体温为基础,结合宫颈评分进行,在预期的基础体温的转折期,即低温相变为高温相的转折期,宫颈黏液评分≥8 分时进行宫腔内人工授精,但应连续观察宫颈评分,宫腔内人工授精后 24 小时若评分仍≥8 分者应再做 1 次宫腔内人工授精,以提高妊娠率。

测量基础体温应注意的事项:①每晚睡前将体温计水银柱甩至 36 ℃以下,置于伸手可及的地方。次日清晨醒后,在开口说话和无其他任何肢体活动的情况下即刻取体温表放于舌下,闭口 5 分钟,每天测体温的时间最好固定不变。②感冒、腹泻等任何疾病及失眠、性生活等会影响体温,应在体温表上注明。③某些药物如激素类药也会影响基础体温的变化。④有夜班的患者无法在清晨测体温时,可改在白天熟睡 4~6 小时后补测,并在记录上予以注明,以供分析时参考。⑤基础体温测定应以 2 个或 2 个周期以上连续监测为宜,以便分析排卵时参考。

3.宫颈黏液评分法

宫颈黏液是宫颈腺体的分泌物,受卵巢性激素的影响发生理化性质的周期性变化。自然周期月经期和增殖早期黏液量最少;随着 E_2 的增加,黏液量也增加,当 E_2 水平≥300 pg/mL 时,宫口张开,黏液多溢出宫口,黏液拉丝度可达 10 cm 以上,黏液清亮,最有利于精子穿透,这些现象均表示即将排卵。此时宫颈黏液稀薄,黏滞度降低,黏蛋白纤维交织的网眼增大,且呈碱性,可保护精子,使精子很容易穿过黏液而进入宫腔,为授精提供了最好的条件;排卵后在孕激素作用下,宫颈黏液分泌量减少,变为浑浊、黏稠,拉丝度仅为 1~2 cm。宫颈黏液中无机盐与黏蛋白是形成结晶的物质条件,排卵期呈典型的羊齿植物状结晶;排卵后或妊娠期由于孕激素作用,结晶断裂成小块,呈椭圆体。常见的结晶有 4 型,①Ⅰ型:典型羊齿植物叶状结晶,主梗直而粗,分支密而长。②Ⅱ型:类似Ⅰ型,但主梗弯曲较软,分支少而短,有如树枝着雪后的形态。③Ⅲ型:为不典型结晶,树枝形象较模糊,分支少而疏,呈离散状。④Ⅳ型:主要为椭圆体或梭形体,无羊齿植物叶状结晶,椭圆体或梭形体顺同一方向排列成行,比白细胞长而窄,透光度大。

应用 Insler 评分法可更客观地评价自然周期宫颈黏液,当 E_2 不断上升达高峰时,宫颈黏液评分一般≥9 分,最高宫颈黏液评分值与 LH 峰同步,故宫颈黏液评分≥9 分可作为预告排卵的信号。排卵当天宫颈黏液评分可下降 30%,排卵后 24 小时,宫颈黏液评分急剧下降。宫颈评分≥9 分者表示卵泡即将成熟,评分越高卵泡越接近成熟排卵,人工授精成功率也越高(表 13-1)。

表 13-1　宫颈黏液 Insler 评分表

评分	0	1	2	3
黏液量	无	宫颈管内少量黏液	宫颈管内能见滴状黏液	大量黏液自颈管外口溢出
拉丝度	0	轻度:拉至阴道的上 1/40	中度:拉至阴道的中 1/2	高度:拉至阴道外口
结晶	无	很少区域可见线状晶,无分支	线状结晶,仅部分区域可见分支结晶	全部呈现典型羊齿状结晶
宫口	关闭	裂隙	部分开张	开张呈瞳孔状

注:评分 0~3 分为阴性;4~6 分为轻度;7~9 分为中度;10~12 分为接近排卵。

利用宫颈黏液 Insler 评分监测卵泡发育和预测排卵时机适合于自然周期。由于当 E_2 水平≥300 pg/mL 时即出现宫颈黏液高分,对于促排卵的多卵泡发育周期早卵泡期可出现宫颈黏液高分,因此不适用于多卵泡发育周期。

4.激素测定

正常生理性月经周期受下丘脑-垂体-卵巢轴分泌的激素所调节,下丘脑分泌促性腺激素释放激素激动剂(GnRH-a),促使垂体合成和分泌促性腺激素(Gn),包括卵泡刺激素(FSH)和 LH,FSH、LH 刺激卵巢分泌性甾体激素,而卵巢分泌的性激素及抑制素对 Gn 具反馈调节,当雌激素及抑制素水平上升时抑制垂体 FSH 释放,但在卵泡成熟雌激素第一次高峰时可对 Gn 分泌起正反馈作用,触发 LH、FSH 排卵前高峰,引发排卵,进入黄体期。当进入黄体-卵泡过渡期时抑制素 A 下降,FSH 上升,卵泡发育。因此通过相关激素的测定,监测卵泡发育及排卵。

随着卵泡发育,出现 E_2 高峰,在 E_2 峰出现约 24 小时后形成 LH 高峰及 FSH 高峰,LH 峰出现至消退持续时间约 54 小时,LH 峰上升期 16~20 小时,高峰平台期约 16 小时,LH 峰值下降期较缓慢,约 20 小时,LH 下降后发生排卵。LH 大量分泌后由循环系统经肾脏排出,因而尿中排出量随血液浓度升高而增加,在血中高峰出现后 8~20 小时出现尿中含量高峰,其浓度>35 U/L,排卵发生在血 LH 峰值后 24~35 小时或尿 LH 峰值后 12~24 小时。临床上常测定尿 LH 峰来预测即将排卵,方法简单、价廉,患者可在家自行监测。

促排卵周期由于外源性 Gn 的使用及体内 E_2 水平的异常升高,多数仅有轻到中度升高的 LH 峰,而不能形成有效的 LH 峰值,在内源性 LH 峰后 8~20 小时注射 HCG 5 000~10 000 U,在注射 HCG 后 24~36 小时行宫腔内人工授精,将增加周期妊娠率。

排卵前成熟卵泡受 LH 峰的作用可产生少量孕激素(P)。在正常月经周期中的卵泡期血中 P 值不超过 3.2 nmol/L,晚卵泡期若发现血中 P 值出现上升,则表示即将排卵。若 P 值>9.6 nmol/L,则可诊断已排卵。

5.超声监测卵泡发育及排卵

一般从月经来潮第 7~8 天或超促排卵治疗 5 天后开始超声波监测,当卵泡直径<10 mm 者,可每 3 天监测 1 次;当卵泡直径达 10~15 mm 时,可每 2 天监测 1 次;当卵泡直径>15 mm 时,应每天监测 1 次直到排卵。每次监测时间最好一致,安排在上午 8~10 点或注射促性腺激素之前。若能系统观察宫颈评分变化,可在宫颈评分>8 分,即宫颈黏液多、稀薄、清亮溢出宫口,拉丝长度达阴道全长及宫口开张时,开始做超声波观察,多能见到较成熟的卵泡,以减少超声波监测的次数,而不致遗漏其成熟卵泡的观察。

一般卵泡直径达 18~20 mm 时为成熟卵泡,但存在周期差异、个体差异、监测方法及与用药与否有关,因此不能单纯依靠卵泡直径预测排卵。

已排卵的超声波表现：①成熟卵泡骤然消失。成熟卵泡其直径可达 20 mm 左右突向卵巢表面，卵泡内可见卵丘光点。②成熟卵泡明显缩小且卵泡内回声增强。卵泡直径缩小超过 5 mm，卵泡内光点多，此为排卵后卵泡内血液积聚，形成早期黄体的表现。③子宫直肠陷凹出现液体积聚。不排卵的征象：如果 B 超监测卵泡直径＜14 mm，却不见增长，或达到 15～17 mm 后不但不再增长反而渐渐缩小、自行消退，为不成熟卵泡黄素化。如果卵泡直径达 18 mm 没破裂，还在继续增大，基础体温、血黄体酮值等却呈排卵样改变，则为未破裂卵泡黄素化综合征。

从排卵到卵泡完全消失大约 10 分钟，可见掌握排卵时间很重要。如把 LH≥50 U/L 作为排卵前峰的话，发现自然排卵周期 B 超法诊断的排卵日，60％发生在排卵日后 24 小时，90％发生在排卵日后 48 小时。在促排卵周期组，往往间隔时间短些。出现 LH 峰值后，在 LH 作用下卵泡膜细胞层血流增加，呈水肿状，故 B 超可见卵泡周围回声低，卵泡壁不甚光滑或似乎与颗粒细胞层分开或部分剥离是可辨认出卵丘的回声。形态上变圆，趋向卵巢表面，出现上述特征性显像时，66％于第二天排卵，86.5％在 24～48 小时内排卵。

临床上往往结合 B 超结果和尿 LH 峰值来判断注射 HCG 的时间。当卵泡直径达 18～20 mm 或长、宽、厚三径线中有两个径线均＞20 mm 者，尿 LH 峰阳性则应立刻注射 HCG 5 000～10 000 U，并于当天下午做人工授精；若卵泡最大直径为 18 mm，长、宽、厚三径线只有两个径线达 18 mm，尿 LH 峰阴性，则可在当天晚 10 时注射 HCG 5 000～10 000 U，于第二天上午做人工授精，若尿 LH 峰阳性，则同上处理。

（七）人工授精女性月经周期准备

接受人工授精的女性卵巢必须具备成熟卵泡发育的能力，根据不孕的原因、有无自发排卵而分为自然周期人工授精和促排卵或诱导排卵周期人工授精。

1.自然周期人工授精

对于精液正常但性交困难和精液不能射入阴道者及供精人工授精者，女方具有正常生育能力时，在自然周期行人工授精。对原因不明不孕症、免疫性不孕及男性精液异常者，自然周期行人工授精其成功率很低，在 5％以下。

自然周期人工授精女性必须具备规则的、有排卵的月经周期，排卵通常发生在下次月经来潮前第 14 天左右，根据既往月经周期的长短选择监测卵泡发育的时间，一般在估计月经来潮前 7～8 天开始进行超声卵泡监测及子宫内膜发育情况的监测，当优势卵泡直径达 16 mm，E_2 为 270～300 pg/mL 时，测定血或尿 LH 水平，根据 LH 峰值情况选择行夫精人工授精的时机。

2.促排卵周期

促排卵治疗应用于人工授精后大大提高了人工授精的成功率，但应根据不孕原因、卵巢功能状态、个体卵巢反应差异及药物作用特点选择促排卵治疗的方案。主要的促排卵药物和使用方案如下。

（1）氯米芬促排卵：氯米芬为雌激素相类似的非甾体激素，具有抗雌激素和弱雌激素作用，主要靠抗雌激素作用而诱发排卵，是简单、安全、有效的一种诱发排卵药物。在下丘脑、垂体与雌激素受体相结合后，使中枢神经细胞受体处于低雌激素结合状态，诱发下丘脑释放促性腺激素释放激素（GnRH），进而使垂体释放 FSH、LH。FSH 促使卵泡发育成熟、分泌 E_2，促进 E_2 的正反馈效应。由于排卵前出现血 E_2 峰，对下丘脑-垂体-卵巢轴起正反馈效应，激发垂体 LH 峰而促进排卵。

使用氯米芬必须有两个先决条件：①氯米芬只能对已发育的卵泡起刺激作用，因而必须在体内有一定雌激素水平下才能发挥促排卵作用,如有月经周期,孕激素试验阳性者,或血 E_2 ≥100 pg/mL;②下丘脑-垂体-卵巢有健全的正反馈功能。因此,氯米芬主要用于排卵障碍性女性,如多囊卵巢综合征及下丘脑性排卵障碍等,也有用于黄体功能不全者。氯米芬促排卵不能改善卵母细胞质量,对有规律排卵的女性并不能改善其妊娠率。

用法:从月经周期的第3~5天起,如为闭经患者,应先用黄体酮产生撤退性阴道出血,于出血的第3~5天起,50~100 mg/d,连用5天,停药4~5天后通过宫颈评分和B超监测卵泡发育,排卵多数发生在停药5~9天内,少数发生在停药10~15天内,停药后20天未排卵者,则认为该周期治疗失败。若该月经周期促排卵有效仍未孕,可连用3个周期;若上述剂量促排卵无效,则增加氯米芬的剂量至150 mg,如此剂量仍无效者,可考虑剂量加至200 mg/d,超过此剂量,疗效并不提高,且使用大剂量时,多胎妊娠率也高。

为了提高排卵率和妊娠率,可和其他药物联合应用。①HCG:适用于单用氯米芬后卵泡发育良好,但不能自发排卵者。待卵泡发育至18~22 mm时肌内注射 HCG 5 000~10 000 U触发排卵,在肌内注射 HCG后12~36小时各行1次人工授精。②雌激素:由于氯米芬的抗雌激素作用会影响子宫内膜的发育,使宫颈分泌黏液减少不利于精子穿透,适用于单用氯米芬后宫颈黏液少而黏稠者,从周期的第5天起加用雌激素,连用7~9天,以改善宫颈黏液和子宫内膜发育,有助于提高妊娠率。③人绝经期促性腺激素(HMG):如氯米芬治疗后仍不能排卵或妊娠可使用该方案。具体用法:从月经周期的第5天起,氯米芬50~150 mg/d,共5天,然后 HMG每天肌内注射75~150 U,待卵泡成熟后肌内注射 HCG 10 000 U。

(2)促性腺激素促排卵:以外源性 Gn替代垂体释放的 FSH刺激卵巢的卵泡发育。根据来源、产品制作工艺成分和纯度,Gn可分为以下几种。

HMG:是从人绝经后尿中提取的,每支含有 FSH 75 U和 LH 75 U。HMG是从大量绝经后女性尿液中,经柱层析而取得 FSH和 LH,并含有95%尿蛋白及少量其他细胞因子、生长因子等杂质,这些物质可能对卵巢亦有作用。

FSH:是从绝经期女性尿中提取的纯化促性腺激素制剂,随着生产工艺的不断进步,制剂中所含 LH越来越少,每支含 FSH 75 U和 LH<1 U。与 FSH的生理作用相似,刺激卵泡的生长和成熟,增加雌激素的水平和促进子宫内膜的增殖。

高度纯化卵泡刺激素:绝经期女性尿液中 FSH进一步纯化的产品,不含任何 LH也不含任何尿蛋白,且各批号制剂含量更一致。因而使用的安全性更高,不良反应更少。

基因重组卵泡刺激素:是经过基因重组技术由哺乳动物细胞表达的人卵泡刺激素,其纯度更高,产品更加稳定。由 Serono生产的 follitropin-α,商品名为 Gonal-F,由 Organon生产的 follitropin-β,商品名为 Puregon。两种制剂的结构都与天然 FSH一致,命名不同仅为区别于不同的生产公司而已。

在治疗前必须经过比较全面的不孕检查,对子宫、输卵管及男性因素必须予以纠正。在治疗前必须告知治疗的有效性即妊娠率,可能的不良反应及费用问题。

治疗方案:目前多采用 HMG-HCG序贯疗法。在月经第3天或闭经患者用黄体酮或人工周期撤退性出血后第3天每天肌内注射 HMG,由于个体对促性腺激素敏感性不同,不同的患者所需的有效剂量各异。对于多囊卵巢综合征(PCOS)、下丘脑性排卵障碍、卵巢多囊改变、年轻女性应从小剂量开始,或根据既往促排卵剂量作为参考。用药5~7天后开始监测卵泡,若宫颈黏液和B超显示卵泡生长正常,或 E_2 分泌正常,则维持原剂量,此后隔天行阴道B超及宫颈评分或

测血清 E_2。当最大卵泡直径达 16 mm 时每天测定 E_2、LH、P 水平,直至最大卵泡直径达 18～20 mm,或出现 LH 峰,停用 HMG,36 小时后注射 HCG 10 000 U,12～36 小时后行人工授精;若卵泡生长及 E_2 上升过慢应加量,反之则减量。若患者年龄＞35 岁或前次超排卵治疗卵泡发育不足者,本次治疗开始剂量则适当加大。

FSH 因价格较昂贵,适用于 HMG 治疗失败的患者,及多囊卵巢综合征患者及血 LH 浓度高的患者。

(3)促性腺激素释放激素(GnRH):适用下丘脑性排卵障碍或氯米芬治疗失败的内源性 GnRH 部分缺乏或完全缺乏者。在正常月经周期中 GnRH 呈脉冲性释放,通过垂体门静脉系统,作用于垂体前叶促性腺激素分泌细胞,刺激 FSH、LH 脉冲性分泌。因此外源性 GnRH 诱发排卵必须脉冲性给药。

治疗方法:GnRH 溶于生理盐水,每毫升加肝素 25～100 U,以防注射部位凝血,注射针留于前臂静脉,导管连于自动注射泵,起始剂量每一脉冲为 2.5～5 μg,脉冲间隔 90～120 小时,连续 24 小时给药。皮下注射部位常选在下腹部,起始剂量为 5 μg,脉冲间隔同前,不需加肝素。从静脉注射开始到排卵平均需 10～20 天,皮下注射需 15～30 天,确定排卵后 48 小时停药。

GnRH 对下丘脑性闭经、无雄激素增高的排卵障碍者疗效较好,排卵率为 35%～100%,且大多数为单个排卵,偶有 2 个,极少有 3 个以上,妊娠率为 85.8%。然而,由于脉冲性注射给药给患者带来诸多不便,目前已少用。

(4)溴隐亭:用于高催乳素血症伴无排卵患者。从小剂量开始(1.25 mg/d),1 周后如无反应改为 2.5 mg/d,最大剂量可用至 7.5 mg/d。一般连续用药 3～4 周直至血催乳素降至正常,排卵率 75%～80%,妊娠率 60%,不增加胎儿畸形的风险。

(5)其他促排卵方案:针对排卵障碍的原因除选择上述促排卵药物和方案外,PCOS 患者还可选用胰岛素增敏剂、抗雄激素(醋酸环丙孕酮)、生长激素、芳香化酶抑制剂等辅助促排卵和促排卵治疗,有助于提高 PCOS 患者的促排卵效果,改善妊娠率。

(八)夫精人工授精的妊娠率

夫精人工授精周期的妊娠率受不孕夫妇的不孕原因、年龄、夫精人工授精方法、夫精人工授精周期准备、授精时机的掌握、精液质量和处理方法等因素的影响而有差异。对于由于各种心理或生理原因造成精液进入女性宫颈管障碍而致不孕者,行夫精人工授精后其妊娠率可高达 80%以上,原因不明不孕采用促排卵周期和宫腔内人工授精方法的妊娠率高于自然周期和直接阴道内授精/宫颈内人工授精,使用新鲜精液进行夫精人工授精的妊娠率高于使用冻精的夫精人工授精。因宫颈因素、免疫因素不孕和轻至中度少、弱、畸精症者宜采用宫腔内人工授精方法,可获得较为满意的妊娠率。不明原因不孕采用经阴道输卵管内授精治疗妊娠率高于宫腔内人工授精,而未破裂卵泡黄体化综合征患者采用直接卵泡内授精治疗能获得妊娠。随着促排卵方案的进一步完善、精液处理和人工授精技术的进一步改善,夫精人工授精的妊娠率将得到不断地提高。

(九)夫精人工授精的并发症

主要有促排卵药物引起的卵巢过度刺激综合征、卵巢扭转、破裂,多次促排卵卵巢肿瘤的发生风险增加等;夫精人工授精时的精液变态反应(多见于未处理精液经破损宫颈黏膜或误入宫腔而致)、宫颈黏膜损伤出血、操作或精液刺激引起子宫收缩导致腹痛等;术后盆腔感染、异位妊娠、流产、多胎妊娠、早产及难产率增加等。

1.卵巢过度刺激综合征

卵巢过度刺激综合征是药物促排卵治疗特有的最严重的并发症。在接受促排卵治疗的患者中,卵巢过度刺激综合征总体发生率约为23.3%,重度卵巢过度刺激综合征发生率为0.008%~10%(一般<2%),可危及患者的生命。严重卵巢过度刺激综合征的主要的病理改变:①卵巢增大,特征是卵泡囊肿及黄体囊肿形成、间质水肿;②毛细血管通透性增加,引起急性血液外移、胸腔积液、腹水,甚至全身水肿,血液浓缩,肝、肾灌流量减少,严重肝、肾功能损害,低血容量休克,凝血障碍,血栓形成。后者是发病与死亡的主要原因。卵巢过度刺激综合征的发生与严重程度与患者的敏感性、药物的种类、剂量和是否妊娠等有关。药物中以HMG最易导致卵巢过度刺激综合征,而氯米芬的危险性最小,受孕周期的卵巢过度刺激综合征发生率为非孕周期的4倍。卵巢过度刺激综合征的分类及机制和治疗。

2.出血

行宫腔内人工授精时少数患者可有少量宫颈黏膜或子宫内膜出血,一般无明显的出血。出血原因:宫颈慢性炎症,擦洗消毒动作粗暴或授精导管损伤宫颈黏膜;人工授精前未查清子宫位置,导管进入宫腔的方向不准确,动作粗暴,或导管较粗糙,损伤宫颈黏膜或子宫内膜;少数患者子宫内口紧,导管不能一次进入,反复操作损伤宫颈黏膜;用宫颈钳钳夹宫颈造成局部损伤出血。如宫颈表面少量出血,未流入宫腔,对人工授精妊娠率影响不大,如宫腔内膜出血,会影响精子获能,使精子凝集,影响精子活动力,使人工授精成功率下降。在人工授精前应了解子宫的位置,选择导管应柔软适度,动作轻柔,避免损伤宫颈管和子宫内膜。

3.腹痛及休克

夫精人工授精时一般很少有明显腹痛,少数患者可有下腹胀痛。最初用未洗涤的新鲜精液直接做人工授精时,可因为精液中前列腺素刺激子宫剧烈收缩,导致下腹疼挛性疼痛,加上患者的紧张、恐惧,可引起严重过敏性休克。目前宫腔内人工授精的精液均经洗涤处理,注入宫腔内的量不超过1 mL,同时洗去精浆中的前列腺素和抗体,很少发生剧烈腹痛。如果人工授精时注入宫腔内的压力过高,推注速度过快,或注入液体过多时,会产生子宫痉挛性收缩,患者感到不同程度的腹痛。因此术中应控制精子悬液进入宫腔的速度,注意精液洗涤的程序,尽量减少前列腺素对子宫的刺激。宫腔内人工授精时尽量不用宫颈钳,以免刺激子宫收缩引起腹痛。

4.感染

人工授精后偶有急性盆腔炎症发生,多由宫腔内人工授精时存在宫颈炎症、消毒不严、操作不慎、精液中存在多量的致病菌等有关。人工授精时用稀碘酒消毒阴道和宫颈,再用生理盐水清洗阴道和宫颈,或生理盐水和阿米卡星擦洗阴道和宫颈,术后3天用抗生素预防感染。术中应尽量避免携带阴道宫颈分泌物进入宫腔,减少插管的次数,避免生殖道损伤。

5.多胎妊娠

多胎妊娠多发生于促排卵周期。促排卵周期由于多卵泡发育使治疗周期的多胎妊娠发生率显著增加,随着助孕技术的开展,近年来多胎妊娠的发生率已增加几十倍,甚至上百倍。多胎妊娠使母婴并发症显著增加,易诱发孕妇产前子痫、羊水过多、重度贫血、产后出血等并发症,甚至危及孕妇生命;同时增加流产、早产机会,胎儿宫内发育不良,增加围产儿的发病率和死亡率。因此,有人主张当>6个优势卵泡时取消夫精人工授精,或经阴道超声引导抽吸多余卵泡后再行宫腔内人工授精。一旦发生多胎妊娠应及时行多胎减灭术,保留1~2胎。

6.女性生殖器肿瘤

虽然目前对于连续多次促排卵治疗是否增加与甾体激素相关肿瘤发生的高危因素尚存在争论,但目前尚不能排除诱导排卵药物对癌症发生可能存在潜在的危险性。首先,促排卵最常用的药物,氯米芬和 Gn 具有刺激卵巢排卵的作用,是乳癌和卵巢癌的病因之一;其次,这些药物能引起 E_2 和 P 的上升,这两个激素能影响乳癌、妇科恶性肿瘤和其他癌症的发生和发展;最后,某些临床和流行病学的研究已经显示促排卵药物的应用与各种癌症的发生率的增加有关联。

可能多年不孕本身是卵巢癌的高危因素。排卵障碍本身增加子宫内膜癌,或许还有乳癌发生危险性,同时是使用促排卵药物的主要适应证。其他不孕的原因也被认为与癌症发生有关,如子宫内膜异位症与乳癌的发生、输卵管性因素与卵巢癌的发生有关。因此,不孕女性无论是否应用促排卵药物,其癌症发生的危险性无法与普通人群等同起来,而有生殖器肿瘤史患者的风险更是人们所关注的。因此,连续 3 个促排卵周期而未妊娠者应暂停,查找原因,一般不宜超过 6 个促排卵周期。

二、供精人工授精

供精人工授精是用捐精者的精液进行人工授精的方法,对某些男性不育症的夫妇来说,是一种不可缺少的治疗方法,也可用于男性携带有遗传性病的夫妇。供精人工授精与夫精人工授精比较,供精人工授精禁忌证、女方必备的条件、人工授精方法、供精人工授精周期的准备(自然月经周期或促排卵月经周期)及并发症相同,主要是适应证不同,而且存在某些伦理、法律等问题,在我国供精人工授精所用精液必须从中华人民共和国卫健委批准的精子库获得。

(一)供精人工授精的适应证

(1)男方精液严重异常,不可能使女方受孕,如无精症、严重的少精、精及畸形精子症等。

(2)男方和/或家族中有不宜生育的遗传性疾病。

(3)男方患不能矫治的射精障碍,无论其原因为创伤、手术、药物或精神异常造成者,输精管结扎复通失败者。

(4)女方为 Rh 阴性血型且已被 Rh 因子致敏,而男方为 Rh 阳性,不能得到存活的后代。

(5)在应用生殖辅助技术,如体外受精、胚胎移植,以及输卵管内配子移植或输卵管内合子移植过程中,发现明显的男方原因导致失败,如不受精、明显的少精及畸形精子症,男方免疫性不育行卵细胞内精子注射失败者。

(6)单身女子要求生育,目前在我国尚属禁止之列,不符合我国人口与计划生育及人类辅助生殖技术规范条例。

(二)供精者的条件

选择合适的供精者是确保供精人工授精成功和所生子女健康的关键步骤,一般要求供精者体格健壮,容貌端庄,智力较高,并通过详细的询问既往病史、家族史、遗传病史、体格检查、特殊化验,对身心疾病、遗传性疾病和传染病,尤其是性传播性疾病进行筛查,避免和减少出生缺陷,防止传染病和性传播性疾病的蔓延。

1.精液质量

取精前 1 周禁欲,精液质量必须达到世界卫生组织的最低正常标准:精液排出后 30～60 分钟内液化,容积为 2～6 mL,密度＞$50×10^6$/mL,精子活动率＞60%,快速前向运动精子(a)＞25%或前向运动精子(a+b)≥50%,正常形态精子＞60%,pH 7.7～8.1,常规细菌培养无致病菌生长。

2.传染病及性病传播筛查

每个供精者必须做血清学检查,进行康氏反应、乙肝抗原抗体、丙肝抗体检查,衣原体、支原体、巨细胞病毒,尤其是性传播性疾病,如艾滋病、淋病等检测,由于人免疫缺陷病毒(HIV)初次感染后有 6 个月的潜伏期,在此时检测可能出现假阴性,使用新鲜精液有感染 HIV 的危险性,所有冷冻精液都要在 6 个月后复查 HIV 检查,阴性方可供临床使用,禁用新鲜精液行供精人工授精。

3.供精者排除标准

(1)年龄超过 45 岁。随着年龄增加,精液质量下降,染色体畸形率增加。因此我国规定供精者的年龄为 22～45 岁。

(2)与行人工授精的女性有亲缘关系。

(3)性病患者及其他传染病,如肝炎、结核、淋病、生殖器疱疹、尖锐湿疣、梅毒、HIV 等。

(4)有生殖系统疾病者,如睾丸炎、附睾炎、前列腺炎、尿道炎、隐睾、腹股沟疝手术史等。

(5)有嗜酒、嗜烟、吸毒史等不良嗜好。有较长时间的毒物和放射线接触史。

(6)严重的全身性疾病,如癌症、糖尿病、癫痫、心脏病等家族史。

(7)遗传病史:家族三代成员中有出生缺陷、先天性畸形或遗传病史,染色体检查异常者。

(三)影响供精人工授精成功率的因素

1.供精质量

除严格供精者精液质量外,精液的冷冻保存方法、每份冷冻精液的精子质量对冷冻复温后的精液质量同样重要。未加处理的人类冷冻精液解冻后,大约只剩下千分之一的精子还具有某种程度的活动力,但添加了保护剂的冷冻精液解冻后,能保持冷冻前活动率的 $60\%～65\%$。这表明,约有 1/3 的活动精子在冷冻过程中丧失其活动力。我国卫健委辅助生殖技术的相关条例规定用于供精人工授精的精子复苏后前向运动的精子$\geqslant 40\%$,每份精子总数$\geqslant 12\times 10^6$。

冷冻复苏精子人工授精妊娠率比新鲜精液的受孕率低,可能的原因是由于冷冻和复温过程中精子顶体酶受损伤,线粒体裂解,精子尾部受损伤,使精子活动力下降,精子穿透宫颈黏液的能力和精子穿入卵细胞透明带的能力下降。近年来随着冷冻技术的提高,精子冷冻复活率的提高,用冷冻精液与用新鲜精液做人工授精成功率相近,在冻精精液人工授精所诞生的婴儿中,并未发现先天性畸形发病率高于正常妊娠诞生的婴儿。

2.供精人工授精方法

由于供精人工授精的适应证多数为由于男性因素导致的不孕,从理论上讲解决精子问题便会成功妊娠。但为避免传染病,尤其是性传播性疾病的传播,目前采用的均为冻存的 6 个月后经过检疫合格的精子,这些精液的质量较新鲜精液有所下降。文献显示供精人工授精采用宫腔内人工授精方式妊娠率显著高于直接阴道内授精/宫颈内人工授精,因此,经过 2 个周期直接阴道内授精/宫颈内人工授精未孕者,建议采用宫腔内人工授精方法。

3.行供精人工授精的时机

由于冷冻精子解冻后受精能力仅能维持 24 小时,选择最佳时机行供精人工授精是取得成功的关键。对排卵障碍女性在供精人工授精前须促排卵治疗,促排卵方案与夫精人工授精一样。根据供精人工授精方法的不同选择供精人工授精时机。

4.供精人工授精的周期数

供精人工授精的周期妊娠率 $10\%～30\%$ 不等,每一例受者最多给予 6 个周期的人工授精,大部分妊娠发生在 1～4 个周期中,超过 6 个周期的供精人工授精妊娠机会显著下降。接受供精人工授精治疗的女性在连续治疗 3～6 个周期失败者应暂停治疗,进一步查找原因,或行体外受精-胚胎移植。

5.女性的卵巢储备

随着年龄增加女性卵巢储备逐渐下降,卵巢皮质区卵泡逐渐减少,卵细胞质量下降,妊娠机会降低。年龄可以作为卵巢储备的预测指标,20～30 岁卵巢储备最佳,30 岁以后卵巢储备逐渐下降,35 岁以后明显下降。据流行病学的资料统计显示,随着年龄增长自然流产率增加,<25 岁为 19％,>35 岁达 30％。接受冻精人工授精的女性年龄 30 岁以下成功率高,≥36 岁则成功率明显降低,不育的年限越长,年龄越大,供精人工授精的成功率就越低。

基础 FSH 随年龄的增加而上升,一般在绝经前 5～6 年开始上升,但比年龄对卵巢储备的预测更敏感。基础 FSH≥12 U/L,预示卵巢储备下降,基础 FSH≥25 U/L 时难以获得妊娠。当基础 FSH 分别为 15 U/L、20 U/L、25 U/L 和≥30 U/L 时,周期取消率约为 5％、10％、20％和 40％。然而以基础 FSH 作为预测卵巢储备的指标假阴性的发生率较高,尤其是对年轻女性的卵巢储备预测作用令人怀疑,更不能作为独立的卵巢储备预测指标,多种指标的联合应用对卵巢储备能力的预测更为准确。在基础 LH 上升前几年即有 FSH 的轻度上升,对基础 FSH≤15 U/L 可结合基础 FSH 分析 FSH/LH 比值,当 FSH/LH 比值≥3.6 时提示卵巢储备下降。近年来人们较为关注的是抗米勒管激素和基础窦卵泡数等对卵巢储备的预测价值。对基础 FSH 正常者应结合其他指标综合分析卵巢储备,预测卵巢反应。

6.精神因素

不孕女性渴望妊娠,在接受供精人工授精前往往精神紧张,情绪不稳,可造成内分泌功能的紊乱,最终导致供精人工授精的失败。

(四)供精人工授精的伦理和法律问题

因为供精人工授精有别于夫精人工授精,尽管两者都是非性交方式授精受孕,但两者在遗传学上有明显不同。夫精人工授精所生子女,具夫妻双方遗传学特征;而供精人工授精所生子女,其遗传学上仅具母亲的特征及供精男子的遗传特征,如其血型、肤色、体型、体征可具有供精男子的特征,而不具备患者丈夫的特征。多数夫妇不想公开供精人工授精的事实,包括向子女、家庭其他成员和社会,因此,有必要尽可能选择与丈夫生理特征、血型、性格等相近的供精者精液,具体包括肤色、毛发颜色、眼睛的颜色、身高等体貌特征相似,种族、信仰相同,ABO-Rh 血型相同,以及性格、兴趣爱好等要求,尽可能减少供精者与丈夫的差异。

对于丈夫射出精液中含有精子的严重少精子症、弱精子症、畸精子症或睾丸中有精子者及某些遗传性疾病,施行供精人工授精之前让不孕夫妇双方了解可以通过卵母细胞质单精子注射、着床前遗传学诊断技术获得后代的可能。在实施供精人工授精前夫妇双方必须慎重考虑,充分咨询,知情同意,取得法律文书公证以保证受术夫妇双方及其后代的权利、义务,从而防止日后可能发生的抚养和赡养纠纷。

为尽可能避免今后出生儿女近亲结婚的可能,必须建立供精使用的管理体系,将供精者的编号、基本生理特征、医疗史、受教育程度、兴趣爱好等永久保存,以便后代婚姻咨询。有些国家对于供精者后代有相关的法律规定,子女满 18 岁后必须告知其由供精出生的事实,并在结婚前排除近亲结婚的可能。对于是否公开供精者的身份争论激烈,为避免复杂的法律纠纷和伦理问题,绝大多数持反对意见,尤其是异性夫妇供精接受者更不愿意让后代了解供精者的身份。但是人们又担心供精后代无法追踪家族史,不能全面了解遗传信息,是否存在这方面的伦理问题。我国相关条例规定一名供精者只能使 5 名女性获得妊娠,如果已有 5 名女性成功妊娠并有后代出生,即不能再用此名供精者的精液,应该进行销毁;实施供精人工授精的医疗机构的资格除必备的医疗条件外,必须取得卫生行政部门的批准,医疗机构必须遵循保密原则,供精者和受精者互盲,供者和后代互盲,供精单位有义务为受精者后代提供婚姻咨询。

(张海花)

第二节 体外受精-胚胎移植

广义的辅助生育技术(assisted reproductive technology,ART)是指所有包含着将配子从人体内取出,并在体外进行处理,以达到妊娠为目的的一系列技术。目前世界上实施的临床 ART 主要包括人工授精和体外受精-胚胎移植(in vitro fertiliza tion-embryo transfer,IVF-ET)及其衍生技术两大部分。人工授精迄今已有 200 多年的历史。实施时只需将处理过的精子注入女性生殖道,技术简单,操作方便,无创伤性,无需特殊设备,因此沿用至今。虽然近年来对人工授精的技术做了一些改进,但作为 ART 的初级阶段,人工授精始终存在不可克服的缺陷,即它必须要有至少一条基本正常的输卵管。为解决输卵管性不孕,在妇产科学、生殖内分泌学、胚胎学、生物学及相关学科学者的共同努力下,IVF-ET 技术应运而生。该技术跨越了妊娠必须依赖输卵管的人类生殖历史,开创了人类 ART 的新纪元,标志性事件为 1978 年 7 月 25 日世界上首例试管婴儿——Louise Brown 在英国诞生。以该技术为核心的现代 ART 技术被认为是 20 世纪医学史上最伟大的事件之一。

随着 ART 技术的不断创新和成熟,包括 ART 基本步骤如药物促排卵、取卵、体外受精和胚胎移植等环节和低温冷冻技术的发展,其适应证范围也不断扩展,除输卵管性不孕外,现已作为原因不明性不孕、男性不育、免疫性不孕和子宫内膜异位症合并不孕等的常规治疗手段之一,也用于时控性和选择性生育,并延伸到赠卵、赠胚胎、代孕等方面。但 IVF-ET 为非自然助孕技术,除了大量药物应用可能带来的不良反应外,还存在取卵后感染、盆腔内出血、脏器损伤、卵巢过度刺激等并发症,其子代安全性也还存在某些不确定因素,此外也是个耗精力、高费用的过程。所以在实施 IVF-ET 前应对其必要性和可能性做系统评估,并做好充分准备。

一、适应证与禁忌证

(一)适应证

1.输卵管病变

下列情况应选择 IVF-ET。

(1)输卵管梗阻无法手术矫正或疏通。

(2)严重输卵管粘连、积水,经手术治疗无效或估计无法恢复输卵管功能。

(3)先天性或继发性输卵管缺失。

(4)输卵管绝育术后无复通可能或复通手术失败或复通后 1 年原因不明不孕。

(5)其他造成输卵管"拾卵"障碍、配子或受精卵输送障碍的输卵管病变。输卵管病变是

IVF-ET 最常见的原因。

2.排卵障碍

(1)如反复未破裂卵泡黄素化,药物诱发排卵无效。

(2)多囊卵巢综合征促卵泡发育不理想,难以控制卵泡发育数。

3.子宫内膜异位症合并不孕

下列情况下应该考虑 IVF-ET。

(1)经其他辅助受孕治疗无效。

(2)Ⅲ～Ⅳ期子宫内膜异位症有两年以上不孕史。

4.男性因素

当精子过少、精子活力低下不足以自然妊娠或经人工授精辅助受孕时,需要通过 IVF-ET 助孕。但当精子数极少、精子活力极低时,IVF 的受精率亦较低,应考虑采用卵母细胞质单精子注射(intracytoplasmic sperm injection,ICSI)辅助受精。目前普遍被接受的需行 ICSI 的精液标准。

5.子宫颈疾病

不孕伴先天性子宫颈疾病或继发性子宫颈损伤(如子宫颈癌行根治性子宫颈切除术后),无法实施人工授精,可行经子宫肌层穿刺胚胎移植。

6.免疫性不孕

经其他治疗,包括人工授精辅助生育治疗仍未孕者。

7.原因不明性不孕

经促排卵治疗及 3 次以上人工授精辅助生育治疗仍未孕者。

8.生殖功能储备

女性因疾病治疗或其他原因可能伤害卵巢功能时,可以事先采集足够量的成熟卵,并受精形成胚胎冻存,以备需要。

(二)禁忌证

(1)夫妇任何一方患有《母婴保健法》规定的不宜生育的、目前无法进行植入前胚胎遗传学诊断的遗传性疾病。

(2)夫妇任何一方患有严重的精神病。

(3)夫妇任何一方患生殖、泌尿系统急性感染性和性传播疾病。

(4)夫妇任何一方具有吸毒等严重不良嗜好。

(5)夫妇任何一方接触致畸量的射线、毒物、药品并处于作用期。

(6)女方子宫不具备妊娠功能。

(7)女方严重躯体疾病不能承受妊娠。

(8)不符合国家生育政策。

二、术前准备

(一)法规、政策方面准备

(1)符合国家计划生育政策,并提交有效证明。

(2)备份夫妇双方身份证和结婚证书。

(3)必要时需律师公证书。

(二)健康检查

(1)排除夫妇双方患有《母婴保健法》规定的不宜生育的、目前无法进行植入前胚胎遗传学诊断的遗传性疾病、严重的精神疾病和吸毒等严重不良嗜好。

(2)子宫评估:常规的妇科检查,必要的B超和其他辅助检查,以确定具备基本正常的子宫,包括具有容受胚胎着床功能的子宫腔。并在周期开始前的黄体期做宫腔探查或模拟移植,了解宫颈的大小及光滑程度、子宫位置、宫颈及宫体的角度、宫腔的深度等,以备胚胎移植时参考。

(3)卵巢评估:常规月经第2~3天的内分泌检查,包括FSH、LH、E_2、泌乳素(PRL)、睾酮(T)和促甲状腺激素(TSH),卵巢窦状卵泡计数等,估计促排卵能够获得足够数量的卵子(>3个)。

(4)生殖道病原体检测:包括常规白带检查、支原体检查、衣原体检查、淋球菌等。

(5)夫妇双方其他感染性和传染性疾病及病原体检测:梅毒、艾滋病、肝炎系列和乙型肝炎三系、风疹病毒、巨细胞病毒、弓形虫等。

(6)夫妇双方肝功能、血常规、尿常规、凝血功能、血型检查。

(7)女方心电图、胸片检查,后者建议在月经期进行,并做好卵巢防辐射。

(8)丈夫精液常规检查。

(9)必要时其他检查:如宫腔镜、腹腔镜、染色体等检查。

(三)充分的知情选择

(1)书面告知IVF-ET的过程,使不孕症夫妇能够积极配合,知道什么时候该做什么事,保障流程的顺利完成。

(2)使夫妇双方充分了解可能发生的风险,签署知情同意书。风险来自以下几点。①促排卵风险:卵巢低反应,由于没有足够数量的卵泡,可能取消周期;卵巢过度刺激综合征,甚至有生命危险。②取卵风险:如空卵泡现象,即在超声下可见卵泡生长,但取卵时取不到卵子;卵巢位置不当而取卵困难;发生盆腔内出血;盆腔脏器(膀胱、肠管)损伤;术后合并感染。③卵子受精和胚胎发育风险:由于精卵结合障碍或其他一些原因,使卵子不能受精;受精后不能分裂,从而得不到可移植的胚胎等。

(3)妊娠率的局限性:目前国内外理想的妊娠成功率仍在40%左右。亦即并非每个IVF周期都能获妊娠结果,事实上没妊娠的概率更大些,常常需要多个周期的施治才可获得妊娠。

(4)费用和所需时间。

三、超促排卵

世界上首例成功的试管婴儿,所用的卵子是来自自然周期。初期的IVF-ET采用的也是自然周期,其结果是每个周期只能获得1~2个卵子,因而妊娠率低。为提高周期获卵数,从而提高IVF-ET的妊娠率,自1980年起,不断有促排卵药物应用于IVF-ET进行促排卵,最先成功报道的是氯米芬,很快HMG和尿源卵泡刺激素(uFSH)联合HCG得到了全世界同行的共识和推广,开始了超排卵时代。超排卵使每个周期的获卵数增加,妊娠率也明显提高,但并未像期望的那么高,主要与超排卵后激素环境异常有关,如LH峰过早出现、雄激素和雌激素增高、而孕激素则相对不足、子宫内膜发育异常、卵子发育不同步等。在超排卵这一环节上,最有意义的进步当属20世纪80年代末促性腺激素释放激素类似物的应用。即在超促排卵前先用GnRH-a作脑垂体降调节,抑制内源性促性腺激素的分泌。GnRH-a的应用不但避免了卵子发育不同步,也防止了 LH 峰过早出现,还可在一定范围内自由安排取卵时间。这就是目前常规采用的控制性超排卵(con trolled ovarian hyperstimulation,COH)技术。有效而安全的 COH 应包含两层意思:募集到适当数量的卵泡并促使其发育到排卵前卵泡;选择适当的时间注射 HCG 诱发卵子最后成熟,主动决定取卵时间,便于安排工作。

目前应用于临床的 GnRH-a 类似物有两类,分别为 GnRH 激动剂和 GnRH 抑制剂(GnRH antagonist,GnRH-ant),常用的 GnRH-a 有布舍瑞林、那法瑞林、曲普瑞林、亮丙瑞林、戈舍瑞林等的长效和短效制剂,并有多种给药途径。根据 GnRH-a 的不同及其用法的差异演变出多种 COH 方案。为保障 COH 的有效性和安全性,个体化应用 COH 方案尤其重要。个体化的主要依据为患者的卵巢储备。

(一)卵巢储备能力的预测

最近几年,有许多研究致力于对有正常排卵的女性进行卵巢储备力的评价,以期寻找一条能够预测她们生育能力的途径。但迄今没有一项指标可以单独准确评估卵巢储备力,而应综合下列因素考虑。

1.年龄因素

人类的生育能力随着年龄的增长而逐渐下降,尤其是在 35 岁之后,有效卵泡的数目急剧下降。随着卵泡数目的减少,卵母细胞核的异常,包括纺锤体异常和非整倍体异常也同时增加。而且,其黄素化颗粒细胞经培养后产生的激素水平也急剧下降,颗粒细胞的增殖率亦下降,凋亡率同时升高。这些都表明,随着年龄的增加,卵巢的储备能力会急剧下降。但是单从年龄因素进行卵巢储备力的评价具有很大的局限性,因为有的女性从近 30 岁时即发生卵巢早衰,而有的女性到 50 余岁时仍能孕育。所以需要结合其他指标进行更确切的评估。

2.月经周期

有正常规律月经周期常是卵巢功能良好的表现。月经稀发者如 B 超提示卵巢形态正常或多囊改变,应警惕 COH 后卵巢过度刺激综合征发生的可能。有规律的月经周期缩短往往提示卵巢储备力的低下。

3.卵巢疾病和手术史

卵巢疾病可能对卵巢造成严重的破坏作用;卵巢手术如卵巢良性肿瘤剔除术、子宫内膜囊肿剔除术等手术的创伤,电凝的使用可能会严重影响残留部分卵巢功能。

4.窦状卵泡计数

在窦前卵泡期,卵泡的生长发育不依赖于促性腺激素的刺激,而窦状卵泡则依赖于促性腺激素。有研究发现,窦状卵泡的数量随年龄增长而下降,这取决于处于静止期的剩余原始卵泡池的大小。窦状卵泡计数可以通过全卵巢计数,也可以以最多切面作为指标。全卵巢计数≤5 或最多切面≤3 个提示卵巢储备能力低下。

5.基础 FSH 水平

多项研究证实,基础 FSH 水平升高与卵巢的储备力降低有关。Martin(1996)通过对 1 868 个周期的研究发现,基础 FSH<20 U/L 时,IVF 的妊娠率为 16.5%;如果 FSH 一次测定≥20 U/L,则妊娠率降为 6.5%;多次测定或总是≥20 U/L 者,妊娠率为 0。这就强有力的证实了第 3 天 FSH 水平升高与妊娠预后不良之间的密切关系。Chae(2 000)对 118 个 ICSI 周期进行了研究,发现基础 FSH 水平>8.5 U/L 的患者其卵巢反应及周期妊娠率均<8.5 U/L 者。这些都说明,基础 FSH 水平能够预测卵巢的储备能力及最终的妊娠结局。但是也有反对意见。Bancsi

(2 000)对 435 个 IVF 周期进行了回顾性研究后认为,基础 FSH 水平对于预测 IVF 周期中的继续妊娠率意义不大,只有在较高的水平,如≥15 U/L 时,才显示出一定的意义。

6.基础 E_2 水平

在对卵巢储备力的评价中,将月经周期第 3 天的 E_2 水平与年龄和基础 FSH 水平结合起来,能够更好地评价卵巢的储备能力。在 Buyalos(1997)的研究中,FSH 水平正常的 38～42 岁的女性中有 10.3% 基础 E_2 水平高于正常,她们当中没有一个能够妊娠;而同一年龄组的女性,如果基础 FSH 和 E_2 正常,经过 4 个周期的治疗,累积妊娠率可达 44%;但＞43 岁者,无论内分泌情况怎样都无法妊娠。Smotrich(1995)在确定了 FSH 水平对卵巢储备力的评价作用之后,证实当月经周期第 3 天 E_2＞293 pmol/L(80 pg/mL)时,无论年龄与 FSH 水平如何,就已经能够确定其生育能力的低下;在进行促排卵的过程中,就会因为卵巢反应低或无反应而使周期取消率上升,临床妊娠率下降;当 E_2≥366 pmol/L(100 pg/mL)时,卵巢的反应会更差。而且即使 FSH＜15 U/L,也没有一例妊娠。Phelps(1998)的研究也得出了同样的结论。因此,E_2 水平对于预计 IVF 周期的反应和结局具有更有价值的补充意义。

7.基础抑制素水平

抑制素是一种异二聚体糖蛋白,由 α 和 β 亚单位组成。β 亚单位又有两种不同的分子结构 βa 和 βb,与 α 亚单位一起分别组成抑制素 A 和抑制素 B。抑制素 A 主要在黄体中期产生,抑制素 B 的峰值则主要出现于早卵泡期。

抑制素主要由卵巢颗粒细胞产生,调节 FSH 的分泌,在卵泡发育过程中起到重要的旁分泌调节作用。最近发现血液中抑制素 B 的浓度在早卵泡期随 FSH 水平的升高而下降,这提示抑制素 B 可能能够直接反映卵巢的储备能力。甚至有学者认为抑制素 B 比基础 FSH 和 E_2 水平更能直接且灵敏的反映卵巢的储备能力。

8.FSH/LH 比值

自然绝经后,随着卵巢功能的降低,FSH 和 LH 均上升,而且血清中 FSH 水平比 LH 早升高几年的时间。因此,卵巢储备力低下首先应当表现为 FSH/LH 比值升高、Mukherjee(1996)将 FSH/LH＞3.6 作为一个评价卵巢储备力降低的指标,研究了 74 例 ART 周期,发现其特异性为 95%,敏感性为 85%。因此,FSH/LH 比值不失为一个评价卵巢功能的良好指标。

9.氯米芬刺激试验

由于氯米芬具有抗雌激素作用,因此在氯米芬阻断的情况下,唯一能够抑制 FSH 的途径是卵巢抑制素的抑制效应。卵巢储备低下时,颗粒细胞产生抑制素减少,使刺激后 FSH 升高。

方法为在月经周期第 3 天测定血清 FSH 水平,然后在第 5～9 天每天口服氯米芬 100 mg,再于第 10 天重新测定 FSH。如果此时 FSH 水平升高(＞26 U/L),则认为该女性的卵巢储备力低下。

10.既往 COH 史

是重要的卵巢储备功能判断指标,也是 COH 重要的参考依据,胜过任何预测指标。

(二)超促排卵方案的选择

1.自然周期

自然周期是不需使用任何药物刺激卵巢诱导排卵的,但必须通过临近排卵期反复多次监测 LH 峰来估计排卵准确时间,以便获取成熟卵子进行 IVF-ET。其最大的优点是从监测 LH 上升可获得自然成熟较好的卵子,同时具有自然激素诱导的子宫内膜环境,为胚胎种植提供良好条件,且不存在卵巢过度刺激与多胎妊娠的危险,并节省经费。其缺点是因为仅有一个主导卵泡发育,只能获得一个卵子,而且常常出现取卵失败,妊娠率相对较超排卵方案低。另一方面因为自然周期依赖测定 LH 峰来决定取卵时间,每天必须多次收集标本,非常繁琐,而且要确定 LH 准确上升时间也常困难,安排取卵工作被动。所以目前基本弃用。

2.改良自然周期

基于自然周期上述优点,ART 学者一直进行着克服自然周期缺陷的尝试。1989 年 Garcia 对自然周期-IVF 做了少许变更,即采用 B 超监测,当主导卵泡直径达到 18 mm 时注射 HCG 10 000 U,30 小时后采卵,共做 14 例,12 例获得卵子并受精,10 例可行 ET,有 2 例获妊娠。被认为是改良的自然周期。随着 GnRH-ant 应用于临床,新的改良的自然周期-IVF 正在被认可,这就是极低刺激 IVF。其方法为当单个优势卵泡发育到 14 mm 时,同时给予 GnRH-ant 制剂西曲瑞克 0.25 mg/d,以避免出现内源性 LH 峰,同时给予基因重组卵泡刺激素(果纳芬)150 U,维持优势卵泡发育。当卵泡发育到 18 mm 和/或 E_2>800 pmol/L 时,当天继续给予西曲瑞克 0.25 mg,停基因重组卵泡刺激素,给予注射 HCG 10 000 U,34 小时后取卵。Pelinck MJ(2006 年)综合了多中心 336 例共 844 个改良的自然周期-IVF 周期,其启动周期平均妊娠率为 8.3%,3 周期累积妊娠率达 20.8%。2007 年 Pelinck MJ 报道了单个中心 256 例共 1 048 周期改良的自然周期-IVF(人均 4.1 周期),每启动周期胚胎移植率为 36.5%,妊娠率为 7.9%,个人累积妊娠率随着个人改良的自然周期-IVF 周期数的增加而增加,当极低刺激 IVF 周期数增加到 9 个时,其累积妊娠率达到 44.4%。改良的自然周期-IVF 适合所有 IVF 指征的患者,它最大可能保留了自然周期的优点,同时也提高获卵率和降低周期终止率,克服无法决定和控制取卵时间的缺陷,正在受到重视。

3.GnRH-a 长方案

GnRH-a 长方案是目前常规的 COH 方案。即嘱患者测基础体温(基础体温),在基础体温上升第 7 天,即排卵后一周开始 GnRH-a 治疗,此时内源性促性腺激素降低到最低点。临床上使用的 GnRH-a 有长效和短效两种。长效的使用方便,每周期仅需应用一次,但用药后即不能改变剂量和疗程,还可能影响早期黄体功能;短效 GnRH-a 可随时调整疗程,必要时还可调整剂量,但每天使用欠方便,而且可能漏用,因此各有利弊。

作为对 GnRH-a 刺激的反应,垂体快速释放已合成的促性腺激素,引起 GnRH-a 治疗的喷焰效应,同时停止合成新的促性腺激素,即所谓下调。垂体降调节一般在进入周期后 5~7 天内完成,标准为:①LH<5 U/L;②E_2<185 pmol/L(50 pg/mL)。当达到垂体受抑制的标准时,加用 FSH 超促排卵治疗。

常规 FSH 给药从月经第 3 天开始,目前多采用减量方案。起始剂量必须根据卵巢储备力的预测结果而个体化,225~375 U 不等,2 天后减为 150~225 U。以后根据卵泡发育检测调整剂量。当基本同步的优势卵泡数量达到 5~10 个时,可以维持原剂量,如果卵泡数过少或生长缓慢应及时增加 FSH 量,而卵泡数过多亦应及时减量,甚至暂时停止用药。

卵泡发育监测一般从 COH 第 6 天开始,卵巢储备低下和容易发生卵巢过度刺激综合征的需从第 4~5 天开始。监测的目的包括评价促性腺激素的用量是否合适、保证足够量的卵泡同时发育、防止卵巢过度刺激综合征发生、了解子宫内膜厚度、适时注射 HCG。监测方法为 B 超检查和血清 E_2 测定。

超声监测以其无创性、方便、可靠的优点被认为是最佳监测手段,它可以提供准确的有关卵泡大小和数目的信息。对于子宫内膜厚度的测定也可以看出其对 Gn 的反应性。但是单纯用超声监测也有其缺点,即对于反应不良的患者,无法在促排卵早期根据患者情况增加 Gn 的用量,只有用药到一定阶段,发现卵泡生长过缓或没有生长时才能加量,可能会影响 COH 的结果。

早期 E_2 监测可以弥补超声监测的不足。如在 FSH 用药 4～5 天 E_2 没有升高,应尽早加量或不减量,以提高 COH 的满意率。理想的情况是保持 E_2 增长的速度在 50％左右。此外 E_2 监测还应用于下列情况:①有卵巢过度刺激综合征危险的患者,当 $E_2 > 6\,000$ pmol/L 时,须警惕发生卵巢过度刺激综合征危险;②用超声监测难以确定是否应当继续用 Gn,还是需要采取 coasting(即不用 Gn,使卵泡在原有 Gn 的基础上继续生长,但暂时不注射 HCG 诱发排卵)的患者;③在超声监测时发现卵泡生长的速度比预计的缓慢,但无法决定是否需要增加 Gn 的患者。

当 1～2 个主导卵泡平均直径≥18 mm,或 3 个卵泡≥16 mm 时,同时停止 GnRH-a 和 FSH,并给予 HCG 10 000 U,肌内注射。注射 HCG 目的在于模拟正常月经中期 LH 峰对发育的卵泡结构与功能上的影响,促使卵泡达到最后成熟,包括卵细胞核、胞浆及透明带的成熟,围绕卵子卵丘细胞团块出现,以及颗粒细胞黄素化等。注射 HCG 35 小时后行取卵术。目前已有基因重组 LH 用于临床。

4.GnRH-a 短方案

于月经 1～3 天开始给予短效 GnRH-a,如戈舍瑞林 0.1 mg/d,并于月经第 3 天开始应用 FSH 治疗。随后的卵泡发育监测和 FSH 剂量调整同 GnRH-a 长方案,当决定注射 HCG 时,同时停止 GnRH-a 和 FSH。短方案的优点是可以充分利用 GnRH-a 的喷焰效应,可能对募集卵泡有一定的帮助。常用于卵巢储备力低下或卵巢低反应的患者。但往往增加卵泡数的效果不明显,而且卵泡同步性差,易引起血清黄体酮和雄激素升高,影响卵子质量。

另外,口服避孕药-微量 GnRH-a 也是一种短方案的治疗方法。连续口服避孕药(1 片/天)14～21 天抑制卵巢功能,停药 3 天后给予小剂量的 GnRH-a,3 天后开始大剂量的 FSH 治疗。这种方法的效果明显优于标准的短方案,特别是较少引起血清黄体酮和雄激素升高,可能与 GnRH-a 剂量较小有关,也可能与口服避孕药抑制残留黄体的反应相关。对于以前治疗反应较差的女性,应用口服避孕药-微量 GnRH-a 治疗特别有效。

5 超短方案

超短方案于月经周期第 2 天开始短效 GnRH-a 治疗,持续 3 天,出现喷焰效应后停药,而后开始单纯的 FSH 治疗。适合卵泡期短的卵巢储备力低下或卵巢低反应患者。其缺点是在预防过早出现的 LH 高峰方面,效果较标准的长方案和短方案差,因为内源性促性腺激素的降调需要较长时间的 GnRH-a 的抑制治疗。

6.超长方案

在 FSH 促排卵前 1 个周期即开始用长效 GnRH-a 进行垂体降调节,当第二周期 GnRH-a 应用 10 天后开始合并 FSH 治疗,随后的卵泡发育监测和 FSH 剂量调整及择期应用 HCG 同 GnRH-a 长方案。超长方案主要应用于子宫内膜异位症患者,对短期改善子宫内膜异位症引起的局部内环境、提高卵子质量及提高妊娠率有一定帮助。

目前临床上还有对子宫内膜异位症和子宫腺肌症患者经 3～4 个周期长效 GnRH-a 治疗后直接开始超排卵周期的,其利弊有待进一步评估。

7.GnRH-ant 方案

前述 GnRH-a 应用于超促排卵已在全世界范围内成为常规方案。缺点:①在早期促成 LH、

FSH 和 P 的升高;②增加使用 Gn 的用药量及延长用药时间;③黄体功能不健全,是由于 GnRH-a 对垂体所产生的抑制,在短期内未能恢复而导致取卵后,卵巢缺乏足够正常的内源性 Gn,特别是 LH 的刺激所致;④卵巢囊肿,与其喷焰效应有关,发生率约 23%,其大小常为 25~32 mm,可能妨碍随后的 B 超监测;⑤卵巢过度刺激征的发生率 1.93%~13.8%,可能与 GnRH-a 喷焰效应引起大量的卵泡募集、发育,导致 E$_2$ 水平增高有关。

近年,GnRH-ant 进入临床,为 COH 提供了新的方法。GnRH-ant 的作用机制是与位于垂体促性腺细胞表面的受体结合,阻止垂体合成 Gn,同时也不引起 Gn 的释放,因此无 GnRH-a 治疗初期的喷焰效应,对 Gn 的抑制作用迅速快捷。仅用小剂量 0.25 mg/d 即可有效地预防早发性 LH 高峰。

GnRH-ant 常规方案:于月经第 3 天开始 FSH 治疗,其剂量应根据卵巢储备力个体化。FSH 治疗 5~6 天后,或当主导卵泡生长至直径 13~14 mm 时,加用 GnRH-ant,常用剂量为0.5~1.0 mg/d,持续用药 5 天或直至 HCG 注射日。治疗期间可同时加用小剂量的 HMG 75 U/d。注射 HCG 35 小时后行取卵术。

理论上,GnRH-ant 在许多方面优于 GnRH-a,其优点如下。

(1)因为 GnRH-ant 治疗很少影响卵巢对促性腺激素的反应性,因此后续的 FSH 治疗的总剂量和时间减少,同理 GnRH-ant 治疗有助于改善长方案 GnRH-a 反应性较低的女性的预后。

(2)由于 GnRH-ant 无 GnRH-a 的喷焰效应,因此不会诱发卵泡囊肿。

(3)应用 GnRH-ant 有助于减少卵巢过度刺激综合征的发生率,特别是对于卵巢刺激高反应性女性。有研究表明,GnRH-ant 治疗周期的妊娠率较长方案 GnRH-a 周期的妊娠率低,并认为可能与拮抗剂对卵泡、卵母细胞、胚胎和子宫内膜呈现某些不利影响有关。对此,需要有更多的研究去证实。

四、取卵

早期是通过开腹手术进行取卵的,后来又应用腹腔镜下取卵。世界上首例试管婴儿即是在腹腔镜下取卵获得的。但是两者均有较大的创伤性,具有手术和麻醉相应的风险,且重复性差和取卵率较低,如果盆腔有粘连,在卵巢不易暴露的情况下会造成取卵失败。目前,各个中心都采用阴道超声引导下取卵,其优点是安全微创,简便快捷,可不需要麻醉,无论盆腔是否有粘连均可以操作,取卵率可高达 90% 以上,术后即可下床活动,并且可多次、反复操作,增加患者的累积妊娠率。

(一)超声引导下取卵操作步骤

Scandinavia 报道了首例超声引导下取卵,用的是经皮经膀胱的方法。之后不久开始有经阴道方法的报道,并且很快被广泛应用。超声引导下经阴道穿刺取卵技术包括以下几步。

(1)注射 HCG 日起阴道清洁,每天 2 次。穿刺日在围穿刺期使用抗生素预防感染;注射 HCG 34~36 小时后取卵。

(2)镇静与麻醉:可仅予镇静剂或不用药。精神紧张者术前 30 分钟肌内注射哌替啶 50 mg。对一些疼痛较敏感的患者可采用异丙酚等静脉麻醉。

(3)患者取膀胱截石位。

(4)入室前常规 5% PVP-碘擦洗外阴、阴道和宫颈,并用生理盐水彻底冲洗,铺巾。也有用含庆大霉素的生理盐水(160 kU/500 mL)擦洗阴道、宫颈。必要时导尿。入室后阴道、宫颈生理盐水冲洗。

(5)无毒专用套或阴茎套保护超声阴道探头,安装穿刺针导向器,阴道超声观察子宫、子宫内膜厚度及形态、卵巢位置和大小、卵泡数目及大小。

(6)使用专用带有强回声针头的穿刺针取卵,常用的有单腔和双腔的两种。如双腔管则需接冲洗卵泡的装置。穿刺针接负压装置,调整压力到 $-18\sim-15\ kPa$。

(7)在超声监视下沿穿刺线由近至远依次穿刺所有卵泡。卵泡在卵巢内为圆形或椭圆形无回声影,转动探头使卵泡在导线上,将针迅速刺入卵泡中心,同时开始负压吸引,随着卵泡液抽出,卵泡迅速缩小消失。如果是成熟卵,吸出的卵泡液先是淡黄色,最后部分为血性(是由于颗粒细胞脱落,卵泡膜细胞之间血管破裂所致),此时将穿刺针捻动以便获得卵子。

(8)穿刺完毕,退出阴道探头,如发现阴道持续流血,应检查阴道穹隆穿刺点,如有活动性出血,可用干纱布压迫片刻。穿刺后患者休息 1~2 小时,回家前应复查 B 超一次,观察有无内出血等情况。一般情况下不需常规应用抗生素和止血药。

(9)在特殊情况下,可经下腹壁穿刺取卵。浙江大学医学院附属妇产科医院在 2005 年和 2006 年为一例先天性子宫颈闭锁术后的女性先后三次实施了经子宫肌层穿刺胚胎移植术,前两次均为化学妊娠,第三次成功孕育了双胎,并于近足月剖宫产分娩。

(二)注意事项

(1)手术操作人员按常规手术要求更衣、消毒。在整个操作过程中,除注意无菌操作外,须特别注意无毒操作。除了穿刺针和卵泡收集管,应避免任何其他东西直接或间接接触卵泡液,无菌手套上的滑石粉应彻底冲洗干净。

(2)由于卵子对光线及温度敏感,因此消毒后将灯光关闭、术前用恒温试管架预热。

(3)取卵室和实验室应在一起或相连,取出的卵泡液马上传递给实验室人员进行卵子的收集。

(4)穿刺针穿刺路径应避开大血管、膀胱、子宫内膜和肠管。穿刺时必须小心谨慎,认清卵巢的界限。特别要注意不能误将髂内静脉或肠管当作卵泡,造成误穿。仔细观察肠管有蠕动,而髂内静脉在转动探头时会显示长管状,可以准确鉴别。

(5)巧克力囊肿可随卵泡的发育而长大,被误认为卵泡。如在取卵过程中误穿巧克力囊肿,应立即更换穿刺针及试管。对于明确的巧克力囊肿,应在取囊后予以穿刺。对于输卵管积水,亦应在卵泡穿刺结束后进行穿刺,吸尽积液。

五、体外受精与实验室技术

(一)实验室基本条件

1.体外受精实验室

使用面积≥30 m²,并具备缓冲区。环境符合卫健委医疗场所Ⅰ类标准,建议设置空气净化层流室。胚胎操作区必须达到百级标准。

2.设备条件

(1)二氧化碳培养箱:IVF 培养室应配置至少 3 台二氧化碳培养箱。

(2)超净台:至少 3 台。所有试剂的配制,血清、精液处理,以及拾卵、剥卵,ET 都必须在超净台内操作。

(3)冰箱:贮存各种试剂,血清等。

(4)显微镜。①普通显微镜:常规精液分析;②立体显微镜:拾卵,剥卵,胚胎移植;③倒置显微镜:含恒温平台,观察原核及胚胎分裂。

(5)精液分析设备。

(6)二氧化碳浓度测定仪。

(7)电子天平(1/10 000)。

(8)恒温平台和恒温试管架。

(9)离心机:血清与精液处理。

(10)专用负压吸引器。

(11)实验室常规仪器:pH 计、渗透压计、红细胞计数器、电热干燥箱等。

(12)耗材。培养皿,35 mm、100 mm;试管,6 mL、14 mL、15 mL;巴斯特吸管;培养瓶,50 mL、200 mL;移液管,1 mL、5 mL、10 mL 等。

(13)试剂:IVF 所需的试剂均为来自 British DrugHouse,或 Sigma,或 Calbiochem 的分析试剂,常用的有 Earle's 培养液、磷酸盐缓冲液、青霉素、蔗糖、丙二醇、超纯水等。

(二)精子准备

1.培养液准备

(1)M-HTF,7.5％人血清替代物(SSS),用前复温。

(2)HTF,7.5％ SSS,用前 5％ CO_2,37 ℃培养箱内过夜。

(3)Percoll 分离液用前复温。

2.精液标本收集和液化

(1)精液自标本窗传入,询问名字,确认标本标记正确,用酒精清洗标本盛器外表面。

(2)精子处理室超净台内室温下待液化,通常 30 分钟。

(3)用吸管混淆标本。

(4)镜下检测精子密度、活动率和活力,并做好记录。

3.精子洗涤法

(1)3 倍量 M-HTF 稀释精液,混匀。

(2)300 g×5 Min 离心。

(3)去上清液,加 3 mL M-HTF,混匀。

(4)300 g×5 Min 离心。

(5)去上清液,沉淀加 HTF,记录密度和活动率。

(6)调整精子密度至每毫升含$(2\sim4)\times10^6$活动精子,置 5％ CO_2,37 ℃培养箱内,待用。

4.精子上游法

(1)、(2)、(3)、(4)同精子洗涤法。

(5)去上清液,缓慢加入 1 mL HTF,置 5％ CO_2,37 ℃培养箱内,约 1 小时。

(6)取上层液体,记录密度和活动率,加 HTF 调整精子密度至每毫升含$(2\sim4)\times10^6$活动精子,置 5％ CO_2,37 ℃培养箱内,待用。

5.Percoll 分离法

(1)准备含 3.0 mL 90％ percoll 分离液(下层)和 3.0 mL 45％ percoll 分离液(上层)的离心管。

(2)管内加 2.5 mL 精液,300 g×20 Min 离心。

（3）吸取底层，加 2.0 mL M-HTF，400 g×5 Min 离心。

（4）去上清液，加 2.0 mL M-HTF，300 g×5 Min 离心。

（5）去上清液，记录密度和活动率，加 HTF 调整精子密度至每毫升含 $(2\sim4)\times10^6$ 活动精子，置 5% CO_2，37 ℃培养箱内，待用。

（三）卵子获取

1.溶液制备

溶液的制备是体外受精-胚胎移植技术中的重要环节，必须予以重视。

（1）培养液：是卵细胞在体外发育成熟、体外受精和体外培养的主要环境。为了尽可能创造一个与母体内自然条件相似的人工环境，保证胚卵的正常生长发育，培养液必须满足四个要求：①一定浓度的无机离子盐水溶液替代输卵管液的无机成分；②碳水化合物作为胚卵生长发育的能源；③给卵细胞和胚胎提供营养的蛋白质；④防止培养基细菌感染的抗生素。

（2）培养液的配制：许多厂家都能大批量的生产各种类型的培养液，从而解决了许多繁琐的配制工作。最常用的培养液有：改良 Earle's、T6、Ham's F10 及 HTF，其中以 HTF（人类输卵管液）成分更加接近母体内的自然环境，效果较佳，但由于 HTF 保存期较短，通常有效期为 1～3 月，以往国内较少使用，随着各中心 IVF 周期数的增多，目前已有许多中心使用。Earle's 平衡盐溶液因有效期长、易运输、易保管，亦常用。

Earle's 平衡盐溶液 pH 7.2～7.4，不含蛋白质及抗生素。取卵前一天就应加入 10% 自体血清、抗生素，放入含 5% CO_2 及 37 ℃培养箱中平衡过夜。具体操作：①注射 HCG 前，抽取该孕妇血液 12～15 mL，分离血清，正常的血清应是清晰透明淡黄的液体，如有溶血或奶样不透明的血清不能使用。将血清放入 56 ℃水浴中灭活 45 分钟，取出室温冷却，随后 0.45 μm 的一次性塑料过滤器过滤备用，置 4 ℃可保存一周，若要长期保存需放置于 -20 ℃。②用移液管准确吸取血清及 Earle's 液，配成 10% 血清 Earle's 培养液置于培养瓶。③按 PG 0.06 g/L，SM 0.06 g/L，丙酮酸钠 0.036 g/L 的浓度要求分别称取上述物质。并加入 10% 血清 Earle's 液中混匀，置入 5% CO_2 及 37 ℃培养箱中平衡过夜。④经平衡后的培养液 pH 应保持在 7.2～7.4，渗透压为 280 mOsm/kg，可用于卵母细胞生长、受精、胚胎发育与移植及精液处理。

常用卵泡冲洗液有两种：肝素化的 HEPES 缓冲 Earle's 液或肝素化的 Dulbeco's 磷酸盐缓冲液。DPBS 与肝素按 100 mL 加 0.64 mL 的比例配制。取卵前冲洗液和培养器皿均要保持在 37 ℃。

Percoll 液配制。①90% Percoll 液：10% Earle's 液 1 mL 与 Percoll 9 mL 混匀，从中取出 0.75 mL 舍弃，再加入 0.75 mL 超纯水，即成为渗透压为 280 mOsm/kg 的 90% Percoll 液。②45% Peocoll 液：90% Percoll 5 mL 与 10% 血清 Earle's 5 mL 混匀即成配制好的 Percoll 液，4 ℃保存 1 周内使用。

2.卵母细胞收集

（1）准备各种液体。①洗涤液：2 个 30 mm 培养皿或 4 个孔的培养皿，加入 0.8～2 mL10% 血清 Earle's 培养液。②受精液（insemination medium，IM）：4 孔培养皿中每孔加入 0.8 mL 或制成数个 100 μL 的 10% 血清 Earle's 液于平皿中微滴，表面用液体石蜡覆盖。③生长液（growth medium，GM）与受精液同样配制。

各种培养液制备完成后，都应放入 5% CO_2，37 ℃培养箱内平衡，以保证 pH 及渗透压稳定。

（2）收集卵母细胞：①用 10 mL 试管收集卵细胞，迅速将卵泡液倒入培养皿内，置实体解剖镜下(15×),先用肉眼观察可看到一个灰色透亮的黏液团块,被称为卵-冠-丘复合物(oocyte-corona-comulus complex,OCC),再在解剖镜下观察,确认是否有卵母细胞存在。②将收集到的OCC放入洗涤液内,冲洗两次,去除周围的红细胞,根据OCC的形态学如颗粒细胞大小及分散度等判断卵细胞成熟度。③将OCC转移至IM液中,置5% CO_2 及37 ℃培养箱内培养4~6小时,使卵母细胞进一步成熟。

卵细胞成熟度可分为四级。

Ⅰ级:成熟卵。很薄的卵丘和/或放射冠围绕在透明带周围,见第一极体。

Ⅱ级:中度成熟卵。中等大小的卵丘结构,细胞松散,放射冠界限清晰。

Ⅲ级:不成熟卵。放射冠包裹卵子,卵丘结构大而松散,卵丘细胞仅几层。放射冠薄,分界不清。

0级:过熟或闭锁卵。卵子裸露或色黑,无卵丘结构,可见放射冠或第一极体。胞浆不规则。

(四)IVF

从卵泡取出的卵母细胞经体外培养4~6小时后,即可受精。

1.加入精子

(1)一个卵细胞转至一孔或一滴IM液中,对于一些少精者每孔(滴)可放入2~3个卵细胞。

(2)每孔(滴)中加入约10万条活动精子,快速置于镜下检查精子浓度。

(3)置5% CO_2,37 ℃培养箱内培养。

2.去除颗粒细胞及换液

去除颗粒细胞的目的在于更清楚观察受精原核是否受精,正常受精或多精受精,通常受精后16~20小时,卵母细胞周围的颗粒细胞应当去除,方法有两种:一种是用两支1 mL注射器连针头,在解剖镜下把卵周的残留颗粒细胞剥离;另一种是用微吸管,其内径与卵母细胞大小相吻合,反复吹吸多次,即可使卵周的颗粒细胞脱落。无论使用哪种方法,原则就是不能损伤卵母细胞与透明带。由于脱落的颗粒细胞及残余的精子对受精卵的进一步发育是不利的,因此需要把受精卵移到预先准备好的GM液中。

3.观察受精结果

将含有受精卵的GM皿放置于倒置显微镜下,这时可以看到卵细胞内出现两个圆形结构,1.5~2.0 μL,较致密光洁,这就是精、卵原核,标志着受精成功。卵母细胞已变成受精的合子。除了双原核,还可看到无原核、单原核、多原核,按不同受精情况将卵细胞转移至新鲜培养液中。

(五)胚胎分级

受精后把GM皿再放入5% CO_2,37 ℃培养箱内,体外受精后36~72小时观察胚胎发育情况。不同的观察时段可以观察到胚胎发育的不同阶段(表13-2)。

表13-2 不同时段所观察到的胚胎发育的不同阶段

发育阶段	受精卵	2细胞	3细胞	6~8细胞	桑椹胚	囊胚腔	致密囊胚	破壳
受精时间(小时)	16~20	24~26	44~48	64~72	95~100	105~110	115~120	125~135

移植前胚胎按Puissant等的标准评分。

4分:正常形态大小均匀的裂殖细胞,没有核碎片。

3分:轻微的大小形态不均的卵裂球,碎片小于细胞团块1/3。

2分:大小形如碎片不均一的卵裂球,碎片大于细胞团块1/3。

1 分：只有 1 或 2 个卵裂球，大量无核碎片。

0 分：退化，完全是碎片。

（六）胚胎移植

选择形态好的胚胎装管，所有移植导管都要接到一个高质量的 1 mL 注射器上。移植的胚胎数目视情况而定。为了在保障妊娠率的基础上，减少多胎率，根据我国卫健委 2003 年 8 月 11 日发布的《人类辅助生殖技术规范》，首次接受 IVF-ET 的年轻女性移植胚胎数不得超过 2 个；年龄超过 35 岁或因未孕而第 2 次移植时，可以增加到 3 个胚胎。

首先将选择好移植的胚胎转移至含 10％血清的 0.8 mL Earle's 的培养皿内，放入培养箱内待用。用 10％血清 Earle's 液冲洗套上注射器的移植管 3 次，其目的是检查抽吸系统是否完好。然后将胚胎装载在含 25～30 μL 移植培养液的导管内，中间被两段 10 μL 的气体隔开。吸好移植液及胚胎的导管应立即送到手术室中，待导管插入宫腔内后，将胚胎与移植液（约 30 μL）注入宫腔内。移植后，将导管送回培养室，将导管内剩余的培养液注入移植皿内，解剖镜下仔细观察是否有胚胎存在。

（七）胚胎冷冻

由于超排卵方案的使用，大部分女性都能获得较多的卵细胞，经受精而发育为胚胎，移植后剩余胚胎，可以通过冷冻方法保存起来。冷冻胚胎宫内移植的成功使不少女性免去多次取卵的痛苦。

（八）IVF 实验室质量控制

1.严格的实验室规章制度

（1）所有进入实验室者，必须按手术室要求，更换手术室用清洁鞋，戴手术帽、手术口罩，穿手术洗手衣裤。进入实验室前，必须摘除戒指、手表，在手术室洗手处按手术室要求洗刷手臂。

（2）所有标本均应标记，严禁未标记标本（如精液）进入实验室。严禁未标记的瓶、皿、碟进入培养箱和无菌区。

（3）所有带入超净室（实验室内间）物品均应用 70％的酒精擦净。

（4）严格区分精液处理和卵子、胚胎的处理区域。精液处理在精子处理室专用超净台内完成，卵子和胚胎操作在超净室超净台或百级超净化区内完成。

（5）所有血、精液、尿液及其他液体均应被认为是潜在污染物质，操作时应尽可能戴手套。处理后应用超净水或 70％酒精清洁台面，洗手。

（6）实验室所有操作不允许使用嘴吸吸管。

（7）实验室门一般应关闭，保持安静，胚胎、卵子操作时尽可能降低照明。

（8）未经允许其他人员不得进入。修理人员进入必须有实验人员陪同，修理器械应尽可能用酒精清洗。

（9）实验室钥匙由 ART 实验室人员专人携有。

2.严格的质量控制

建立质量控制系统目的在于检测各种试剂和培养器皿是否存在对胚胎有害的内毒素。保证配子和胚胎不受不良因素影响，提高受精率，进而提高临床妊娠率。质量控制常用方法有以下两种。

（1）实验鼠 IVF 及胚胎培养

观察鼠卵在体外受精及分裂过程。当受精率＞75％，及经过培养 4 天后，80％受精卵分裂至囊胚期,证明培养系统安全有效。

(2)精子生存实验

用上游法分离活动性良好的精子;调整活精浓度至 $5 \times 10^9/L$;取 0.5 mL 精子混悬液,置入 5 mL 培养管或培养皿内,作为试验管,取 0.5 mL 精子混悬液置另一个培养管或培养皿内,作为对照管;将 IVF 所需使用的各种注射器、移植管吸取试验管内的精液后,再放入试验管(皿)内置入 5% CO_2 培养箱内;10 至 24 小时后,用 Makler 计数器或红细胞计数器计数试验管及对照管内的活动精子,并计算它们之间的生存指数。生存指数=试验管内活精数/对照管内活精数× 100%。如果生存指数<85%,就应考虑可能有细胞毒素的存在。

六、胚胎移植

(一)移植时间

一般在取卵后 48～72 小时,胚胎在 4～8 细胞期胚胎阶段,也可在原核期或囊胚期进行移植。

(二)操作步骤

(1)患者根据子宫位置留尿或排空膀胱后,取膀胱截石位。

(2)用生理盐水冲洗外阴及阴道,铺洞巾。

(3)放置窥器,用生理盐水将宫颈、穹隆部位擦拭干净,吸净宫颈管内的黏液。小棉签蘸少许胚胎培养液轻轻擦去宫颈口黏液。

(4)根据需要决定是否用宫颈钳夹持宫颈,有学者认为牵拉宫颈可引起子宫的收缩,影响受孕率。但多数学者认为用或不用宫颈钳均不影响受孕率,如果宫颈暴露困难,应该用宫颈钳。

(5)根据试移植的结果,向宫腔置入移植外套管。须注意由于双侧卵巢增大,有些患者的子宫位置会发生改变。必要时可在超声引导下插入移植外套管。

(6)实验室人员用内管抽取胚胎,将载有胚胎的移植内管插入移植外管,并超过外管约 1.5 cm,缓慢注入胚胎,停留约 30 秒。

(7)分别缓慢取出移植内管、外管,显微镜下检查以确认无剩余胚胎,如有胚胎残留再次移植。

(8)根据患者子宫位置采取仰卧位、俯卧位或臀高位,静卧半小时。但也有学者认为不需静卧。Purcell 将 164 个 IVF-ET 周期分为两组,其中一组 ET 后静卧 30 分钟(82 例),另一组 ET 后马上离院,两组的临床 PR 分别为 49.02% 和 52.94%,无差别。

(9)如移植困难,可造成创伤性出血,胚胎在有出血的环境中,不利于着床。可先将胚胎冻存,或经子宫肌层穿刺直接将胚胎植入子宫腔。

(10)移植的胚胎数目,除应符合我国卫健委 2003 年 8 月 11 日颁布的《人类辅助生殖技术规范》要求外,为了减少多胎妊娠给母婴带来的风险,有越来越多的学者提倡选择性单个胚胎移植。Fiddelers(2006)报道选择性单个胚胎移植的妊娠率为 20.8%,而双胚移植的妊娠率为 39.6%。Lukassen 报道 2 周期选择性单个胚胎移植的累积活产率达 41%,而双胚移植为 36%,多胎率前者为 0,后者 37%。单个胚胎移植是一个有效而安全的选择。单个囊胚移植可能进一步提高移植妊娠率,但有使出生性别比失衡的危险。

七、黄体支持

(一)黄体支持的理由

虽然有些研究认为黄体期支持与不支持没有区别,但大多数 IVF-ET 治疗周期均用黄体期支持。理由:①COH 方案所产生的卵泡期高 E_2 水平将有可能导致黄体期缩短;②在取卵时卵泡抽吸使部分颗粒细胞层丢失,也可能影响黄体功能;③当采用 GnRH-a 与 FSH/HMG 联合方案超排卵时,由于垂体受到抑制,在短期内 Gn 分泌未能恢复,移植后需黄体支持。

(二)方法

(1)HCG:于取卵第 1、4、7 天分别注射 HCG 2 000 U。优点是简便、有效。但也有明显的不足:①其半衰期长,影响妊娠试验结果。注射 8 天以后才能测尿 HCG,或于胚胎移植后第 13 天和 15 天分别测血清 HCG 水平,根据其数值变化来判断是否妊娠。②卵巢过度刺激综合征的发生危险增加。

(2)黄体酮:于取卵第二天开始肌内注射黄体酮 40～80 mg/d,连续 15 天,然后测定血清 HCG。如未孕即停药等待月经,如证实妊娠则应继续用药,常须持续到 ET 后 65 天。对于获卵多于 15 个的患者,为防止卵巢过度刺激综合征,应首选黄体酮作为黄体支持。

除了注射剂外,也可采用黄体酮阴道栓剂早晚各一次,每次 200 mg。

(3)HCG 与黄体酮联合应用:即取卵 1、4、7 天用 HCG 2 000 U,第 8 天用黄体酮 40～80 mg,每天 1 次,其后续治疗同上。

目前已有黄体酮口服制剂应用于临床,疗效尚不肯定。

八、妊娠确立及随访

移植后 12～14 天即可进行血清 HCG 测定,确定是否妊娠。3 周后如果 B 超下看见妊娠囊为临床妊娠,否则为生化妊娠。在进行 B 超检查时,还应当注意胎囊的数目及有无宫外孕。胚胎暴露在 B 超下的时间应尽量短,以避免超声波对胚胎有不利影响。对于妊娠者,还要加强后续的临床追踪及产前保健,预防流产及妊娠并发症。

(张海花)

第十四章

健 康 管 理

第一节　健康管理的概念与发展

一、健康管理的概念

健康管理的概念提出和实践最初出现在美国。健康管理虽然在国际上已出现 30 余年,目前还没有一个公认的定义、概念及内涵表述。健康管理学在国内外还没有形成一个完整的学科体系,各国研究的重点领域及方向也不尽相同。

欧美学者有关健康管理概念的表述是"健康管理是指对个人或人群的健康危险因素进行全面检测、评估与有效干预的活动过程;健康管理就是要将科学的健康生活方式提供给健康需求者,变被动的护理健康为主动的健康管理,更加有效地保护和促进人类的健康"。

国内较早的健康管理概念表述是在 1994 年苏太洋主编的《健康医学》一书中指出,"健康管理是运用管理科学的理论和方法,通过有目的、有计划、有组织的管理手段,调动全社会各个组织和每个成员的积极性,对群体和个体健康进行有效的干预,达到维护、巩固、促进群体和个体健康的目的"。

2007 年《健康管理师》培训教材中关于健康管理的定义是"健康管理是对个体或群体的健康进行监测、分析、评估,提供健康咨询和指导以及对健康风险因素进行干预的全面过程。健康管理的宗旨是调动个体和群体及整个社会的积极性,有效地利用有限的资源来达到最大的健康效果。健康管理的具体做法就是为个体和群体(包括政府)提供有针对性的健康科学信息,并创造条件采取行动来改善健康"。

中华医学会健康管理学分会,中国健康管理学杂志编委在 2009 年发表的《健康管理概念与学科体系的初步专家共识》中,对健康管理的表述为"以现代健康概念(生理、心理和社会适应能力)和新的医学模式(生理-心理-社会)以及中医治未病为指导,通过采用现代医学和现代管理学的理论、技术、方法和手段,对个体或群体整体健康状况及其影响健康的危险因素进行全面检测、评估、有效干预与连续跟踪服务的医学行为及过程。其目的是以最小投入获取最大的健康效益"。

二、健康管理的形成与发展

20世纪70年代的美国面临人口老龄化加剧、急性传染病和慢性病的双重压力,医疗费用剧增的严峻挑战,而不断增长的医疗费用并没有有效地预防各种健康风险因素对健康的80%人口的损害,传统的以疾病诊治为中心的卫生服务模式应对不了新的挑战,在这种环境下,以个体和群体健康为中心的健康管理模式应运而生了。

美国保险业率先提出健康管理这个概念并推动了健康管理业的发展,医疗保险公司通过健康风险评估和疾病预测技术能够精确地预测出高风险的个体中哪些人需要昂贵的治疗,从而可以开展有针对性的健康管理,通过帮助高风险人群减少对急诊、抢救和/或住院治疗的需求来降低医药费用。目前,疾病风险预测技术被越来越多地应用到健康保险服务中,保险项目的成本效益比有了很大的改善,保险报销费用有了较大的下降。

美国健康管理的发展日益迅速。1990年美国政府制订了"健康人民"的健康管理计划,由政府、社会和专业组织合作,每十年一个计划。该计划包括两个目标:一是提高健康生活质量,延长健康寿命;二是消除健康差距。政府在美国的全民健康管理中起到了积极的倡导作用,在政策上大力支持,使美国健康管理取得了显著的成就,不断提高居民健康水平。如今,美国健康管理服务组织的形式趋于多元化,包括政府、医疗保险公司、医疗集团、健康促进中心、社区服务组织、大中型企业等都为大众提供各种形式、内容多样的健康管理项目及其相关服务。美国健康管理的实施是从政府到社区,从医疗保险和医疗服务机构、健康管理组织到雇主、员工,从患者到医务人员,人人参与健康管理,有7 700万的美国人在大约650个健康管理组织中享受医疗服务,超过9 000万的美国人成为健康管理服务计划的享用者。这意味着每10个美国人就有7个享有健康管理服务。美国密执安大学健康管理研究中心的一位博士曾经提出:美国经过20多年的研究得出了这样一个结论,即健康管理对于任何企业及个人都有这样一个秘密,即90%和10%,具体就是90%的个人和企业通过健康管理后,医疗费用降到原来的10%,10%的个人和企业未做健康管理,医疗费用比原来上升90%。

美国的医疗机构将健康管理作为医院发展与竞争的重要措施,如凯撒医院形成一套完整的、较科学的服务体系。"医院-医师-保险公司"等组成一个医疗资源网络,重视患者健康教育;重视疾病防治一体化服务,同时有把预防落到实处的机构设置、考核体系和严格的医师培训,降低了运营成本,提高效益。

实践证明,通过健康管理,在1978—1983年美国的疾病发生率大幅度下降,冠心病、高血压分别下降16%和4%;数据证实,在健康管理方面投入1元,相当于减少3.6元医疗费用,如果加上由此产生的劳动生产率提高的回报,实际效益是投入的8倍。1972—2004年,美国的心脑血管疾病的死亡率下降了58%。由此可见,使用科学的管理方法对慢性疾病进行健康管理,干预和指导人们的生活方式。可以使慢性疾病的患病率明显下降。

世界上许多发达国家近年也开始逐步推广健康管理理念,希望通过有效的健康干预和健康促进措施,提高国民健康素质和生存质量。

英国国民医疗保健服务系统为节约服务成本,立足于将人的健康生活质量问题解决在基层,把居民健康管理放在社区,在居民家庭中进行宣教和管理,实现社会服务系统与医疗保健的合作。调查数据显示,英国居民80%的健康生活质量问题能够通过基层卫生机构解决。日本于1988年提出了全民健康计划,其中包括健康测定、运动指导、心理健康指导、营养指导、保健指导等,2002年通过了《健康促进法》,如日本不到2亿人口就有60多万营养师为人们提供专业的健康管理服务,由政府和民间健康管理组织合作,对全部国民进行健康管理。

随着健康管理事业的发展,健康管理研究与服务的内容也由单一的健康体检、生活方式指导发展为国家或国际组织的全民健康促进规划、个体或群体全面健康检测、健康风险评估与控制管理。进入21世纪后,健康管理在发展中国家逐步兴起与发展。

健康管理于21世纪初在我国真正兴起。自2001年国内第一家健康管理公司注册到今天,健康管理已经迈出了艰难而又重要的一步,健康管理在我国的兴起,一方面是国际健康产业和健康管理业发展的影响;另一方面,如同当年美国面临的挑战一样,我国老龄化速度快,慢性疾病快速攀升,已构成对广大居民严重的健康威胁,医疗费用急剧上升,个人、集体和国家不堪重负。通过健康管理预防和控制慢性疾病、降低疾病负担已成为更多人的共识。

我国健康管理服务业虽然是一个新兴产业,但发展速度较快。从2000年以来,我国健康管理(体检)机构的数量以平均每年新增25%的速度增长,目前有6 000多家,年服务人群超过3亿,从业服务的人数数十万人。我国健康管理机构主要有附属于医疗机构的健康管理(体检)中心,其工作与临床诊疗结合;由社区卫生服务机构提供健康管理服务,在本辖区内对如高血压、糖尿病等慢性患者进行管理;社会办的专业体检中心,这类机构以健康体检为主导,检后咨询指导与健康教育讲座为辅助。

我国于2007—2008年,2012年进行过两次健康管理(体检机构)的调查。2008年调研结果表明,健康管理相关机构数量不少于5744家,其中体检中心机构占机构总数的65%;社会认识不足、人力资源匮乏、服务内容、质量参差不齐和自主性缺乏是机构面临的主要问题。2012年对103家健康管理(体检)机构进行问卷调查,结果表明自2008年以来机构规模不断扩大,年体检量呈逐年递增趋势,54%的机构开展了健康或疾病风险评估服务;调查表明存在的主要问题包括有46%的机构仍停留在单一的体检服务,机构学科建设明显滞后,专业人才匮乏,机构的服务特色和优势不明显,信息化水平、服务质量有待提高。

糖尿病、高血压管理是我国基本公共卫生服务的内容。近年来,一些地区也在尝试通过健康管理进行慢性疾病管理,结果表明社区综合干预对糖尿病前期的血糖改善,延缓糖尿病的发生具有积极作用,对老年高血压的控制有明显效果,知己健康管理可以帮助糖尿病患者掌握自我管理疾病和健康的方法,并且在患者的心理因素方面起到积极的作用,是一种比较有效的糖尿病管理方法。

由于目前我国医疗卫生体制的限制,现在的健康管理主要是从开拓医疗市场的角度出发,采用的大多是以疾病为中心,主要对高端人群进行健康管理的做法,属于增加医疗需求,促进医疗消费的管理思路,服务的适宜阶层大多是高收入人群,对更需要健康服务的普通群众利益不大。这些实践远远不能达到健康管理服务效果好、效率高、覆盖面广、节约资源的目的,更不能满足普通群众对健康服务方便、有效、省钱的要求。

综上所述,我国健康管理事业任重道远。健康管理要在我国慢性病预防与控制工作中发挥重要作用,亟待加强以下工作。

(1)加强政府主导力度,努力实现全民健康管理。2012年卫生部等15部门制定了《中国慢性病防治工作规划(2012—2015年)》。"规划"明确了各级政府和各相关部门在慢性病防治工作中的职责,并提出将健康融入各项公共政策的发展战略。"规划"是我国慢性病预防与控制的顶层设计,为实现全民健康管理提供了政策支持。但规划的落实,还有许多工作要加强。慢性病预防应是大卫生,一是必须要努力建立各级政府主导,多部门协调的机制推进规划的实施;二是转变工作理念,各相关部门在制订发展规划时应将居民的健康产出和健康影响作为重要内容之一;三是加强政策研究和经费支持,将慢性病一级预防和慢性病高危人群基本健康管理逐渐纳入公共卫生项目,提高公共卫生对居民健康的保障作用。

(2)加大政策支持力度,形成健康管理的服务网络。我国应努力建成多元化的健康管理服务体系和网络,满足对不断攀升的慢性病控制的需要和不同人群的健康需求。健全疾病预防控制机构、基层医疗卫生机构和大医院分工合作的慢性病综合防治工作体系,增加投入,扩大健康管理服务范围,努力做到全民健康管理。首先,努力促进社区卫生服务模式从临床治疗为主向健康管理转变,建立配套的措施,完善必要的支持,提高社区卫生人员健康管理专业水平,大力开展以社区为基础、以人群为目标的慢性病健康教育,对慢性病高危人群早发现、早预警、早干预,控制危险因素,遏止、扭转和减少慢性病的蔓延和健康危害;大中型医疗机构应将健康管理融入医疗服务之中,提高治疗效果预防并发症发生;社会办的健康管理机构应努力满足广大服务对象对健康管理的不同需求,通过多种干预手段,帮助服务对象预防和控制慢性病危险因素;各级疾病预防机构开展主要慢性病监测,开展慢性病危险因素评估和慢性病预防控制措施评价,开展健康教育和指导,提高广大群众的自我保健能力。

(3)加快成果转化,努力提高健康管理服务水平。目前,我国应用的健康管理技术上主要从美国引进的健康管理内容。提升健康管理水平,要努力将国外的技术本地化,研究制订适合当地居民主要健康问题、影响因素的健康管理方法;要制订针对健康人群、亚健康状态人群和慢性病高风险人群的健康管理指南和方法;要采取多种办法加强人才培养,使健康管理能扎扎实实地开展起来。

(4)加大宣传力度,努力扩大社会参与程度。广大群众参与是健康管理能否成功的重要指标。各级政府应组织多部门合作,利用多种媒体开展健康宣传,使广大群众充分认识到我国慢性病不断攀升的严峻形势、健康管理的重要性、了解和掌握改善健康的知识和技能,真正做到在健康上"要我做"到"我要做"的转变,健康管理的最终目的是个人对自己健康的认真、科学的管理,只有这样才能达到健康管理的目的。

三、健康管理的内涵

世界卫生组织明确提出:健康长寿,遗传占15%,社会因素占10%,医疗条件占7%,而60%的成分取决于个人。也就是说,健康掌握在个人的手中。健康管理新理念就是变人类健康被动管理为主动管理,并帮助人们科学地恢复健康、维护健康、促进健康。

一个人从健康到疾病如图14-1所示,要经历一个发展过程。一般来说,是从低风险状态,高危险状态,早期病变,出现临床症状,形成疾病。这个过程可以很长,往往需要几年甚至十几年,乃至几十年的时间。期间的变化多数不被轻易地察觉,各阶段之间也无明显的界线。健康管理主要是在形成疾病以前进行有针对性的预防干预,可成功地阻断、延缓,甚至逆转疾病的发生和发展进程,从而实现维护健康的目的。

健康管理的价值就是针对相对健康的人群,患有小病的人群和患有大病的人群,采取不同的科学方法确认和去除健康危险因素以达到维护和促进健康的目的。确认和去除健康危险因素,这是现有医疗卫生体系没有提供的,是国人健康迫切需要的,代表的是先进的生物-心理-社会-环境医学模式。因此,这是健康管理的实质。

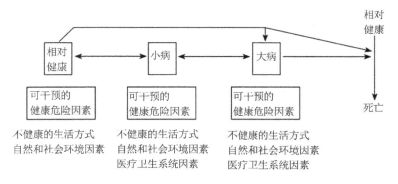

图 14-1 健康管理的实质

健康管理是对个体及群体的健康危险因素进行全面管理的过程,即对健康危险因素的检查检测(发现健康问题),评价(认识健康问题),干预(解决健康问题),循环的不断运行。健康管理循环的不断运行使管理对象走上健康之路。其目的是调动管理对象的自觉性和主动性,达到最大的健康改善效果。

我国有多篇文献介绍了健康管理的主要步骤:①收集服务对象个人健康信息。包括个人一般情况、目前健康状况和疾病家族史、生活方式(膳食、体力活动、吸烟、饮酒等)、医学体检(身高、体重、血压等)和实验室检查(血脂、血糖等)。②健康风险评估。根据所收集的个人健康信息预测个人在一定时间内发生某种疾病或健康危险的可能性。从而让被评估者准确地了解自己的健康状况和潜在隐患,并可为个人量身定制健康改善计划。健康风险评估是开展健康管理的基本工具与核心技术。在美国,正是健康风险评估的出现,引发了对于人群开展健康管理的需求。③进行健康干预。在前两步的基础上,帮助个人采取饮食、运动、心理、药物、生活方式等措施纠正不良的生活方式和习惯,控制健康危险因素,实现健康管理目标。④进行健康效果评估。在进行健康干预一定时间后要进行效果评价,主要包括近期效果(获取健康知识、态度变化情况等)、中期效果(行为习惯改变、人体生理指标控制情况等)、远期效果(使用的成本、产生的效益、发病率、死亡率等)。同时,通过健康干预所取得的效果进一步指导和改进干预方法及措施。

健康管理的这几个组成部分可以通过互联网的服务平台及相应的用户端计算机系统帮助实施。

对于健康的个人,健康管理帮助服务对象增加健康知识,进一步保持健康的生活方式,预防慢性病危险因素的发生;对于亚健康、有慢性病危险因素的个人,健康管理帮助服务对象知晓健康风险的危害,学会控制健康危险因素的知识和技能,预防疾病的发生;对于疾病人群,健康管理帮助服务对象在规范治疗的同时,进行有针对性的健康指导和干预,可以提高患者的整体治疗水平,进而延缓和减少并发症的发生。

（刘俊华）

第二节 健康管理的分类和主要内容

自 2009 年以来,天津市健康管理协会积极开展健康管理实践,针对不同健康需求,重点开展了基本健康管理、亚健康状态管理和慢性病危险因素专项管理。

一、基本健康管理

在天津市政协的支持下,天津市健康管理协组织 5 家医疗机构连续 3 年对上千名政协委员进行基本健康管理,结果证明基本健康管理适合群体和健康个体。

通过对群体、个体进行基本健康管理,使服务对象及时了解自己的健康状况和患慢性病的风险;掌握预防和控制慢性病危险因素的健康知识、技能,促进形成健康的生活方式,提高自我保健能力。基本健康管理的周期一般为一年。

(一)收集健康信息

健康管理师向服务对象介绍基本健康管理的目的、内容、要点。发放电子或书面健康信息调查表,健康管理师指导或协助填写个人健康信息调查表。

为进行健康评估,收集服务对象近期体检结果。对未进行健康体检者组织进行体检,同时发放体检温馨提示,提示体检注意事项。体检基本项目包括身高、体重、腰围、血压、空腹血糖、总胆固醇、甘油三酯、高密度脂蛋白、低密度脂蛋白、血尿酸。

(二)建立电子档案并进行保管

健康管理师负责建立永久性个人电子健康管理档案,该档案中包括体检数据、家族病史、生活习惯、饮食、运动状况、个人疾病史及医师处方等所有健康相关信息。可在工作时间提供电话或上门查询,随时更新健康档案信息。

(三)健康风险评估

健康管理师利用商业化的计算机软件对每一位服务对象进行健康风险评估。健康风险评估的内容有以下几点。

1.个人健康信息汇总

全面汇总服务对象目前健康状况、疾病史、家族史、饮食习惯、体力活动情况、生活方式及体检结果的异常信息,同时,针对目前存在的健康风险因素进行专业提示。

2.生活方式评估报告

综合分析管理对象的整体生活方式,并通过生活方式得分获得评价健康年龄。

3.疾病风险评估报告

对管理对象未来 5~10 年患某些疾病(肺癌、高血压、糖尿病、缺血性心血管疾病)的风险进行预测,并提示主要相关的风险因素及可改善的危险因素。

4.危险因素重点提示

评估出管理对象目前存在的可改变的健康危险因素、这些因素对健康的危害、其对应的理想范围、控制这些危险因素将为降低疾病风险所贡献的力量等。

通过健康风险评估可以帮助服务对象全面地认识自身的健康风险;制订个性化的健康干预计划及措施,鼓励和帮助服务对象改善不良的饮食、运动习惯和生活方式。

(四)制订健康改善计划

针对健康风险评估的结果,按照健康"四大基石",根据个体自身情况制订健康管理计划。健康改善计划的制订和指导服务对象实施计划是健康管理的关键。目前健康改进计划多数设定在膳食营养与运动的项目上,对其他不合理生活方式的干预都是根据个体情况在干预追踪中落实。

1.个性化膳食处方

根据服务对象当前健康与运动情况,建议一天三餐应摄取的热量及食物搭配、分量描述及等值食物交换等。

2.个性化运动处方

根据服务对象当前健康状况,建议一周运动计划,给出不同运动内容(有氧运动、力量练习、柔韧性练习)的建议运动方式、运动频率和运动强度。

3.健康管理师要进行健康计划指导咨询

至少对服务对象提供一次面对面专家健康咨询,讲解健康风险评估结果和健康改善计划。

(五)开展多种形式的健康教育

健康教育主要是结合服务对象的健康需求和健康问题,通过以下方式提供健康知识。

1.健康科普读物

定期发送电子健康科普读物,发放健康读物印刷品,提供健康知识、国内外发生的与健康有关的事件、健康预警等。

2.温馨短信

利用短信、微信,定期发放有关健康内容的温馨提示、指导等。

3.健康大讲堂

根据需求,组织健康讲座,请专家介绍健康知识和技能,达到健康教育的目的。

4.专题健康咨询

根据需求,进行专题健康咨询,由医疗、营养、运动、心理、中医保健等专家进行有针对性的咨询指导和改善健康的实践体验。

5.组织大型健康娱乐会

活动包括健康讲座、健康咨询、健康知识竞赛、发放健康手册、无创健康检测、音乐疗法体验、保健品展示等。

6.开通健康咨询电话,提供健康咨询

咨询内容包括营养、运动、养生保健、慢性病预防与控制、健康管理等基本健康知识;常见传染病预防与控制知识等。

(六)健康管理综合分析

每年进行1次群体的健康状况综合分析,包括健康行为及生活方式评估,体检结果分析和影响健康的相关因素分析等。

二、亚健康状态健康管理

通过分析评估确定亚健康状态的症状与原因,采取相应的干预措施改善、缓解亚健康症状;掌握预防与控制亚健康的健康知识、技能,促进形成健康的生活方式,提高自我保健能力。亚健康状态健康管理的周期根据需求确定。

(一)收集健康信息

收集基本健康信息;通过采取量表评估、血液检测、仪器检测确定亚健康状态的主要问题,分析造成亚健康状态的原因。

(二)建立电子档案并进行保管

健康管理师负责建立永久性个人电子健康管理档案,该档案中包括基本健康信息、亚健康状态评估、分析等所有健康相关信息。

(三)制订健康改善计划

根据亚健康状态分析结果,由健康管理师安排相适应的健康改善活动。

(四)开展健康管理活动

针对管理对象亚健康状态的问题和需求,采取以下适宜的健康管理项目。

1.膳食指导

进行膳食调查,分析;由营养师制订个性化的饮食方案;根据各种危险因素的营养治疗原则,制订营养干预方案;制订中医食疗方案;指导合理平衡膳食。

2.运动技能和方法指导

根据个体情况指导开展运动项目;由运动专家对运动方式、方法、运动不适时的紧急处理进行指导;通过佩戴能量仪,对运动和能量消耗进行分析,帮助确定有效运动方式和时间。

3.心理辅导

由心理专家根据个体情况进行心理咨询辅导,缓解心理压力。

4.音乐理疗

由音乐治疗专家根据个体情况制订音乐疗法的课程、内容,进行适宜的音乐理疗缓解心理压力,改善睡眠等。

5.中医疗法

首先用专业软件进行中医体质辨识,根据个人体质、健康状况、季节等因素,由中医专家制订个性化的中医药养生调理方案,进行中医养生指导。结合健康需求,进行推拿、按摩、刮痧拔罐,调整机体功能,改善机体不适状况。

6.物理疗法

结合健康需求,用物理疗法改善局部的不适感及症状,如颈、肩、腰、腿痛等。

7.保健品选择指导

根据个体健康状况,指导选择适宜的保健食品、用品,讲解保健品的使用方法和功效。

8.牙齿保健

在专业口腔医疗机构,每年进行1次口腔检查与清洁牙齿。

三、慢性病危险因素专项健康管理

在基本健康管理的基础上,对发现有慢性疾病危险因素的管理对象进行专项健康管理。通过有针对性、系统的健康管理活动,使管理对象增加健康知识、纠正不健康的生活方式,自觉地采纳有益于健康的行为和生活方式,消除或减轻影响健康的危险因素,预防或推迟疾病的发生。健康管理时间一般为3个月的强化健康管理和9个月巩固期的随访管理。

慢性病危险因素专项干预的技术依据为国家制定的相应技术指南。

(一)健康评估

为每一位健康管理对象配有专门健康管理师。在健康管理前由医师收集管理对象的健康信息调查表、体检结果,采用健康评估软件对管理对象进行健康评估、危险因素预警。根据健康评估结果,健康管理师制订全过程跟踪、个性化的健康改善计划,确定符合管理对象健康需求的强化干预和健康维护的健康管理项目,向健康管理对象详细介绍计划。

(二)强化健康管理

健康管理师要指导进行全过程的健康管理,及时了解管理对象的健康状态、健康改善情况,及时完善健康档案及指导方案。

强化健康管理目标:第一个月——通过4次健康管理指导,使管理对象掌握合理膳食基本知识,了解自己膳食存在的主要问题及解决方法;学会适量规范运动,包括运动习惯、运动量、有效运动量。健康管理师和管理对象互动,医务人员要以诚恳热情态度,科学优质的服务质量,调动管理对象的主观能动性和依从性,积极参加到管理中来。第二个月——管理对象能够执行规范的膳食、运动处方,实现能量平衡。在医师指导下,改进其他不良生活习惯。第三个月——管理对象能够巩固各项干预措施,建立起健康的生活方式,降低、减少健康危险因素。

采用健康管理软件对管理对象的膳食和运动情况进行分析。

1.首诊

(1)由主管健康管理师向管理对象详细介绍项目的安排,发放"健康管理使用手册"。

(2)物理检查:进行相关物理检查(身高、体重、血压、腰围)。

(3)向管理对象讲解健康评估结果和健康改善计划,并向管理对象提供纸质的健康管理计划。

(4)膳食指导:学会记录膳食日记。嘱其每周记录好代表正常膳食情况的两天膳食日记,并嘱其保持原有的饮食习惯。

(5)运动指导:学会使用运动能量仪,通过佩戴能量仪,对运动和能量消耗进行分析,帮助确定有效运动方式和时间。嘱其坚持佩戴仪器,保持原有运动习惯。

2.第1次复诊(第一周)

(1)物理检查:测量体重、血压、腰围(为每次复诊必检项目)。

(2)运动指导:检查知己能量监测仪使用情况,传输运动数据、进行运动图形分析和有效运动讲解。对管理对象的表现给予充分肯定,同时指出需要改进的地方,重点指导建立适量运动习惯和规律。

(3)膳食指导:核对膳食日记、教给管理对象食物重量的估算方法;通过记录的膳食日记寻找饮食方面存在的突出问题(或与能量相关的问题);录入膳食日记进行膳食结构分析。

(4)根据运动和膳食分析的结果,开出首次饮食、运动处方,并根据饮食、运动方面存在的主要问题,有针对性地进行指导,选择短信督导语。发放有针对性的慢性病防治知识的健康教育材料。

3.第2次复诊(第二周)

(1)检查运动处方执行情况,纠正不合理的运动方法、运动时间、运动频率等问题,开出适合其个性的运动处方。

(2)检查膳食日记和不良饮食习惯的改进情况,进一步教管理对象学习估量食物重量,调整膳食结构,开出适合其个性的膳食处方和短信督导语。

4.第3次复诊(第三周)

(1)检查运动习惯和规律建立情况,指导重点提高运动强度,达到有效运动量。

(2)督促管理对象完整准确记录膳食日记。

(3)向管理对象征询对健康管理的意见和建议,得到管理对象的认同,使其积极配合健康管理师进行运动及饮食的不良生活方式的改善,主动参与到管理中来。

5.第4次复诊(第四周)

(1)进一步规范运动,确定相对固定的运动量及有效运动量,完成规范运动的阶段目标。

(2)重点平衡热量,并根据管理对象习性,调整饮食结构(三大营养素比例和三餐热能比)。

6.第5次复诊(第六周)

(1)巩固规范的运动处方;结合管理对象实际体质,适当指导管理对象进行力量性锻炼及柔韧性运动,达到丰富运动项目,增强体质,提高运动积极性的目的。

(2)通过膳食分析,重点调整管理对象的膳食结构。

(3)教给管理对象食物交换份知识,调配丰富多彩的膳食。

(4)用无创手段,为管理对象进行相关危险因素检查,了解危险因素变化情况。

(5)进行阶段小结:内容为运动量变化趋势、三大营养素改变趋势、三餐比例变化趋势和危险因素指标变化情况。①打印阶段小结报告:运动、膳食、能量平衡和危险因素监测分析。②阶段小结的目的:了解通过管理整体健康状况的变化趋势;是否实现管理的阶段目标;总结已取得的有效方法、还存在的问题;充分肯定健康管理成果,鼓励管理对象完成下阶段管理任务。

7.第6次复诊(第八周)

(1)检查干预对象的饮食、运动处方执行情况,巩固能量平衡的成果。

(2)进一步规范饮食结构,三大营养素比和三餐热量比合理。

(3)在平衡膳食的基础上,重点应用食物交换份丰富食物品种和烹饪技巧。

(4)指导其他不良生活习惯(烟、酒、夜生活等)的改进,戒烟、限酒技能传授。

8.第7次复诊(第十周)

(1)检查、巩固各项干预措施的落实情况,建立起健康的生活方式。

(2)安排管理对象进行体检,填写"个人信息调查表",进行健康信息收集。

9.第8次复诊(第十二周)

(1)检查、巩固各项干预措施的落实情况。

(2)进行第2次健康评估,并进行前后两次评估报告的对比分析。

(3)做强化管理期总结,包括健康知识、饮食运动情况、危险因素变化和各项检查指标的评估。根据评估结果制订巩固期健康管理计划。向管理对象讲解总结评估结果。

(4)强化期结束,转为巩固期进行随访指导。

(三)巩固期随访健康管理

巩固期健康管理时间:从第4个月开始到第12个月结束。根据具体情况确定随访方法,每1个月随访1次。

随访内容:通过电话随访继续跟踪指导,主要是检查、巩固强化管理期的成果,鼓励管理对象坚持健康的生活方式;利用短信、微信发送健康信息;发放健康知识资料;鼓励管理对象每3个月进行1次无创血液检查,了解危险因素变化情况;必要时进行面对面指导。

在健康管理过程中,根据健康需求和管理对象要求,进行血压、血糖、心电远程监测,根据监测结果及时进行健康指导。

巩固期结束安排管理对象做健康体检,填写"个人信息调查表",为健康管理效果评估收集必要的信息。

(四)健康管理效果评估

健康管理12个月后进行健康管理效果评估:①是否掌握必要的健康知识;②是否坚持健康

生活方式;③危险因素改善情况;④下一步健康改善建议。

四、慢性病健康管理

对患有一些慢性疾病的患者进行疾病健康管理。通过有针对性、系统的健康管理活动,使管理对象增加健康知识、纠正不健康的生活方式,消除或减轻影响健康的危险因素,坚持合理药物治疗,以达到促进健康、延缓慢性病进程、减少并发症、降低伤残率、提高生活质量的目的。慢性病健康管理的周期根据需求确定。

(**刘俊华**)

第三节　健康风险评估

一、健康风险评估的定义

风险指某种损失或后果的不确定性。风险识别和风险评估是进行风险管理的基础,风险管理的目标是控制和处置风险,防止和减少损失及不利后果的发生。从这个意义上说,健康管理也就是建立在健康风险识别和健康风险评估基础上的健康风险管理,其目的是控制健康风险,实施健康干预以减少或延缓疾病的发生。

健康风险评估指对某一个体评定未来发生某种特定疾病或因某种特定疾病导致健康损害甚至死亡的可能性。健康风险评估是建立在健康风险识别、健康风险聚类和健康风险量化的基础上的。因此,可以通过健康风险评估的方法和量化工具,对个体健康状况及未来患病和/或死亡危险性做量化评估。

二、健康风险评估的目的

(一)识别健康危险因素和评估健康风险

健康风险评估的首要目的是对个体或群体的健康危险因素进行识别,对个体的健康风险进行量化评估。在疾病发生、发展过程中,疾病相关危险因素很多,正确判断哪些因素是引起疾病的主要因素和辅助因素,对危险因素的有效干预和疾病预防控制至关重要。慢性非传染性疾病属多基因疾病,多危险因素和遗传交互作用,其发病过程隐蔽、外显率低、病程较长,持续的健康监测和科学的健康风险评估是疾病早期发现和早期干预的基础,也是疾病预防控制的有效手段。

(二)制订健康指导方案和个性化干预措施

健康风险评估是健康管理的关键技术,其目的是在风险评估基础上,为个体制订健康指导方案和个性化干预措施。健康到疾病的逐步演变过程具有可干预性,尤其是慢性非传染性疾病、生活方式相关疾病和代谢疾病的可干预性更强,一级预防的效果更好。因此,科学的健康指导方案和个性化干预措施能够有效降低个体的发病风险,降低或延缓疾病的发生。

(三)干预措施及健康管理效果评价

健康风险评价可以用于干预措施、健康指导方案和整个健康管理的效果评价。健康管理是个连续不断的监测—评估—干预的周期性过程,实施健康管理和个性化干预措施以后,个体的健康状态和疾病风险可以通过健康风险评估得到再确认,有效的健康干预和健康管理可以改善健康状态、降低疾病风险,健康管理中出现的问题也可通过健康风险评估去寻找原因,从而进一步完善健康指导计划和干预方案。

(四)健康管理人群分类及管理

健康管理可依据管理人群的不同特点做分类和分层管理。健康风险评估是管理人群分类的重要依据,可将管理人群根据健康危险因素的多少、疾病风险的高低和医疗卫生服务利用水平及医疗卫生费用等标准进行划分,对不同管理人群采取有针对性的健康管理、健康改善和健康干预措施。一般来说,健康危险因素多、健康风险和疾病风险高的群体或个体的健康管理成本和医疗卫生费用相对较高,基本医疗保障和基本公共卫生服务费用的增加可以有效降低疾病风险和医疗费用。

三、健康风险评估的种类

健康风险评估是一个广义的概念,其目的是了解健康状态和疾病风险,其核心是评估方法和技术。健康风险评估包含三个基本内容,即健康相关信息和疾病相关信息获取、依据健康危险因素建立疾病风险预测模型和完成健康风险评估报告。健康风险评估可根据其应用领域、评估对象和评估功能进行分类。

(一)按健康风险评估应用领域

(1)临床风险评估:主要对个人疾病状态、疾病进展和预后进行评估。

(2)健康状态评估:主要对健康状况、健康改变和可能患某种疾病的风险进行评估。

(3)专项评估指针对某个健康危险因素或干预因素,如生活方式、健康行为和营养膳食等进行的健康风险评估。

(4)人群健康评估指从群体角度进行的健康危害和风险评估。

(二)按评估对象

(1)个体评估指对个体进行的健康状况、健康危害和疾病风险的评估。

(2)群体评估指在个体评估基础上对特定人群所做的健康风险和疾病风险评估。需要强调的是,健康风险评估中的个体评估和群体评估是相对的和相互依存的,群体评估来源于不同的个体评估的集成,而个体评估依据的健康危害识别和预测模型是建立在来自群体的大量数据信息、流行病学研究结果和循证医学证据基础上的。

(三)按健康风险评估功能

(1)一般健康风险评估指针对健康危险因素对个体做出的健康风险评估,主要用于健康危害识别、健康风险预测、健康改善及健康促进;

(2)疾病风险评估指针对特定疾病及疾病相关危险因素对个体的疾病风险、疾病进程和预后所做的评估。特定疾病的风险评估从危险因素到建立预测模型的指标参数与一般健康风险评估会有较大不同,因而可以用来进行疾病预测预警,并可通过在疾病预测预警模型中设定不同的预警水平实现对患者、高危人群、甚至一般人群的预测预警。

(四)健康风险评估的技术与方法

早期的健康风险评估主要采用流行病学,数学和统计学的原理和方法。以特定人群和特定疾病的患病率或死亡率作为评价指标,评估和预测个体暴露于单一危险因素或综合危险因素可能患这种疾病的风险,疾病风险可用相对危险度和绝对危险度表示。相对危险度是暴露于某种健康危险因素人群患病率(或死亡率)与非暴露于该危险因素人群的患病率(或死亡率)之比,反映的是健康危险因素与疾病的关联强度及个体相对特定人群患病危险度的增减。绝对危险度是暴露于某种健康危险因素人群患病率与非暴露于该危险因素人群的患病率之差,反映的是个体未来患病的可能性或概率。从病因学的角度来说,建立在单一健康危险因素和患病率关系基础上的疾病危险性评价和预测方法比较简单,偏倚相对容易控制,不需要很多指标和大量的数据分析。因而成为健康管理和风险评估早期采用的主要方法,现在仍然为一些健康管理项目所采用。但是,疾病尤其是慢性非传染性疾病往往是多种健康危害因素共同作用及环境与遗传交互作用的结果。因此,单一健康危险因素的危险性评价和疾病预测存在着很大的局限性。

后期发展起来的健康风险评估技术主要采用数理统计、流行病学和病因学研究方法,能对多种健康危险因素的疾病危险性评价和预测,更接近疾病发生和发展过程,涵盖了更多的疾病相关参数,对疾病的风险评估也更加准确。这类方法比较经典和成功的例子是 Framingham 冠心病预测模型,该方法将重要的冠心病危险因素作为参数列入模型指标体系,采用 logistic 回归分析危险因素与疾病的关联,建立危险评分标准、冠心病预测模型和评价工具,并在冠心病风险评估过程中应用,取得了令人满意的效果。但该模型由人群、地域和年龄的影响造成的预测误差相对较大。在这一经典模型基础上陆续开发出一些改良的危险评分标准和预测模型,如欧洲人心脏手术危险因素评分系统和欧洲心脏病协会推出心血管疾病预测和处理软件,以及法国 MEDI 公司开发的鹰眼心血管疾病监测和评估系统。现在有些疾病风险评估模型和评估工具已经开发成实用软件,对疾病预测和风险评价起到了十分积极的作用,但这些评估工具往往是针对心血管患者,主要预测心脏手术风险、预后和 ICU 费用。虽然能进行危险因素分析和预测,但针对全人群的预测预警功能不强。

随着生物医学和生命科学的发展及大数据时代的到来,人们对生命和疾病过程认识逐步深刻,计算机技术、网格技术和网络技术的进步使与健康和疾病相关的海量数据的存储、分析、处理和共享成为可能。越来越多的前瞻性队列研究,Meta 分析方法和循证医学的研究方法被用于健康和疾病风险评估。多元数据处理技术和数据挖掘技术的不断成熟为健康风险和疾病风险评价提供了强有力的技术支持。已有贝叶斯模型、人工神经网络和支持向量机技术被用于疾病风险评估和疾病预测,这些系统的疾病数据处理能力和疾病预测效能将会比以往的疾病模型更加强大,也更加"智能化"和"拟人化"。我们有理由相信,未来的健康风险评估将在个体、疾病群体和全人群疾病风险评估,疾病预测、预警,疾病预防控制和健康管理发挥重要的作用。

(刘俊华)

第四节 健 康 干 预

一、健康和疾病的可干预性

从现代医学模式的角度看,人的健康状况受生物、心理和社会诸多因素的影响,由健康向疾病的转化过程及疾病的进展和预后同样也受上述因素的影响,是多种复杂健康危险因素协同作用的结果。在众多健康危险因素当中,很多危险因素是可以干预的,这种可干预性是健康干预的基础。以心脑血管疾病为例：国内外研究证实心脑血管疾病的发生和发展与遗传背景、个体敏感性、性别、年龄、高血压、脂代谢异常、糖尿病、胰岛素抵抗、炎症、凝血异常、吸烟、生活方式、神经行为等因素有关，现有研究报道的心脑血管相关危险因素已达上百种。在众多心脑血管疾病相关危险因素中，除了年龄、性别、家族史等危险因素指标不可干预，绝大多数的指标参数是可干预的。针对不同人群和不同危险因素对心脑血管疾病进行健康教育、健康干预和药物干预，可以有效推迟心脑血管疾病的发病时间和降低发病率。美国疾病控制中心研究发现，在美国引起疾病和死亡的健康危险因素 70％以上是可干预的因素。哈佛公共卫生学院疾病预防中心的研究表明，通过有效地改善生活方式，80％的心脏病与糖尿病，70％的中风及 50％的癌症是可以避免的。可见，个人的健康危险因素是可以控制并降低的，有效的健康干预所获得的健康效益也将是十分明显的。

二、健康干预的意义

（一）降低疾病风险

健康管理的意义在于通过健康干预有效控制健康危险因素，降低疾病风险，对一般人群的健康干预能够充分发挥一级预防的作用，从而有效预防和控制疾病。世界卫生组织研究报告表明：人类 1/3 的疾病通过预防保健就可以避免，1/3 的疾病通过早期发现可以得到有效控制，1/3 的疾病通过积极有效的医患沟通能够提高治疗效果。

（二）控制疾病进展

健康干预可以有效降低疾病风险的同时，对患者群体的早期干预可以有效控制病情进展和并发症的出现。美国的健康管理经验证明，通过有效的主动预防与干预，健康管理服务的参加者按照医嘱定期服药的概率提高了 50％，其医师能开出更为有效的药物与治疗方法的概率提高了 60％，从而使健康管理服务对象的综合风险降低了 50％。

（三）减少医疗费用

疾病一级预防和早期干预是疾病控制最为有效和性价比最高的手段，通过对一般人群和患者群体的健康干预，可以明显减少医疗费用和降低健康损失。数据证实，在健康管理方面投入 1 元，相当于减少 3～6 元医疗费用的开销。如果加上劳动生产率提高的回报，实际效益可达到投入的 8 倍。

三、健康干预的形式

健康管理的目的在于识别和控制健康危险因素，降低疾病风险，促进个体和群体健康。因此，有效的健康干预是健康管理的重点和实现健康管理目标的重要手段。根据干预对象、干预手段和干预因素的不同健康干预可有多种形式，具体包括以下几种。

（一）个体干预

指以个体作为干预对象的健康干预，所干预的健康危险因素可以是单一危险因素，如对个体血压的干预，也可以是综合危险因素，如对个体心脑血管疾病危险因素的综合干预。

（二）群体干预

指以群体为干预对象的健康干预，如孕期增补叶酸预防出生缺陷就是对孕妇群体的干预措施。

(三)临床干预

主要指对特定患者个体或群体在临床上采取的以控制疾病进展和并发症出现的干预措施,临床干预包括对患者实施的药物干预。

(四)药物干预

指以药物为手段,以减低疾病的风险和防止病情进展为目的的干预措施,药物干预既可以是针对患者群体的临床干预也可以是对特殊群体的预防性干预措施,如采用小剂量他汀类药物对心脑血管高危人群的干预。

(五)行为干预

指对个体或群体不健康行为如吸烟,酗酒等健康危险因素进行的干预。

(六)生活方式干预

指对个体或群体生活方式如膳食结构、运动等进行的干预。

(七)心理干预

指对可能影响个体或群体健康状况并引发身心疾病的健康危险因素进行的干预。

(八)综合干预

指同时对个体或群体的多种健康危险因素进行的干预,在健康管理中通过健康监测和风险评估所形成的健康指导方案应包括综合干预措施。

(刘俊华)

第五节 健 康 教 育

一、健康教育的概念与发展

(一)健康教育的概念

WHO 将健康定义为健康不仅仅是没有疾病或虚弱,而是指身体、心理和社会适应的完美状态。健康教育是旨在帮助对象人群或个体改善健康相关行为的系统的社会活动。健康教育在调查研究的基础上采用健康信息传播、行为干预等措施,促使人群或个体自觉地采纳有益于健康的行为和生活方式,消除或减轻影响健康的危险因素,从而达到疾病预防、治疗、康复,增进身心健康,提高生活质量和健康水平的目的。

健康教育的核心在于教育人们树立健康意识,改善健康相关行为,进而防治疾病、促进健康。慢性非传染性疾病(如心脑血管疾病)和传染性疾病(艾滋病)等许多疾病与人类的行为密切相关,且目前尚缺乏有效的预防控制手段和治愈方法,这使得健康教育成为医疗卫生工作中的一个相对独立和十分重要的领域。健康教育又是一种工作方法,可参与其他卫生工作领域的活动或为其提供相关技术支持。针对健康相关行为及其影响因素的调查研究方法、健康教育干预方法及评价方法已广泛应用于临床医学和预防医学的各个领域。此外,健康相关行为及其影响因素的复杂性决定了健康教育须不断地从其他领域引入新的知识和技术,如卫生政策与管理学、社会营销学、健康传播学、教育学、行为科学、预防医学、心理学等。

(二)健康教育的意义

1.健康教育是世界公认的卫生保健的战略

健康教育已成为人类与疾病做斗争的客观需要。通过健康教育促使人们自愿地采纳健康生活方式与行为,能够控制致病因素,预防疾病,促进健康。

2.健康教育是实现初级卫生保健的先导

健康教育是能否实现初级卫生保健任务的关键,在实现所有健康目标、社会目标和经济目标中具有重要的地位和价值。

3.健康教育是一项低收入、高产出、效益大的保健措施

健康教育引导人们自愿改变不良行为、生活方式,追求健康,从成本—效益的角度看是一项低投入、高产出的保健措施。

(三)健康教育工作步骤

健康教育是预防医学的实践活动,所有健康教育工作都为改善对象人群的健康相关行为和防治疾病、促进健康服务。当健康教育以项目形式开展时,过程大体可分为四个阶段。

1.调查研究与计划设计阶段

通过现场调查、专家咨询、查阅文献等方式收集信息,进行诊断/推断,以期发现社区人群的生活质量、目标疾病、危险行为和导致危险行为发生发展的因素及其分布等,进而根据这些结果进行健康教育干预计划的设计、制订。

2.准备阶段

包括制作健康教育材料、动员及培训预试验和实施过程中涉及人员和组织、筹集建设资源及准备物质材料等。

3.实施阶段

动员目标社区或对象人群,利用组建的各级组织和工作网络,全面实施多层次多方面的健康教育干预活动。

4.总结阶段

对干预进程和结果进行检测与评价。

当然并非所有的健康教育工作都需要完整经历上述过程,如当既往工作已将某个健康问题的相关行为及其影响因素基本查清时,就不必另行组织调查。

(四)健康教育发展概况

健康教育是人类最早的社会活动之一。早在远古时代,为了个体的生存和种族的延续,人类就不断地积累并传承关于伤害避免、疾病预防的行为知识和技能。随着社会经济和科学技术的发展、生活水平的逐步提高、行为与生活方式的改变、健康知识的不断积累,人们对健康的要求不断提高,健康教育越来越受到重视。自20世纪70年代以来,健康教育的理论和实践有了长足的进步,在全世界范围内迅速发展。旨在研究健康教育基本理论和方法的科学——《健康教育学》也被纳入预防医学专业课程。

有记载我国最早的医学典籍《黄帝内经》中就论述到健康教育的重要性,甚至谈及健康教育的方法。20世纪初健康教育学科理论引入我国,使得健康教育活动开始在科学基础上活跃起来。新中国成立后,我国健康教育在学科建设、人才培养、学术水平、国内外交流等方面取得了长足的进步。健康教育专业机构、人才培养机构、研究机构和学术团体不断发展壮大,如:1984年在北京成立了"中国健康教育协会";1985年《中国健康教育》专业学术期刊创刊;1986年中国健康教育所建立;健康教育领域的专科、学士和硕士人才的招收、培养,以及一批批健康教育工作者到先进国家或地区的学习进修,促进了我国健康教育学科建设、学术水平的提高,增进了国际学术交流;新的理论和工作模式的引进,逐步加强了健康教育工作的横向联系及与其他社会部门的协作,丰富了健康教育途径、方式方法,促进了国际合作。

世界各国健康教育的发展极不平衡,发达国家起步较早,但真正重视健康教育也是在20世纪70年代以后,如1971年后美国设立了健康教育总统委员会,国家疾病控制中心设立了健康促进/健康教育中心,联邦卫生福利部设立了保健信息及健康促进办公室等。近年来,西太平洋地区一些国家的健康教育进展较快,如新加坡将健康教育计划纳入全国卫生规划;澳大利亚在健康教育人才培养方面有特色,取得了不少成绩和经验;韩国、马来西亚、菲律宾等国家在制定国家卫生政策、建设健康教育机构、健康教育项目开展等方面有很大的进步。

目前健康教育有关的国际组织如下。

1.国际健康促进和教育联合会

国际健康促进和教育联合会是唯一通过公共卫生的推广和教育、社区行动和开发公共卫生政策来改善人类健康、提升公共卫生发展水平的全球性科学组织,其主要活动是组织大型国际性专题会议,深入探讨健康教育重大问题。

2.世界卫生组织(WHO)

其下设有公共信息与健康教育司,互联网网站上提供各种相关的健康促进、健康教育材料。

3.联合国儿童基金会

互联网网站上提供有各种健康教育、健康促进材料。

4.联合国人口基金会

互联网网站上提供与生育和妇女生殖健康、预防性传播疾病和艾滋病、保护妇女权益和制止家庭暴力等内容有关的健康教育、健康促进材料。

5.联合国艾滋病署

互联网网站上提供丰富的性传播疾病和艾滋病方面的文献和数据,特别是"最佳实践"文献中包含许多健康教育成功范例,对健康教育干预具有很好的指导意义。

二、健康相关行为

(一)人类行为

行为是有机体在内外部刺激作用下引起的反应。美国心理学家 Woodworth 提出了著名的"S-O-R"行为表示式:S(stimulation)代表机体内外环境的刺激,O(organization)代表有机体,R(reaction)代表行为反应。人的行为由五大基本要素构成,分别为行为主体(人)、行为客体(人的行为所指向的目标)、行为环境(行为主体与行为客体发生联系的客观环境)、行为手段(行为主体作用于行为客体时的方式方法和所应用的工具)和行为结果(行为对行为客体所致影响)。人类的行为受自身因素和环境因素的影响,与其他动物行为相比,其主要特点是既具有生物性,又具有社会性。著名心理学家 Kurt Lewin 指出,人类行为是人与环境相互作用的函数,用公式 $B=f(P \cdot E)$ 表示。其中,B(behavior)代表行为,P(person)代表人,E(environment)代表环境,主要指社会环境。人类的行为因其生物性和社会性决定可分为本能行为和社会行为。前者是人类最基本的行为,主要包括摄食、睡眠、躲避、防御、性行为、好奇和追求刺激的行为;后者是由人的社会性所决定的,通过社会化过程确立的。人类行为还具有目的性、可塑性和差异性的特点。

(二)健康相关行为

健康相关行为是指个体或团体与健康或疾病有关联的行为,可分为两大类:

1.促进健康的行为

指个体或团体表现出的、客观上有利于自身和他人健康的一组行为,具有有利性、规律性、和谐性、一致性和适宜性的特点,可细分为以下几方面。①日常健康行为:指日常生活中有益于健康的基本行为,如合理膳食、充足睡眠、适量运动等。②预警行为:指对可能发生的危害健康事件给予警示,以预防事故的发生并在事故发生后正确处置的行为,如驾车时使用安全带,预防车祸、火灾、溺水等意外事故的发生及发生后的自救和他救行为。③保健行为:指合理利用现有的卫生保健服务,以实现三级预防、维护自身健康的行为,如定期体检、预防接种、患病后遵医嘱等。④避开环境危害行为:指避免暴露于自然环境和社会环境中的有害健康的危险因素,如不接触疫水、远离受污染环境、积极应对各种紧张生活事件等。⑤戒除不良嗜好:如戒烟、不酗酒、不滥用药物等。

2.危害健康的行为

危害健康的行为指偏离自身、他人乃至社会健康期望方向的,客观上不利于健康的一组行为,具有危害性、稳定性和习得性的特点,可细分为以下几方面。①不良生活方式:如吸烟、酗酒、熬夜等,对健康的影响具有潜伏期长、特异性弱、协同作用强、个体差异大、存在广泛等特点,研究证实,肥胖、高血压、糖尿病、心脑血管疾病、癌症等疾病的发生与不良生活方式有着密切的关系。②致病性行为模式:是导致特异性疾病发生的行为模式,目前 A 型和 C 型行为模式在国内外的研究较多,前者与冠心病发生密切相关,后者与肿瘤发生有关。③不良疾病行为:指个体从感知自身患病到疾病康复全过程所表现出的不利于健康的行为,如疑病、瞒病、不及时就诊等。④违反社会法律法规、道德规范的危害健康行为:既直接危害行为者自身的健康,也严重影响社会健康与正常的社会秩序,如药物滥用、性乱等。

3.健康教育行为改变理论

健康教育的目的是使受教育对象采纳、建立健康相关行为,帮助人们的行为向有利于健康的方向变化、发展。健康教育行为改变包括终止危害健康的行为、实践促进健康的行为及强化已有的健康行为。为使健康教育达到预期目的,必须对目标行为及其影响因素有明确的认识。近来,涉及健康相关行为内外部影响因素及其作用机制等方面的理论快速发展,这为解释和预测健康相关行为,指导、实施和评价健康教育计划奠定了基础。

目前,国内外健康教育实践中常用的健康相关行为理论从应用水平上有三个层次,即应用于个体水平、人际水平及社区和群体水平的理论,其中运用较多、较成熟的行为理论包括知信行模式、健康信念模式、行为变化阶段模式等。知信行模式将人们行为的改变分为获取知识、产生信念及形成行为三个连续过程,表示为知—信—行。健康信念模式认为人们要接受医师的建议而采取某种有益健康的行为或放弃某种危害健康的行为,首先需要知觉到威胁,认识到严重性,其次坚信一旦改变行为会得到益处,同时也认识到行为改变中可能出现的困难,最后使人们感觉到有信心、有能力通过长期的努力改变不良行为。行为变化阶段模式则认为人的行为改变通常要经过无转变打算、打算转变、转变准备、转变行为和行为维持五个阶段,而且行为改变中的心理活动包括了认知层面及行为层面。从这些健康相关行为理论中可看出,影响人的行为的因素是多层次、多方面的。在实际健康教育工作中必须考虑到多种因素对目标行为的协同作用,动员各种力量,采用各种策略和措施,对多种关键的、可改变的措施进行干预。

三、健康教育与健康传播

健康教育作为卫生事业发展的战略措施,目的在于帮助个体和群体掌握卫生保健知识,树立健康观念,采取有益于健康的行为和生活方式,从而实现预防疾病、促进健康和提高生活质量的目的。因此,健康教育是由一系列有组织、有计划的健康信息传播和健康教育活动所组成的。

(一)健康传播的概念

健康传播是指通过各种渠道,运用各种传播媒介和方法,为维护和促进人类健康而收集、制作、传递、分享健康信息的过程。该概念的提出是从美国开始的,最早出现在美国公共卫生专业刊物上。"治疗性传播"这一概念应用较早,主要针对与疾病治疗和预防有关的医学领域,而不包括诸如吸毒、性乱、避孕、延长寿命等一系列重要的议题,于是 20 世纪 70 年代中期被"健康传播"这一涵盖内容更丰富的概念所替代。虽然关于健康传播的概念还有许多提法,每个概念的侧重点不同,但最终目的都是为了预防疾病、促进健康、提高生活质量。

(二)健康传播的特点

健康传播是应用传播策略来告知、影响、激励公众、专业人士、领导,以及政府、非政府组织机构人员等,促使相关个人及组织掌握健康知识与信息、转变健康态度、作出决定并采纳有利于健康的行为的活动。健康传播作为一般传播行为在医疗卫生保健领域的具体化和深化,除了具有传播行为的基本特性外,还有其独特的特点和规律,表现为:

1.健康传播对传播者有着特殊的素质要求

一般来说,人人都具有传播的本能,都可作为传播者,但是健康传播者应是专门的技术人才,有特定的素质要求。

2.健康传播传递的是健康信息

健康信息泛指一切有关人的健康的知识、观念、技术、技能和行为模式。

3.健康传播目的性明确

健康传播旨在改变个人和群体的知识、态度、行为,使其向有利于健康的方向转化。根据健康传播对人的心理、行为的作用,按达到传播目的的难易层次,由低到高可将健康传播的效果分为知晓健康信息、健康信念认同、形成健康态度、采纳健康行为四个层次。

4.健康传播过程具有复合性

从信息来源到最终的目标人群,健康信息的传播往往经历了数个甚至数十个的中间环节,呈复合性传播,具有多级传播、多种传播途径、多次反馈的特点。

(三)健康传播的意义

健康传播是健康教育的重要的手段和基本策略。有效运用健康传播的方法与技巧有助于健康教育资源的收集、挖掘,为健康教育调研做准备,提高健康教育活动效率,以最有效的投入获得最大的产出。充分运用健康传播的原理可为健康教育决策提供科学依据,从而影响决策者对健康促进政策的制定。而且,健康教育是促进公众健康的手段之一,可从个体、群体、组织、社区和社会多水平、多层次上影响目标人群。它可动员社会各团体,引起群众关注、支持并参与到健康教育活动;针对不同目标人群开展多种形式的健康传播干预,有效地促进行为改变,疾病的早期发现和治疗,从而降低疾病对公众健康的危害;也可收集反馈信息,用于监测、评价、改进和完善健康促进计划。

（四）健康传播方式

人类健康信息的传播活动形式多样，可从多个角度进行分类。例如，按传播的符号可分为语言传播、非语言传播；按使用的媒介可分为印刷传播、电子传播；按传播的规模可分为自我传播、人际传播、群体传播、组织传播和大众传播。各种传播方式在健康教育与健康促进中有着各自的应用。例如，人际传播是全身心的传播，信息比较全面、完整、接近事实，可用形体语言、情感表达来传递和接受用语言和文字所传达不出的信息，而且反馈及时，可及时了解对方对信息的理解和接受程度，可根据对方的反应来随时调整传播策略、交流方式和内容，在健康教育中常用的形式有咨询、交谈或个别访谈、劝服和指导。群体传播在群体意识的形成中起着重要的作用，主要用于信息的收集、传递，以及促进态度和行为改变。组织传播是沿着组织结构而进行的，有明确的目的，其反馈具有强迫性，主要有公关宣传、公益广告和健康教育标识系统宣传三种类型。

（五）健康传播的影响因素及对策

健康传播最终要使受传者从认知、心理、行为三个层面上产生效果。从认知到态度再到行为改变，层层递进，效果逐步累积、深化和扩大，这一过程正与健康教育所追求的"知—信—行"改变统一。加强研究影响健康传播效果的因素，提出相应的对策，将有利于健康传播，这也是健康传播学研究的重要内容。影响健康传播的因素主要有以下几方面。

1.传者因素

健康传播者的素质直接关系到传播效果，因此健康传播者要严格把关，树立良好的形象，加强传播双方共通的意义空间。

2.信息因素

依据传播的目的和受众的需要应适当取舍信息内容，科学地进行设计，使健康信息内容具有针对性、科学性和指导性。而且，同一信息在传播中须借助不同方式反复强化，并应注重信息的反馈，及时了解受众反应，分析传播工作状况，找寻出问题，提高健康传播质量。

3.受者因素

受者间存在着个人差异和群体特征，对健康信息的需求存在多样性，应收集、分析和研究受众的需求，根据受众个体和群体的心理特点制订健康传播策略。

4.媒介因素

健康传播活动中，应充分利用媒介资源，多种传播媒介共用，优势互补，提高健康传播效率。

5.环境因素

包括自然环境（如传播活动的时间、天气、地点、场所、环境布置等）和社会环境（如特定目标人群的社会经济状况、文化习俗、社会规范，政府的政策法规、社区支持力度等）。健康传播工作者要对这些因素事先进行研究，深入了解，在实际健康传播计划设计和实施中应加以考虑。

四、健康教育计划

健康教育活动是通过施加一定影响，使目标人群改变原有行为和生活方式中不利于健康的部分、建立/加强有利于健康的部分、使之向促进健康的方向转化而设计的、有机组合的一系列活动和过程。在一项健康教育项目工作中，通过进行健康教育诊断的调查研究，充分了解目标人群健康问题、健康相关行为、可利用资源等情况后，紧接着进行健康教育计划的制订和实施。

（一）健康教育计划的制订

健康教育计划的制订应遵循客观性和系统性的原则，主要有以下几个步骤。

1.确定优先项目和优先干预的行为因素

优先项目的选择应遵循重要性和有效性两大原则。确定为优先项目的健康问题应是严重威胁着人群健康,对经济发展、社会稳定的影响性较大,并可通过健康教育干预获得明确的健康收益。确定优先干预的健康问题后,紧接着应对该问题有关的心理和行为进行分析、归纳、推断和判断,按照重要性和可变性的原则选择出关键的、预期可改善的行为作为干预的目标行为。对于导致危险行为发生发展的三类行为影响因素:倾向因素、促成因素、强化因素也存在选择重点和优先的问题。

2.确定计划目标

目的和目标是计划存在与效果评价的依据。计划目的是项目最终利益的阐述,具有宏观性和远期性;目标是目的的具体体现,具有可测量性,有总体目标和具体目标之分。

3.确定健康教育干预框架

包含确定目标人群、三类行为影响因素中的重点和干预策略。其中,策略的制订应充分运用健康教育行为改变理论。干预策略一般可分为教育策略、社会策略、环境策略和资源策略四类。在实际中,要综合应用各类干预策略方可达到事半功倍的效果。

4.确定干预活动内容和日程

依据干预策略合理地进行设计各阶段各项干预活动的内容、实施方法、地点、所需材料和日程表等。

5.确定干预活动组织网络与工作人员队伍

干预活动所需的网络组织是多层次、多部门参与的,除各级健康教育专业机构外,还应包括政府有关部门、大众传播部门、教育部门、社区基层单位及其他医疗卫生部门等;工作人员队伍以专业人员为主,并吸收网络组织中其他部门人员参加。

6.确定干预活动预算

干预活动预算是干预经费资源的分配方案,必须认真细致、科学合理、厉行节约、留有余地。

7.确定监测与评价计划

监测与评价贯穿于项目始终,是控制项目进展状态、保证项目目标实现的基本措施。在计划设计时就应根据项目目标、指标体系、日程安排、预算等做出严密的监测与评价方案。

8.形成评价

主要通过专家评估或模拟试验进行,形成对项目本身的评价,评估计划设计是否符合实际。

(二)健康教育计划的实施

健康教育计划的实施是按照计划设计所规定的方法和步骤来组织具体活动,并在实施过程中修正和完善计划。一个完整健康教育计划主要包括以下几种。

1.回顾目标

进行项目背景情况、目的与目标的回顾,为后续进一步的目标人群的分析、健康干预场所的选择、干预策略和活动的设计奠定基础,确保项目目标得以实现。

2.细分人群

根据目标人群的社会人口学特征、目标人群中包含哪些亚人群及影响各类亚人群的人文因素和自然环境因素进一步对目标人群进行细分。这有利于我们对目标人群的理解更为清晰,从而使设计的健康教育干预策略和活动能覆盖全部目标人群,易于被不同亚人群所接受,取得预期效果。

3.确定干预场所

健康教育干预场所是指针对项目目标人群的健康教育干预活动的主要场所,在项目中也经常有许多中间性的干预活动场所。

4.制订实施进度表

在项目计划的日程安排基础上,在干预实施开始前制定实施进度表,从而从时间和空间上将各项措施和活动整合起来,使得项目计划实施启动后,各项措施和任务能以进度表为指导有条不紊地进行,逐步实现工作目标。

5.建立项目组织机构

积极动员目标社区或对象人群,建立并完善健康教育协作组织和工作网络。

6.培训各层次骨干人员

根据项目目的、执行手段、教育策略等对项目有关人员进行培训,促使他们具备胜任健康教育任务所需的知识和技能。培训工作应遵循按需施教、学用结合、参与性强、灵活性高及少而精原则,内容包括项目管理知识、专业知识和技能,并对培训工作进行明确的过程、近期效果和远期效果方面的评价。

7.管理健康教育传播资料

根据健康教育计划有目的地制作健康教育传播材料,并选择正确的传播渠道有计划、有准备地发放和使用。认真监测材料的发放和使用情况,调查实际使用人员对材料内容及使用情况的意见,为材料的进一步修改打好基础。

8.实施干预活动和质量控制

按计划全面展开多层次多方面的健康教育干预活动。在健康教育干预实施过程中,建立质量控制系统,保障项目按计划进度和质量运行,并收集反馈信息和建立资料档案为项目评价做准备。质量控制的内容涉及工作进度监测、干预活动质量监测、项目工作人员能力监测、阶段性效果评估和经费使用监测。

(刘俊华)

第六节 女性围绝经期保健

围绝经期是女人必经的一个人生阶段,就像青春期一样,因为其生理变化而导致各种临床特征的出现,这些变化从生理角度来看是由于人体对各种内在变化,尤其是内分泌变化的正常反应。但从临床角度来说,这些所谓的正常反应导致了女性诸多的不适,严重影响了其生活质量。而且,随着年龄的增大,逐渐演变为各种老年性疾病。因此,围绝经期正常的生理变化最终导致的是各种临床疾病,这些变化虽说是围绝经期必然发生的,即所谓的自然改变,但结局是严重影响到妇女心身健康。如果能够从现代医学可行的范畴内去减少或纠正这些变化,理论上是可以预防或延缓老年疾病的发生。但这些疾病并不仅仅局限于妇科常见病,而是涉及多种常见的老年疾病,从某种意义上说,围绝经期阶段是预防各种常见临床疾病关键时期,是一个"窗口期",失去了这个窗口期,各种老年疾病的预防就无法实现。因此,围绝经期是女人最重要的人生时期之一,关系到女人后半生的生活质量,关系到女人的健康与寿命,关系到社会的安定与和谐。围绝经期是女人的多事之秋,更是预防各种老年疾病,提高生活质量的重要窗口期。医务工作者应该清醒认识到围绝经期的特殊性、重要性,抓住这一关键时期,做好保健工作。

如何做好围绝经期保健是目前预防医学的一项重要工作,但具体内容,措施,实施的规范尚未完善对于围绝经期妇科常见病,目前已经积累了一定的经验,但围绝经期健康保健问题已经远远超出妇科常见病防治的范畴。妇女围绝经期保健工作如何卓有成效地开展,尚没有现成的管理和服务模式可遵循。因此从围绝经期的生理病理变化,以及由此引起的各种常见老年病等方面考虑,个人认为要做好围绝经期保健首先要了解围绝经期可能出现的问题,这些问题发生、发展的关键因素是什么,如果要预防,就要从这些关键因素出发,来逐一、全面、综合地给予干预,达到预防的目的。

围绝经期相关的问题并不仅仅局限于妇科,而是涉及临床各个科室,因此保健的范畴是多科室,多方面合作,联合各个相关医学领域的工作人员是做好围绝经期保健的基础。同时,围绝经期可能出现的问题包括躯体与心理问题两大方面,应该从两大方面入手,兼顾两者是做好围绝经期保健的关键。本文将从心理与躯体问题两方面来讨论围绝经期保健问题。

加强围绝经期和绝经后的保健是维护和促进女性身心健康、提高老年生存质量的关键。围绝经期保健的任务在于根据此期妇女的生理、心理与社会环境等诸方面的变化,加强健康教育与生理、心理卫生指导,提倡科学和有规律的生活方式,预防和及时治疗围绝经期常见的疾病与症状,使妇女顺利度过这一转变时期,保持绝经过渡期及绝经后的良好健康状况与美好的生活质量,继续为社会、为家庭作贡献。

一、关于围绝经期保健

目前尚无明确的定义。顾名思义,围绝经期保健即为保护围绝经期妇女的健康,通过健康教育让女性了解有关围绝经期的相关知识,认识围绝经期所带来的各种并发症,从而进行健康指导,消除有害于健康的不良因素,建立和发展并促进健康的因素,预防疾病的发生,保护和促进围绝经期妇女的健康,提高女性的生活质量。

二、围绝经期保健的现状与存在问题

(一)围绝经期保健的现状

我国围绝经期女性的人数巨大,大约为 1.3 亿以上,从个人、家庭和社会任一角度考虑,都必须从科学意义上重视围绝经期问题,以保健为基础,将医疗与保健相结合,医疗中有保健,保健中有医疗。具体现状如下。

(1)在一个生理阶段包含有病理问题,属于医疗范围,也有保健内容。

(2)性激素的非生殖功能对围绝经期女性的整体健康是必不可少的,性激素失调或不足是围绝经期问题的重要病因,因此性激素治疗成为处理围绝经期问题的一个重要医疗手段,但它富有保健意义。性激素治疗只是围绝经期妇女综合保健的一个措施,代替不了围绝经期妇女的整体保健。

(3)性激素的受体分布于全身,其靶组织或靶细胞也就分布在全身,因此围绝经期问题必然是涉及多学科的全科医学问题。

(4)过去生命阶段中的健康问题可能累积到围绝经期出现。

(5)个体的遗传,生存环境,家庭和社会等均会影响围绝经期问题的出现和程度。

（6）围绝经期是生命中的一个特殊转折阶段,在性激素失调和不足的诱因下,妇女体内潜在的遗传,既往病史,以及家庭、社会种种因素影响的暴露,将损害身心健康。因此,生物-心理-社会的医疗服务模式,也是保健的基本服务模式。

（二）围绝经期保健存在的问题

围绝经期是个蕴含消极意义的生命阶段,由于围绝经期女性对体内发生的身心变化缺乏科学的认识,现实中存在许多消极看法与做法,主要有以下几种。

（1）认为围绝经期只是生命中的一个自然生理阶段,相关的健康问题主要是更年期症状,并不危及生命。

（2）认为围绝经期发生的生理和心理不良事件,忍一忍就渡过去了。

（3）中年妇女在家庭中的地位及社会中的地位在此期较高,不愿意承认围绝经期问题会发生在自己身上。

（4）各种保健品及药品企业的不恰当宣传,误导妇女使其相信成分不清、量化不清的保健品等物,可以永葆青春,推迟衰老,而不去寻找恰当的医疗保健。

（5）健康的标准有不同,社会尚无力针对中年妇女的健康给予足够的支持。

（6）重医疗轻保健的观念近年来有所改变,但近期无实质性转变。

三、女性围绝经期保健的目标与内容

通过围绝经期保健的综合保健措施,使围绝经期妇女人人达到心身健康,为预防老年退化性疾病和提高生命质量打下基础。

（一）躯体方面

血压控制在正常范围内,体重指数保持在 18.5～24.9,腰臀比＋0.85,血脂在正常范围。

最大限度地降低围绝经期综合征与并发症的发生率,最大限度地保持相应器官系统解剖结构的完整性,最大限度的延长相应器官系统的生理功能。

（二）心理方面

能够做到具有同情心、爱心,情绪稳定,积极向上,有责任心、自信心,热爱生活,和睦共处,善于交往,有较强的社会适应能力,知足常乐,有健康的性心理及和谐的性生活。无焦虑与抑郁症。

围绝经期保健工作中的两大主体:围绝经期女性与医疗保健人员。

四、女性围绝经期的相关问题

（一）基本概念

围绝经期是人们常用的一个描述女性绝经前后变化的名词,其含义倾向于强调绝经相关的临床症状,但由于"围绝经期"所涵盖的时间范围广泛,个人对其定义的理解有差异,长期以来人们习惯用"围绝经期"一词来形容这一渐进的变更期,但其确切的定义始终比较含糊。为统一认识,促进研究工作的进一步开展,曾建议停用,但该名词在非医学研究人员中广泛采用,已沿用多年,可通俗、形象描述与绝经相关的这一阶段,因此目前仍在使用。目前临床中常用的两个名词为围绝经期与围绝经期综合征。

1.围绝经期

围绝经期指妇女从生殖期过渡到非生殖期的年龄阶段。由于这一阶段持续很长包括围绝经期前、后等。

2.围绝经期综合征

围绝经期有时出现相关症状,而不总是伴发症状。当症状出现时,可用"围绝经期综合征"来描述。围绝经期的本质是绝经带来的问题,绝经是每个妇女生命进程中必然发生的生理过程。绝经表示卵巢功能衰退,生殖功能终止。

卵巢功能衰退是一个渐进的过程,世界卫生组织人类生殖特别规划委员会于1994年6月14日在日内瓦召开了有关20世纪90年代绝经研究进展工作会议,提出为避免混淆,对以下术语进行了定义。

有关围绝经期及绝经过渡期的定义,根据时间来分类、界定以下时期。

(1)绝经:指妇女一生中的最后一次月经。只能回顾性确定。

(2)绝经前期:指卵巢有活动的时期,包括自青春发育到绝经。

(3)绝经后期:指绝经一直到生命终止这一整个时期。

(4)绝经过渡期:指绝经前的一段时期,即从生殖年龄走向绝经的一段过渡时期,包括从临床上或血中激素水平最早出现绝经的趋势开始(即卵巢功能开始衰退的征兆)一直到最后一次月经。

(5)围绝经期:指妇女绝经前后的一段时期,包括从临床上或血中激素水平开始出现绝经趋势的迹象(即卵巢功能开始衰退的征兆),一直持续到来过最后一次月经后1年。即绝经过渡期加绝经后1年。

具体时间分段详见图14-2。

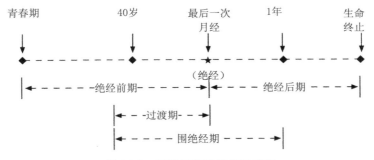

图14-2 围绝经期及绝经过渡期

另外,根据绝经的方式有以下一些相关的术语,并给出一个明确的定义。

自然绝经被定义为除外其他病理或生理的因素后,连续12个月闭经,为回顾性诊断。但在临床工作中,该定义又增加年龄限定,一般指40岁以后妇女。

人工绝经指手术切除双侧卵巢,或用其他停止卵巢功能的方法,如化疗、放疗等。其中切除子宫并同时至少保留一侧卵巢的虽然无月经来潮,但不能定义为绝经,只定义为"单纯子宫切除"。

早绝经根据统计学理论,早绝经应指绝经发生的年龄低于人群中绝经平均年龄的两个标准差,但由于缺乏相关资料,目前普遍接受的定义为40岁前绝经为早绝经。

绝经只是一个时间点,在这一点之前被称为绝经前,之后为绝经后。

(二)流行病学

在世界范围内,特别是在发达国家,预期寿命增加至80岁以上时,女性人群中绝经后者所占的比例增加。以绝经平均年龄51岁进行估计的话,超过1/3的妇女过着绝经后的生活。此时雌激素缺乏的症状和表现与自然老化遇到的问题合并出现。当世界人口增长，并且超过50岁的个体占这些增长人口的较大比例时，明确针对绝经后妇女的医疗保健成为现代医学的一个重要方面。在2000—2005年间，预期世界人口中超过60岁的人数将翻倍，从5.9亿增至10亿。在1990—2020年的30年间，进入绝经的美国妇女人口将接近成倍增长。在中国，50岁以上的妇女已达到1.2亿。预计到2030年，将增加到2.8亿以上。

绝经年龄由遗传决定，有一定可变性。在西方国家，认为绝经年龄（51～52岁）与一般健康状况相关。社会经济状况与绝经年龄较早有关。对于40岁的妇女，其中10%开始过渡期，而45岁女性，50%妇女处在围绝经或绝经过渡期；10%妇女已绝经。但51岁的妇女，50%已绝经，而其余则处在围绝经期。

另一方面，产次多被发现与绝经较晚有关。一直认为吸烟与绝经发生提前1～2年有关。尽管认为体重与绝经年龄有关（体重越重绝经越晚），但是有关资料并不一致。营养不良和素食都被发现与绝经发生较早有关。不过，一直未发现体力活动和运动影响绝经年龄。

绝经发生也表现有种族差异。在美国，非洲裔和西班牙裔的妇女被发现比白人妇女大约早绝经2年。尽管其他地方妇女的产次普遍比美国妇女多，但是绝经年龄要早些。中国北京女性绝经年龄为（48.4±3.8）岁，范围40～60岁。高海拔地区的国家（喜马拉雅山脉和安第斯山脉）中妇女绝经年龄要早1～1.5岁。因为美国的绝经平均年龄是51～53岁（其中，白人妇女年龄偏大），所以40岁之前绝经视为过早绝经。相对地，到58岁时97%的妇女已经绝经。

遗传是绝经年龄的主要决定因素。家族研究表明，绝经年龄的遗传率平均为0.87——提示遗传可以解释绝经年龄87%的差异。与基因突变导致的卵巢早衰不同，至今没有发现可以解释这种基因影响的特定基因。

绝经及其相关疾病是目前社会所面对的一个复杂而严峻的问题，虽然有大量的研究与解决方法，但如何能够较理想地达到所期望治疗效果，尚不易做到。文化背景，不同种族的生物变异、心理因素与社会因素都对绝经的含义、体验与症状有很大影响。尽管血管舒缩症状是绝经最常见的急性症状，但是它们并不一致。例如，1981—1984年进行的人类学研究表明，65%的加拿大妇女诉说在绝经期间至少经历有一次潮热，而仅有20%的日本妇女述说该类症状。然而，分别有28%与52%的日本妇女报告头痛与肩部僵硬。值得注意的是，采用较为西方式生活方式的日本妇女，诉说绝经血管舒缩症状的发生率在增加。许多妇女诉说了在绝经期的一系列认知与行为改变，包括难于集中注意力，易怒，烦躁不安，与情绪多变等。然而，关于这些主诉与围绝经期激素改变相关联的程度有争论。一种常见的精神病学观点认为由生殖状态向非生殖状态过渡所引起的社会文化与家庭因素比生理性改变更重要。人群研究提示精神障碍的发病率在绝经前5年内较绝经后更常见。另外，其他一些非常重要的并发症是骨质疏松与心血管疾病。其发生、发展受到许多重要因素的影响，其中最重要的是雌激素的缺乏。但同时其他一些因素，如与骨质疏松相关的因素：饮食、吸烟、饮酒、大量咖啡因摄入、大量蛋白摄入、初潮与绝经的时间早晚、母亲的骨质疏松症史、运动情况、人种等，也起到重要作用。对这些疾病的预防性治疗是目前研究的焦点。

绝经相关的症状多种多样，涉及人体多个系统、器官，每个个体皆有差异，临床上将这些症状全部归于围绝经期综合征（又称围绝经期综合征）中，以雌激素水平下降所引起的自主神经系统功能紊乱为主，伴有神经心理症状的症候群，多发生于45～55岁。一般在绝经过渡期月经紊乱时，这些症状已开始出现，可持续到绝经后2～3年，个别人可持续到绝经后5～10年症状才有所减轻或消失。门诊调查发现围绝经期相关症状的发生非常普遍。

据统计绝经妇女中精神神经症状发生率为 58%，其中忧郁 78%、淡漠 65%、激动 72%、失眠 52%。另有 1/3 有头痛，头部紧箍感，枕部颈部疼痛向背部发射。也有感觉异常，常见的有走路漂浮，登高眩晕，皮肤划痕、瘙痒及蚁走感，咽喉部异物梗阻（俗称梅核气等）。

泌尿生殖道萎缩症状出现时间稍晚，发生率随绝经时间延长而增加。Barlow 等报道英国 55～85 岁妇女的泌尿生殖道萎缩性症状的发生率为 48.5%，Willhite 报道绝经后妇女中 10%～40% 伴有泌尿生殖道萎缩症状。徐苓报道北京 60 岁以上老年妇女患病率为 90.2%。

绝经相关的临床症状多种多样，发生率受遗传因素、环境因素、生活习惯、饮食结构、文化教育、医疗状况等诸多因素影响，是影响绝经后妇女生活质量的一个重要问题，需要给予重视并进行有效的处理，以提高妇女的生活质量。

（三）发病机制

1.内分泌因素

卵巢功能减退，血中雌-孕激素水平降低，使正常的下丘脑-垂体-卵巢轴之间平衡失调，FSH-LH 分泌增多，直接影响了自主神经中枢及其支配下的各脏器功能，从而出现一系列自主神经功能失调的症状。在卵巢切除或放疗后雌激素急剧下降，症状更为明显，而雌激素补充治疗后可迅速改善。

2.神经介质

血 β-内啡肽及其自身抗体含量明显降低，引起神经内分泌调节功能紊乱所致。5-羟色胺（5-HT）水平异常，与情绪变化密切相关。

3.遗传因素

有报告 11 对孪生姐妹围绝经期综合征开始时间完全相同，症状和持续时间也极相近。

4.其他

与个体人格特征、神经类型有关，另外与职业、文化水平与围绝经期综合征的发病及症状严重程度也有密切的关系。大量临床实践证明，患围绝经期综合征的患者多数神经类型不稳定，且有精神压抑或精神上受过较强烈刺激的病史，而性格开朗、神经类型稳定，经常从事体力劳动的人发生绝经综合征者较少，即使发生也较轻，消退亦较快。说明该病的发病与高级神经活动有关。

（四）临床表现

1.精神神经症状

其临床特征为围绝经期首次发病，多伴有性功能衰退，主要精神症状是忧郁、焦虑、多疑等，可有以下两种类型。

（1）兴奋型：表现为情绪烦躁、易激动、失眠、注意力不集中、多言多语、大声哭闹等神经质样症状。

（2）抑郁型：烦躁、焦虑、内心不安甚至惊慌恐惧，记忆力减退、缺乏自信、行动迟缓，严重者对外界冷淡，丧失情绪反应，甚至发展成严重的抑郁性神经官能症。围绝经期抑郁症是指初次发病于围绝经期，以焦虑不安和情绪低落为主要症状的疾病，属于情感性精神障碍，发病年龄女性多在 45～55 岁。

2.血管舒缩症状

调查 6 174 例围绝经妇女中有血管舒缩症状者占 50.9%。潮红、潮热为最常见且典型症状，患者时感自胸部向颈部及面部扩散的阵阵上涌的热浪,同时上述部位皮肤有弥散性或片状发红伴有出汗,汗后又有畏寒。一般潮红与潮热同时出现。潮红、潮热是妇女进入围绝经期后的特征性症状82%患者此症状可持续1年以上,有时还能维持到绝经后5年左右,发作的频率、严重程度及持续时间个体差异很大,发作多在下午、黄昏或夜间,往往在活动进食、穿衣、盖被过多等热量增加的情况下容易发作,有的偶然发作、时间短促;有的每天数次、持续数秒至数分,严重者频繁发作,每天发作30~50次,持续10~15分钟。影响情绪、工作、睡眠。患者感到痛苦。症状在绝经前及绝经早期较严重,随绝经时间进展,发作频度及强度亦渐渐减退,最后自然消失。

潮热发作与雌激素减少有关。血管舒缩平衡失调,功能不稳定,以致血管突然扩张,皮肤血流加速有研究提出雌激素水平降低后,FSH、LH增加也是诱因之一。近年的研究提出:雌激素分泌的下降干扰了神经介质儿茶酚胺,引起多巴胺(DA)/去甲肾上腺素(NE)比率改变,影响了5-羟色胺(5-HT)的代谢过程及正常分泌,而5-HT系统与GnRH神经元、交感神经系统及体温调节中枢关系密切,当中枢5-HT系统活性增强时,直接或间接刺激GnRH神经元并使体温调节中枢不稳定,导致潮热发作及LH释放增加。且5-HT本身也为低分子致热源,当其分泌增加时也使潮热发作。

潮红发作数年后能自然消失,除上述神经内分泌因素外,与自主神经系统功能障碍也有关。绝经后期、自主神经系统已逐渐适应,在重新调整下达到新的平衡,于是潮热症状自然消失。

3.心血管症状

28.9%患者有假性心绞痛,有时伴心悸、胸闷等。症状发生常受精神因素影响,且易变多样;症状多、体征少,心功能良好,心电图及运动试验大都正常,24小时动态心电图监测属正常生理范围,症状发作时用扩血管药物不见改善。有些妇女除出现上述心血管症状外,心电图亦可有改变,但冠脉造影结果呈阴性。一些学者描述围绝经期妇女出现的这样一组心血管症候群很像心血管病中的X综合征。此外,约有15.2%患者出现高血压,其特点为收缩压升高、舒张压不高,阵发性发作,血压升高时出现头昏、头痛、胸闷、心慌。一些病例用雌激素治疗后可下降。

4.泌尿生殖系统症状

绝经后,由于雌激素的缺乏,泌尿生殖道逐渐发生萎缩性改变,使局部组织的抵抗力降低而引起炎症性改变。常见症状与疾病有以下几种。

(1)萎缩性尿道炎、尿道口肉阜、膀胱炎:症状为小便困难,尿道口疼痛,尿频、尿急、尿失禁,但无脓尿。用雌激素治疗后症状改善,尿道肉阜可慢慢消失。

(2)老年性阴道炎:绝经后妇女约有30%会发生老年性阴道炎,主要症状为白带增多,外阴瘙痒、阴道灼热感,检查发现阴道黏膜充血,有黏膜下出血点,阴道pH增高,如无禁忌可遵医嘱用雌激素治疗。

(3)子宫脱垂,阴道前后壁(膀胱、直肠)膨出:由于雌激素水平下降,盆底肌肉失去张力,韧带及结缔组织弹性及坚韧度降低,盆底变松弛。

(4)性功能:可能减退,主要由于雌激素缺乏,阴道萎缩,分泌减少,造成性生活疼痛而惧怕同房。在局部雌激素治疗后可明显改善。

5.其他

伴随绝经后骨量丢失,可出现全身及腰背部疼痛。如发生骨质疏松症,则可发生骨折等,根据骨折部位的不同而表现相应的症状。由于雌激素低落导致胶原丢失变薄,出现色素斑,皮肤瘙痒等。头发易于脱落,阴、腋毛稀少。绝经后初期卵巢间质分泌雄激素多时可出现汗毛增多,躯体脂肪向心性分布,体型发生改变。乳房下垂,失去弹性。

为便于对上述症状的严重程度进行评估,在临床及研究工作中采用了评分的方法对绝经综合征进行量化。Kupperman 评分标准是较广泛采用的方法之一。

五、围绝经期综合征的诊断

根据临床表现包括年龄、病史、症状及体格检查,诊断较易确定。辅助检查包括以下几种。

(一)阴道涂片

显示底、中层细胞为主。

(二)激素测定

1.雌激素

雌二醇低于 20 pg/mL 或 60 nmol/L,可协助诊断。

2.促性腺激素

FSH、LH 均可大于 40 U/L,FSH 比 LH 上升更早、更高。

3.B 超检查

B 超检查可展示子宫和卵巢全貌,帮助排除妇科的器质性疾病。

围绝经期也是许多器质性疾病的好发阶段,因此应认真地进行鉴别诊断,应与冠心病、高血压、甲状腺功能亢进、精神病以及妇科器质性疾病相鉴别。

六、围绝经期保健内容

(一)健康教育

首先要让围绝经期阶段的女性了解自己,了解可能出现的症状与相关疾病,这样能做到处事不惊。有关调查资料显示,我国妇女对围绝经期保健知识的了解还很缺乏,对围绝经期症状顾虑重重,造成情绪不稳,反而加重了围绝经期不适,形成恶性循环。

通过有效的媒介,广泛宣传围绝经期相关的知识,使女性与其家人、社会了解围绝经期的生理变化,心理特点,常见症状及保健措施。使围绝经期妇女能在家人和社会的关爱和鼓励下,树立信心,保持乐观心态,加强自我保健,适时获取医疗帮助,顺利度过围绝经期。如何能够做到让围绝经期女性了解相关的知识是一项艰巨的任务,因此,应多途径、多形式地开展围绝经期保健知识的宣传活动,提高人们对围绝经期的正确认识,使广大的妇女能顺利地度过围绝经期。围绝经期妇女可以通过编写的科普读物、录像、VCD 及网上资料等媒介,在社区老年活动中心及开设"老年学校"等各种形式,让进入围绝经期的妇女及其丈夫和子女了解此期的生理变化、心理特点及常见症状,以便顺利度过这个特殊生理时期。通过健康教育,树立信心,掌握规律,加强自我保健。

(二)心理问题

保持良好的心态,正确处理人与人之间的关系。热爱并倾向于自己的事业或工作,或积极参加社会公益活动。生活态度积极,克制消极情绪。加强性心理卫生指导,使其了解有关性保健的科学知识,正确面对绝经后的性生活问题。

围绝经期妇女容易发生焦虑、烦躁、悲观、失落等心理反应,甚至产生心理障碍。家人和同事应给予更多体贴、理解、安慰和鼓励疏导。广大妇女应掌握心理卫生知识,做到自我克制,自我调整,努力保持心理上和精神上的平衡,其中保持良好健康的心态是最重要的。注意精神有所寄托,陶冶情操,讲究仪容服饰这些均有利于增加自信心,拥有健康的心态。当出现围绝经期的各种症状时,除了自我调整外,还应积极地寻求心理咨询。而出现较严重的症状和疾病时,应及时向医师求治,并在医师的指导下,给予适当的药物治疗。所谓养身必先养心,养心可提高素质,陶冶情操,只有心理健康,才能做到性格开朗、情绪乐观、胸怀宽广,以诚待人,这样不管和家人或外人相处都能轻松愉快,有事事如意的感觉,也可排除由于离开工作和子女外出所产生的失落感和孤独感。

(三)营养指导

围绝经期妇女活动量逐渐减少,代谢率下降,各系统和器官的生理功能开始减退,特别是胃肠功能及机体的调节适应能力减弱,使物质平衡和各系统器官的功能状态比育龄期更易受到膳食的影响。

饮食要讲科学、讲卫生、讲营养。生活规律化亦是养生的重要环节,早睡早起,睡眠充足,适当锻炼妇女在绝经前后,每天需钙量为 1 200~1 500 mg,已有骨质疏松症者则每天需钙 1 500 mg。国内资料统计,我国妇女每天自饮食中摄入的钙量仅为 400~500 mg,远未达到每天所需的钙量,故应多食用含钙量多的食物。食物中含钙多的是牛奶和大豆。维生素 D 能促进小肠对钙及磷的吸收,促使钙加速向骨骼沉着,促使肾脏对钙、磷的重吸收及维持血钙的浓度,维生素 D 中以维生素 D_3 最具活性,所以应重视维生素 D 的摄入中老年人在保证足量钙摄入的前提下,还必须保证一定量的蛋白质摄入,因为骨质疏松症不仅是由于钙及维生素 D 的不足,低蛋白饮食也是非常重要原因之一。体育锻炼对妇女身体有特殊益处。可减少骨钙丢失增加骨骼强度,预防骨质疏松,特别是负重运动,有助于骨骼硬化。经常在阳光下活动,阳光中的紫外线可使皮肤合成维生素 D 的能力增强,保证体内钙与磷的吸收,推迟骨骼老化,运动项目包括户外步行、爬山跑步、骑车、游泳、保健操、太极拳等。

(四)生活方式

保持良好的生活习惯非常重要,规律生活,及时纠正睡眠的问题。坚持适度的,规律的锻炼身体。避免吸烟与大量饮酒。重视围绝经期的劳动保护,注意女性的生殖器官的卫生,预防生殖道感染的发生。

(五)节育指导

绝经过渡期仍然有排卵的可能,如果不避孕,仍可发生妊娠。建议使用常规的避孕措施,如宫内节育器,屏障法避孕,口服避孕药等。

(六)定期体检

这个特定的时期亦是围绝经期妇女易患女性常见恶性肿瘤的时期。因此,围绝经期妇女应注意预防乳腺癌、宫颈癌、子宫内膜癌等,应定期检查,以便做到早发现、早诊断和早治疗。围绝经期妇女一般可在各医院的妇科门诊或围绝经期门诊定期检查,并可以进行健康咨询及有关疾病筛查的指导。每年定期的体检可及早发现各种潜在的临床问题,其中包括宫颈的防癌检查,常规妇科(包括乳腺等)检查,全身检查,常规血生化指标的检查等。

(七)自我保健问题

需要强调的是对于目前广泛使用的保健品,一定要具体分析,不能随意乱用。对于某些女性,服用质量有保证的保健品,对身体可能产生一些良好的作用。但也要注意到,目前市场上有关保健品的宣传有些夸大其词,将保健作用夸大为治疗作用,更有甚者在保健品中加入激素类物质,服用后疗效显著,但由于这些添加并不是科学的,合理的,存在滥用问题,因此使用后结果无法预知。因此,切忌盲目使用保健品。

综上所述,围绝经期妇女应该重视绝经过渡期的生理与心理特点,更应该注意提高自我保健意识,以利于早发现、早解决问题,提高自身的生活质量。社会也应该重视围绝经期妇女这个弱势群体,给她们更多的帮助和依靠。

(刘俊华)

第七节　女性激素补充治疗

更年期的治疗应从多方面、多层次入手,综合治疗。单一措施不能满足治疗的需要。对于围绝经期保健知识的宣教,有助于妇女认识围绝经期的整个生理过程,了解各种症状的发生以利于配合各种医疗措施。而不良生活方式习惯的改变、饮食结构的调整、加强锻炼等有助于绝经相关并发症的预防。多个学科的合作可以更好的达到治疗目的。但限于篇幅,本文将重点讨论妇科方面的治疗措施,主要为过渡期与绝经后的性激素治疗。

性激素治疗(HT)在国内应用已有 20 余年的历史,其应用范围与方法在不断修正与完善。由于该疗法应用的普及,特别是在 WHI 与 MWS(百万妇女研究)结果发表后,其应用状况得到进一步的改善。

近年来,HT 方面最大的变化就是强调治疗启动的时机,即目前广泛认可的治疗窗口期问题。造成绝经后妇女死亡率最高的疾病是冠心病,而对于 HT 是否可以有效地进行一级预防问题虽然有争议,但大多数学者认为早期(窗口期)开始 HT,可以有效预防冠心病的发生。冠心病问题是目前关注的焦点,女性伴随绝经发生冠心病的患病率逐渐增高,在绝经后的数年上升超过男性,研究提示其主要原因是由于血脂,胰岛素抵抗,脂肪向心性分布,炎性因子、C 反应蛋白的增加等问题。从心血管疾病的发生特点来讲,有起病早,发病晚的特点,Strong JP 等发现外伤事故死亡尸检 178 名 30～34 岁妇女的冠脉壁 70% 有脂肪条纹,35% 有微小纤维斑块,45～55 岁冠状动脉粥样硬化的进展恰为围绝经期。65 岁冠状动脉粥样硬化斑块为炎性反应、坏死、钙化、血管新生、破裂等不可逆病变。因此,在血管水平预防脂肪条纹或微小纤维斑块的发展,才是真正的一级预防,应在 45～55 岁时启用,此时适当 ET,可能稳定 AS 发展。这一点正符合从绝经过渡期开始,女性的心血管危险因素开始增加的情况。其中的重要因素是血脂的改变,例如,HDL水平的降低,LDL 水平的升高与总胆固醇的增加。因此,提出心血管疾病的预防窗口期为 45～55 岁。国际绝经协会给出建议,HT 启动时机应该在妇女绝经 10 年内,年龄小于 60 岁。据此,开展 HT 应遵守最新的指南规定。

HT 是一种医疗措施,而不是一种能应用于所有绝经后妇女的保健措施。应用时应该严格掌握适应证,除外禁忌证,只有符合适应证的妇女才考虑该疗法。对于 HT 的禁忌证与以往相比无改变,凡有禁忌证患者不推荐应用 HT。而无禁忌证,但有慎用证的妇女,需要临床医师根据情况考虑,如子宫肌瘤患者如肌瘤大小在 3cm 以内,单发可以考虑应用,但需严密监测,如肌瘤生长迅速,则停药。再如子宫内膜异位症患者,如果手术切除干净,病灶残存少,患者无明显自觉症状,或在应用 GnRH-a 等药物常规疗程治疗后,可以酌情考虑,但以上情况皆需患者知情同意。

实施 HT 治疗的步骤,在性激素治疗指南中明确列出,须先行治疗前评估,主要是在详细了解病史,完成体检及相应的辅助检查后进行个体化分析,重点为适应证、禁忌证与慎用证的确定,是最重要的基本步骤。而药物选择以天然雌激素为主;方案的确立可根据患者的意愿,如是否接受周期性的阴道出血等情况决定;用药途径以口服给药为多见,如伴有肝功能的轻度异常或合并肝脏、胆道疾病可选用经皮肤给药。其他途径如经阴道、鼻、宫腔内等可酌情选择。

治疗中随诊主要针对其安全性与疗效,及时发现与 HT 相关的不良反应,以作出处理。

对于治疗时间的长短,目前尚无统一的建议,一般认为使用 4 年以内 HT 是安全的,但有部分妇女在停药后又可能出现绝经相关症状,需要重新评估患者的全身状况及平衡利弊后,再决定是否进一步治疗。因此,不要限定 HT 治疗的时间,而要个体化,根据情况确定每个不同个体的治疗时间。随诊是增加 HT 依从性与安全性的重要步骤,定期的随诊可及时发现与药物相关的不良反应,解除患者思想中的顾虑,并且对疗效的观察很重要。

一、适应证

(一)绝经相关症状严重,影响生活质量

绝经过渡期早期一般出现血管舒缩,情绪、睡眠异常,记忆力下降及泌尿生殖系统症状;绝经过渡期中期可以出现阴道萎缩、尿失禁、脱发。到绝经的晚期症状几乎消失。在临床和研究工作中可采用 Kupperman 和 Greene 症状评分标准来判断绝经相关症状的严重程度。

(二)泌尿生殖道萎缩相关的问题

包括萎缩性尿道炎,萎缩性阴道炎及子宫脱垂、阴道前后壁膨出。当上述症状严重且反复发作时可考虑应用 HT。

(三)低骨量及绝经后骨质疏松症

骨质疏松症是单位体积内骨量减少,骨组织显微结构异常,骨脆性增加,容易发生骨折的一种疾病。绝经后骨质疏松症,也称原发性 I 型骨质疏松症,其原因与绝经后卵巢雌激素分泌不足有关。尤其绝经后的 4～5 年妇女进入快速骨丢失期。绝经后妇女 20% 患有骨质疏松症,43% 有骨质减少。髋骨骨折死亡率很高,骨折后的第一年死亡率为 25%。所以预防绝经后骨质疏松已经成为重要的课题之一。虽然早期患者可无任何症状,但当相关的检查发现低骨量或骨质疏松症,多次骨折,及有骨质疏松的高危人群如消瘦、食钙不足、嗜烟酗酒、缺少运动、绝经早、有骨质疏松症家族史者应该考虑使用 HT。

上述三项指征已被大量的资料证实 HT 治疗的有效性。

二、开始应用时机

在卵巢功能开始减退及出现更年期相关症状后即可开始应用。具体情况为妇女进入过渡期以后,有上述适应证,要求治疗,即可以开始 HT。最新指南规定,治疗窗口期开始应用,即年龄小于 60 岁,绝经 10 年内开始。

三、禁忌证

(1)已知或怀疑妊娠。

(2)原因不明的阴道出血或子宫内膜增生:原因不明的阴道出血可能存在潜在的病变因素如宫颈、子宫内膜或其他部位的病变,在未查出原因之前,不主张应用 HT。当超声提示子宫内膜

异常时(一般指绝经后内膜厚度大于 0.5 cm)应先排除内膜的病变。

(3)已知或怀疑患有乳腺癌:乳腺癌被认为是一种与性激素有关的疾病。当利用乳腺超声或近红外线扫描、乳腺活检发现或可疑有乳腺癌时禁用 HT。有乳腺癌家族史的妇女应谨慎分析其总体情况后,决定是否 HT。

(4)已知或怀疑患有与性激素相关的恶性肿瘤:包括卵巢具有内分泌功能的肿瘤,如部分生殖细胞瘤、性索间质肿瘤、类固醇细胞瘤、性腺母细胞瘤、子宫内膜癌、黑色素瘤等。

(5)6 个月内患有活动性静脉或动脉血栓栓塞性疾病:观察性研究与随机对照研究显示激素治疗可能增加血栓的危险性。因此,虽然,在健康妇女中,血栓的发病率相对较低,但对于 6 个月内患有活动性静脉或动脉血栓栓塞性疾病的妇女应避免使用激素治疗。有血栓史的患者并不禁用 HT,但需要综合分析并与患者本人商讨后决定。

(6)严重肝肾功能障碍。

(7)血卟啉症、耳硬化症、系统性红斑狼疮。

(8)与孕激素相关的脑膜瘤。

四、慎用情况

(1)子宫肌瘤:子宫肌瘤不是 HT 的禁忌证,尽管该病与性激素有关,但要根据肌瘤的数目和大小。单个肌瘤小于 3 cm 的仍可以使用 HT,期间应加强监测,发现肌瘤明显增大则停止用药。

(2)子宫内膜异位症也是与性激素有关的疾病,目前认为行根治性手术后可酌情使用 HT,但意见不统一,个体化治疗非常重要。

(3)尚未控制的糖尿病及严重高血压:成人正常血压<18.7/12.0 kPa(140/90 mmHg)。若多日反复准确测量高于此标准则诊断为高血压。重度高血压为收缩压≥24.0 kPa(180 mmHg),舒张压≥14.7 kPa(110 mmHg),此时应慎重选用 HT。

(4)有血栓栓塞性疾病史或血栓形成倾向。

(5)胆囊疾病、癫痫、偏头痛、哮喘、高催乳素血症。

(6)乳腺良性疾病:乳腺的良性病变不是 HT 的禁忌证。常见的良性病变包括乳腺增生症、乳腺纤维瘤、叶状囊肉瘤、导管内乳头状瘤等。由乳腺外科明确病变性质,确诊为良性病变后可以使用 HT,但使用中密切注意乳腺的变化,定期行乳腺自检、超声、X 线,必要时活检或切除。

(7)乳腺癌家族史:资料报道有一级乳腺癌家族史的患者患乳腺癌的风险较一般人增加 2~3 倍。故对有乳腺癌家族史的患者应慎重选用 HT。

五、应用流程

(一)应用 HT 前评估

综合分析个体情况,权衡利弊,决定是否应用 HT。

1.评估目的

(1)是否有应用 HT 的适应证。

(2)是否有应用 HT 的禁忌证。

(3)是否存在慎用情况:如果患者合并有以上提及疾病,选择激素治疗时应慎重,但不等于不能用,应权衡利弊酌情决定。

2.评估项目

主要包括病史、查体、化验,按妇科内分泌常规进行检查。

(1)病史。

1)一般情况:年龄、月经状况、绝经过程。①主诉及现病史:症状类型,主要累及哪个系统,其程度及病程,既往检查结果及治疗情况。②既往有关病史:内科疾病,如高血压、血脂异常、栓塞性疾病、胃肠肝胆肾脏疾病、内分泌疾病、哮喘、血卟啉症、红斑狼疮、耳硬化等。外科疾病,如骨折、静脉曲张及炎症等。妇科疾病,如子宫肌瘤、内膜异位症、子宫及卵巢切除术等。

2)肿瘤史:如乳癌、子宫内膜癌、脑膜瘤等。

3)孕产哺乳避孕史。

4)个人史:职业、文化背景、饮食习惯、烟酒嗜好、运动习惯、自我保健意识等。

5)家族史:骨质疏松症、冠心病、乳癌、老年性痴呆症等。

(2)检查:患者由于激素缺乏引起的相关疾病需要治疗和预防时,在排除上述的禁忌证后,应进行用药前的必要检查。主要包括常规妇科检查,其余检查项目可根据需要选择,其中乳腺和子宫内膜厚度应为必查项目。①身高、体重、体重指数(kg/m^2)、血压、乳腺触诊。②妇科检查。③血FSH、E_2测定;阴道细胞学涂片、宫颈刮片;孕酮撤退试验;盆器超声了解子宫内膜厚度;乳腺基础状况;超声或X线片、近红外线等。④其他酌情查以下项目:骨密度、血脂、血糖、血常规、尿常规、肝肾功能、凝血因子等。

(二)权衡利弊

1.应用HT的必要性

(1)年龄,小于60岁。

(2)卵巢功能衰退情况(绝经过渡期、绝经早期或绝经晚期,绝经10年内)。

(3)应用HT前的评估结果。

2.结果判断

(1)无适应证或存在禁忌证时不应用HT。

(2)有适应证同时合并其他疾病时,在排除禁忌证后,可于控制其他疾病的同时,应用HT。

(3)有适应证,无禁忌证时建议应用HT。

(4)症状的发生可能与绝经有关,也可能与绝经无关,难以即刻辨明,并且无禁忌证时,可行短期试验性应用。

3.患者知情同意

患者在解除心理负担的情况下,知情同意,自愿应用HT,有助于她们从HT中获得最大收益。

(三)个体化用药方案

所谓个体化即根据每位患者的具体情况、意愿来决定性激素应用的种类、药物、途径、制剂及方案、剂量、时间长短等。

(1)性激素的种类及其应用模式共有5种。①单用雌激素:适用于已切子宫,不需要保护子宫内膜的妇女。有子宫的妇女若单用雌激素,应仔细监测子宫内膜。②单用孕激素:有周期用和连续用两种。对于绝经过渡期妇女的治疗,孕激素为首选。绝经过渡期的主要问题是由于排卵障碍、缺乏孕激素造成月经不规律且易于发生子宫内膜病变,可以通过周期性单独给予孕激素来调整月经。③合用雌、孕激素:适用于有完整子宫的妇女。合用孕激素的目的是对抗雌激素促内膜的过度生长。可分序贯合用和联合并用两种。前者,模拟生理周期,在用雌激素的基础上,每月加用孕激素 10～14 天。后者,每天合并应用雌、孕激素。此两者又分别派生出周期性和连续性两种方案,周期性每月停用药 4～6 天,连续性即每天都用,不停顿。在序贯法及周期联合法中常有周期性出血,也称为预期计划性出血,适用于年龄较轻,绝经早期或愿意有周期性出血的妇女;连续联合的方案可避免周期性出血,适用于年龄较长或不愿意有周期性出血的妇女,但是在实施早期可能有难以预料的非计划性出血,通常发生在用药的六个月以内。④合用雌、雄激素:适用于不需要保护子宫内膜的妇女。加用雄激素的目的主要是促进蛋白合成,增强肌肉力量,增加骨密度。⑤合用雌、孕、雄激素:适用于有完整子宫,并需加用雄激素者。

(2)药物的选择以天然为好。雌激素:首选天然雌激素,如倍美力、戊酸雌二醇、雌三醇、雌二醇。孕激素:优先选用天然孕酮及 17α-羟孕酮衍生物,如醋酸甲羟孕酮等。雄激素:甲基睾酮等。利维爱:具有上述三种性激素弱的活性,酌情选用。

(3)剂量的选择原则是应给最低有效剂量。可根据个体 E_2 的水平和临床表现酌情调整。

(4)给药途径包括口服、经皮、经阴道给药等。可根据患者的主诉及特点进行选择。口服给药,要经过肝的首过效应,需要性激素的剂量增大;非口服给药,避开了肝的药物代谢,剂量减少,作用相同,并且不良反应减少,提高了长期用药的安全性。但这尚需要临床资料来证明。目前最新观念认为,经皮给予雌激素经阴道或宫腔内给予孕激素是较理想的给予方式。

(5)使用期限决定于用药的目的。如用于缓解雌激素低下相关症状,可短期使用,通常 1～2 年,但停药后可能再次出现症状,需要重新评估后再决定是否继续用药。如用于退化性疾病的预防,需长期使用,一般应坚持 5～10 年以上。

(6)考虑因素有以下几种。①是否有子宫:已行子宫切除的患者可补充单一雌激素;有完整子宫者应用雌激素加孕激素,可以有效防止子宫内膜癌的发生。②年龄:是判断卵巢功能的重要指标之一。HT 可从绝经过渡期即开始。HT 对绝经后任何年龄的妇女均有效,故也推荐可在绝经后任何年龄启用。③卵巢功能衰退情况(绝经过渡期、绝经早期或绝经晚期):绝经过渡期基本以补充孕激素为主,近绝经期时可用周期性序贯合用雌、孕激素方案;绝经后期可应用连续联合方案。④风险因素:有子宫肌瘤、子宫内膜异位症、垂体 PRL 瘤、乳腺癌家族史等情况的患者应减低雌激素剂量。

(7)根据每个妇女的不同情况,制订个体化用药方案。

(四)应用 HT 过程中的监测及注意事项

HT 制剂、剂量、方案的选择因人而异,这是由于个体之间雌激素缺乏的程度,主要症状涉及的部位及其严重程度,对性激素吸收、利用、代谢能力及靶器官的反应性皆可不同,因此必须随诊疗效及不良反应,酌情进行调整。目前对 HT 益处及弊端的认识尚有待大规模、随机对照干预性研究的结果予以验证。对 HT 与乳腺发病的关系尚未阐明,一些新制剂方案,给药途径的优缺点尚有待积累经验,使认识深化。一些内外科疾病患者 HT 治疗也刚开始。为预防骨质疏松症而行 HT 的疗程至少需 5 年以上,而对长期 HT 的安全性尚有待观察。因此定期监测随诊有助于提高依从性及效果,减少不良反应。

1.监测目的

(1)判断应用目的是否达到:即疗效的判断。可按 Kupperman 或 Greene 评分法评定症状的变化、阴道涂片或血 E_2 水平、血脂、骨密度测定等。

(2)个体风险/受益比是否发生改变:即安全性的评定。指标主要有血压、体重、乳房检查、盆腔检查超声内膜厚度、不良反应、阴道出血情况、有无新发疾病等。

(3)评价是否需要继续应用 HRT 或调整方案:根据上述的监测评估判断继续用药的必要性和可行性及方案的调整。

2.根据患者具体情况,确定监测的指标和频度

由于个体的差异,监测的指标和频度亦应做到个体化,在安全监测的基础上减少患者的经济负担。一般初剂后 4～8 周随诊了解症状变化和不良反应,以后若无特殊情况可每半年至一年 1 次,慎用病例酌情增加随诊次数。

3.注意事项

为预防血栓形成,因疾病或手术需要长期卧床者酌情停用。

六、对国际绝经协会最新 HT 指南的认识与解读

(一)关于治疗原则问题

指南将 HT 视为维持绝经后妇女健康全部策略中的一部分,将 HT 的位置提高到一个新的高度,认为其与饮食、运动、吸烟和饮酒生活方式调整等同等重要。个体化要考虑到个体的症状、预防需要、个人史、家族史、相关检查的结果、妇女的嗜好和期望等方面,并明确指出围绝经期妇女与更年期的妇女使用 HT 的风险和获益不同。首次在指南中提出并明确强调早期应用的重要性。

HT 的适应证是正确用药的根本,在没有明确适应证的情况下不推荐使用 HT。

对于何时开始治疗,持续时间,随诊问题,雌孕激素种类选择,确定剂量、用药途径等方面是重点内容。强调早期治疗的证据是可以早期降低心血管疾病与骨质疏松症的危险性,改善绝经相关症状,提高女性的生活质量。早期的定义包含两个方面,一为绝经时间,二为年龄,对于绝经时间建议围绝经期开始至绝经 10 年内,年龄限定在 60 岁以下。特别是过早绝经的妇女,应更早开始。而且对于过早绝经或 45 岁之前绝经妇女,强调 HT 至少持续到正常的绝经年龄。而正常绝经妇女,并不限制治疗时间,不再提议 HT 5 年或多少年为安全期限。只要有适应证,无禁忌证即可考虑应用。

随诊是观察 HT 疗效,增加接受性与安全性的重要步骤,强调至少每年随诊一次,并进行相关的随诊检查,其中包括体格检查(全身与妇科检查)、病史的更新、相关实验室检查和影像学检查及对生活方式的探讨。临床使用中要纠正轻视随诊的观念。

雌孕激素选择上突出了非口服雌激素与加用孕激素的问题,非口服雌激素在对血栓与心血管意外事件等的方面显著低于口服途径。虽然孕激素加用目的仍为对抗雌激素对子宫内膜的刺激作用,但在选择孕激素的问题上,特别建议选用天然孕酮和一些有特殊有益作用(除孕激素对子宫内膜的最常见作用之外)的孕激素,例如,天然孕激素不增加乳腺癌的风险。同时,为了达到该目的,可以选用从阴道或子宫内系统直接向子宫内膜腔给予孕激素,可以降低血循环中孕激素的浓度,使全身反应降至最小化。

原则上,建议使用最低有效剂量,但需逐步确定。在症状严重的女性起始剂量可以稍高,症状缓解后逐步减低并确定一个合适的剂量(逐步调整)。

为缓解泌尿生殖器官萎缩的症状,在用药途径中突出阴道用药问题,阴道给予低剂量雌激素治疗时不需要同时给予孕激素。这解决了长期大家争论的短期应用局部雌激素是否加孕激素的问题。

特别指出雄激素只用于双侧卵巢切除或肾上腺衰竭的妇女。该建议的意义是只在有明确雄激素缺乏的临床体征和症状者中使用雄激素,疗效较好,尤其是健康相关的生活质量和性功能。

值得提出的是首次对医务人员(提供患者激素疗法的医师)的资质作出要求,对于上述所有临床问题的处理,需要由掌握 HT 相关知识与有临床经验的专业人员作出,而不是未经培训,不知道如何使用 HT 的普通妇科或其他科医师。提示从业人员需要经过专业培训,间接强调了临床医师接受 HT 继续教育的重要性。

首次在指南中将如何与患者交流提到一个重要位置来讨论,提出在交流时需要力求让妇女明确 HT 的风险和益处,强调正确使用各种专业名词,不使用相对危险度,因其可引起误导,只使用绝对数。使用简单易懂的名词解释,这可以使妇女及其医师对 HT 作出一个明确知情的决定。这些建议从小的,但很关键的方面作出指导。

明确提出了不同种类激素产品与不同用药途径的差异,不能笼而统之地以相似或类效应来解释各种产品,也强调了激素种类与用药途径的"个体化问题"。因此,在与患者交流时,不能简单告知患者各种激素产品的作用类似,需要明确各种雌孕激素类产品临床应用中的风险与效益的区别,这就要求专业医师要不断学习,了解更多有关各种激素制剂的知识。

(二)关于 HT 的优点

HT 的益处包括很多方面,但在某些研究中忽略了其中最重要的对女性生活质量的影响,指南再次强调改善绝经相关症状是首先应重视的益处。

(1)指南将 HT 的主要益处概括为对潮热出汗等血管舒缩症状与泌尿生殖的萎缩症状的缓解,以及预防绝经后骨质疏松症,减少心血管疾病的危险性等方面。

对于绝经相关症状,特别是潮热、出汗等症状的缓解,HT 仍为现今最有效的治疗,其地位不能被其他任何疗法所替代,同样 HT 仍为对因雌激素缺乏所致的泌尿生殖症状的最佳疗法,且安全性高。而上述症状的缓解可显著提高妇女的总体生活质量。

有关雄激素的使用曾有很多争议,主要是考虑利弊问题,但本指南明确提出了两个使用情况,即"双侧卵巢切除或肾上腺功能衰竭的妇女,雄激素补充治疗有显著的有利效果,尤其是健康相关的生活质量和性功能。"按照上述建议临床上应合理使用雄激素。

应当注意的是,雄激素可能带来的血脂等方面的负面影响,故应强调适应证和个体化给药。

(2)绝经后的骨质疏松症:绝经后骨质疏松症的治疗方法众多,临床中曾一度动摇过 HT 的地位,该指南再次将 HT 在预防绝经后骨丢失与骨折危险性的地位加以肯定。HT 可以减少所有骨质疏松症相关性骨折的发生率,特别是绝经后常见的椎骨和髋骨的骨丢失与骨折,适用于高危与低危的所有患者。因此,HT 是绝经后骨质疏松症的一线治疗。并应早期开始,重在预防,绝经后开始治疗的时间不同,骨量得以维持的水平也不同。绝经早期开始可以有效维持,但绝经后一段时间骨量丢失达一定程度后,再开始治疗,只能维持于其丢失后的水平,因此预防应越早越好。60 岁以下是使用 HT 的合理年龄。

对于年龄较大,60 岁以上妇女,指南建议:60 岁以后当以预防骨折为唯一目的时不推荐开始进行标准剂量的 HT。

标准剂量或低剂量雌激素均可以达到预防的效果,但考虑到 HT 的安全性,低剂量是目前使用的趋势。

虽然骨转换降低的程度与雌激素剂量相关,但是即使低于标准剂量的治疗也会对大多数妇女的骨指标有正面影响。基于效果、成本、安全性的最新证据,在表现有骨折风险增加的绝经后妇女,尤其是 60 岁以下者,和预防过早绝经妇女的骨丢失时,HT 是一种合理的一线治疗。停止治疗以后,HT 虽然仍有一定程度的骨折保护作用,但保护作用会很快下降。

开始治疗的年龄是有效预防骨丢失的一个重要影响因素,早期给药,收益超过风险,但随着开始年龄,绝经时间的增加,收益逐渐减少,而风险会增加,特别强调 60 岁以后的妇女,由于雌激素对那些已经处于冠心病高危风险中妇女造成的影响,使 HT 的风险在总体权衡后可能与收益相比,出现弊大于利的问题因此需要特别谨慎的对待 60 岁以后以预防骨折为唯一目的的标准剂量的 HT。但需要个体分析,这并不是说 60 岁以后不能使用 HT 预防骨量丢失,但如果妇女没有冠心病的高危因素,有显著的绝经相关症状或泌尿生殖道萎缩症状,就可以应用。另外,如果持续使用超过 60 岁以后的妇女,在每年的随诊评估中,有适应证,没有禁忌证,则可以继续使用。

（3）心血管疾病:将心血管问题列为 HT 的优点,仅此就已经明确体现了最新建议与以往指南的重大区别。HT 对心血管疾病的利弊分析一直是争论的话题,是造成 HT 接受率、使用率下降的一个主要原因 WHI 所报道的有关 HT 增加心血管疾病危险性的属于不当报道,而在资料再分析后,发现在那些年老,已经处于冠心病的高危风险中妇女,合用雌孕激素后确实增加了风险,但在相对年轻的女性,使用雌孕激素则降低了冠心病的风险。同时,对于 WHI 中没有掌握 HT 适应证就接受治疗的问题是造成 WHI 错误结果的另外一个重要因素。由于冠心病是绝经后妇女死亡率的主要原因,因此 HT 对冠心病的一级预防或二级预防问题仍非常谨慎。指南中根据临床试验的证据提出早期应用可对心血管有保护作用。早期是指围绝经期使用,且 HT 可通过改善胰岛素抵抗而明显降低糖尿病的风险,其对心血管疾病的其他危险因素,如脂蛋白谱和代谢综合征等起到有益的作用。但这些同时得益于减轻体重、降低血压和糖尿病及血脂的控制(除了戒烟和饮食控制之外)。在心血管方面,重点强调年轻妇女(小于 60 岁),无心血管疾病史者可以使用。但年老妇女(60 岁以上)是否开始或继续 HT 则需根据总体的风险-获益分析决定。

（4）其他优点:除了上述 3 大优势外,HT 还有其他方面的益处,主要表现为对结缔组织、皮肤、关节和椎间盘有好处。HT 可以降低结肠癌的风险。有一点要强调的是对阿尔茨海默病的影响,WHI 的报道认为 HT 可增加其风险,无保护作用。但本指南根据近期的研究结果,明确指出如早期开始可能降低其对阿尔茨海默病的风险,因此,早期应用的重要性再次加以强调。早期应用所带来的是多方面的益处,而不良反应可有不同程度的减少。

(三)关于 HT 的不良反应问题

不良反应对 HT 接受性产生重要影响,是导致 WHI 提前终止的直接原因 2007 年的最新建议主要对下述方面进行了评论。关于绝经后激素应用的风险的研究主要以乳腺癌和子宫内膜癌、静脉血栓(肺栓塞或深静脉血栓形成)、卒中和冠脉事件为焦点。

1.乳腺癌

HT 与乳腺癌的关系一直是医师和女性长期关注的问题,而 WHI 中合用雌孕激素与乳腺癌风险的增加是导致 WHI 过早终止的主要原因之一,此后在全球范围内将 WHI 的这一结果泛化,导致了 HT 认识上的混乱。

对于乳腺癌,我们应该关注以下 4 个问题,一为地域性,不同地区与种族发生率不同;二是合用雌孕激素或单用雌激素,结果不同;三是加用孕激素的种类、剂量、方式与时间;四为给药途径,以及加用雄激素后对乳腺癌的关系。

第一个问题,指南中强调乳腺癌的地域性差异,并明确指出不能将某一地区的资料泛化到全世界,其风险小于 0.1%/年,妇女并不应该过分恐惧。同样对于另外一个具有影响力的研究,百万妇女研究提供的资料提出保留性意见,因为该研究方法学上存在缺陷。

第二个问题,对于 WHI 中合用雌孕激素 7 年内并未发现乳腺癌危险性的增加,且其中很多受试者是超重或肥胖者,超重或肥胖也是乳腺癌的危险因素,如在正常人群中其风险推测可能更小。

单用雌激素的风险更小,但不同资料可能存在差异,来自美国的 WHI 和护士健康研究的数据表明长期单独应用雌激素治疗分别 7 年和 15 年,并不增加妇女乳腺癌的风险。而近期欧洲的观察性研究认为 5 年后乳腺癌的风险可能增加。

第三个问题,对于加用的孕激素是否为天然孕激素或是否具有其他激素的活性,逐渐被重视,初步的印象为加用天然或类似天然的孕激素不增加乳腺癌的风险,但目前尚无足够的证据评价。同样对于第四个问题,给药途径,以及加用雄激素后对乳腺癌的关系目前尚不能回答。

对于观察和评价乳腺变化的指标-乳腺密度进行了说明,只有基线乳腺密度与乳腺癌风险相关,但一旦 HT 后,密度增加不一定适用于评价 HT 与乳腺癌的关系。但密度增加可影响通过 X 线片诊断乳腺癌。

2.子宫内膜癌

子宫内膜癌与雌孕激素的关系非常明确,有子宫妇女必须加用孕激素保护内膜,而雌孕激素联合疗法可降低子宫内膜增生及癌的发生率。

孕激素的给药方式传统上采用口服给药,但近年来采用子宫内直接激素传送系统可能具有优点。因为 HT 中加用孕激素的目的是抑制子宫内膜的增殖作用,局部给药可以明显减少口服给药带来的全身不良反应。而当雌激素剂量低于常规剂量时,雌激素对内膜的刺激作用可明显减少。所以指南中推荐低剂量/极低剂量的雌-孕激素联合疗法以减少子宫内膜刺激和出血。如果在未来数年,进一步证据证明只使用低/极低剂量的雌激素能够保证内膜安全性的话,就可以避免加用孕激素带来的不良反应。

3.血栓栓塞和心血管事件

栓塞与心血管疾病是目前 HT 面临的主要问题,众所周知的 WHI 事件中的核心是心血管意外事件的危险性增加,但这其中的关键是年龄的影响。事实证明 HT 相关的严重静脉血栓栓塞事件的危险性随年龄增长而上升,而且这种危险性也和肥胖及血栓形成倾向呈正相关。因此,在 HT 之前对于年龄与其他危险因素的评估非常重要,如 60 岁之后使用 HT 可能会增加心血管意外事件的风险,如再合并有肥胖等问题,在是否应用 HT 的决策中就应更加小心谨慎。

雌激素的使用途径可能对相关风险产生影响,经皮的雌激素因避免了肝脏代谢的首过效应,而减少了相关的风险。最新的资料显示,经皮用雌激素者血栓栓塞的风险明显低于口服给药者。同时不同种类孕激素对于血栓栓塞事件的风险也有一定影响。开始治疗的年龄是需要引起足够重视的一个问题,目前较明确的是 60 岁之前与之后用药的危险性可能完全不同,因此强调早期用药可避免或减少心血管与血栓等不良反应。同样对于卒中的风险也是一样,随年龄增大而上升。60 岁以后,HT 可能会增加卒中的风险。

(四)关于其他治疗绝经相关疾病的方法

除 HT 之外的其他用于绝经相关疾病治疗的药物甚多,但目前的资料没有足够的证据支持其有效性和安全性,不能给出肯定或否定的结论。指南中提及选择性 5-羟色胺再吸收抑制剂,对血管舒缩症状的有效性,但目前尚无长期的结论,也未广泛用于临床。另外,对于所谓的生物类激素,因无科学依据证实,不推荐使用。

指南最终强调的观点:①低剂量。②早期应用。③给药途径与雌孕激素种类的差异。

这是该指南的核心内容。早期决定了 HT 的安全性,而且非常明确地指出小于 60 岁的妇女采用 HT 时基本不用考虑安全性问题。这对临床医师与患者都是极大的鼓舞,可从绝经过渡期即开始应用。

为了避免引起误导,在此要重点解释:小于 60 岁的妇女采用 HT 时基本不用考虑安全性问题。并非 60 岁以下的妇女不考虑安全性,只是这些妇女在确认有适应证、无禁忌证开始使用 HT 后,相对安全性高,但仍然需要定期监测各项指标,避免相关风险的出现,我们不能误认为随意用药,这些安全性是建立在正确按照 HT 的使用指南开始治疗,合理剂量,及时随诊,定期检查等基础上,而不是 60 岁以下就不考虑安全性了。

新指南对今后的临床与研究有以下 3 方面意义:①规范了目前的激素治疗;②澄清了目前争论的部分问题;③指出了激素治疗的发展与研究方向。

2007 年指南的主要观点是强调早期和低剂量,新型的雌孕激素与给药途径,这是未来 HT 的新方向。早期可以更早的提高妇女的生活质量,更早的有效预防绝经后骨质疏松症,更早地有效做到心血管疾病的一级预防,同时明确减少心血管意外事件,血栓栓塞等不良反应。而低剂量则是在保持疗效的基础上,有效地减少对乳腺、子宫内膜、心血管与卒中的风险。本指南的另外一个特点是从细节上,如从确定剂量,如何选用孕激素,如何评价基线与治疗后乳腺密度的变化,关注用药方案与途径的差别等体现了 HT 的科学性与艺术性。是目前临床中非常实用的一个指导原则。

(刘俊华)

参 考 文 献

[1] 郝翠云,申妍,王金平,等.精编妇产科常见疾病诊治[M].青岛:中国海洋大学出版社,2021.

[2] 程蔚蔚,黄勇.妇科炎症[M].北京:中国医药科学技术出版社,2020.

[3] 苏翠红.妇产科常见病诊断与治疗要点[M].北京:中国纺织出版社,2021.

[4] 厉建兰.妇科疾病临床实践[M].北京:科学技术文献出版社,2020.

[5] 李庆丰,郑勤田.妇产科常见疾病临床诊疗路径[M].北京:人民卫生出版社,2021.

[6] 马明宁.临床妇科疾病诊疗[M].长春:吉林科学技术出版社,2020.

[7] 李玮.实用妇产科诊疗新进展[M].西安:陕西科学技术出版社,2021.

[8] 熊丽丽,范丽丽.妇产科疾病中西医诊疗与处方[M].北京:化学工业出版社,2022.

[9] 焦杰.临床妇产科诊治[M].长春:吉林科学技术出版社,2019.

[10] 刘萍.现代妇产科疾病诊疗学[M].开封:河南大学出版社,2020.

[11] 董萍萍.妇产科疾病诊疗策略[M].北京:中国纺织出版社,2022.

[12] 孙会玲.妇产科诊疗技术研究[M].汕头:汕头大学出版社,2019.

[13] 耿杰.实用妇产科临床进展[M].北京/西安:世界图书出版公司,2022.

[14] 陈艳.现代妇产科诊疗[M].北京:中国纺织出版社,2019.

[15] 崔静.妇产科症状鉴别诊断与处理[M].开封:河南大学出版社,2020.

[16] 魏广琴.妇产科疾病诊疗与保健[M].北京:科学技术文献出版社,2020.

[17] 李明梅.临床妇产科疾病诊治与妇女保健[M].汕头:汕头大学出版社,2020.

[18] 王江鱼.妇产科常见病诊断与治疗[M].长春:吉林科学技术出版社,2019.

[19] 胡相娟.妇科疾病诊断与治疗方案[M].昆明:云南科学技术出版社,2020.

[20] 贾正玉.妇产科临床常见疾病[M].北京:科学技术文献出版社,2020.

[21] 李境.现代妇产科与生殖疾病诊疗[M].开封:河南大学出版社,2020.

[22] 丁丽.临床妇产科诊疗实践[M].北京:科学技术文献出版社,2020.

[23] 成立红.妇产科疾病临床诊疗进展与实践[M].昆明:云南科学技术出版社,2020.

[24] 汤继云.临床妇产科疾病诊断与治疗[M].长春:吉林科学技术出版社,2019.

[25] 孔德玲.新编产科临床诊疗精粹[M].长春:吉林科学技术出版社,2020.

[26] 刚香平.妇产科护理精要[M].长春:吉林科学技术出版社,2020.

[27] 赵艳.实用产科疾病诊治[M].北京:科学技术文献出版社,2020.

[28] 张海红.妇产科临床诊疗手册[M].西安:西北大学出版社,2021.

［29］薛振美.现代产科疾病诊疗［M］.哈尔滨:黑龙江科学技术出版社,2020.

［30］刘慧.妇产科疾病临床诊疗新进展［M］.长春:吉林科学技术出版社,2019.

［31］郭历琛.妇产科诊断与治疗［M］.天津:天津科学技术出版社,2020.

［32］李佳琳.妇产科疾病诊治要点［M］.北京:中国纺织出版社,2021.

［33］赵云燕.临床产科疾病诊疗［M］.长春:吉林科学技术出版社,2020.

［34］王玲.妇产科诊疗实践［M］.福州:福建科学技术出版社,2020.

［35］郝晓明.妇产科常见病临床诊断与治疗方案［M］.北京:科学技术文献出版社,2021.

［36］闵爱萍,罗晓,冯欣,等.复发性流产基因缺陷分析及临床意义［J］.中外医学研究,2021,19(27):1-6.

［37］熊秀真.妇产科急腹症的临床治疗措施［J］.医药界,2020(7):130-131.

［38］阮祥燕,谷牧青.多囊卵巢综合征的诊断治疗与管理［J］.中国临床医生杂志,2021,49(1):3-7.

［39］方霞.妇产科临床早产危险因素［J］.中国社区医师,2020,36(26):23-24.

［40］郭芳.慢性盆腔炎妇产科疗效观察［J］.世界最新医学信息文摘,2020(22):131-132.